# COVID-19
## O Que Todo Médico Precisa Saber

Thieme Revinter

# COVID-19
## O Que Todo Médico Precisa Saber

**Editor**
## Gláucio Nóbrega
Graduado em Medicina pela Universidade Federal de Pernambuco (UFPE)
Membro Titular da Federação Brasileira de Gastroenterologia (FBG)
Membro Titular da Sociedade Brasileira de Endoscopia Digestiva (SOBED)
Mestre em Medicina pela UFPE
Fellow da American Gastroenterological Association (AGAF)
Membro do Conselho Regional de Medicina da Paraíba

Thieme
Rio de Janeiro • Stuttgart • New York • Delhi

**Dados Internacionais de Catalogação na Publicação (CIP)**

N754c

Nóbrega, Gláucio
COVID-19: o que todo médico precisa saber/Gláucio Nóbrega. – 1. Ed. – Rio de Janeiro – RJ: Thieme Revinter Publicações, 2021.

404 p.: il; 16 x 23 cm.

Inclui Índice Remissivo e Bibliografia
ISBN 978-65-5572-023-5
eISBN 978-65-5572-024-2

1. COVID-19. II. Título.

CDD: 616.97
CDU: 616-036.21

**Contato com o autor:**
glaucio_nobrega@uol.com.br

© 2021 Thieme
Todos os direitos reservados.
Rua do Matoso, 170, Tijuca
20270-135, Rio de Janeiro – RJ, Brasil
http://www.ThiemeRevinter.com.br

Thieme Medical Publishers
http://www.thieme.com

Capa: Thieme Revinter Publicações Ltda.
Ilustração da Capa: Gláucio Nóbrega, via Canva, conforme termos autorizados.

Impresso no Brasil por BMF Gráfica e Editora Ltda.
5 4 3 2 1
ISBN 978-65-5572-023-5

Também disponível como eBook:
eISBN 978-65-5572-024-2

**Nota:** O conhecimento médico está em constante evolução. À medida que a pesquisa e a experiência clínica ampliam o nosso saber, pode ser necessário alterar os métodos de tratamento e medicação. Os autores e editores deste material consultaram fontes tidas como confiáveis, a fim de fornecer informações completas e de acordo com os padrões aceitos no momento da publicação. No entanto, em vista da possibilidade de erro humano por parte dos autores, dos editores ou da casa editorial que traz à luz este trabalho, ou ainda de alterações no conhecimento médico, nem os autores, nem os editores, nem a casa editorial, nem qualquer outra parte que se tenha envolvido na elaboração deste material garantem que as informações aqui contidas sejam totalmente precisas ou completas; tampouco se responsabilizam por quaisquer erros ou omissões ou pelos resultados obtidos em consequência do uso de tais informações. É aconselhável que os leitores confirmem em outras fontes as informações aqui contidas. Sugere-se, por exemplo, que verifiquem a bula de cada medicamento que pretendam administrar, a fim de certificar-se de que as informações contidas nesta publicação são precisas e de que não houve mudanças na dose recomendada ou nas contraindicações. Esta recomendação é especialmente importante no caso de medicamentos novos ou pouco utilizados. Alguns dos nomes de produtos, patentes e design a que nos referimos neste livro são, na verdade, marcas registradas ou nomes protegidos pela legislação referente à propriedade intelectual, ainda que nem sempre o texto faça menção específica a esse fato. Portanto, a ocorrência de um nome sem a designação de sua propriedade não deve ser interpretada como uma indicação, por parte da editora, de que ele se encontra em domínio público.

Todos os direitos reservados. Nenhuma parte desta publicação poderá ser reproduzida ou transmitida por nenhum meio, impresso, eletrônico ou mecânico, incluindo fotocópia, gravação ou qualquer outro tipo de sistema de armazenamento e transmissão de informação, sem prévia autorização por escrito.

# DEDICATÓRIA

A todos os profissionais da linha de frente do combate à COVID-19, e, *in memorian,* a todos aqueles que perderam suas vidas (profissionais e pacientes), vítimas desse inimigo invisível.

# APRESENTAÇÃO

O mundo e a comunidade científica internacional tomaram conhecimento, em dezembro de 2019, de um novo agente infeccioso e de uma nova doença que viriam a se tornar para a humanidade, indubitavelmente, um dos seus maiores desafios nas últimas décadas, em múltiplas frentes e com severos impactos, sobretudo médico, econômico, social, político, ético e sanitário.

Autoridades chinesas divulgaram um emergente problema de saúde, a princípio local, quando observaram que um grupo de pacientes teria desenvolvido um quadro de pneumonia de causa desconhecida, e que estaria ligado, epidemiologicamente, a um tradicional mercado popular na cidade de Wuhan, na China.

A partir desse relato científico, o mundo tomou conhecimento do surgimento de um novo coronavírus, o SARS-CoV-2, pertencente a uma grande família de RNA-vírus, e amplamente distribuído entre humanos, mamíferos e aves, relacionados com a causa de diversas doenças: respiratórias, intestinais, hepáticas e neurológicas, com potencial, inclusive, para levar os pacientes a óbito.

Com a rápida disseminação e os níveis alarmantes da contaminação global da doença, a Organização Mundial da Saúde (OMS) passou a chamar oficialmente a doença associada a esse novo coronavírus de COVID-19 (*Coronavirus Disease*), ou Doença do Coronavírus, com o número 19 se referindo ao ano do surgimento: 2019. Posteriormente, em março de 2020, a OMS declara e eleva então a doença para o nível de PANDEMIA.

A cada dia se conhece mais sobre as formas de apresentação clínica da COVID-19, por meio de um grande esforço mundial na obtenção e no compartilhamento de dados e informações. Nesse sentido, já se sabe que a doença se apresenta, na grande maioria dos casos, como um quadro clínico leve, mas que, em 10 a 15% dos pacientes, pode evoluir para problemas clínicos mais sérios, como a Síndrome Respiratória Aguda Grave que, juntamente com outras complicações orgânicas, podem levar o paciente a óbito.

O número de infectados e de mortes ocasionados por esta doença sobe de forma exponencial a cada dia em todo o mundo, afetando mais de 180 países, em todos os continentes. Por ocasião da redação desse texto, no final de maio de 2020, o número de casos já se encontra em torno de 5.614.458 pessoas, com um número absoluto de mortos em torno de 350.958, segundo os dados disponíveis e atualizados periodicamente no *dashboard* do *COVID-19 Center for Systems Science and Engineering (CSSE)* na *Johns Hopkins University (JHU)*.

Países como os Estados Unidos, Brasil, Rússia, Reino Unido, bem como Espanha, Itália, França e Alemanha lideram em número de casos no mundo. No Brasil, segundo dados disponíveis do Ministério da Saúde, também atualizado no final de maio de 2020, já são aproximadamente 391.000 casos e cerca de 24.500 mortes, com uma taxa de letalidade de 6,3%. Lamentavelmente, nosso país caminha para se tornar o epicentro da pandemia.

Nesse cenário dos números de casos em todo o mundo, há que se considerar ainda, nas casuísticas apresentadas, o problema grave da subnotificação.

Paralelamente ao aumento do número de infectados e de óbitos globalmente, um volume de publicações científicas sobre o tema também tem surgido em "ritmo de pandemia". Em busca simples e direta no *Pubmed®*, sistema de pesquisa para a informação em saúde da *U.S. National Library of Medicine (NLM)*, em meados de maio de 2020, apenas com o descritor COVID-19, obtêm-se aproximadamente 16.500 publicações, ou seja, mais do que 100 citações e artigos científicos disponíveis por dia, traduzindo, de forma inequívoca, a preocupação e a busca incansável da comunidade acadêmica internacional, e da maioria dos seus governos, por respostas e soluções para a pandemia, na qual o seu agente infeccioso ainda carece de tratamentos eficazes e de vacinas disponíveis, embora já conhecido e codificado *in totum*.

Dentro deste contexto, surge a ideia desta obra. Em um só volume, de fácil acesso, as peculiaridades e as principais informações sobre as múltiplas e principais manifestações clínicas de uma doença com potencial devastador, causadora de uma Pandemia.

Os capítulos foram escritos por especialistas em todas as áreas médicas nas quais a COVID-19 tem se apresentado na prática clínica diária, até os dias de hoje, inclusive na odontologia. Dois temas igualmente importantes foram acrescidos: a gestão estratégica da saúde e os aspectos jurídicos do exercício profissional médico, ambos em tempos de pandemia, assuntos de extrema relevância no cenário atual.

Naturalmente que não se pretende jamais esgotar o assunto com esta obra, até porque seria obviamente impossível, uma vez que a doença e suas consequências ainda são embrionárias em termos de Medicina. Ademais, os avanços diários na compreensão das múltiplas faces da COVID-19 tornam quaisquer verdades pretensamente absolutas nos dias de hoje, potencialmente substituíveis dentro de um amanhã científico bem próximo.

Assim sendo, objetiva-se, com esta obra, levar conhecimentos úteis, necessários e atuais, ainda durante a pandemia, a todos os profissionais da linha de frente do combate à doença, e, igualmente, àqueles que também estejam indiretamente envolvidos no enfrentamento da COVID-19, indistintamente. Adicionalmente, pelo formato do livro, inicialmente como *e-book* (posteriormente será disponibilizado também na apresentação física habitual), espera-se que o livro chegue de forma célere e fácil às mãos de cada profissional de saúde, nas diversas localidades do Brasil, bem como de todos aqueles gestores públicos e privados em saúde que lidam com esse desafio.

Registramos, pois, o nosso mais penhorado e verdadeiro agradecimento a todos os autores pela disponibilidade imediata em trazerem o *state of the art* de suas respectivas especialidades para comporem esta obra, *COVID-19 – O que todo médico precisa saber,* em tempo recorde. Da mesma forma, agradecemos à Editora Thieme Revinter, por ter integralmente abraçado e estimulado a concepção deste projeto, desde o seu início. A todos, nosso muito obrigado!

Aos profissionais e gestores de saúde, leitores em potencial desta obra, nosso desejo sincero de que as informações aqui contidas possam, ao lado das diretrizes e *guidelines* publicados e atualizados diuturnamente na literatura nacional e internacional, contribuir para a melhor e mais acertada tomada de decisão nas condutas médicas preconizadas para os nossos pacientes infectados pelo SARS-CoV-2, esse inimigo de todos nós.

Em frente!

Gláucio Nóbrega

# PREFÁCIO

A medicina sempre trabalhou incansavelmente para encontrar respostas que pudessem ajudar profissionais de saúde a tratar seus pacientes. Essa tem sido a realidade de quem sempre trabalhou com ciência, porém, o tema, até pouco tempo, era muito restrito a um nicho, formado majoritariamente por aqueles que trabalham na área. A pandemia da COVID-19 trouxe a ciência para o centro do palco mundial. Temas que por anos permaneceram à margem da sociedade em geral tornaram-se relevantes para a maioria. Esse é, portanto, o momento de colocar a ciência no protagonismo do enfrentamento dessa pandemia. Nesse sentido, a obra "*COVID-19: O que todo médico precisa saber*", coordenada por Gláucio Nóbrega, poderá ajudar muito a disseminar informação qualificada num momento em que o conhecimento científico passa a ser mais valorizado.

O fomento ao conhecimento é um dos pilares que fundaram a Sociedade Beneficente de Senhoras – Hospital Sírio-Libanês, instituição a que pertenço. Por já termos vários cientistas trabalhando em diferentes pesquisas, conseguimos, rapidamente, incorporar a COVID-19 aos temas estudados. Assim como nós, milhares de instituições rapidamente trabalharam para conhecer melhor o vírus SARS-CoV-2, que causa a COVID-19. Vimos o mundo se juntar em prol da ciência, com uma colaboração sem precedentes e que, com certeza, pavimentará o caminho para um "novo normal" também na ciência, onde o bem comum prevalecerá.

Nunca antes se viu tantos artigos científicos serem publicados sobre um mesmo tema em tão pouco tempo. Há mais de 4 mil artigos por semana.[1] De janeiro a junho de 2020, mais de 23 mil artigos médicos haviam sido publicados, e esse número tem dobrado a cada 20 dias. Acompanhar esse volume intransponível de publicações é uma tarefa árdua. Há muita informação acumulada em um curto período de tempo. Por outro lado, há uma necessidade muito grande de difundir conteúdo de qualidade e disseminar conhecimento entre os profissionais de saúde. Estamos lidando com um agente novo cujas respostas são ainda muito limitadas.

O livro coordenado por Gláucio Nóbrega propõe oferecer esse conteúdo curado e qualificado para profissionais de saúde de todo o Brasil. A partir de uma colaboração com especialistas de várias áreas, a obra oferece informações gerais sobre a infecção e específicas sobre diversas áreas de estudo, por meio de um formato único e coeso. Aborda questões diversas, que vão da prevenção à alta hospitalar, e também contempla achados histopatológicos de pacientes que não conseguiram vencer a COVID-19.

---

1 https://www.sciencemag.org/news/2020/05/scientists-are-drowning-covid-19-papers-can-new--tools-keep-them-afloat

# PREFÁCIO

Toda iniciativa de compartilhar conhecimento técnico para ajudar profissionais de saúde espalhados pelo Brasil é muito bem-vinda. Além das informações científicas de vários médicos de todo o país, o livro traz também informações sobre gestão hospitalar e judicialização em tempos de COVID-19, assuntos de grande interesse para toda a sociedade. O projeto organizado por Gláucio Nóbrega é também uma ação que irá angariar fundos para ajudar no enfrentamento da pandemia. Segundo informa o coordenador dessa obra, 100% do lucro do autor será revertido para instituições de prevenção e combate à COVID-19. Trata-se, portanto, de um projeto não só informativo e colaborativo, mas socialmente responsável.

Estamos sempre estudando como o corpo humano reage a diferentes aspectos biológicos e ambientais. Como médicos queremos estar preparados para ajudar nossos pacientes da melhor forma possível. São muitas as adversidades. Não lutamos somente contra o vírus, mas contra os limites socioeconômicos impostos pela sociedade em que vivemos. A colaboração tem sido importante arma no combate à COVID-19, e com ela nos fortalecemos para avançar nessa árdua batalha que continua acumulando vítimas. Nosso melhor escudo é a informação.

Um aspecto importante dessa pandemia é que há uma forma de cada um ser herói, já que falamos aqui de lutas e batalhas. Utilizando máscaras, adotando hábitos de higiene das mãos, evitando aglomerações para diminuir a circulação do vírus. Essas são iniciativas que requerem pouco esforço, quase nenhum conhecimento técnico, mas que podem ter grande repercussão no controle da transmissão. Proteger-se, nesse caso, é proteger aos outros também. Como médicos, devemos oferecer essa informação a todos os pacientes e à sociedade, reforçando a conduta adequada para que possamos controlar a doença.

Lançada inicialmente em formato eletrônico, esta obra não se propõe a encerrar o assunto. É um ponto de partida para que profissionais de saúde possam ter uma base para se apoiar. Todos os dias estamos conhecendo mais sobre a doença e aprendendo mais sobre os nossos próprios comportamentos e limites. Estamos todos vivendo à margem do que estamos acostumados, não só na prática médica, mas também em nossas vidas. O medo do desconhecido pode gerar pânico e ansiedade. O conhecimento é a melhor maneira de combater esse medo.

A pandemia nos mostrou o que é, de fato, viver em sociedade, onde a vida de um impacta a do outro. Frente a enormes desafios, surgem pequenos grandes heróis, seja usando máscaras ou colaborando para informar os profissionais de saúde do Brasil sobre como cuidar daqueles que precisam, atos como a publicação deste livro contribuem para uma sociedade mais justa e fraterna. Essa tem sido a visão do Hospital Sírio-Libanês durante quase um século de existência, e muito me honra vê-la ressoar em outras iniciativas. Parabéns a todos os envolvidos neste importante trabalho que muito contribuirá para o enfrentamento dessa desafiadora pandemia.

Paulo Chapchap
*Diretor Geral do Hospital Sírio-Libanês*
*Presidente do Conselho e Pró-Reitor dos Cursos Stricto Sensu do*
*Sírio-Libanês Ensino e Pesquisa*
*Membro Coordenador do Grupo de combate à*
*COVID-19 no Brasil - "Todos pela Saúde", do Itaú Unibanco*

# COLABORADORES

**ALFREDO JOSÉ MINERVINO**
Mestre em Neuropsiquiatria pela Universidade Federal de Pernambuco (UFPE)
Professor de Psiquiatria da Universidade Federal da Paraíba (UFPB)
Chefe do Serviço de Residência em Psiquiatria do Hospital Universitário Lauro Wanderley da UFPB
Doutorando em Bioética na Universidade do Porto, Portugal

**ANA MARIA MALIK**
Graduada em Medicina pela Universidade de São Paulo (USP)
Mestre em Administração EAESP/FGV
Doutora em Medicina pela Universidade de São Paulo (USP)
Professora Titular da Escola de Administração de Empresas de São Paulo da Fundação Getúlio Vargas
Coordenadora do FGV Saúde

**ANA PATRÍCIA CARNEIRO GONÇALVES BEZERRA**
Cirurgiã-Dentista pela Faculdade de Odontologia da Universidade de São Paulo (FOUSP)
Especialista em Odontogeriatria pela Associação Brasileira de Odontologia de São Paulo (ABO-SP)
Mestre e Doutora em Patologia Oral e Estomatologia Clínica pela FOUSP
Estomatologista e Coordenadora do Centro de Especialidades Odontológicas LAPA da PMSP

**ANA REGINA CRUZ VLAINICH**
Membro Titular do Colégio Brasileiro de Oftalmologia (CBO)
Mestre em Ciências da Saúde pela Universidade de São Paulo (USP)
Pós-Graduada em Gestão em Saúde e Gestão de Planos de Saúde
Conselheira de Administração Certificada pelo Instituto Brasileiro de Governança Corporativa (IBGC)
Professora de Pós-Graduações da Faculdade Unimed, Escola Superior de Propaganda e Marketing
Presidente da Associação Brasileira das Mulheres Médicas, SP

**ARISTIDES MEDEIROS LEITE**
Especialista em Cardiologia pela Sociedade Brasileira de Cardiologia (SBC)
Professor do Curso de Medicina da Universidade Federal da Paraíba (UFPB)
Doutor em Produtos Naturais e Sintéticos Bioativos pelo Centro de Ciências da Saúde da UFPB

**ARTUR CARLOS DAS NEVES**
Engenheiro Mecânico
Pós-Graduação em Finanças pela Fundação Vanzolini da Universidade de São Paulo (USP)
Mestre em Governança Corporativa – Laureate Internacional University (LIU)
Conselheiro de Administração Certificado pelo Instituto Brasileiro de Governança Corporativa (IBGC)

**BEATRICE MARTINEZ ZUGAIB ABDALLA**
Residente de Dermatologia do Centro Universitário Saúde do ABC da Faculdade de Medicina do ABC – Santo André, SP

**BIANCA ETELVINA SANTOS DE OLIVEIRA**
Neurologista Especializada em Doença Desmielinizante do Sistema Nervoso Central
Coordenadora do Centro de Referências em Esclerose Múltipla do Estado da Paraíba
Professora Coordenadora da Disciplina de Neurologia do Centro Universitário João Pessoa (UNIPÊ)

**BRENO MORENO DE GUSMÃO**
Graduado em Medicina pela Universidad Complutense de Madrid, Espanha
Residência Médica em Hematologia e Transplante de Medula Óssea pelo Hospital San Pedro – La Rioja, Espanha
Mestre em Oncologia pela Universidade de Zaragoza
Membro da Associação Europeia de Hematologia (EHA)
Membro da Sociedade Brasileira de Transplante de Medula Óssea (SBTMO)
Fundador do Grupo Latinoamericano de Mielodisplasia (GLAM)
Membro do Grupo Brasileiro de Mieloma Múltiplo (GBRAMM)

**CÁSSIO VIRGÍLIO CAVALCANTE DE OLIVEIRA**
Professor Adjunto da Universidade Federal da Paraíba (UFPB)
Doutor em Ciências em Gastroenterologia pela Faculdade de Medicina da Universidade de São Paulo (FMUSP)
Coordenador do Programa de Transplante de Fígado do Hospital Unimed João Pessoa

**CIRO GARCIA MONTES**
Professor-Assistente da Disciplina de Gastroenterologia Clínica da Faculdade de Ciências Médicas da Universidade de Caminas (FCM-Unicamp)
Coordenador Geral do Gastrocentro-Unicamp
Responsável pelo Serviço de Endoscopia Digestiva do Gastrocentro-Unicamp

**CIRO LEITE MENDES**
Chefe das Unidades de Terapia Intensiva do Hospital Universitário Lauro Wanderley da Universidade Federal da Paraíba (UFPB/EBSERH)
Professor da Disciplina de Medicina de Urgências, Emergências e Terapia Intensiva da Faculdade de Medicina Nova Esperança (FAMENE)
Ex-Presidente da Associação de Medicina Intensiva Brasileira (AMIB) – Gestão: 2018-2019
Membro do Conselho Consultivo da AMIB

**CRISTINA VAN BLARCUM DE GRAAFF MELLO**
Residente de Dermatologia do Centro Universitário Saúde ABC (Faculdade de Medicina do ABC) – Santo André, SP

**DANIEL KITNER**
Mestre em Saúde do Adulto e Idoso pela Universidade Federal de Pernambuco (UFPE)
Pós-Graduação em Geriatria pela Pontifícia Universidade Católica do Rio Grande do Sul (PUC-RS)
Pós-Graduação em Nutrologia pela Associação Brasileira de Nutrologia de São Paulo (ABRAN-SP)
Ex-Presidente da Sociedade Brasileira de Geriatria e Gerontologia de Pernambuco (SBGG-PE)
Fundador e Coordenador do Ambulatório de Geriatria do HC-UFPE
Preceptor da Residência em Clínica Médica do HC-UFPE
Atualmente Atuando no Hospital Advent Health Orlando, EUA

**DANIELE CARVALHAL DE ALMEIDA BELTRÃO**
Membro Titular da Federação Brasileira de Gastroenterologia (FBG)
Professora da Residência Médica em Clínica Médica da Prefeitura de João Pessoa
Preceptora do Internato em Clínica Médica da Faculdade de Ciências Médicas da Paraíba
Preceptora do Internato em Clínica Médica do Centro Universitário de João Pessoa (UNIPÊ)

**DÉBORA MARCOLINI SCHNEIDER FELBERG**
Especialista em Córnea e Doenças Externas pelo Departamento of Oftalmologia da Santa Casa de São Paulo
Professora do Curso de Medicina da Universidade Nove de Julho (Uninove)

**EDUARDO MACHADO ROSSI MONTEIRO**
Médico Otorrinolaringologista pela Associação Brasileira de Otorrinolaringologia e Cirurgia Cérvico-Facial (ABORL-CCF)
Otorrinolaringologista com *Fellow* em Otologia pela Fundação Fisch, Suíça
Preceptor da Residência em Otorrinolaringologia do Hospital Felicio Rocho – Belo Horizonte, MG
Mestrando em Ciências da Saúde pela Faculdade de Ciências Médicas de Minas Gerais

**EDUARDO SÉRGIO SOARES SOUSA**
Formado em Medicina pela Universidade Federal da Paraíba (UFPB)
Doutor em Ciências da Saúde e Ciências Sociais
Professor Titular do Departamento de Obstetrícia e Ginecologia da UFPB

**ELIZABETH REGINA GIUNCO ALEXANDRE**
Cardiologista
Médica do HCor
Ex-Presidente do Departamento de Cardiologia da Mulher da Sociedade Brasileira de Cardiologia (SBC)
Presidente da Associação Brasileira de Mulheres Médicas (ABMM)

**ERICSON CAVALCANTI GOUVEIA**
Médico Nefrologista
Especialista pela Sociedade Brasileira de Nefrologia (SBN)
Residência em Nefrologia pela Universidade Federal de Pernambuco (UFPE)
Mestre em Medicina Interna pela UFPE
Doutor em Ciências da Saúde pela Universidade Federal de São Paulo (Unifesp)

**FÁBIO MARINHO DO REGO BARROS**
Hepatologista do Real Hospital Português de Pernambuco
Vice-Presidente da Sociedade Brasileira de Hepatologia (SBH)

**FABRICIA ELIZABETH DE LIMA BELTRÃO**
Membro Titular da Sociedade Brasileira de Endocrinologia e Metabologia (SBEM)
Preceptora da Residência Médica em Endocrinologia e Metabologia da Universidade Federal da Paraíba (UFPB)
Professora da Residência Médica em Clínica Médica da Prefeitura de João Pessoa
Professora do Internato em Clínica Médica da Faculdade de Ciências Médicas da Paraíba

**FABYAN ESBERARD DE LIMA BELTRÃO**
Membro Titular da Sociedade Brasileira de Endocrinologia e Metabologia (SBEM)
Membro Titular da Sociedade Brasileira de Patologia Clínica/Medicina Laboratorial
Doutorando em Nutrição pela Universidade Federal da Paraíba (UFPB)
Professor e Coordenador da Residência Médica em Endocrinologia e Metabologia da UFPB
Chefe da Unidade de Clínica Médica da UFPB
Professor e Coordenador do Internato em Clínica Médica da Faculdade de Ciências Médicas da Paraíba

**FLÁVIA CRISTINA FERNANDES PIMENTA**
Graduada em Medicina pela Universidade Federal da Paraíba (UFPB)
Hematologista pela Sociedade Brasileira de Hematologia e Hemoterapia (SBHH)
Mestre em Ciências da Nutrição pela UFPB
Doutora em Farmacologia pela UFPB
Docente de Hematologia da Faculdade de Medicina Nova Esperança (FAMENE) e da UFPB

**GABRIEL RODRIGUES MARTINS DE FREITAS**
Farmacêutico e Professor da Universidade Federal da Paraíba (UFPB)
Doutor em Ciências Farmacêuticas

**GABRIELA CACCIOLARI CAPUTO**
Residente de Dermatologia do Centro Universitário Saúde ABC (Faculdade de Medicina do ABC), Santo André, SP

**GABRIELA GOMES BALDASSO**
Residência em Clínica Médica pelo Hospital Dr. Moysés Deutsch, SP
Médica Urgentista do Real Hospital Português, PE
Médica Plantonista da UTI do IMIP, PE

**GEÓRGIA FREIRE PAIVA WINKELER**
Especialista em Pneumologia pela Sociedade Brasileira de Pneumologia e Tisiologia (SBPT)
Especialista em Terapia Intensiva pela Associação de Medicina Intensiva Brasileira (AMIB)
Professora Adjunta da Disciplina de Pneumologia da Universidade Federal da Paraíba, João Pessoa
Mestre em Clínica Médica pela Universidade Federal do Ceará (UFC)

**GUSTAVO SOARES FERNANDES**
Cardiologista pelo Instituto Dante Pazzanese de Cardiologia, São Paulo
Professor do Curso de Medicina do Centro Universitário de João Pessoa (UNIPÊ)
Preceptor da Residência Médica de Cardiologia do Hospital Metropolitano Dom José Maria Pires – Paraíba

**IGOR DE LUCENA MASCARENHAS**
Advogado
Doutorando em Direito pela Universidade Federal da Bahia (UFBA) e Universidade Federal do Paraná (UFPR)
Mestre pela Universidade Federal da Paraíba (UFPB)
Especialista em Direito da Medicina pela Universidade de Coimbra
Professor dos Centros Universitários UNIFIP e UNIFACISA

**INGRID CAMPOS VIEIRA**
Residente de Dermatologia do Centro Universitário Saúde ABC (Faculdade de Medicina do ABC) – Santo André, São Paulo

**ISABELLE CARVALHO DE ASSIS**
Residente de Dermatologia do Centro Universitário Saúde ABC (Faculdade de Medicina do ABC) – Santo André, São Paulo

**ISLAN DA PENHA NASCIMENTO**
Médico Otorrinolaringologista pela Associação Brasileira de Otorrinolaringologia e Cirurgia Cérvico-Facial (ABORL-CCF)
Coordenador do Ambulatório de ORL e do Setor de Otologia e Implante Coclear do Hospital Universitário Lauro Wanderley da Universidade Federal da Paraíba (UFPB)
Professor de Otorrinolaringologia no Curso de Medicina do Centro Universitário de João Pessoa (UNIPÊ)
Mestre em Neurociência pela UFPB

**JOSÉ EYMARD MORAES DE MEDEIROS FILHO**
Professor Adjunto da Universidade Federal da Paraíba (UFPB)
Doutor em Gastroenterologia pela Faculdade de Medicina da Universidade de São Paulo (FMUSP)
Coordenador do Ambulatório de Hepatologia e Transplante Hepático do Hospital Universitário Lauro Wanderley, da Universidade Federal da Paraíba

**JOSÉ OLYMPIO MEIRELLES DOS SANTOS**
Médico Assistente do Serviço de Endoscopia Digestiva do Gastrocentro-Unicamp
Responsável pelo Serviço de Endoscopia Digestiva do Gastrocentro-Unicamp, (2011-2012)

**JÚLIA GUIMARÃES FERNANDES COSTA**
Residente de Endoscopia Digestiva do Gastrocentro, Unicamp

**KARLA REGINA SOARES CAMPOS**
Preceptora da Residência de Clínica Médica do Hospital Dr. Moysés Deutsch, SP
Especializanda em Geriatria pela Santa Casa de Misericórdia de São Paulo
Residência em Clínica Médica pelo Hospital Dr. Moysés Deutsch, SP

**LUCAS VIEIRA DOS SANTOS**
Graduado em Medicina pela Universidade Estadual de Campinas (Unicamp)
Residência Médica em Clínica Médica e Oncologia Clínica pela Unicamp
Mestre em Clínica Médica pela Unicamp
Membro American Society of Clinical Oncology (ASCO)

**LUCIANA HOLMES**
Mestre e Doutora em Medicina Tropical pela Universidade Federal de Pernambuco (UFPE)
Professora Adjunta da Disciplina de Doenças Infectocontagiosas da Faculdade de Medicina da Universidade Federal da Paraíba (UFPB)
Chefe da Unidade de Doenças Infecciosas e Parasitárias do Hospital Universitário Lauro Wanderley da UFPB/EBSER

**LUCIANO CESAR PONTES AZEVEDO**
Professor Livre-Docente da Faculdade de Medicina da Universidade de São Paulo (FMUSP)
Superintendente de Ensino do Hospital Sírio-Libanês
Título de Medicina Intensiva pela Associação de Medicina Intensiva Brasileira (AMIB)
Orientador da Pós-Graduação em Ciências da Saúde do Hospital das Clínicas da USP e do Hospital Sírio-Libanês

**LUCILIA SANTANA FARIA**
Coordenadora Médica da UTI Pediátrica do Hospital Sírio-Libanês
Mestre em Pediatria pela Faculdade de Medicina da Universidade de São Paulo (FMUSP)

**LUÍSA QUEIROGA DE OLIVEIRA FERREIRA**
Médica Nefrologista
Especialista pela Sociedade Brasileira de Nefrologia (SBN)
*Fellowship* em Transplante Renal no Instituto de Medicina Integral Prof. Fernando Figueira (Instituto Materno Infantil de Pernambuco – IMIP-PE)
Nefrologista da Unidade Geral de Transplantes do Instituto Materno Infantil de Pernambuco (IMIP-PE)

**LUIZ SYLVESTRE GALHARDO EGREJA**
Cirurgião-Dentista pela Universidade Federal de Alfenas, MG
Especialista em Periodontia pela EAP/APCD-Central
Coordenador da Divisão de Saúde Bucal da Secretaria da Saúde do Município de Mogi-Mirim, SP

**MARCELLA REZENDE HACHUL**
Médica Graduada pela Faculdade de
Medicina de Barbacena, MG

**MARCO ANTÔNIO ZERÔNCIO**
Graduado em Medicina pela Universidade
Federal do Rio Grande do Norte (UFRN)
Membro Titular da Federação Brasileira de
Gastroenterologia (FBG)
Membro Titular da Sociedade Brasileira de
Endoscopia Digestiva (SOBED)
Membro Titular do Grupo de Estudos da
Doença Inflamatória Intestinal do Brasil

**MARCOS BARBOSA DE SOUZA JÚNIOR**
Cirurgião Vascular, Endovascular e Radiologista
Intervencionista
Membro da Sociedade Brasileira de Angiologia e
Cirurgia Vascular (SBACV)
Residência em Cirurgia Vascular pelo Instituto de
Medicina Integral de Pernambuco (IMIP)
Especialização em Cirurgia Endovascular e
Radiologia Intervencionista (IMIP/
ANGIORAD-PE)
Membro Titular da Sociedade Brasileira de
Radiologia Intervencionista e Cirurgia
Endovascular (SOBRICE)

**MARCUS ALEXANDRE SODRÉ**
Médico Otorrinolaringologista pela Associação
Brasileira de Otorrinolaringologia e Cirurgia
Cérvico-Facial (ABORL-CCF)
Infectologista pelo Serviço do Professor Rudolf
Uri Hutzler, SP
Cofundador do Instituto Felippu de Rinologia, SP
Mestre em Ciências dos Materiais pela
Universidade Federal da Paraíba (UFPB)

**MARIA SALETE TRIGUEIRO DE ARAÚJO**
Doutora pela Université Claude Bernard de
Lyon, França
Professora Adjunta Nível IV (Aposentada) da
Universidade Federal da Paraíba (UFPB)
Ex-Professora Titular de Patologia/Anatomia
Patológica da Faculdade de Ciências Médicas da
Paraíba
Médica Patologista do Virchow – Laboratório
Médico de Patologia Celular
Especialista pela Sociedade Brasileira de
Patologia (SBP)

**MARIANA STAUT ZUKERAN**
Especialista em Nutrição Clínica pela ASBRAN
Mestre em Ciências PRONUT/USP
Doutoranda em Nutrição em Saúde Pública –
FSP/USP
Nutricionista no Hospital Israelita Albert
Einstein

**MARINA BARBOSA DE OLIVEIRA**
Graduada em Medicina pela Faculdade de
Ciências Médicas de Campina Grande, PB
Médica Residente de Psiquiatria do Hospital
Universitário Lauro Wanderley da Universidade
Federal da Paraíba (UFPB)

**MÁRIO HENRIQUES DE OLIVEIRA JÚNIOR**
Médico Nefrologista
Especialista pela Sociedade Brasileira de
Nefrologia (SBN)
Residência em Clínica Médica no Hospital do
Servidor Público Municipal de São Paulo (HSPM)
Residência em Nefrologia HSPM
Mestre em Ciências da Saúde pela Universidade
Federal de Pernambuco (UFPE)

**MÔNICA SOUZA DE MIRANDA HENRIQUES**
Professora de Gastroenterologia do
Departamento de Medicina Interna da
Universidade Federal da Paraíba (UFPB)
Membro Titular da Sociedade Brasileira de
Hepatologia (SBH)

**MYRNA SERAPIÃO DOS SANTOS**
Diretora Clínica do Hospital de Olhos Paulista –
Grupo HOlhos, SP
Preceptora do Curso de Residência Médica do
Departamento de Oftalmologia do Hospital do
Servidor Público do Estado de São Paulo
Doutoranda em Medicina pela Universidade
Federal de São Paulo (Unifesp)
Pós-Doutora pela Universitá Campos Bio-
Médico de Roma, Itália

**NATALIA PIN CHUEN ZING**
Graduada em Medicina pela Faculdade de
Medicina do ABC
Residência em Hematologia e Hemoterapia pela
Irmandade da Santa Casa de Misericórdia de
São Paulo
Mestre em Ciências da Saúde pela Faculdade de
Ciências Médicas da Santa Casa de
Misericórdia de São Paulo
Membro da Sociedade Brasileira de
Hematologia e Hemoterapia
Membro da EHA (Associação Europeia de
Hematologia)

**NATHALIA DE ALENCAR CUNHA TAVARES**
Graduada em Biomedicina pela Universidade Federal de Pernambuco (UFPE)
Mestre em Bioquímica e Fisiologia pela UFPE
Doutora em Biotecnologia da Saúde pela Rede Nordeste de Biotecnologia (RENORBIO)
Pós-Doutora em Biotecnologia em Saúde com Ênfase em Imunogenética
Biomédica do Hospital Universitário Lauro Wanderley, Universidade Federal da Paraíba (UFPB)

**OTACÍLIO FIGUEIREDO DA SILVA JUNIOR**
Médico-Angiologista e Cirurgião Vascular
Membro da Sociedade Brasileira de Angiologia e Cirurgia Vascular (SBACV)
Especialista em Cirurgia Vascular pela SBACV
Mestre em Medicina (Cirurgia Cardiovascular) pela Escola Paulista de Medicina da Universidade Federal de São Paulo (EPM-USP)
Doutor em Medicina (Cirurgia Cardiovascular) pela EPM-USP
Pós-Doutor em Ciências da Saúde, Hopital Lariboisière, Assistance Publique – Hôpitaus de Paris – Université Paris VII, França
Professor Associado do Departamento de Cirurgia do Centro de Ciências Médicas da Universidade Federal da Paraíba (UFPB)

**OTÁVIO SÉRGIO LOPES**
Dermatologista
Doutor pela Faculdade de Medicina da Santa Casa de São Paulo
Diretor Presidente da Squalis (Empresa de Educação, Pesquisa e Tecnologia)

**PAULO CÉSAR GOTTARDO**
Professor da Disciplina de Medicina de Urgências, Emergências e Terapia Intensiva da Faculdade de Medicina Nova Esperança (FAMENE)
Professor da Disciplina de Medicina Intensiva da UNIPÊ – Centro Universitário de João Pessoa, PB
Coordenador da Rotina Médica da UTI Adulto do Hospital Nossa Senhora das Neves – João Pessoa, PB
Coordenador do Curso de Ecografia do Intensivista (ECOTIN) da Associação de Medicina Intensiva Brasileira (AMIB) – Gestão 2020-2021

**PAULO MARCOS SENRA SOUZA**
Graduado em Medicina pela Universidade Federal do Rio de Janeiro (UFRJ)
Doutorando em Saúde Coletiva pelo Instituto de Estudos da Saúde Coletiva pela Universidade Federal do Rio de Janeiro (UFRJ)
Cofundador da Amil (1978)
Cofundador da ASAP – Aliança para Saúde Populacional (2013)
Fundador do Inlags - Instituto Latino Americano de Gestão de Saúde (2018)

**PAULO RICARDO CRIADO**
Dermatologista
Livre-Docente em Dermatologia pela Faculdade de Medicina da Universidade de São Paulo (FMUSP)
Pesquisador Pleno da Pós-Graduação do Centro Universitário Saúde ABC – Disciplina de Dermatologia do Centro Universitário Saúde ABC (Faculdade de Medicina do ABC) – Santo André, São Paulo

**RILVA LOPES DE SOUSA MUNOZ**
Médica e Professora da Universidade Federal da Paraíba (UFPB)
Doutorado em Produtos Naturais e Sintéticos Bioativos
Pesquisadora na área de Educação em Saúde

**ROBERTA FACHINI JARDIM CRIADO**
Alergista e Imunologista
Mestre em Medicina pelo IAMSPE-SP

**RODRIGO GUERREIRO BUENO DE MORAES**
Cirurgião-Dentista
Especialista em Periodontia e Mestre em Odontologia – Área de Concentração em Diagnóstico Bucal pela Universidade Paulista, SP

**RODRIGO NÓBREGA FARIAS**
Advogado
Pós-Doutor em Direito Público pela Universidade Paris I – Pantheón Sorbonne
Doutor em Direito pela Universidade Estadual do Rio de Janeiro (UERJ)
Mestre em Direito pela Universidade Federal de Pernambuco (UFPE)
Professor da Universidade Estadual da Paraíba (UFPB)

**ROMERO HENRIQUE TEIXEIRA VASCONCELOS**
Graduado em Biomedicina pela Universidade Federal de Pernambuco (UFPE)
Especialista em Patologia Clínica pela Universidade de Pernambuco (UPE)
Mestre em Saúde Coletiva pelo Centro de Pesquisas Aggeu Magalhães (CPqAM)/Fundação Oswaldo Cruz (Fiocruz)
Doutor em Saúde Pública pelo CPqAM/Fiocruz
Biomédico do Hospital Universitário Lauro Wanderley, Universidade Federal da Paraíba (UFPB)

**RONALDO RANGEL TRAVASSOS JUNIOR**
Doutor em Pneumologia pela Faculdade de Medicina da Universidade do Estado de São Paulo (FMUSP)
Professor Titular da Disciplina de Pneumologia da Universidade Federal da Paraíba (UFPB)
Coordenador da Disciplina de Pneumologia da Faculdade de Medicina do Centro Universitário de João Pessoa (UNIPÊ)

**SERGIO FELBERG**
Chefe do Setor de Córnea e Doenças Externas do Departamento de Oftalmologia da Santa Casa de São Paulo
Preceptor do Curso de Residência Médica do Departamento de Oftalmologia do Hospital do Servidor Público do Estado de São Paulo
Doutor em Ciências pela Universidade Federal de São Paulo (Unifesp)

**SEVERINO AIRES DE ARAÚJO NETO**
Médico-Radiologista do Hospital da UNIMED – João Pessoa, PB
Professor Adjunto III do Curso de Medicina da Universidade Federal da Paraíba (UFPB)
Doutor pela Faculdade de Ciências Médicas da Universidade Estadual de Campinas (FCM – UNICAMP)

**THAIS STAUT ZUKERAN**
Cirurgiã-Dentista e Especialista em Endodontia pela Universidade Paulista e em Saúde Coletiva pela ABO-SP
Endodontista do Centro de Especialidades Odontológicas da PMSP – Unidades LAPA e Prof. Alfredo Reis Viegas

**TOMAZO FRANZINI**
Médico Assistente do Serviço de Endoscopia Gastrointestinal do Hospital das Clínicas da Faculdade de Medicina da Universidade de São Paulo (HC-FMUSP)
Doutor em Ciências em Gastroenterologia pela FMUSP
MBA em Saúde pela Fundação Getúlio Vargas (FGV)

**VALDIR DELMIRO NEVES**
Residência Médica em Neurocirurgia no Hospital das Clínicas da Universidade de São Paulo (USP)
Coordenador do Serviço de Neurocirurgia do Hospital Universitário Lauro Wanderley da Universidade Federal da Paraíba (UFPB)
Diretor Técnico da Unineuro Serviços Médicos Ltda

**WALKIRIA SAMUEL AVILA**
Professora Livre-Docente do Departamento de Cardiopneumologia da Faculdade de Medicina da Universidade de São Paulo (FMUSP)
Médica Assistente da Equipe de Cardiopatas Valvares do Instituto do Coração (InCor)
Coordenadora do Setor de Cardiopatia e Gravidez e Planejamento Familiar da Mulher Cardiopata (InCor-SP)

**ZAILTON BEZERRA DE LIMA JUNIOR**
Cirurgião do Sistema Digestório pelo Hospital das Clínicas da Faculdade de Medicina da Universidade de São Paulo (HC-FMUSP)
Doutorado em Cirurgia pela USP
Professor Adjunto IV do Departamento de Cirurgia da Universidade Federal da Paraíba (UFPB)
Membro Titular Especialista do Colégio Brasileiro de Cirurgia Digestiva (CBCD)
Preceptor da Residência Médica em Cirurgia Geral da UFPB

# SUMÁRIO

1. **VIROLOGIA (SARS-CoV-2), EPIDEMIOLOGIA E ASPECTOS CLÍNICOS GERAIS DA COVID-19** ........................................................................................................................... 1
   *Luciana Holmes ▪ Paulo César Gottardo ▪ Ciro Leite Mendes*

2. **COVID-19 EM OTORRINOLARINGOLOGIA** .................................................................. 11
   *Islan da Penha Nascimento ▪ Eduardo Machado Rossi Monteiro ▪ Marcus Alexandre Sodré*

3. **MANIFESTAÇÕES PULMONARES** ................................................................................. 23
   *Ronaldo Rangel Travassos Junior ▪ Geórgia Freire Paiva Winkeler*

4. **COVID-19 EM GASTROENTEROLOGIA: FISIOPATOGÊNESE E MANIFESTAÇÕES CLÍNICAS** ....................................................................................... 43
   *Gláucio Nóbrega de Souza ▪ Marco Antônio Zerôncio*

5. **O FÍGADO NA COVID-19** ................................................................................................. 59
   *Mônica Souza de Miranda Henriques ▪ Fábio Marinho do Rego Barros*

6. **MANIFESTAÇÕES VASCULARES ASSOCIADAS À COVID-19** ................................. 75
   *Otacílio Figueiredo da Silva Junior ▪ Marcos Barbosa de Souza Júnior*

7. **MANIFESTAÇÕES POSSÍVEIS EM DERMATOLOGIA** ................................................ 83
   *Paulo Ricardo Criado ▪ Otávio Sérgio Lopes ▪ Roberta Fachini Jardim Criado*
   *Beatrice Martinez Zugaib Abdalla ▪ Ingrid Campos Vieira ▪ Gabriela Cacciolari Caputo*
   *Isabelle Carvalho de Assis ▪ Cristina van Blarcum de Graaff Mello*

8. **COVID-19 E DOENÇA CARDIOVASCULAR** ................................................................. 107
   *Elizabeth Regina Giunco Alexandre ▪ Walkiria Samuel Ávila*

9. **COVID-19 EM NEFROLOGIA** .......................................................................................... 121
   *Mário Henriques de Oliveira Júnior ▪ Ericson Cavalcanti Gouveia ▪ Luísa Queiroga de Oliveira Ferreira*

10. **COMPROMETIMENTO E MANIFESTAÇÕES NEUROLÓGICAS DA COVID-19** ...... 135
    *Valdir Delmiro Neves ▪ Bianca Etelvina Santos de Oliveira*

11. **ACHADOS OCULARES NA INFECÇÃO PELO VÍRUS SARS-CoV-2 E O PAPEL DO OFTALMOLOGISTA FRENTE À PANDEMIA CAUSADA PELA COVID-19** ........ 149
    *Sergio Felberg ▪ Débora Marcolini Schneider Felberg ▪ Myrna Serapião dos Santos*

12. **RISCO DE COVID-19 PARA PACIENTES COM OBESIDADE E DIABETES MELITO** ........ 161
    *Fabyan Esberard de Lima Beltrão ▪ Fabricia Elizabeth de Lima Beltrão*
    *Daniele Carvalhal de Almeida Beltrão*

13. **COVID-19 E IDOSOS** ....................................................................................................... 169
    *Daniel Kitner ▪ Karla Regina Soares Campos ▪ Gabriela Gomes Baldasso*

**14 COVID-19 EM PEDIATRIA**.................................................................................... 177
Lucilia Santana Faria

**15 MATERNIDADE E AMAMENTAÇÃO**................................................................ 185
Eduardo Sérgio Soares Sousa ▪ Gabriel Rodrigues Martins de Freitas ▪ Rilva Lopes de Sousa Munoz

**16 PACIENTES CIRÚRGICOS E OS RISCOS DA COVID-19**..................................... 199
Zailton Bezerra de Lima Junior

**17 MANEJO DOS PACIENTES ONCOLÓGICOS NA PANDEMIA** ........................... 205
Breno Moreno de Gusmão ▪ Lucas Vieira dos Santos ▪ Natalia Pin Chuen Zing

**18 TRANSPLANTE HEPÁTICO**.............................................................................. 219
José Eymard Moraes de Medeiros Filho ▪ Cássio Virgílio Cavalcante de Oliveira

**19 COVID-19 (SARS-CoV-2) EM ODONTOLOGIA: MANIFESTAÇÕES CLÍNICAS E DIRETRIZES NO MANEJO DOS RISCOS OPERACIONAIS** .......227
Rodrigo Guerreiro Bueno de Moraes ▪ Thais Staut Zukeran ▪ Luiz Sylvestre Galhardo Egreja
Mariana Staut Zukeran ▪ Ana Patrícia Carneiro Gonçalves Bezerra

**20 SAÚDE MENTAL E PANDEMIAS** ..................................................................... 245
Alfredo José Minervino ▪ Marina Barbosa de Oliveira

**21 DIAGNÓSTICO LABORATORIAL**..................................................................... 255
Flávia Cristina Fernandes Pimenta ▪ Nathalia de Alencar Cunha Tavares
Romero Henrique Teixeira Vasconcelos

**22 DIAGNÓSTICO POR IMAGEM** ........................................................................ 267
Severino Aires De Araújo Neto

**23 COVID-19 E ENDOSCOPIA DIGESTIVA: INDICAÇÕES, RISCOS E LEGISLAÇÃO**.......... 281
José Olympio Meirelles dos Santos ▪ Ciro Garcia Montes
Tomazo Franzini ▪ Júlia Guimarães Fernandes Costa

**24 MANEJO CLÍNICO PRÉ-HOSPITALAR DE PACIENTES COM COVID-19** ...................... 299
Aristides Medeiros Leite ▪ Gustavo Soares Fernandes

**25 MANEJO CLÍNICO DO PACIENTE INTERNADO COM COVID-19** ............................... 307
Luciano Cesar Pontes Azevedo ▪ Marcella Rezende Hachul

**26 COVID-19 E CUIDADOS INTENSIVOS (CTI)** .................................................... 315
Ciro Leite Mendes ▪ Luciana Holmes ▪ Paulo César Gottardo

**27 COVID-19 – SOB A ÓTICA DA HISTOPATOLOGIA E DE PERSPECTIVAS FISIOPATOGÊNICAS (UMA REVISÃO BIBLIOGRÁFICA)**................................ 331
Maria Salete Trigueiro de Araújo

## TEMAS ESPECIAIS

**28 IMPACTOS JURÍDICOS DA COVID-19 PARA A REALIDADE MÉDICA – UMA REFLEXÃO SOBRE RESPONSABILIDADE E ALOCAÇÃO DE RECURSOS**.............. 349
Rodrigo Nóbrega Farias ▪ Igor de Lucena Mascarenhas

**29 GESTÃO ESTRATÉGICA DE SAÚDE EM TEMPOS DE PANDEMIA** ................. 361
Ana Maria Malik ▪ Ana Regina Cruz Vlainich ▪ Artur Carlos das Neves ▪ Paulo Marcos Senra Souza

**ÍNDICE REMISSIVO** ..........................................................................................373

# COVID-19
## O Que Todo Médico Precisa Saber

Thieme Revinter

# VIROLOGIA (SARS-CoV-2), EPIDEMIOLOGIA E ASPECTOS CLÍNICOS GERAIS DA COVID-19

**CAPÍTULO 1**

Luciana Holmes
Paulo César Gottardo
Ciro Leite Mendes

## INTRODUÇÃO

Os coronavírus (CoV) são uma grande família de vírus que geralmente causa doenças leves a moderadas do trato respiratório superior, como o resfriado comum. Entretanto, desde o início do século XXI, três novos coronavírus surgiram a partir de reservatórios animais e provocaram epidemias caracterizadas por uma proporção bastante aumentada de casos graves e morte.

Existem centenas de coronavírus e a maioria deles circula entre animais como porcos, camelos, morcegos e gatos. Ocasionalmente, esses vírus atingem seres humanos, o que é chamado de "evento de transbordamento", causando doença. Quatro desses vírus provocam doenças leves ou moderadas, mas três deles ocasionam doença grave e mesmo morte. O primeiro deles, o coronavírus SARS (SARS-CoV),[1,2] surgiu na província de Guangdong, na China, em 2002, disseminou-se em cinco continentes por meio de rotas aéreas, infectou 8.098 pessoas, causou 774 mortes (taxa de letalidade de 10%) e desapareceu em 2004. O segundo, denominado MERS-CoV,[3] causa a Síndrome Respiratória do Oriente Médio (MERS, do inglês *Middle-East Respiratory Syndrome*), e apareceu em 2012 na Península Arábica, onde ainda é um grande problema de saúde pública. Daí foi exportado para 27 países, ocasionou infecção em 42.494 indivíduos e ceifou 858 vidas (taxa de letalidade de 35%). O terceiro, um coronavírus anteriormente desconhecido, foi descoberto em dezembro de 2019, em Wuhan, província de Hubei, na China, tendo sido identificado em janeiro de 2020.[4,5] A investigação epidemiológica inicial identificou que a maioria dos casos suspeitos estava associada à exposição em um mercado local de frutos do mar de Huanan. Notavelmente, não apenas frutos do mar, mas muitos tipos de animais selvagens vivos eram comercializados nesse mercado durante todo o ano, antes de ser forçado a fechar em 1º de janeiro de 2020. O SARS-CoV-2 foi isolado em amostras colhidas nesse mercado, implicando-o como a origem do surto. No entanto, investigações subsequentes verificaram que pelo menos duas cepas diferentes de SARS-CoV-2 haviam ocorrido alguns meses antes de a doença ser oficialmente relatada.[6] Desde então, o SARS-CoV-2 disseminou-se. A doença, denominada COVID-19 (do inglês, *Coronavirus Disease-2019*), foi classificada como pandemia pela Organização Mundial da Saúde (OMS) e, no momento em que se escreve esse texto, 3.836.215 casos já foram registrados no mundo, em cinco continentes, já tendo ocasionado a morte de 268.999 seres humanos. No Brasil o número de casos já chegou a 132.367, com 9.054 óbitos.[7]

## VIROLOGIA

O SARS-CoV e o SARS-CoV-2 são vírus intimamente relacionados, com 70% de similaridade,[8] e se originam de morcegos, que lhes servem como hospedeiros de reservatório.[4,9,10] Os hospedeiros intermediários para a transmissão zoonótica do SARS-CoV entre morcegos e humanos são as civetas de palmas e os guaxinins,[11-13] enquanto, em relação ao SARS-CoV-2, tal intermediário permanece desconhecido.

Além desses três vírus altamente patogênicos, todos pertencentes ao gênero β-coronavírus, outros quatro, de baixa patogenicidade, são endêmicos em seres humanos: HCoV-OC43, HCoV-HKU1, HCoV-NL63 e HCoV-229E. Até o momento não existe qualquer tratamento ou vacina contra quaisquer coronavírus infectantes em humanos.[14]

Os CoV são vírus envelopados com um genoma de RNA de sentido positivo, pertencentes à subfamília *Coronavirinae* da família *Coronaviridae*, que faz parte da ordem dos *Nidovirales*. Eles são classificados em quatro gêneros ($\alpha$, $\beta$, $\gamma$ e $\delta$) e quatro linhagens são reconhecidas no gênero β-CoV (A, B, C e D). Os CoV causam uma variedade de doenças respiratórias e entéricas em espécies de mamíferos e aves.

O virion CoV contém pelo menos quatro proteínas estruturais: espícula (S), envelope (E), membrana (M) e nucleocapsídeo (N) (Fig. 1-1). Em contraste com outras linhagens de β-CoV, os CoV da linhagem A também codificam uma hemaglutinina-esterase, que serve como enzima destruidora de receptores para facilitar a liberação da progênie viral das células infectadas e despistar células hospedeiras.[16]

A proteína S, um componente da superfície viral, é uma proteína de fusão classe 1 que promove a ligação do hospedeiro e a fusão das membranas virais e celulares durante a entrada no hospedeiro.[17] Em decorrência disso, é ela quem determina a capacidade de

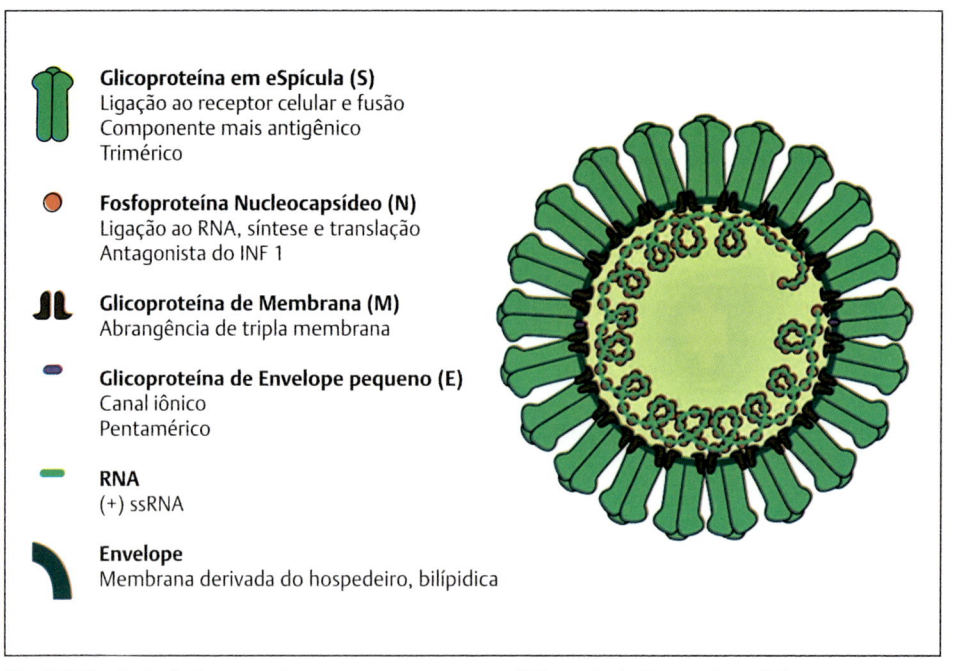

**Fig. 1-1.** Partícula de β-coronavírus e seus componentes. (Adaptada de Kannan S *et al.*)[15]

- **Glicoproteína em eSpícula (S)**
  Ligação ao receptor celular e fusão
  Componente mais antigênico
  Trimérico

- **Fosfoproteína Nucleocapsídeo (N)**
  Ligação ao RNA, síntese e translação
  Antagonista do INF 1

- **Glicoproteína de Membrana (M)**
  Abrangência de tripla membrana

- **Glicoproteína de Envelope pequeno (E)**
  Canal iônico
  Pentamérico

- **RNA**
  (+) ssRNA

- **Envelope**
  Membrana derivada do hospedeiro, bilípidica

ligação ao hospedeiro e o tropismo celular. Essa ligação ao hospedeiro suscetível é um processo complexo, que requer associação harmônica entre a ligação ao receptor e o processamento proteolítico da proteína S, a fim de promover a fusão célula-vírus. Adicionalmente, por conta da exposição na superfície viral, também é o principal alvo dos anticorpos e o principal objetivo das vacinas em desenvolvimento.

A partícula do vírus SARS-CoV-2 tem um diâmetro de 60 a 100 nm e tem o aspecto redondo ou oval.[18] O SARS-CoV-2 pode ser inativado por raios ultravioleta ou quando aquecido a 56ºC por 30 minutos, e é também sensível à maioria dos desinfetantes, como éter dietílico, etanol a 75%, cloro, ácido peracético e clorofórmio. O SARS-CoV-2 permanece mais estável em plástico e aço inoxidável do que em cobre e papelão, podendo persistir por até 72 horas após a aplicação nessas superfícies.

O SARS-CoV-2 e vários coronavírus relacionados com a SARS (SARSr-CoV) interagem diretamente com a enzima conversora de angiotensina 2 (ACE2) para entrar nas células-alvo.[9,19] A interface entre proteína S/ACE2 foi elucidada em nível atômico, e a eficiência do uso do ACE2 como receptor é considerada um determinante chave da transmissibilidade desses vírus.

A ACE2 é uma proteína de membrana do tipo I expressa no pulmão, coração, rim e intestino, principalmente, associada a doenças cardiovasculares, e é responsável pela clivagem da angiotensina (Ang) I para produzir Ang-(1-9).[20]

## FISIOPATOLOGIA

O primeiro e principal órgão atingido pela doença é o pulmão, porta de entrada do vírus, visto que a ACE2 tem grande expressão no lado apical das células epiteliais do pulmão. Em estudos de autópsia, as lesões pulmonares, tanto na fase aguda quanto tardia da COVID-19, demonstravam lesão alveolar difusa com formação de membrana hialina, células mononucleares e macrófagos infiltrando os espaços aéreos, juntamente ao espessamento difuso da parede alveolar. Além disso, partículas virais foram observadas nas células epiteliais brônquicas e alveolares tipo 2 por microscopia eletrônica. Adicionalmente, à medida que a doença se agrava, ocorre acometimento de outros órgãos e sistemas. Assim, também foram observados atrofia do baço, necrose de linfonodos hilares, hemorragia focal no rim, infiltração inflamatória de células hepáticas com aumento do fígado, edema, necrose e degeneração de células miocárdicas, e, em alguns pacientes, degeneração neuronal encefálica.[21]

A infecção por SARS-CoV-2 e a destruição das células pulmonares desencadeiam uma resposta imune local, recrutando macrófagos e monócitos que respondem à infecção, liberam citocinas e ativam células T e B adaptativas. Na maioria dos casos, esse processo é capaz de resolver a infecção. No entanto, em alguns, ocorre uma resposta imune disfuncional, que pode causar dano pulmonar grave e patologia sistêmica. A infecção viral e a replicação nas células epiteliais das vias aéreas podem causar altos níveis de piroptose (uma forma de morte celular programada com grande potencial inflamatório) ligada ao vírus, com extravasamento vascular associado. Juntamente com a cascata inflamatória, ocorre recrutamento pulmonar de células imunes do sangue e infiltração de linfócitos nas vias aéreas. Isso justifica a linfopenia e o aumento da relação neutrófilos-linfócitos observados em cerca de 80% dos pacientes com SARS-CoV-2.[22]

O SARS-CoV-2 causa doença respiratória aguda grave (DRAG) semelhante à do SARS-CoV.[23] Apesar de não completamente esclarecido, o mecanismo de doença provavelmente se assemelha àquele do SARS-CoV, em que a lesão pulmonar aguda resultaria, principalmente, de inflamação agressiva iniciada pela replicação viral.[24] Semelhante à infecção por

SARS-CoV, o SARS-CoV-2 também causa aumento da secreção de IL-1b, IFN-c, IP-10, MCP-1, IL-4 e IL-10[25]. Além disso, em comparação com pacientes que não foram internados em unidades de terapia intensiva (UTI), os pacientes de UTI com doença grave apresentaram níveis plasmáticos mais elevados de IL-2, IL-7, IL-10, GCSF, IP-10, MCP-1, MIP-1A e TNF-α, sugerindo possível associação entre liberação aumentada de citocinas e gravidade da doença.[25] Esse mecanismo fisiopatológico como causa exclusiva ou mesmo principal da gravidade da doença, no entanto, tem sido questionado: novos dados e relatos clínicos sugerem que as manifestações mais graves refletem a confluência de disfunção vascular difusa, trombose e inflamação desregulada. Uma das razões para se questionar o papel da resposta inflamatória exacerbada como principal determinante da gravidade desses pacientes, é o fato de que o nível de inflamação por eles apresentado não é consistente com o daqueles com síndrome do desconforto respiratório agudo (SDRA) típico ou síndromes de liberação de citocinas (SLC), também denominadas de "tempestade de citocinas". Os níveis médios de interleucina-6, por exemplo, foram bem menores nos pacientes com COVID-19 do que naqueles com SDRA ou com SLC, que apresentam, comparativamente, 10 a 60 vezes mais IL-6 do que a detectada nos pacientes chineses de Wuhan.[26,27] Ademais, os pacientes com SLC podem apresentar níveis de interleucina-6 tão altos quanto 10.000 pg/mL,[28] enquanto aqueles com COVID-19 não ultrapassaram 125 pg/mL; comportamento semelhante ocorre com outras citocinas inflamatórias. Diante desses dados, é razoável admitir que a COVID-19 está associada a elevações relativamente discretas de citocinas, o que exige alternativas para justificar a apresentação da doença.[29]

As evidências de comprometimento vascular difuso, por outro lado, se acumulam. Por exemplo, 89% dos pacientes com COVID-19 hospitalizados em Roma, dos quais as tomografias de tórax (TC) foram estudadas, exibiam vasodilatação subsegmentar.[30] É importante ressaltar, também, que uma grande proporção dos pacientes apresenta fenômenos tromboembólicos[31] bem como distúrbios hemostáticos, com elevação de D-Dímero, produtos de degradação de fibrina/fibrinogênio, e níveis de fibrinogênio.[32] Além disso, há dados que indicam uma correlação positiva entre níveis elevados de D-Dímero na admissão e mortalidade hospitalar por COVID-19. Adicionalmente, relatos de embolia pulmonar aguda associada à COVID-19 têm-se acumulado na literatura.[25,33,34]

Outros fatores parecem ser mais relevantes na patogênese das disfunções orgânicas presentes na doença grave por SARS-CoV-2 do que a lesão inflamatória exacerbada: desregulação imune (notadamente a imunossupressão), ativação endotelial e dano tecidual direto mediado pelo vírus parecem ser agentes mais consideráveis.

Caso a lesão ocasionada pelo próprio vírus seja realmente um fator preponderante, – como parecem indicar achados de autópsias renais em que havia ativação endotelial significativa, necrose e presença abundante de vírus, mas ausência de inflamação – os vasos seriam um alvo considerável de lesão, já que são ricos em ACE2, fundamental para a ligação dos vírus.[35]

Outro aspecto importante na fisiopatologia da COVID-19 é o desequilíbrio provocado pelo vírus no sistema renina-angiotensina-aldosterona (RAA). No início da doença, a ocupação dos receptores ACE2 pelos vírus ocasiona aumento nos níveis séricos de angiotensina II, cujos níveis se elevam significativamente nesse período,[36] e é um potente vasoconstritor que induz, também, liberação de citocinas inflamatórias e estado pró-trombótico por ativação plaquetária.

# EPIDEMIOLOGIA
## Progresso da Epidemia

Desde o seu surgimento, como já ressaltado anteriormente, 3.836.215 casos já foram registrados no mundo, com 268.999 mortes. A América do Sul, apesar de ter sido acometida mais tardiamente pela pandemia do que os outros continentes, já apresenta números preocupantes, sobretudo o Brasil, onde esses números já correspondem a 132.367 casos e 9.054 mortes.

A COVID-19 foi registrada pela primeira vez no Brasil na 9ª semana epidemiológica, com um total de dois casos. Daí, aumentou para 100 casos na 11ª semana epidemiológica e 1.000 casos na 12ª.[37] Nesse período, também houve aumento significativo de incidência da Síndrome Respiratória Aguda Grave (SRAG), e o número de casos da 11ª semana epidemiológica (1.365) foi quase o dobro daqueles ocorridos na semana anterior (691), muito superior às medianas históricas para o mesmo período. Em uma série inicial,[37] até 25 de março de 2020, quatro semanas após o primeiro relatório da COVID-19 no Brasil, haviam sido notificados 67.344 casos como suspeitos de infecção pela doença, em 172 cidades, nas cinco regiões administrativas do Brasil, e, desses, 1.468 casos foram confirmados. A maioria dos casos iniciais foi registrada em São Paulo (35,4%) e no Rio de Janeiro (15,2%), constituída por homens (54,7%), com idade média de 39 anos, e quase metade deles (48,9%) pertencentes à faixa etária entre 20 a 39 anos. Ainda nessa série, a maior parte dos pacientes relatava ao menos um sintoma (92%), dos quais a tosse foi a mais comum (70,8%), seguida de febre (66,9%), coriza (33,7%), dor de garganta (32,9%) e mialgia (30,7%).

No geral, um total de 12,5% dos casos confirmados de COVID-19 apresentava pelo menos uma comorbidade, das quais as mais comuns foram doenças cardíacas, hipertensão arterial sistêmica, diabetes e doenças respiratórias crônicas.

Entre os pacientes que foram internados (10%), a idade média foi de 55 anos, o tempo médio desde o início dos sintomas até a hospitalização foi de quatro dias e 15,6% deles necessitaram de ventilação pulmonar artificial.

Inicialmente restrita às classes sociais mais abastadas, em decorrência do contágio adquirido em viagens internacionais, principalmente à Europa, a doença avança, atualmente, às populações menos favorecidas e o número de casos entre os mais pobres aumenta rápida e exponencialmente.

O sistema de saúde público brasileiro, historicamente precário, no momento em que se escreve esse texto já apresenta sinais de colapso, principalmente relacionado com o atendimento de pacientes críticos, em diversas capitais e também em cidades do interior. Apesar de mais estridente no setor público, acredita-se que o problema envolverá, em breve, a saúde suplementar, que não será capaz de atender à demanda assistencial exacerbada decorrente da pandemia.

## Transmissão

Os modos de transmissão do SARS-CoV-2, à medida que a epidemia se disseminou, tornaram-se mais bem entendidos, apesar de ainda existirem algumas lacunas de conhecimento. Sabe-se que a forma mais frequente é aquela de pessoa para pessoa, e acredita-se que seja feita por meio de gotículas respiratórias, quando o portador do vírus tosse, espirra ou fala, tal como a gripe comum. Essas gotículas, ao atingirem as mucosas do indivíduo suscetível, determinariam o contágio, mas normalmente não conseguem trafegar por mais de dois metros nem permanecem em suspensão. Transmissão também pode ocorrer ao se tocar em superfície infectada e, em seguida, levar a mão às mucosas da face, como as da boca, nariz e olhos.

O SARS-CoV-2 permaneceu viável em aerossóis (< 5 μm) por até 3 horas e mostrou-se mais estável em plástico e aço inoxidável do que em cobre e papelão. Além disso, vírus viáveis foram detectados por até 72 horas nessas superfícies após a exposição. Por outro lado, nenhum vírus viável foi detectado após quatro horas em cobre e além de 24 horas, em papelão.[38] Apesar de ter sido detectado em fezes, secreções oculares e sangue, a transmissão por esses meios não parece ter importância epidemiológica.[39,40]

Outro aspecto ainda não completamente elucidado é o tempo em que um indivíduo infectado permanece transmissor da doença. Aparentemente, o indivíduo pode ser infectante mesmo antes do desenvolvimento dos sintomas e durante o curso da doença.[41,42] O período de transmissão após a instalação da doença é muito variável, geralmente tanto mais longo quanto mais grave a apresentação (o RNA viral foi detectável até após 42 dias).[43] Importante ressaltar que a detecção de RNA viral não significa, necessariamente, viabilidade do vírus e capacidade de infecção.

A maior parcela das transmissões parece estar associada aos contatos domiciliares, mas o contágio de profissionais de saúde desprotegidos e decorrente de aglomeração de pessoas também parece ser relevante.[44-47]

Outra fonte aparentemente importante de transmissão é a contaminação ambiental, notadamente nos hospitais e clínicas de repouso.[48] No entanto, apesar de poder persistir sobre superfícies inanimadas por até 9 dias, os coronavírus são rapidamente inativados (dentro de um minuto) por desinfetantes como etanol a 70%, peróxido de hidrogênio a 0,5% ou hipoclorito de sódio a 0,1%.[49]

Apesar de não completamente esclarecido, já há dados sugerindo que a infecção pelo SARS-CoV-2 confere imunidade, como a presença de anticorpos, na maioria dos pacientes, 14 dias após o início da doença,[50] e a comprovação de atividade neutralizante do plasma de indivíduos recuperados da doença transferida aos receptores.[51]

## APRESENTAÇÃO CLÍNICA
### Período de Incubação, Evolução e Espectro

O período médio de incubação, em diversas séries, variou em torno de 5 dias.[23,52,53] Além disso, um modelo paramétrico estimou que o tempo médio de incubação seria de 5,1 dias e que quase todos os pacientes (97,5%) desenvolveriam sintomas dentro de 12 dias após o contágio.[54]

Dados chineses referentes a 44.415 pacientes evidenciaram que a maioria deles (81%) evoluiu assintomática ou com a apresentação leve da doença, enquanto 14% tiveram a forma grave (dispneia ou taquipneia, dessaturação, relação P/F inferior a 300 mmHg e mais de 50% dos pulmões comprometidos dentro de 24 a 48 horas), e 5% eram críticos (insuficiência respiratória, choque ou disfunção de múltiplos órgãos).[55] A taxa de letalidade é variável entre as diversas séries, e na própria China foram registradas taxas tão discrepantes quanto 5,8% em Wuhan e 0,7% no restante do país.[56] Uma série de Nova York evidenciou mortalidade de 88% nos pacientes submetidos à ventilação pulmonar artificial.[57] A Itália, com 23% da população acima dos 65 anos, teve uma taxa de mortalidade (7,2%) substancialmente mais alta do que a China (2,3%). Além disso, a notificação italiana atribuía a morte à COVID-19 independentemente da presença de comorbidades prévias graves que eventualmente pudessem ter determinado o óbito.[58]

Apesar de poder acometer indivíduos de qualquer idade, as formas mais graves parecem ocorrer, predominantemente, nos indivíduos mais idosos. Além disso, foram identificados alguns fatores de risco para pior prognóstico, como doença cardiovascular, diabetes, hipertensão arterial sistêmica, doença pulmonar obstrutiva crônica, neoplasias, insuficiência renal, obesidade e tabagismo. Adicionalmente, algumas variáveis laboratoriais são associadas a pior desfecho, como linfopenia, D-Dímero maior que 1.000 ng/mL, proteína C reativa (PCR) acima de 100 mg/L, desidrogenase láctica (DHL) maior que 245 U/L, bem como troponina, ferritina e CPK elevadas.[55]

## Sintomatologia

Os sintomas mais prevalentes da doença são febre, astenia, tosse seca, inapetência, dores musculares, expectoração e, menos frequentemente, cefaleia, dor de garganta, anosmia, disgeusia, rinorreia, conjuntivite e sintomas gastrointestinais, como náuseas, vômitos e diarreia. Nos casos graves, a forma mais comum de apresentação é a pneumonia viral, que se manifesta com febre, tosse, dispneia e alterações radiográficas. A evolução para síndrome do desconforto respiratório agudo (SDRA) pode se dar rapidamente em pacientes com dispneia. Além disso, pode haver lesão miocárdica e choque circulatório,[45,59] bem como fenômenos tromboembólicos, principalmente o tromboembolismo pulmonar, e, ocasionalmente, acidentes vasculares encefálicos. Nos pacientes que morrem, as complicações mais frequentes são insuficiência respiratória e SDRA, sepse, lesão e insuficiência cardíacas, lesão renal aguda e encefalopatia hipóxica.[59]

## CONCLUSÃO

A pandemia provocada pelo vírus SARS-CoV-2 tem-se revelado, apenas cinco meses depois de detectados os primeiros casos da doença, como a maior crise sanitária mundial, desde a grande pandemia da gripe espanhola no início do século XX. A alta transmissibilidade do vírus, que já atingiu todos os continentes, à exceção da Austrália, tem afetado de maneira dramática a grande maioria dos países atingidos. Apesar do ritmo acelerado com o qual as pesquisas e o conhecimento sobre a doença têm avançado, ainda não há qualquer droga, isolada ou em combinação, ou modalidade terapêutica que tenha demonstrado alterar, de forma benéfica, a história natural dessa doença. Tampouco há perspectiva de confecção e distribuição em larga escala de uma vacina que neutralize o vírus, em curto ou médio prazo. As únicas medidas eficazes são as de prevenção, que envolvem o isolamento social, fundamental para que os serviços de saúde se mantenham minimamente funcionais, e mais vidas não sejam perdidas por falta de assistência adequada. Mas esse remédio, apesar de absolutamente necessário, tem efeitos colaterais amargos, que já provoca duras repercussões na economia mundial, com a perspectiva de uma recessão só ombreada pelo *crack* da Bolsa de Valores de Nova York, em 1929.

No Brasil, lamentavelmente vislumbra-se um cenário sombrio para pandemia. A precariedade da estrutura de saúde, associada aos aspectos políticos e socioeconômicos vigentes, fazem com que, no momento em que se escreve esse texto, o país caminhe velozmente à triste posição entre as três nações com maior número de casos e de mortes. Muito provavelmente, em breve, sejamos o segundo nesse triste pódio, ou mesmo o primeiro.

## REFERÊNCIAS BIBLIOGRÁFICAS

1. Drosten C, Günther S, Preiser W, van der Werf S, Brodt HR, Becker S, et al. Identification of a novel coronavirus in patients with severe acute respiratory syndrome. N Engl J Med. 2003;348(20):1967-76.
2. Ksiazek TG, Erdman D, Goldsmith CS, Zaki SR, Peret T, Emery S, et al. A novel coronavirus associated with severe acute respiratory syndrome. N Engl J Med. 2003;348(20):1953-66.
3. Zaki AM, van Boheemen S, Bestebroer TM, Osterhaus AD, Fouchier RA. Isolation of a novel coronavirus from a man with pneumonia in Saudi Arabia. N Engl J Med. 2012;367(19):1814-20.
4. Zhou P, Yang XL, Wang XG, Hu B, Zhang L, Zhang W, et al. A pneumonia outbreak associated with a new coronavirus of probable bat origin. Nature. 2020;579(7798):270-3.
5. Zhu N, Zhang D, Wang W, Li X, Yang B, Song J, et al. A novel coronavirus from patients with pneumonia in China, 2019. N Engl J Med. 2020;382(8):727-33.
6. Xiong C, Jiang L, Chen Y, Jiang Q. Evolution and variation of 2019-novel coronavirus. bioRxiv. 2020.
7. Johns Hopkins Coronavirus Resource Center https://coronavirus.jhu.edu/2020.
8. Cheng ZJ, Shan J. 2019 Novel coronavirus: where we are and what we know. Infection. 2020;48(2):155-63.
9. Ge XY, Li JL, Yang XL, Chmura AA, Zhu G, Epstein JH, et al. Isolation and characterization of a bat SARS-like coronavirus that uses the ACE2 receptor. Nature. 2013;503(7477):535-8.
10. Hu B, Zeng LP, Yang XL, Ge XY, Zhang W, Li B, et al. Discovery of a rich gene pool of bat SARS-related coronaviruses provides new insights into the origin of SARS coronavirus. PLoS Pathog. 2017;13(11):e1006698.
11. Guan Y, Zheng BJ, He YQ, Liu XL, Zhuang ZX, Cheung CL, et al. Isolation and characterization of viruses related to the SARS coronavirus from animals in southern China. Science. 2003;302(5643):276-8.
12. Kan B, Wang M, Jing H, Xu H, Jiang X, Yan M, et al. Molecular evolution analysis and geographic investigation of severe acute respiratory syndrome coronavirus-like virus in palm civets at an animal market and on farms. J Virol. 2005;79(18):11892-900.
13. Wang M, Yan M, Xu H, Liang W, Kan B, Zheng B, et al. SARS-CoV infection in a restaurant from palm civet. Emerg Infect Dis. 2005;11(12):1860-5.
14. Walls AC, Park YJ, Tortorici MA, Wall A, McGuire AT, Veesler D. Structure, function, and antigenicity of the SARS-CoV-2 spike glycoprotein. Cell. 2020;181(2):281-92.e6.
15. Kannan S, Shaik Syed Ali P, Sheeza A, Hemalatha K. COVID-19 (Novel Coronavirus 2019) - recent trends. Eur Rev Med Pharmacol Sci. 2020;24(4):2006-11.
16. Bakkers MJ, Lang Y, Feitsma LJ, Hulswit RJ, de Poot SA, van Vliet AL, et al. Betacoronavirus adaptation to humans involved progressive loss of hemagglutinin-esterase lectin activity. Cell Host Microbe. 2017;21(3):356-66.
17. Bosch BJ, van der Zee R, de Haan CA, Rottier PJ. The coronavirus spike protein is a class I virus fusion protein: structural and functional characterization of the fusion core complex. J Virol. 2003;77(16):8801-11.
18. Jin Y, Yang H, Ji W, Wu W, Chen S, Zhang W, et al. Virology, Epidemiology, Pathogenesis, and Control of COVID-19. Viruses. 2020;12(4).
19. Kirchdoerfer RN, Wang N, Pallesen J, Wrapp D, Turner HL, Cottrell CA, et al. Stabilized coronavirus spikes are resistant to conformational changes induced by receptor recognition or proteolysis. Sci Rep. 2018;8(1):15701.
20. Donoghue M, Hsieh F, Baronas E, Godbout K, Gosselin M, Stagliano N, et al. A novel angiotensin-converting enzyme-related carboxypeptidase (ACE2) converts angiotensin I to angiotensin 1-9. Circ Res. 2000;87(5):E1-9.
21. Li H, Liu L, Zhang D, Xu J, Dai H, Tang N, et al. SARS-CoV-2 and viral sepsis: observations and hypotheses. Lancet. 2020.
22. Tay MZ, Poh CM, Rénia L, MacAry PA, Ng LFP. The trinity of COVID-19: immunity, inflammation and intervention. Nat Rev Immunol. 2020:1-12.

23. Guan WJ, Ni ZY, Hu Y, Liang WH, Ou CQ, He JX, et al. Clinical characteristics of coronavirus disease 2019 in China. N Engl J Med. 2020;382(18):1708-20.
24. Wong CK, Lam CW, Wu AK, Ip WK, Lee NL, Chan IH, et al. Plasma inflammatory cytokines and chemokines in severe acute respiratory syndrome. Clin Exp Immunol. 2004;136(1):95-103.
25. Huang C, Wang Y, Li X, Ren L, Zhao J, Hu Y, et al. Clinical features of patients infected with 2019 novel coronavirus in Wuhan, China. Lancet. 2020;395(10223):497-506.
26. Sinha P, Delucchi KL, McAuley DF, O'Kane CM, Matthay MA, Calfee CS. Development and validation of parsimonious algorithms to classify acute respiratory distress syndrome phenotypes: a secondary analysis of randomised controlled trials. Lancet Respir Med. 2020;8(3):247-57.
27. Qin C, Zhou L, Hu Z, Zhang S, Yang S, Tao Y, et al. Dysregulation of immune response in patients with COVID-19 in Wuhan, China. Clin Infect Dis. 2020.
28. Maude SL, Frey N, Shaw PA, Aplenc R, Barrett DM, Bunin NJ, et al. Chimeric antigen receptor T cells for sustained remissions in leukemia. N Engl J Med. 2014;371(16):1507-17.
29. Leisman DE, Deutschman CS, Legrand M. Facing COVID-19 in the ICU: vascular dysfunction, thrombosis, and dysregulated inflammation. Intensive Care Med. 2020:1-4.
30. Caruso D, Zerunian M, Polici M, Pucciarelli F, Polidori T, Rucci C, et al. Chest CT features of COVID-19 in Rome, Italy. Radiology. 2020:201237.
31. Rotzinger DC, Beigelman-Aubry C, von Garnier C, Qanadli SD. Pulmonary embolism in patients with COVID-19: Time to change the paradigm of computed tomography. Thromb Res. 2020;190:58-9.
32. Han H, Yang L, Liu R, Liu F, Wu KL, Li J, et al. Prominent changes in blood coagulation of patients with SARS-CoV-2 infection. Clin Chem Lab Med. 2020.
33. Chen N, Zhou M, Dong X, Qu J, Gong F, Han Y, et al. Epidemiological and clinical characteristics of 99 cases of 2019 novel coronavirus pneumonia in Wuhan, China: a descriptive study. Lancet. 2020;395(10223):507-13.
34. Leonard-Lorant I, Delabranche X, Severac F, Helms J, Pauzet C, Collange O, et al. Acute pulmonary embolism in COVID-19 patients on CT angiography and relationship to D-Dimer levels. Radiology. 2020:201561.
35. Su H, Yang M, Wan C, Yi LX, Tang F, Zhu HY, et al. Renal histopathological analysis of 26 postmortem findings of patients with COVID-19 in China. Kidney Int. 2020.
36. Liu Y, Yang Y, Zhang C, Huang F, Wang F, Yuan J, et al. Clinical and biochemical indexes from 2019-nCoV infected patients linked to viral loads and lung injury. Sci China Life Sci. 2020;63(3):364-74.
37. Bastos LS, Niquini RP, Lana RM, Villela DAM, Cruz OG, Coelho FC, et al. COVID-19 and hospitalizations for SARI in Brazil: a comparison up to the 12th epidemiological week of 2020. Cad. Saúde Pública. 2020;36(4):e00070120.
38. van Doremalen N, Bushmaker T, Morris DH, Holbrook MG, Gamble A, Williamson BN, et al. Aerosol and Surface Stability of SARS-CoV-2 as Compared with SARS-CoV-1. N Engl J Med. 2020;382(16):1564-7.
39. Chen W, Lan Y, Yuan X, Deng X, Li Y, Cai X, et al. Detectable 2019-nCoV viral RNA in blood is a strong indicator for the further clinical severity. Emerg Microbes Infect. 2020;9(1):469-73.
40. Wang W, Xu Y, Gao R, Lu R, Han K, Wu G, et al. Detection of SARS-CoV-2 in Different Types of Clinical Specimens. JAMA. 2020.
41. Arons MM, Hatfield KM, Reddy SC, Kimball A, James A, Jacobs JR, et al. Presymptomatic SARS-CoV-2 infections and transmission in a skilled nursing facility. N Engl J Med. 2020.
42. Yu P, Zhu J, Zhang Z, Han Y, Huang L. A familial cluster of infection associated with the 2019 novel coronavirus indicating potential person-to-person transmission during the incubation period. J Infect Dis. 2020.
43. Xiao AT, Tong YX, Zhang S. Profile of RT-PCR for SARS-CoV-2: a preliminary study from 56 COVID-19 patients. Clin Infect Dis. 2020.

44. McMichael TM, Clark S, Pogosjans S, Kay M, Lewis J, Baer A, et al. COVID-19 in a Long-Term Care Facility - King County, Washington, February 27-March 9, 2020. MMWR Morb Mortal Wkly Rep. 2020;69(12):339-42.
45. Wang D, Hu B, Hu C, Zhu F, Liu X, Zhang J, et al. Clinical characteristics of 138 hospitalized patients with 2019 novel coronavirus-infected pneumonia in Wuhan, China. JAMA. 2020;323(11):1061-9.
46. Ghinai I, Woods S, Ritger KA, McPherson TD, Black SR, Sparrow L, et al. Community transmission of SARS-CoV-2 at two family gatherings - Chicago, Illinois, February-March 2020. MMWR Morb Mortal Wkly Rep. 2020;69(15):446-50.
47. Kakimoto K, Kamiya H, Yamagishi T, Matsui T, Suzuki M, Wakita T. Initial investigation of transmission of COVID-19 among crew members during quarantine of a cruise ship - Yokohama, Japan, February 2020. MMWR Morb Mortal Wkly Rep. 2020;69(11):312-3.
48. Ong SWX, Tan YK, Chia PY, Lee TH, Ng OT, Wong MSY, et al. Air, surface environmental, and personal protective equipment contamination by Severe Acute Respiratory Syndrome Coronavirus 2 (SARS-CoV-2) from a symptomatic patient. JAMA. 2020;323(16):1610-2.
49. Kampf G, Todt D, Pfaender S, Steinmann E. Persistence of coronaviruses on inanimate surfaces and their inactivation with biocidal agents. J Hosp Infect. 2020;104(3):246-51.
50. To KK, Tsang OT, Leung WS, Tam AR, Wu TC, Lung DC, et al. Temporal profiles of viral load in posterior oropharyngeal saliva samples and serum antibody responses during infection by SARS-CoV-2: an observational cohort study. Lancet Infect Dis. 2020;20(5):565-74.
51. Shen C, Wang Z, Zhao F, Yang Y, Li J, Yuan J, et al. Treatment of 5 critically ill patients with COVID-19 with convalescent plasma. JAMA. 2020;323(16):1582-9.
52. Chan JF, Yuan S, Kok KH, To KK, Chu H, Yang J, et al. A familial cluster of pneumonia associated with the 2019 novel coronavirus indicating person-to-person transmission: a study of a family cluster. Lancet. 2020;395(10223):514-23.
53. Li Q, Guan X, Wu P, Wang X, Zhou L, Tong Y, et al. Early transmission dynamics in Wuhan, China, of Novel Coronavirus - infected pneumonia. N Engl J Med. 2020;382(13):1199-207.
54. Lauer SA, Grantz KH, Bi Q, Jones FK, Zheng Q, Meredith HR, et al. The Incubation period of coronavirus disease 2019 (COVID-19) from publicly reported confirmed cases: estimation and application. Ann Intern Med. 2020.
55. Wu Z, McGoogan JM. Characteristics of and important lessons from the coronavirus disease 2019 (COVID-19) outbreak in China: summary of a report of 72.314 cases from the Chinese Center for Disease Control and Prevention. JAMA. 2020.
56. Report of the WHO-China Joint Mission on Coronavirus Disease 2019 (COVID-2019). February 16-24. http://www.who.int/docs/default-source/coronaviruse/who-china-joint-mission-on-covid-19-final-report; 2020.
57. Richardson S, Hirsch JS, Narasimhan M, Crawford JM, McGinn T, Davidson KW, et al. Presenting characteristics, comorbidities, and outcomes among 5700 patients hospitalized with COVID-19 in the New York City Area. JAMA. 2020.
58. Onder G, Rezza G, Brusaferro S. Case-fatality rate and characteristics of patients dying in relation to COVID-19 in Italy. JAMA. 2020.
59. Chen T, Wu D, Chen H, Yan W, Yang D, Chen G, et al. Clinical characteristics of 113 deceased patients with coronavirus disease 2019: retrospective study. BMJ. 2020;368:m1091.

# COVID-19 EM OTORRINOLARINGOLOGIA

CAPÍTULO 2

Islan da Penha Nascimento
Eduardo Machado Rossi Monteiro
Marcus Alexandre Sodré

## INTRODUÇÃO

Primeiramente descrita em 31 de dezembro de 2019, a síndrome respiratória aguda promovida pelo vírus SARS-CoV-2 representa a maior emergência de saúde pública deste século. Em razão de sua alta taxa de contágio e distribuição mundial, seria inevitável a presença da patologia em terras brasileiras.[1]

A otorrinolaringologia é a especialidade que lida com órgãos que apresentam alta carga viral e estão diretamente envolvidos na disseminação do vírus. O exame clínico e os procedimentos invasivos do trato respiratório superior (incluindo orelha média e seios paranasais) expõem pacientes e profissionais a um risco de contágio direto ao vírus SARS-CoV-2, seja por inalação ou exposição ocular a perdigotos contaminados, ou por contato com mãos, superfícies ou objetos contaminados.[2]

Diante da fase pandêmica, declarada pela Organização Mundial da Saúde em março de 2020, órgãos reguladores de saúde e sociedades médicas recomendaram a não realização de consultas e procedimentos eletivos. Entretanto, passado o quadro agudo, faz-se necessário repensar o retorno às atividades de forma segura e gradual.[3]

Esse capítulo objetiva orientar os profissionais quanto aos riscos, cuidados, sintomas e condutas ao se depararem com um paciente da COVID-19 com queixas de ouvido, nariz e garganta.

## CONSIDERAÇÕES CIRÚRGICAS GERAIS

As intervenções otorrinolaringológicas apresentam maior risco de contágio do cirurgião e equipe em decorrência da formação de aerossol de partículas do SARS-CoV-2.[4] Desta forma, é mandatório o uso de equipamentos de proteção individual, como: máscara N95 ou PFF2, gorro, proteção ocular (óculos ou escudo facial), capote impermeável de manga longa e luvas cirúrgicas.[5] Ademais, até que tenhamos maiores informações sobre a dispersão de vírus pela fumaça gerada por equipamentos de dissecção a quente, como eletrocautérios e *laser*, seu uso, no momento, é desaconselhado, devendo-se dar preferência à dissecção fria e outras técnicas de hemostasia.[6]

Para minimizar a exposição de outros colegas médicos e demais profissionais da saúde, recomenda-se a realização das cirurgias pelo cirurgião principal, sem auxiliar ou residentes.[7]

Anterior a seu procedimento cirúrgico, o questionamento ao paciente quanto a sintomas compatíveis com infecção por COVID-19, como tosse, febre, cefaleia, mialgia, anosmia sem obstrução nasal, disgeusia e diarreia, é aconselhável.[2] Caso o atraso dos testes não cause maiores danos ao mesmo, recomenda-se que esse indivíduo seja submetido a teste sorológico (IgM e IgG) por pelo menos uma vez no pré-operatório.[5]

No entanto, por conta da impossibilidade de realização de testes em todos os pacientes e pela alta possibilidade de falsos negativos, devem-se considerar todos os pacientes como se fossem positivos para COVID-19 e devem-se utilizar, sempre, EPIs e aspiradores potentes e com sistema de filtragem.[7]

## CONSIDERAÇÕES SOBRE ATIVIDADE AMBULATORIAL

A rota de transmissão mais provável do vírus SARS-CoV-2 se dá por meio do contato com gotículas respiratórias (aerossóis) e em distâncias curtas (cerca de 1,5 m).[8]

O exame otorrinolaringológico apresenta elevado risco de transmissão aos profissionais, pela maior carga viral detectada em vias aéreas. Desta forma, durante a atual pandemia, deve-se considerar que todos os procedimentos, incluindo exames clínicos simples, são potenciais geradores de aerossóis e, portanto, de alto risco.[9]

Durante as consultas e procedimentos ambulatoriais, assim como em exames endoscópicos, é mandatório o uso de EPIs por todos os agentes envolvidos nessas ações, conforme já discriminado anteriormente no capítulo.[10]

Vasoconstritores e anestésicos tópicos podem ser utilizados para exame endoscópico ambulatorial, de forma a diminuir reflexo de tosse ou espirro, o que poderia gerar aerossóis. Ademais, deve-se dar preferência ao uso destes em cotonoides e não por jateamento da solução. Apesar do papel epidemiológico incerto dos aerossóis, existe a possibilidade de carreamento de partículas virais e risco de transmissão.[11] Os autores do capítulo sugerem o posicionamento de escudo facial com um furo envolvido por filme PVC no paciente, de forma que, caso ele espirre, minimize a possibilidade de contaminação (Fig. 2-1).

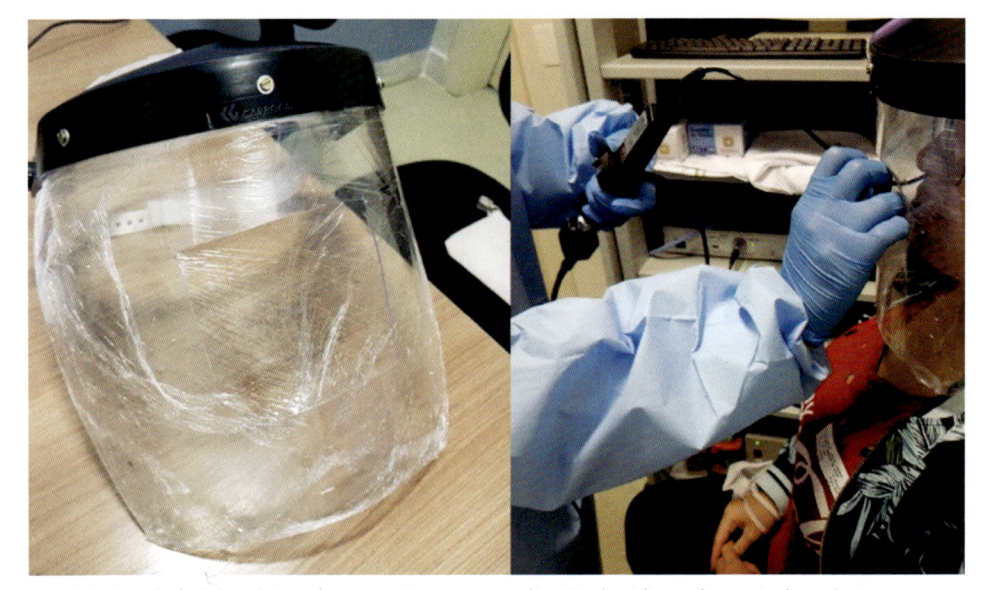

**Fig. 2-1.** Escudo facial posicionado em paciente para realização de videoendoscopia diagnóstica.

O local de trabalho deve ser ventilado, permitindo a dispersão de aerossóis para o ambiente externo. Deve-se evitar o uso de ar condicionado em uma sala fechada, caso ela não apresente ventilação por pressão negativa como protocola a norma ABNT NBR 7256.

Instrumentos ambulatoriais e móveis (computadores, mesas e cadeiras, mouses, impressoras, canetas, dentre outros materiais de uso rotineiro) devem ser limpos e desinfetados de acordo com o protocolo proposto e referendado pela vigilância sanitária do município ou setor de controle de infecção hospitalar da instituição.[12]

## CONSIDERAÇÕES FARINGOLARÍNGEAS
### Repercussões em Orofaringe

Dentre os sintomas apresentados pelos pacientes com a COVID-19, as queixas em vias aéreas superiores são as mais frequentes. Estudos mostraram que após a febre (85,6%), a tosse (68,7%) é o segundo mais comum, e que a odinofagia (12,4%) e a disgeusia também têm significante prevalência nos pacientes sintomáticos.[11,13]

Em um estudo multicêntrico europeu, que analisou pacientes com COVID-19, a dor de garganta foi fortemente relacionada com a doença em apenas 7,93% dos casos.[14] Em uma revisão bibliográfica, a incidência deste sintoma variou de 0 a 13,9%.[13] Assim, por conta da baixa prevalência e por ser um sintoma comum a muitas doenças da região, não há uma especificidade para substanciar a suspeita clínica da COVID-19. Estudo realizado na Espanha relatou o achado de enantemas em mucosa oral, porém não chegou a concluir que seriam característicos do quadro (Fig. 2-2).[15]

### Considerações quanto à Avaliação Ambulatorial e Cirurgias Orofaríngeas

Considerando-se a via de transmissão da COVID-19 por meio de gotículas de vias aéreas, e que na rotina do médico especialista há necessidade de exposição e aproximação destas cavidades, medidas protetivas devem ser respeitadas durante o surto da doença. Muitas das infecções localizadas na orofaringe acometem crianças, e estas, em sua maioria, são assintomáticas ou oligossintomáticas quando acometidas pela COVID-19.[16] Assim, o exame físico e os procedimentos cirúrgicos desta região devem ser realizados com cuidados redobrados, desde que sejam inadiáveis.[11]

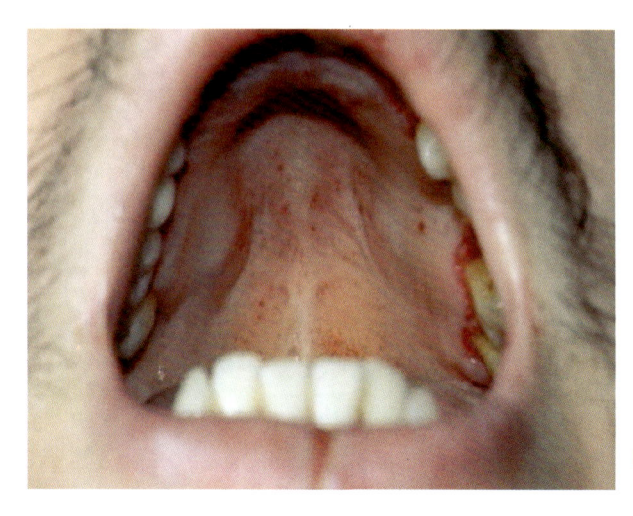

**Fig. 2-2.** Enantema em mucosa oral. (Adaptada de Galvan Casas *et al.*)[15]

Por orientação da ABORL (Associação Brasileira de Otorrinolaringologia), durante a fase de pandemia, a simples suspeição de uma faringotonsilite em crianças acima de 3 anos com febre e odinofagia há 24 horas, na ausência de sintomas de resfriado, permite a prescrição de antibioticoterapia, sem a necessidade de oroscopia.[11]

Em situações onde o exame é indispensável, este deve ser realizado com o uso completo de EPIs, com menor número de pessoas na sala. Caso seja um exame de faringolaringoscopia, deve-se utilizar xilocaína *spray* para minimizar o reflexo de tosse. Laringotraqueoscopia deve ser realizada em sala cirúrgica e com os cuidados de proteção da equipe assistencial já citados.[11]

A disfagia não é um sintoma frequente na COVID-19, com incidência de 6,6% nos casos diagnosticados.[14] Para a condução dos casos de disfagia não relacionados com a COVID-19 (sequelas de AVE, distrofias musculares etc.), muitas vezes se requer a avaliação do especialista, mesmo durante a pandemia e com o risco de contaminação do profissional. Nesta situação, caso a caso, deve-se analisar se a avaliação anatômica (videoendoscopia faringolaríngea) e/ou a avaliação funcional (videodeglutograma) modificarão a conduta. Durante a realização de tais exames, o uso de proteção adequada é mandatório, podendo-se realizar, também, a sorologia prévia para a COVID-19.[11]

## Considerações Laringotraqueais

Não há, na literatura atual, sintoma laríngeo relacionado com a COVID-19. Disfonia, estridor laríngeo, *bolus* faríngeo e aspiração laringotraqueal não estão listados no rol de sintomas prevalentes.[14] No manejo das doenças que envolvem a laringe, deve-se obedecer às mesmas recomendações gerais e cuidados já descritos.

A cirurgia diagnóstica e terapêutica dos tumores malignos desta região, a traqueostomia, a intubação orotraqueal e os exames laringotraqueobrônquicos são procedimentos que não devem ser adiados por longo período. Mesmo com risco aumentado e alta carga viral presente na mucosa e secreções, na maioria das situações há a necessidade de celeridade em sua realização.[16]

Nas situações em que há sinais clínicos de obstrução respiratória alta, com estridor, hipóxia e há necessidade de esclarecimento diagnóstico, deve-se considerar a realização de exame endoscópico. Exemplos são: laringomalacia severa, paralisia bilateral de pregas vocais, atresia bilateral de coanas, membrana laríngea, neoplasia obstrutiva, obstrução respiratória pós-intubação e dificuldade de intubação.

Nas situações em que se pode esperar, mesmo com a necessidade do exame endoscópico da região para o diagnóstico e a terapia adequada, recomenda-se realizar previamente o teste sorológico para COVID-19, sempre que possível.[11] Nos casos em que já existe uma via aérea adequada, com traqueostomia, o exame endoscópico pode ser postergado até que se tenha segurança com o fim da pandemia ou a certeza de não haver risco de contaminação pelos profissionais.

## CONSIDERAÇÕES NASOSSINUSAIS

As principais manifestações nasossinusais da síndrome respiratória causada pelo SARS-CoV-2 são: congestão nasal, rinorreia, hiposmia ou anosmia.[17] A alteração do olfato é relatada em 20 a 60% dos casos. Ela pode se apresentar em uma fase precoce, antes mesmo de outros sintomas como tosse ou febre.[13,18]

A Academia Americana de Otorrinolaringologia recomendou acrescentar hiposmia e anosmia aos critérios de rastreamento para suspeita diagnóstica de COVID-19.[13]

Tal sintoma foi, inclusive, descrito em indivíduos com sorologia positiva e assintomáticos.[19] A fisiopatologia da hiposmia pode estar associada a danos diretos ao sistema olfatório no nível epitelial. Estudos de biópsia revelaram achados anormais, como maior metaplasia respiratória e formação de neuroma.[20]

Junto com a anosmia, as alterações do paladar podem contribuir para a suspeita da doença nos estágios iniciais, podendo ser a única apresentação desta.[21,22] Ao se aplicar questionários direcionados aos sintomas acima, em pacientes com diagnóstico de COVID-19 e com quadro leve a moderado (não necessitando de UTI), vê-se uma prevalência de desordens gustatórias e de disfunção olfatória de 88,8% e 85,6%, respectivamente.

As terapias nestas situações são controversas por conta das poucas evidências de resultados e da recomendação de se evitar a corticoterapia durante o processo infeccioso viral pela COVID-19. Além da irrigação nasal com solução salina, que pode ser usada em qualquer etapa, a corticoterapia oral de curta duração e a corticoterapia nasal podem ser usadas após o processo infeccioso ter sido sanado e caso mantenha-se a hiposmia ou anosmia e a disgeusia.[18]

Apesar de necessitar de maiores estudos de acompanhamento, os atuais relatos são de recuperação em muitos pacientes já após 7 dias do início. Não se sabe, ainda, quantos ficarão com sequelas.[14]

## Considerações sobre Rinite
Pacientes com diagnóstico prévio de rinite alérgica não desenvolvem sintomas distintos adicionais e não parecem apresentar maior risco para gravidade da patologia. As crianças alérgicas apresentam curso leve, assim como as demais crianças.[23]

## Diagnóstico Diferencial
COVID-19 é uma síndrome gripal com potencial para se transformar em síndrome respiratória aguda grave. Desta forma, o diagnóstico diferencial se faz, principalmente, com a *influenza* Tipo A (H5N3 e H1N1), Tipo B e com os demais vírus respiratórios (rinovírus, parainfluenza, vírus sincicial respiratório, adenovírus).

## Considerações sobre Corticoterapia na Rinologia
O emprego de corticoterapia sistêmica no tratamento de pacientes com síndromes gripais durante a fase aguda da pandemia foi desaconselhado pelas Sociedades de Otorrinolaringologia Nacional e Internacionais.[24]

Não há estudos sobre a interação do SARS-CoV-2 com corticosteroides tópicos nasais. A evidência atual é que, provavelmente, não há malefícios e seu uso poderia ser mantido em pacientes crônicos sob orientação médica.[25]

## Considerações sobre Lavagem Nasal
Não há evidências científicas sobre os benefícios ou malefícios da lavagem nasal na COVID-19. Em síndromes gripais, seu emprego tem como intuito o alívio dos sintomas, remoção de secreções e prevenção de infecções bacterianas. Entretanto, é importante enfatizar que a lavagem nasal de indivíduos com quadro agudo e sorologia positiva para COVID-19 poderia promover dispersão viral no ambiente por formação de aerossóis.[26]

## Particularidades das Cirurgias Nasossinusais
Em decorrência da alta carga viral presente em mucosa nasal, procedimentos cirúrgicos que envolvam a área apresentam elevado potencial para geração de aerossóis e transmissão

viral a partir de indivíduos infectados. Há relato de contaminação de toda equipe cirúrgica durante procedimento endoscópico nasal para abordagem de tumor de hipófise em Wuhan, China. Deve-se enfatizar, no entanto, que, posteriormente, a própria equipe cirúrgica reconheceu que não fazia uso de EPIs adequados no momento do procedimento, o que poderia justificar a contaminação.[27]

A Associação Brasileira de Otorrinolaringologia recomendou que procedimentos cirúrgicos eletivos fossem adiados durante a fase aguda da pandemia. Brocas e/ou microdesbridadores devem ser evitados, a não ser em caso de justificada necessidade, por conta do maior potencial de formação e dispersão de aerossóis.[26]

A Academia Americana de Otorrinolaringologia classificou os procedimentos nasais quanto à necessidade de abordagem. Tumores malignos de base de crânio, epistaxes refratárias a medidas clínicas, sinusite fúngica invasiva, complicações intracranianas de sinusites agudas ou crônicas, fístulas liquóricas e encefalocoles deveriam ser abordadas na emergência. Polipose nasal, sinusopatia crônica, tumores nasais benignos e fraturas nasais poderiam ser adiadas por um período curto e mantidas sob controle ambulatorial. Septoplastia e turbinectomia poderiam ser adiadas por um período maior.[27]

## CONSIDERAÇÕES OTOLÓGICAS
### Hipoacusia e Surdez Súbita

Inúmeros vírus podem levar à perda auditiva, que pode ser congênita ou adquirida, uni ou bilateral. Tal afecção pode ser promovida por lesão direta da orelha interna, por meio de mediadores inflamatórios, ou pela maior suscetibilidade a infecções fúngicas e/ou bacterianas. A perda é tipicamente neurossensorial, embora perdas mistas ou condutivas também tenham sido relatadas e geralmente haja recuperação espontânea.[28]

O primeiro relato de uma possível hipoacusia neurossensorial pelo novo coronavírus foi publicado por médicos tailandeses em 19 de março de 2020. Tratava-se de uma senhora de idade com sorologia positiva e sintomas respiratórios concomitantes que foi tratada com cuidados respiratórios e recuperou-se. A hipoacusia, entretanto, persistiu.[29] No breve relato publicado na revista, os autores atentaram que, em 1984, já foi relatada a presença de outras espécies de coronavírus no tronco cerebral, o que reforça a possibilidade de a COVID-19 cursar também com perda de audição.[30]

Como a transmissão do SARS-CoV-2 se dá por via respiratória, pesquisas avaliando o sistema auditivo não parecem estar na linha de frente nesta pandemia.

Mustafa MWM, entretanto, publicou estudo no qual procurou correlacionar COVID-19 e hipoacusia neurossensorial. Vinte indivíduos, entre 20 e 50 anos, com sorologia positiva para COVID-19, porém sem os sintomas clássicos relatados atualmente, foram avaliados do ponto de vista audiológico e comparados com 20 indivíduos com sorologia negativa e assintomáticos. O autor encontrou limiares piores nas frequências de 4.000, 6.000 e 8.000 Hz e amplitudes piores em otoemissões acústicas no grupo com sorologia positiva. A diferença entre os grupos foi estatisticamente significante, o que poderia sugerir possível hipoacusia por SARS-CoV-2.[31] Até a publicação deste capítulo, não dispomos de dados para relatar sobre o prognóstico da perda identificada no artigo citado.

O tratamento preconizado para a surdez súbita idiopática atualmente é o uso de corticoide sistêmico em doses elevadas por um período de 7 a 14 dias.[32] Em vigência da fase aguda da pandemia, tal prática foi desencorajada por sociedades médicas. Entretanto, os autores deste capítulo acreditam que o paciente deve estar ciente do tratamento e que a decisão para empregá-lo ou não deve ser tomada em conjunto com ele. Não se pode descartar, também, a possibilidade da terapia intratimpânica, que apresenta menores efeitos sistêmicos e resultados semelhantes quanto à recuperação auditiva.

Até este momento seria pouco prudente afirmar que a COVID-19 teria a hipoacusia como um dos sintomas característicos. Novos estudos e novas populações devem ser avaliados antes de se chegar a tal conclusão.

## Paralisia Facial

Não há dados sobre relação entre paralisia facial periférica e COVID-19 nesta data. A terapêutica para esta afecção deve respeitar os mesmos preceitos já citados para surdez súbita.

## Otite Externa Necrosante

Nos quadros de otite externa maligna ou necrosante, a infecção por COVID-19 não deve afetar o tratamento com antibióticos endovenosos. É recomendada a alta hospitalar precoce após diagnóstico e posterior acompanhamento ambulatorial ou domiciliar.

## Desafios para o Paciente com Hipoacusia

Desde o início da pandemia, em março de 2020, vive-se um momento de isolamento social no Brasil. Não se deve esquecer, no entanto, que há um paciente otorrinolaringológico que há tempos já experimentava esse isolamento: o deficiente auditivo. Este indivíduo, por muitas vezes, isolava-se de amigos e parentes quando apresentava dificuldades para compreendê-los e, muitas vezes, tinha vergonha de solicitar ajuda para o problema.

Pesquisadores italianos levantaram essa questão durante a pandemia. Publicaram que cerca de 50% desses pacientes relataram dificuldades para se comunicar com os médicos que usam máscara, tanto em razão da atenuação sonora quanto da impossibilidade de leitura labial.[33] Felizmente, audiologistas e fonoaudiólogos mundo afora atentaram para a questão e sugeriram o uso de máscaras com a parte da boca aparente por transparência (Fig. 2-3).[34] Ademais, empresas de amplificação sonora individual possuem tecnologias que também permitem minimizar o problema.

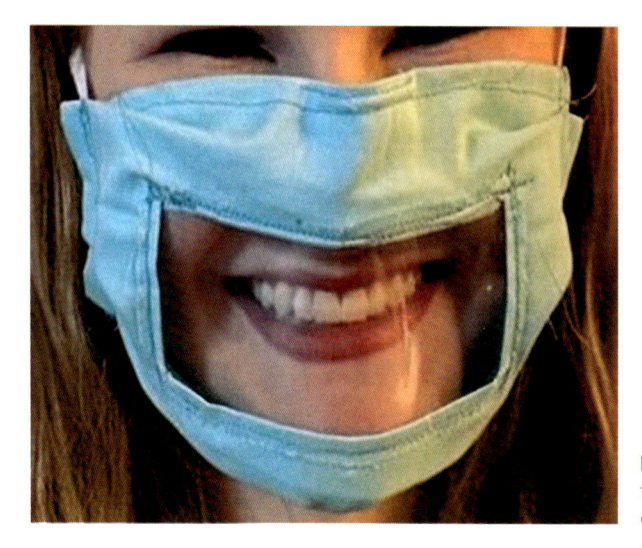

**Fig. 2-3.** Proposta de máscara com transparência em boca. (Adaptada de Dhhmaskproject.)[34]

Em carta à revista Nature, pesquisadores brasileiros também chamaram atenção para a ausência de codificação universal em libras para o termo Coronavírus, o que poderia dificultar a educação e a informação dos indivíduos anacúsicos quanto à pandemia.[35]

Por fim, devem-se reconhecer as dificuldades e particularidades desta população e buscar integrá-la à nova sociedade da melhor forma possível.

## Particularidades das Cirurgias Otológicas

As cirurgias otológicas que representam maior risco para a equipe médica são as que envolvem broqueamento e formação de aerossóis de microfragmentos de tecido possivelmente contaminados por SARS-CoV-2, como mastoidectomia e canalplastia. Em um primeiro momento, sociedades recomendaram evitar o uso de motor e brocas, quando possível, sugerindo, inclusive, emprego de martelo e escopro para realização do procedimento.[2]

A ABORL divulgou, em 3 de abril de 2020, orientações sobre como proceder diante de urgências otológicas. São doenças com necessidade de procedimento cirúrgico imediato: complicações agudas de doenças da orelha média com risco de morte (abscessos intracranianos e meningite otogênica), corpo estranho tipo bateria, tumores malignos de osso temporal e tumores de ângulo cerebelopontino com deterioração neurológica ou herniação de tronco cerebral. Mastoidite e complicações de doenças da orelha média sem melhora com tratamentos clínicos, paralisia facial periférica traumática ou secundária à doença de orelha média (otite média aguda e colesteatomatosa) sem melhora com tratamentos clínicos e os traumas de pavilhão auricular também são considerados de urgência, podendo necessitar de programação para cirurgia em até 72 horas. Nestes casos, se a utilização de brocas for imprescindível, deve-se reduzir a rotação ao mínimo possível e utilizar uma sucção potente e adequada para diminuir a geração de aerossóis.[7]

Não há dados na literatura sobre maior risco ou maior possibilidade de complicações cirúrgicas em pacientes submetidos a cirurgias otológicas. Possivelmente eles não existem em razão da suspensão das atividades eletivas. É importante frisar, entretanto, que alguns procedimentos, mesmo não urgentes, não poderiam aguardar período prolongado para realização. Segundo as orientações da ABORL, neoplasia otológica benigna, fístula perilinfática por barotrauma e indicação de implante coclear pós-meningite poderiam ser adiadas por até 30 dias sem maiores prejuízos.

Procedimentos como timpanoplastia, estapedotomia, ossiculoplastia, dilatação de tuba auditiva, timpanotomia para tubo de ventilação e próteses osteoancoradas podem ser adiados por mais de três meses, sempre com a recomendação do devido acompanhamento pelo médico assistente. Tais orientações são corroboradas pela Academia Americana e Britânica de Otorrinolaringologia.[27]

É importante repensar o retorno seguro e gradual aos procedimentos. O potencial de contaminação dos aerossóis provenientes de cirurgias otológicas e como a quantidade ou tamanho dessas partículas afetariam a transmissibilidade ainda é desconhecido. Estudo em laboratório de simulação demonstrou que o emprego de uma barreira com campos estéreis impermeáveis ao redor de um microscópio (Fig. 2-4) pode ser eficaz na prevenção da dispersão e potencial contaminação por estes aerossóis e seria uma possível solução para o problema.[36]

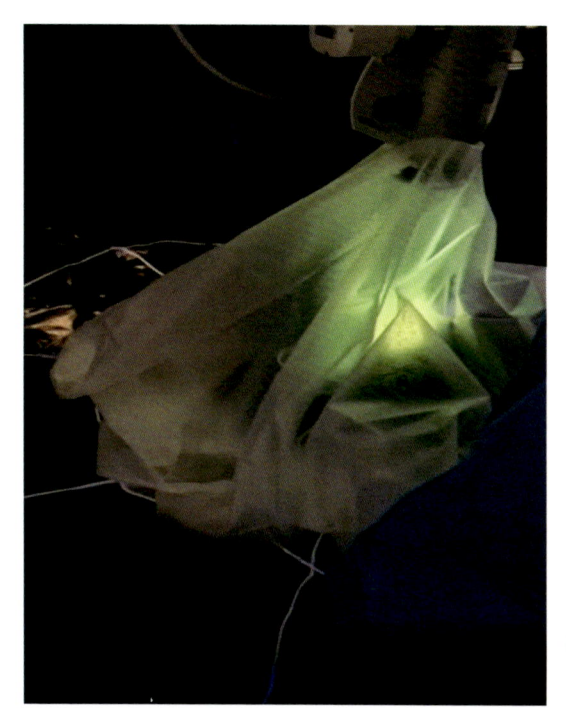

**Fig. 2-4.** Barreira impermeável envolvendo campo cirúrgico microscópico. (Adaptada de Chen et al.)[36]

## REFERÊNCIAS BIBLIOGRÁFICAS

1. De Bernardi F, Turri-Zanoni M, Battaglia P, Castelnuovo P. How to reorganize an ENT outpatient service during the COVID-19 outbreak: report from northern Italy. Laryngoscope [Internet]. 2020;1-2. Disponível em: http://www.ncbi.nlm.nih.gov/pubmed/32369621.
2. Couloigner V, Schmerber S, Nicollas R, Coste A, Barry B, Makeieff M, et al. COVID-19 and ENT Surgery. Eur Ann Otorhinolaryngol Head Neck Dis [Internet]. 2020 Apr 23 [acesso em 11 maio 2020]. Disponível em: http://www.ncbi.nlm.nih.gov/pubmed/32362564.
3. Sanitária AN de V. Orientações para a Prevenção e o Controle das (Complementar à Nota Técnica GVIMS/GGTES/ANVISA N° 04/2020). 2020;1-20.
4. van Doremalen N, Bushmaker T, Morris DH, Holbrook MG, Gamble A, Williamson BN, et al. Aerosol and surface stability of SARS-CoV-2 as compared with SARS-CoV-1. The New England Journal of Medicine. NLM (Medline); 2020.
5. AAOHN. Guidance for return to practice for otolaryngology-head and neck surgery - part one. Am Acad Otolaryngol - Head Neck Surgery® [Internet]. 2020;1-9. Disponível em: Guidance for Return to Practice for Otolaryngology-Head and Neck Surgery Part One%0AINTRODUCTION.
6. Mowbray N, Ansell J, Warren N, Wall P, Torkington J. Is surgical smoke harmful to theater staff? A systematic review. Vol. 27, Surgical Endoscopy. Springer New York LLC; 2013. p. 3100-7.
7. Associação Brasileira de Otorrinolaringologia e Cirurgia Cérvico-Facial (ABORL-CCF). 9ª Nota de Orientação aos médicos otorrinolaringologistas sobre COVID-19 [Internet]. [acesso em 16 maio 2020]. Disponível em: https://www.aborlccf.org.br/secao_detalhes.asp?s=51&id=5956.
8. Trilla A. One world, one health: The novel coronavirus COVID-19 epidemic. Med Clin (Barc). 2020 Mar 13;154(5):175-7.
9. Zou L, Ruan F, Huang M, Liang L, Huang H, Hong Z, et al. SARS-CoV-2 viral load in upper respiratory specimens of infected patients [Internet]. Vol. 382, New England Journal of

Medicine. Massachussetts Medical Society; 2020 [acesso em 18 maio 2020]. p. 1177–9. Disponível em: http://www.nejm.org/doi/10.1056/NEJMc2001737.
10. Gupta A, Arora V, Nair D, Agrawal N, Su Y, Holsinger C, et al. Status and strategies for the management of head and neck cancer during <scp>COVID</scp>-19 pandemic: *Indian Scenario*. Head Neck [Internet]. 2020 [acesso em 18 maio 2020];hed.26227. Disponível em: https://onlinelibrary.wiley.com/doi/abs/10.1002/hed.26227.
11. Lavinsky J, Kosugi EM, Baptistella E, Roithman R, Dolci E, Ribeiro TK, et al. An update on COVID-19 for the otorhinolaryngologist – a Brazilian Association of Otolaryngology and Cervicofacial Surgery (ABORL-CCF) Position Statement. Braz J Otorhinolaryngol. 2020 Apr.
12. Chang D, Xu H, Rebaza A, Sharma L, Dela Cruz CS. Protecting health-care workers from subclinical coronavirus infection. Vol. 8, The Lancet Respiratory Medicine. Lancet Publishing Group; 2020. p. e13.
13. Lovato A, de Filippis C. Clinical presentation of COVID-19: a systematic review focusing on upper airway symptoms [Internet]. Ear, Nose and Throat Journal. SAGE Publications Ltd; 2020 [acesso em 18 maio 2020]. p. 014556132092076. Disponível em: http://journals.sagepub.com/doi/10.1177/0145561320920762.
14. Lechien JR, Chiesa-Estomba CM, De Siati DR, Horoi M, Le Bon SD, Rodriguez A, et al. Olfactory and gustatory dysfunctions as a clinical presentation of mild-to-moderate forms of the coronavirus disease (COVID-19): a multicenter European study. Eur Arch Oto-Rhino-Laryngology. 2020 Apr 6;1-11.
15. Galván Casas C, Català A, Carretero Hernández G, Rodríguez-Jiménez P, Fernández Nieto D, Rodríguez-Villa Lario A, et al. Supplementary material: Photographic atlas. Br J Dermatol. 2020;(April).
16. Bann DV, Patel VA, Saadi R, Gniady JP, Goyal N, McGinn JD, et al. Impact of coronavirus (COVID-19) on otolaryngologic surgery: Brief commentary. Head Neck [Internet]. 2020 Apr 17 [acesso em 18 maio 2020];hed.26162. Disponível em: https://onlinelibrary.wiley.com/doi/abs/10.1002/hed.26162.
17. Chen N, Zhou M, Dong X, Qu J, Gong F, Han Y, et al. Epidemiological and clinical characteristics of 99 cases of 2019 novel coronavirus pneumonia in Wuhan, China: a descriptive study. Lancet. 2020 Feb 15;395(10223):507-13.
18. Cetinkaya EA. Coincidence of COVID-19 Infection and Smell. J Craniofac Surg [Internet]. 2020 May [acesso em 18 maio 2020];1. Disponível em: http://journals.lww.com/10.1097/SCS.0000000000006601.
19. Soler ZM, Patel ZM, Turner JH, Holbrook EH. A primer on viral-associated olfactory loss in the era of COVID-19. Int Forum Allergy Rhinol [Internet]. 2020 Apr 9 [acesso em 18 maio 2020]; Disponível em: http://doi.wiley.com/10.1002/alr.22578.
20. Yamagishi M, Fujiwara M, Nakamura H. Olfactory mucosal findings and clinical course in patients with olfactory disorders following upper respiratory viral infection. Rhinology. 1994;32(3):113-8.
21. Lee Y, Min P, Lee S, Kim SW. Prevalence and Duration of Acute Loss of Smell or Taste in COVID-19 Patients. J Korean Med Sci [Internet]. 2020 May 11 [acesso em 18 maio 2020];35(18):e174. Disponível em: http://www.ncbi.nlm.nih.gov/pubmed/32383370.
22. Hjelmesæth J, Skaare D. Loss of smell or taste as the only symptom of COVID-19. Tidsskr Den Nor legeforening. 2020.
23. Zhang JJ, Dong X, Cao YY, Yuan YD, Yang YB, Yan YQ, et al. Clinical characteristics of 140 patients infected with SARS-CoV-2 in Wuhan, China. Allergy Eur J Allergy Clin Immunol. 2020.
24. Zhang W, Zhao Y, Zhang F, Wang Q, Li T, Liu Z, et al. The use of anti-inflammatory drugs in the treatment of people with severe coronavirus disease 2019 (COVID-19): The experience of clinical immunologists from China. Vol. 214, Clinical Immunology. Academic Press Inc.; 2020.
25. Gane SB, Kelly C, Hopkins C. Isolated sudden onset anosmia in COVID-19 infection. A novel syndrome? Rhinology. 2020 Apr 2.

26. Associação Brasileira de Otorrinolaringologia e Cirurgia Cérvico-Facial (ABORL-CCF). 4ª Nota de Orientação aos médicos otorrinolaringologistas sobre COVID-19 [Internet]. [acesso em 18 maio 2020]. Disponível em: https://www.aborlccf.org.br/secao_detalhes.asp?s=51&id=5951.
27. Guidance for Return to Practice for Otolaryngology-Head and Neck Surgery. American Academy of Otolaryngology-Head and Neck Surgery [Internet]. [acesso em 16 maio 2020]. Disponível em: https://www.entnet.org/content/guidance-return-practice-otolaryngology-head-and-neck-surgery.
28. Al Muhaimeed H. Hearing loss and herpes simplex. J Trop Pediatr [Internet]. 1997 Feb 1 [acesso em 14 maio 2020];43(1):20-4. Disponível em: https://academic.oup.com/tropej/article/43/1/20/1718813.
29. Sriwijitalai W, Wiwanitkit V. Hearing loss and COVID-19: A note. Am J Otolaryngol [Internet]. 2020 Apr;(January):102473. Disponível em: https://linkinghub.elsevier.com/retrieve/pii/S0196070920301551.
30. Wege H, Watanabe R, ter Meulen V. Relapsing subacute demyelinating encephalomyelitis in rats during the course of coronavirus JHM infection. J Neuroimmunol. 1984 Aug 1;6(5):325–36.
31. Mustafa MWM. Audiological profile of asymptomatic Covid-19 PCR-positive cases. Am J Otolaryngol [Internet]. 2020 Apr;102483. Disponível em: https://linkinghub.elsevier.com/retrieve/pii/S0196070920301654.
32. Marx M, Younes E, Chandrasekhar SS, Ito J, Plontke S, O'Leary S, et al. International consensus (ICON) on treatment of sudden sensorineural hearing loss. Eur Ann Otorhinolaryngol Head Neck Dis [Internet]. 2018;135(1):S23-8. Disponível em: http://dx.doi.org/10.1016/j.anorl.2017.12.011.
33. Trecca EMC, Gelardi M, Cassano M. COVID-19 and hearing difficulties. Am J Otolaryngol [Internet]. 2020 Apr;(January):102496. Disponível em: https://linkinghub.elsevier.com/retrieve/pii/S0196070920301782.
34. Ashley Lawrence (@dhhmaskproject) • Instagram photos and videos [Internet]. [acesso em 18 maio 2020]. Disponível em: https://www.instagram.com/dhhmaskproject/?utm_source=ig_embed.
35. Castro HC, Lins Ramos AS, Amorim G, Ratcliffe NA. COVID-19: don't forget deaf people. Nature. 2020 Mar;579(7799):343.
36. Chen JX, Workman AD, Chari DA, Jung DH, Kozin E, Lee DJ, et al. Demonstration and mitigation of aerosol and particle dispersion during mastoidectomy relevant to the COVID-19 era. Otol Neurotol [Internet]. 2020 May 8 [acesso em 11 maio 2020];1. Disponível em: http://www.ncbi.nlm.nih.gov/pubmed/32384377.

# MANIFESTAÇÕES PULMONARES

**CAPÍTULO 3**

Ronaldo Rangel Travassos Junior
Geórgia Freire Paiva Winkeler

## INTRODUÇÃO

Antes de falarmos das manifestações pulmonares do coronavírus, gostaríamos de antecipar a sequência desta descrição. Faremos um breve resumo epidemiológico desta doença, uma explanação do quadro clínico, os aspectos do diagnóstico com ênfase especial nas manifestações radiológicas e, finalmente, um relato dos aspectos do tratamento, com atenção especial às técnicas de ventilação mecânica, responsável pela sobrevida dos pacientes mais graves. Gostaríamos de salientar que todos os tópicos não estão bem definidos. Apenas a epidemiologia parece mais estabelecida, apesar de recentemente termos uma dúvida crucial sobre uma possível nova onda de casos nos países onde a doença aparentemente está em regressão. Quanto aos outros tópicos, todos são passíveis de discussões calorosas, provavelmente sem definição até o presente momento. Tentaremos colocar os conceitos atuais em perspectivas, para melhor entendimento, quando eventuais alterações acontecerem, com o passar da pandemia.

## EPIDEMIOLOGIA

As infecções respiratórias virais atingem, tradicionalmente, as vias aéreas superiores, geralmente têm evolução rápida e benigna, e o tratamento é sintomático associado a repouso. Quando existe comprometimento da região alveolar, a primeira hipótese, ao pensarmos numa doença infecciosa, é de um quadro bacteriano, e o início imediato da antibioticoterapia correta geralmente muda a evolução do quadro clínico. Quando temos uma pneumonia viral, os primeiros casos demoram a ser reconhecidos, pois não é a primeira hipótese em questão. A partir da suspeita de que uma pneumonia viral pode ser o diagnóstico, temos que identificar o agente e, então, a epidemiologia passa a ser o maior aliado do médico. Como o tratamento antiviral é bem menos conhecido do que os tratamentos antibacterianos, e a resposta não costuma ser positiva, muitas pessoas morrem até que a pneumonia viral seja esclarecida. Recentemente vivenciamos isto com a epidemia de H1N1, que tinha uma disseminação menor que a COVID-19. Naquele surto, começamos no México e, a partir da divulgação dos casos, os países ficaram em alerta e os médicos começaram a pensar na possibilidade de um agente viral causando pneumonia. Vejamos agora a história do coronavírus.
Em meados de dezembro de 2019, em Wuhan, na província de Hubei, na China, começaram a aparecer casos de SARA (síndrome de angústia respiratória aguda) que os chineses

chamaram de síndrome da angústia respiratória grave. A primeira evidência levava a crer que os casos se concentravam em pessoas que frequentavam o mercado de frutos do mar da cidade, mas, finalmente, o agente foi posteriormente identificado. Um trabalho científico relaciona a transmissão a partir de morcegos.[1] A COVID-19 é um betacorona RNA-vírus que recebe este nome por ter um aspecto de coroa, e o numeral 19 porque foi o ano no qual se manifestou pela primeira vez no ser humano. A partir de Wuhan, o vírus disseminou-se primeiramente pela Ásia, chegando à Oceania e atingindo a Itália de maneira devastadora, antes de se espalhar pela Europa. Da Itália veio o nosso primeiro paciente, e, a partir daí, a doença atingiu outros locais no Brasil, com situação mais agressiva no Amazonas, Ceará, Pernambuco, Rio de Janeiro e São Paulo. Num segundo momento o Amapá, Roraima, Maranhão e Pará também começaram a ter uma disseminação bastante agressiva. Além do Brasil, os Estados Unidos foram assolados com um número muito grande de casos, especialmente em Nova Iorque e outros estados da costa leste americana. No momento, a Rússia é outra nação que apresenta índices crescentes de pacientes com a doença. A partir da declaração da Organização Mundial da Saúde de que estávamos diante de uma pandemia, qualquer paciente com quadro respiratório passou a ser suspeito de ter a nova doença.

## QUADRO CLÍNICO

A partir da suspeita epidemiológica e da possibilidade de confirmação com exames de PCR de que se tratava do SARS-CoV-2, os médicos começaram a tentar identificar características clínicas que nos remetessem, especificamente, a esta nova doença, diferenciando-a dos outros quadros virais respiratórios. Os primeiros estudos evidentemente vieram da China e mostravam um quadro grave que atingia os idosos, cardiopatas, diabéticos, hipertensos e obesos de maneira mais agressiva, levando muitos deles ao quadro de insuficiência respiratória e a óbito. O estudo mais robusto que relaciona os chamados fatores de risco inclui, ainda, câncer, doença renal crônica e doença pulmonar crônica.[2] Nestes casos, os médicos tentavam manter a vida por meio de ventilação mecânica até que a doença melhorasse, pois as viroses têm esta característica. O período de transmissão começava 2 dias antes dos sintomas clínicos e perduravam em torno de 7 dias após o desaparecimento destes sintomas. Alguns estudos sugerem um período de transmissibilidade mais longo. O período de incubação é, em média, de 5 dias, podendo chegar, em alguns casos, até 14 dias. O primeiro estudo que nos deu uma ideia da transmissibilidade deste vírus foi conseguido estudando os passageiros do navio de cruzeiro *Diamond Princess*, que foi impedido de desembarcar em vários portos, pois existiam casos confirmados. Do total, 17% dos passageiros foram contaminados e metade era assintomática. Dos contaminados, 1,8% morreram. Definiram o vírus com alta transmissibilidade e baixa letalidade.[3] Na China e, principalmente, na Coreia do Sul, que adotou um programa de testes diagnósticos em grande número de pessoas, tivemos a determinação de que muitas pessoas, principalmente os mais jovens, tinham a doença de forma clínica bem leve, e que, portanto, seriam os principais agentes de disseminação da doença. Desde então, o isolamento social, ou quarentena, passou a ser a arma mais poderosa para que a curva de incidência dos casos não fosse tão rápida, e que o serviço de saúde pudesse se adaptar a uma nova realidade de casos respiratórios graves. De maneira simples, a doença cursa com febre, fadiga, tosse e mialgia, podendo estar associada à diarreia e, nos casos de evolução mais grave, com dispneia (a falta de ar motivada pela hipóxia). O Quadro 3-1 demonstra os principais sintomas do mais sério estudo chinês.[4]

**Quadro 3-1.** Sintomas da COVID-19, Wuhan. n = 138 pacientes

- Febre, 99%
- Fadiga, 70%
- Tosse seca, 59%
- Anorexia, 40%
- Mialgia, 35%
- Dispneia, 31%
- Expectoração, 27%

JAMA. Published online February 7; 2020.

Na Itália, a anosmia, observada em 34% dos pacientes, passou a ser relatada como um quadro relativamente comum, além dos sintomas gastrointestinais em 18% dos pacientes. Nos primeiros dados americanos, esta incidência bem alta de febre não tem aparecido.

Wu *et al.* descrevem os principais quadros clínicos da COVID-19 num trabalho com mais 4.000 pacientes, demonstrando taxa de quadros graves maior em Wuhan quando comparada com o restante da China.[5] Na Figura 3-1 fica evidente que a maioria tem quadro oligossintomático, e que 5% evoluem para um quadro crítico, onde metade vai a óbito.

Outra característica destes doentes mais críticos é sua longa permanência em UTI, com uma média de 18 dias entre o início dos sintomas e a morte por insuficiência respiratória. Aqueles pacientes críticos que sobreviveram tiveram uma média de 24,7 dias entre o início dos sintomas e a alta hospitalar, sendo a idade o principal marcador de mortalidade.[6] Todos os pacientes graves devem ser avaliados com hemograma para se avaliar o nível de linfopenia, enzimas hepáticas, DHL, marcadores inflamatórios como PCR e ferritina, D-Dímero, tempo de protrombina, troponina, fibrinogênio e função renal.[2]

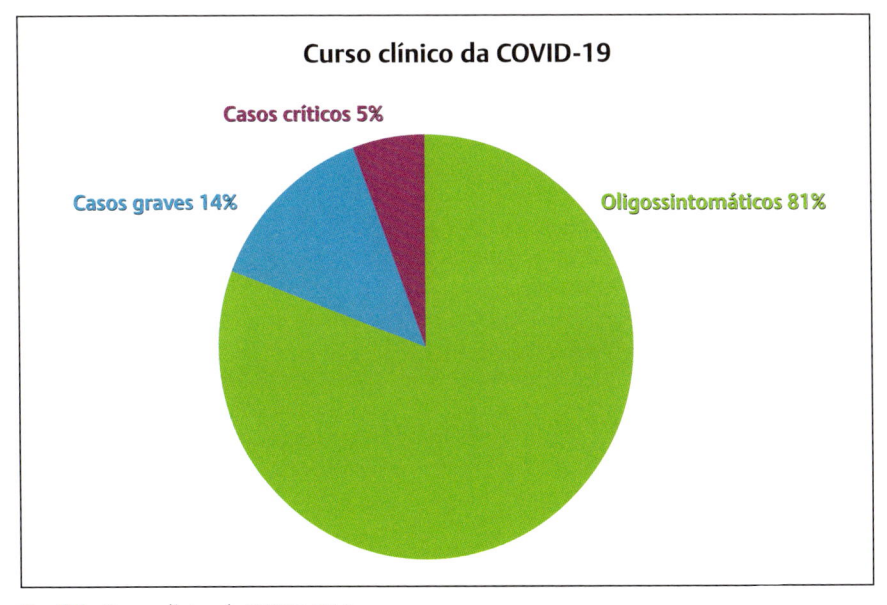

**Fig. 3-1.** Curso clínico da COVID-19.[5]

## DIAGNÓSTICO

O diagnóstico da doença baseia-se nos achados clínicos que se parecem com os achados de uma gripe normal. Como já dissemos anteriormente, se existem casos na sua região, o diagnóstico de COVID-19 passa a ser uma hipótese real. A partir daí passamos a ter que identificar o vírus nos locais onde ele mais infecta o ser humano, que é o trato respiratório. O método inicialmente desenvolvido pelos chineses consiste na pesquisa pelo método RT-PCR para SARS-CoV-2, colhido pelo *swab* nasal.[7] Nos primeiros métodos chegávamos a ter 29% de resultados falso-negativos. Com o aprimoramento da técnica à sensibilidade, houve um acréscimo para índices de positividade acima de 90% nos primeiros dias da doença (D1-D3), diminuindo progressivamente com o passar dos dias para < 80% (D4-D6), e para abaixo de 50% após o 14º dia (D14).

Outro dado importante deste trabalho chinês é que a positividade é maior nas vias aéreas inferiores. Recomendamos coletas muito criteriosas e profundas no nariz e na garganta. A sensibilidade das amostras colhidas no lavado broncoalveolar chega a 95%, caindo para 72% no escarro e 32% no *swab* nasal, respectivamente. Isto tem sido aprimorado cada vez mais, aumentando a sensibilidade do método.

Devemos enfatizar que a coleta da amostra nas vias aéreas inferiores expõe os profissionais de saúde a um risco muito grande de contaminação. Não devemos, então, coletar estas amostras rotineiramente. Enfatizamos o cuidado extremo na hora de intubar um paciente grave com suspeita de COVID-19, pois a carga viral infectante para o médico geralmente é muito alta se este não estiver devidamente protegido.

Outro método também desenvolvido, e que está melhorando com o passar do tempo, é a sorologia, que procura identificar anticorpos das classes IgM e IgG, sendo o primeiro indicativo de doença em atividade e o segundo de formação de possível imunidade contra o vírus. Não se tem, contudo, a dimensão da proteção dada pela positividade dos níveis de IgG contra o SARS-CoV-2. Outra limitação deste método é que ele só é positivo em fases mais tardias da doença, sendo, portanto, mais importante para rastreamento epidemiológico do que para diagnóstico. A IgM geralmente é positiva em torno do 12º dia, enquanto a IgG, em torno do 14º dia. A sensibilidade do método é inferior a 40% na primeira semana, aumentando para 80%-94% após 15 dias.[8] Outra informação importante da sorologia está na tentativa terapêutica do uso do plasma dos pacientes curados e com altos níveis de anticorpos IgG nos casos mais graves da doença. Este tipo de tratamento já foi utilizado com sucesso em outras doenças e aguardamos resultados mais definitivos sobre o seu uso nos pacientes com COVID-19.

O papel dos métodos de imagem, principalmente a tomografia computadorizada do tórax, é bastante controverso.[9] Se os métodos de identificação fossem disponibilizados a todos os suspeitos, e com brevidade nos resultados, o seu papel seria bem menor. Um estudo chinês demonstrou que 37% de 19 pacientes assintomáticos e positivos para COVID-19 pelo método de PCR tinham tomografia absolutamente normal.[10] Portanto, o papel maior da tomografia não seria no diagnóstico e sim numa previsão de gravidade, ajudando a decidir uma possível internação dos doentes graves. Vale lembrar que nem sempre este método é suficiente para esta determinação, pois podemos ter pacientes com hipóxia severa e pouco comprometimento tomográfico.

# MANIFESTAÇÕES PULMONARES 27

Os achados mais característicos na tomografia de tórax são os infiltrados alveolares tipo vidro fosco, geralmente, bilaterais. Nas Figuras 3-2 a 3-9 mostraremos alguns exemplos da diversidade de imagens e alguma correlação clínica. Fica aqui o nosso agradecimento fraterno ao Dr. Caio Júlio Cesar dos Santos Fernandes do INCOR-FMUSP, que gentilmente nos cedeu estas imagens.

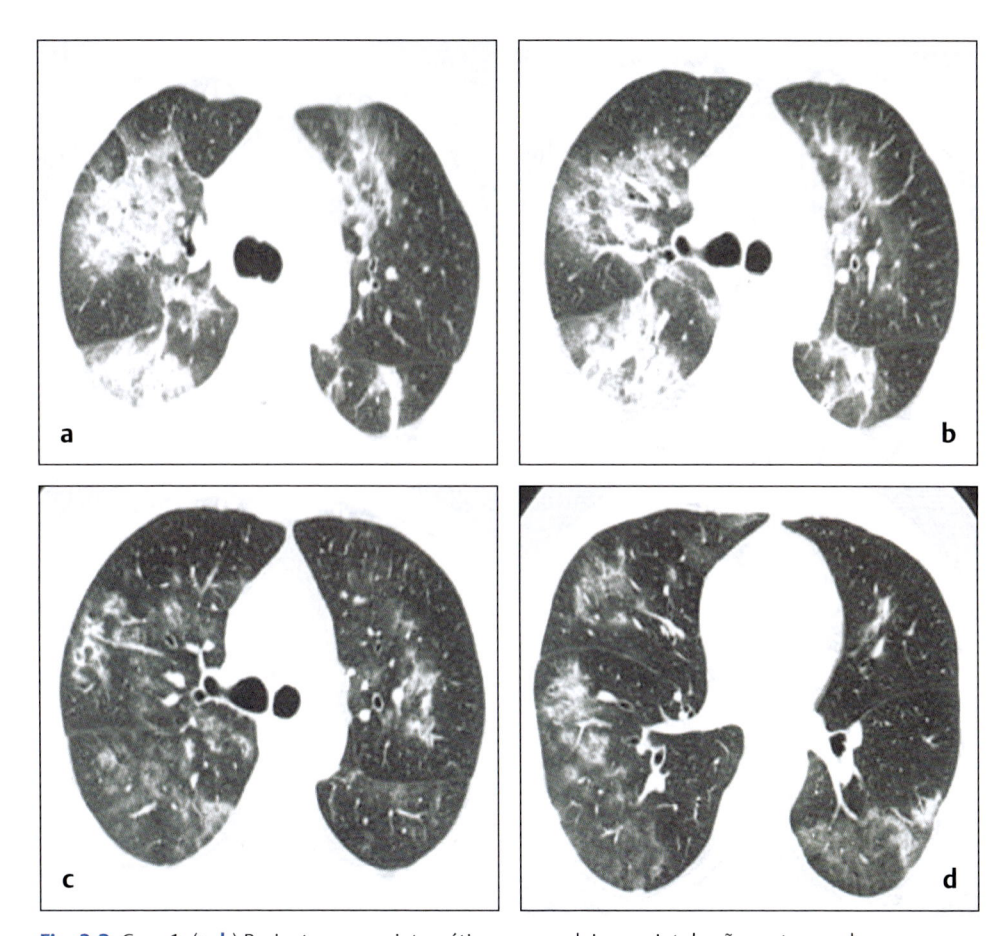

**Fig. 3-2.** Caso 1: (**a**, **b**) Paciente pouco sintomático, que evoluiu sem intubação orotraqueal, com infiltrado inicial tipo vidro fosco bastante extenso e bilateral. (**c**, **d**) Imagem pré-alta 10 dias após a primeira tomografia, com melhora, mas ainda com alterações.

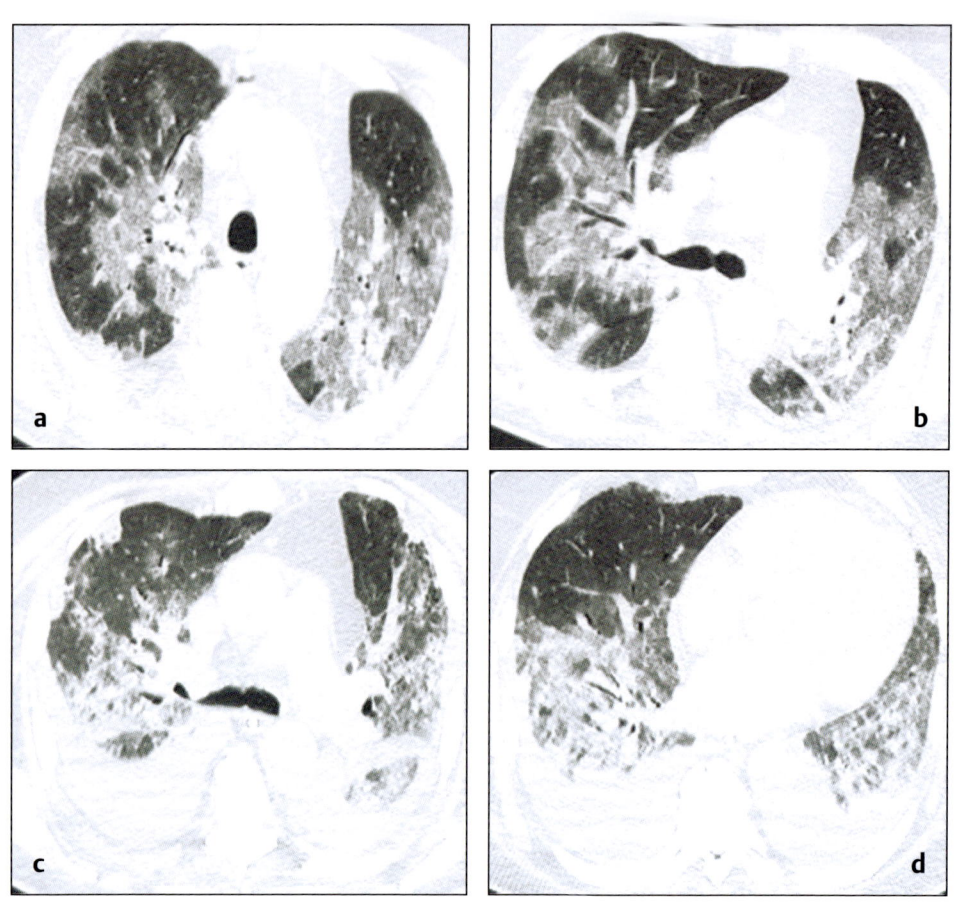

**Fig. 3-3.** Caso 2: (**a**, **b**) Paciente idoso muito sintomático, que evoluiu com intubação orotraqueal precoce. Infiltrado inicial tipo vidro fosco bastante extenso. (**c**, **d**) Nova imagem 42 dias após a primeira, paciente ainda em ventilação mecânica. Persistência das imagens. PCR para COVID-19 ainda positivo.

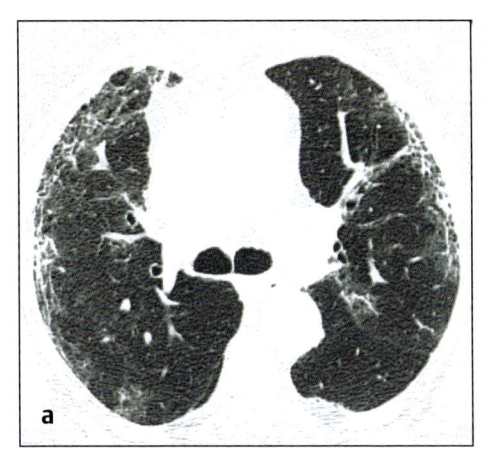

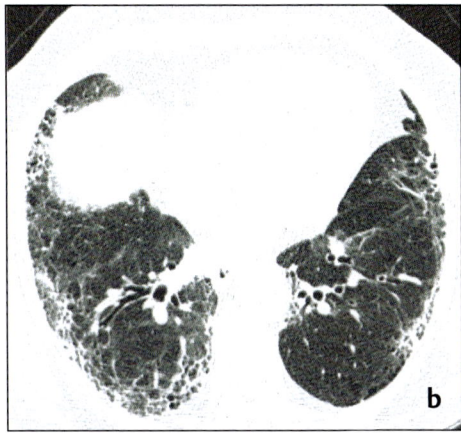

**Fig. 3-4.** Caso 3: (**a**, **b**) Paciente após 14 dias de um quadro de COVID-19, com infiltrado tipo vidro fosco, com comprometimento periférico e sinais evidentes de fibrose pulmonar, com faveolamento.

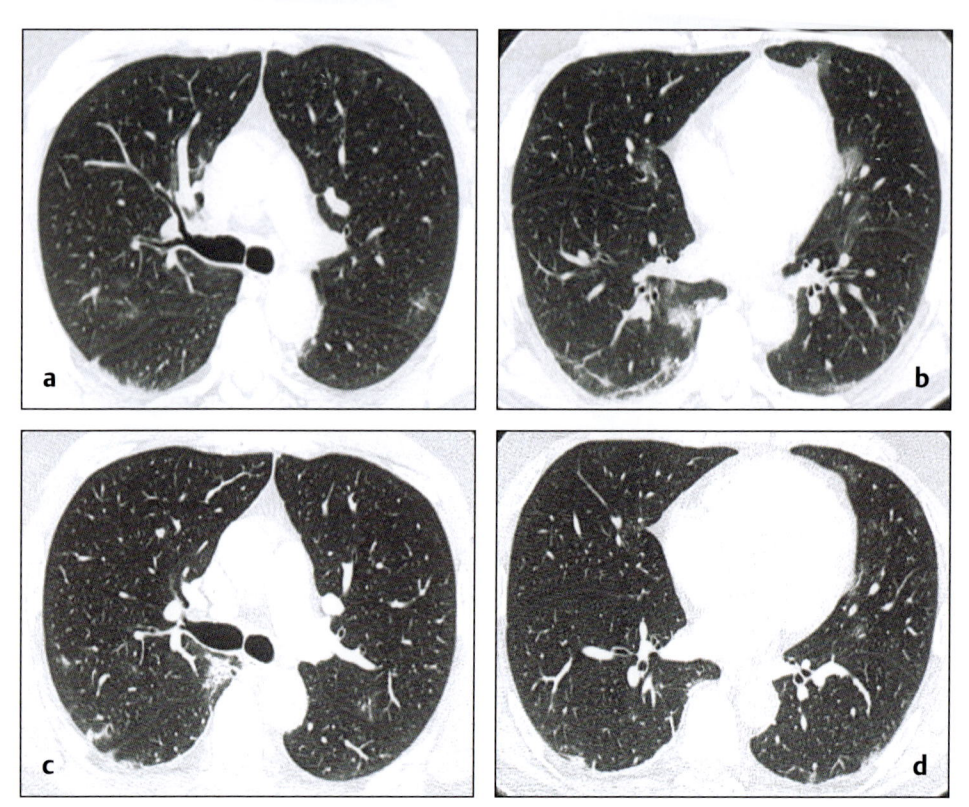

**Fig. 3-5.** Caso 4: (**a**, **b**) Paciente com 10 dias, com poucos sintomas, mas hipoxêmico. Saturação de 90%. Infiltrado inicial com pouquíssimo comprometimento pulmonar. (**c**, **d**) Paciente após 14 dias, ainda com poucos sintomas e hipoxêmico. Saturação de 92%. Infiltrado mantém pouco comprometimento pulmonar.

# MANIFESTAÇÕES PULMONARES

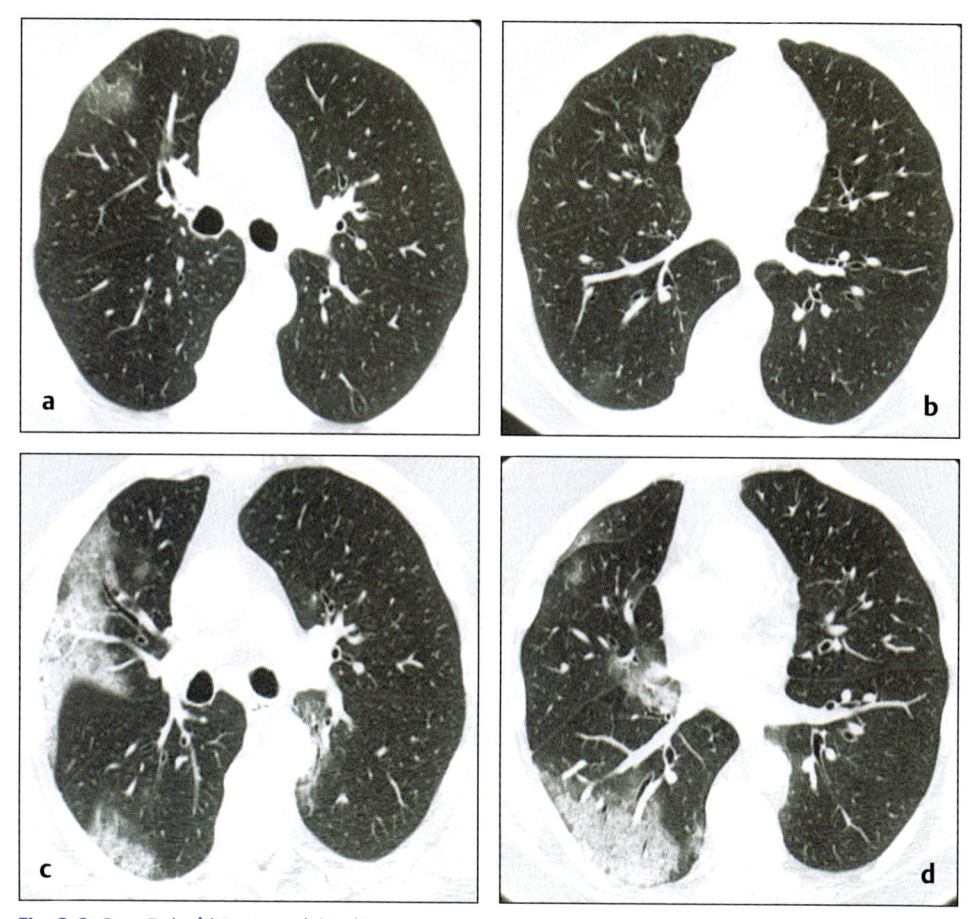

**Fig. 3-6.** Caso 5: (**a**, **b**) Paciente há 7 dias, com poucos sintomas, sem hipoxemia. Saturação normal. Tomografia normal. Infiltrado inicial com pouquíssimo comprometimento pulmonar. (**c**, **d**) Paciente após mais 7 dias, com piora da febre, ainda sem hipoxemia. Infiltrado em vidro fosco bilateral extenso. Tratado ambulatorialmente.

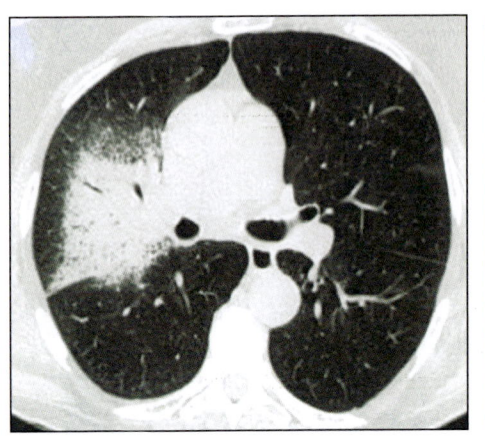

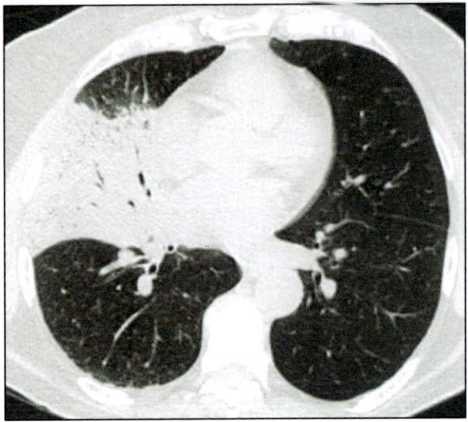

**Fig. 3-7.** Caso 6. Paciente após 5 dias de febre e tosse. Infiltrado unilateral típico de pneumonia bacteriana, com PCR para COVID-19 positivo.

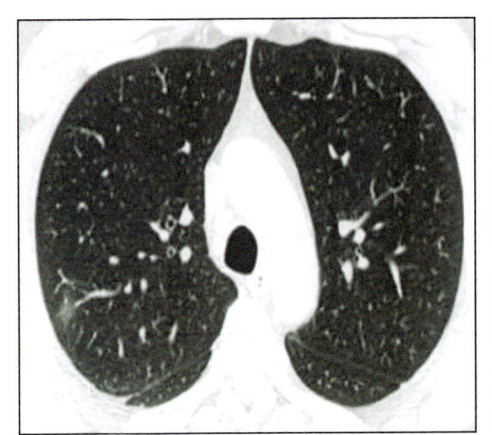

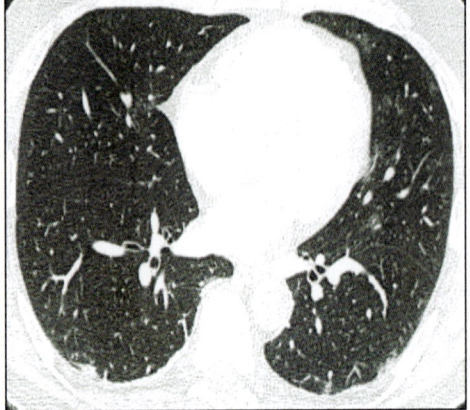

**Fig. 3-8.** Caso 7. Paciente de 48 anos, sem comorbidades, hipoxêmico. SatO$_2$ 89%. D-Dímero 2.600. Tomografia normal. Hospitalizado e tomou anticoagulante.

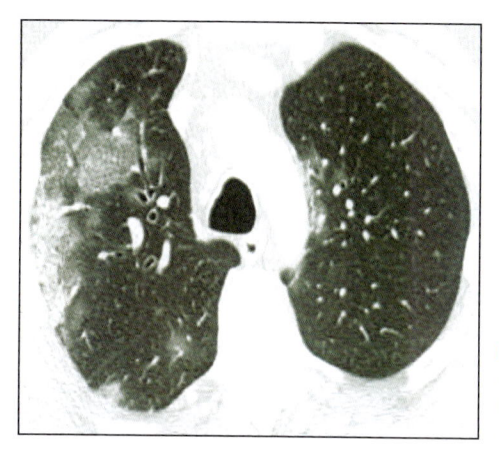

**Fig. 3-9.** Caso 8. Paciente de 48 anos, com comorbidades, sem hipoxemia. SatO$_2$ 95%. D-Dímero 520. Tomografia com infiltrado. Tratado ambulatorialmente, sem anticoagulante.

## TRATAMENTO

Os mecanismos fisiopatológicos da COVID-19 começam a ser mais bem compreendidos, e um esquema bastante didático mostra uma fase precoce, ainda com imunoproteção, e uma fase tardia onde os danos inflamatórios são muito evidentes, potencializando as agressões virais (Fig. 3-10).[11]

Analisando cada vez melhor os pacientes que se multiplicaram pelo mundo, passamos a perceber que os pacientes apresentavam fases diferentes da doença (Fig. 3-11).[12] Assim, tentamos associar as opções terapêuticas de acordo com a fase que nosso doente se encontra. Isto ficou mais claro com a análise do grande número de doentes graves nos países europeus, especialmente Itália e Espanha. Em um futuro breve, os dados franceses, ingleses e americanos confirmarão estes modelos de evolução clínica, ou nos mostrarão detalhes até então não reconhecidos.

Numa primeira fase os sintomas são decorrentes da replicação viral, com sintomas leves de tosse, febre, diarreia e dor de cabeça. Os dados laboratoriais são linfopenia, aumento do tempo de protrombina, DHL e D-Dímero. Nesta fase, pelo menos em teoria, os antivirais seriam os medicamentos de escolha.

Estudos anteriores com antivirais mostram que quanto antes se iniciar este tipo de medicação, melhores serão os resultados. O mais utilizado na epidemia de H1N1 foi o Oseltamivir, mas estudos atuais não confirmam benefícios no seu uso para a COVID-19. O próprio laboratório fabricante do medicamento não recomenda seu uso nesta situação. No futuro, o uso precoce de um antiviral realmente eficaz para COVID-19 poderia ser uma alternativa, se uma vacina eficaz não for desenvolvida. Nesse contexto, falaremos de alguns medicamentos com ação antiviral.

Resultados de estudos revelaram que o remdesivir e a cloroquina são altamente eficazes no controle da infecção por 2019-nCoV *in vitro*. Como esses compostos já foram usados em pacientes humanos com histórico de segurança e mostraram-se eficazes contra várias doenças, foi sugerido que fossem avaliados em pacientes humanos que sofrem da nova doença pelo coronavírus.

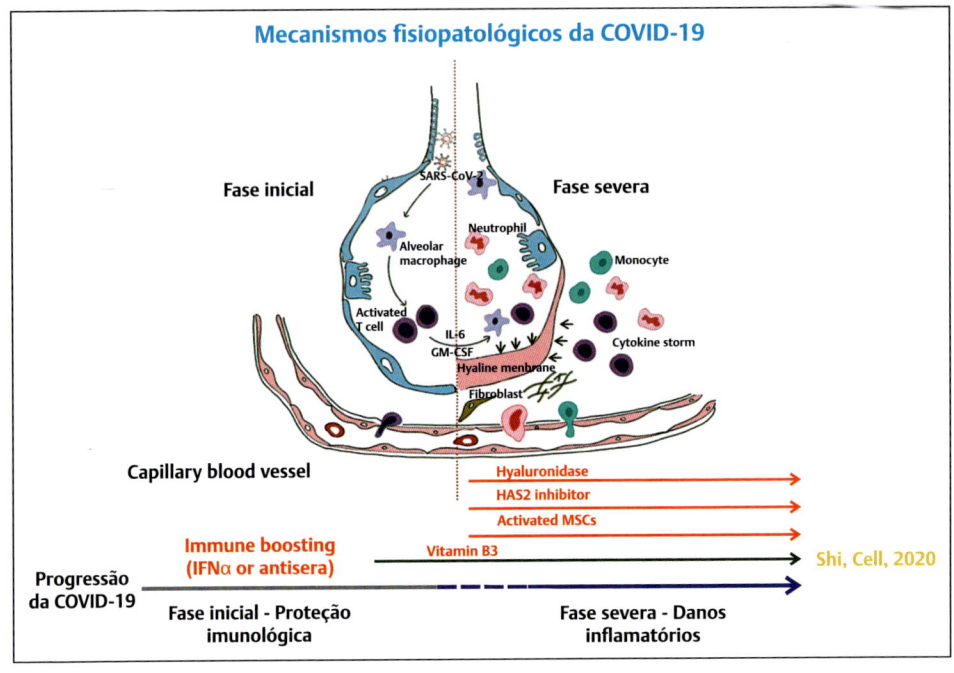

**Fig. 3-10.** Mecanismos fisiopatológicos da COVID-19. (Adaptada de Yufang Shi, *et al.*)[11]

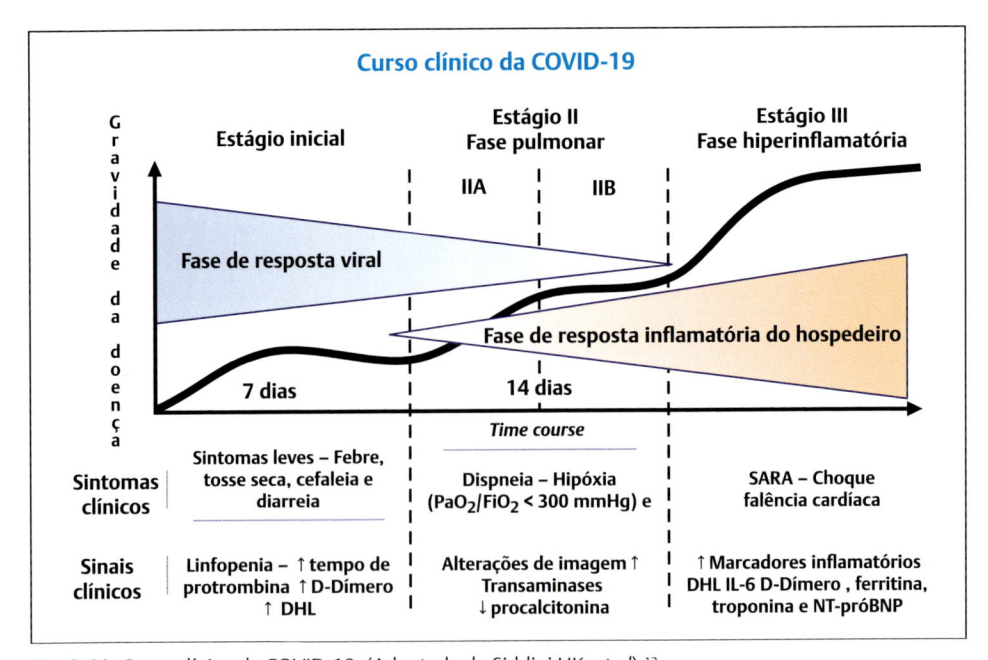

**Fig. 3-11.** Curso clínico da COVID-19. (Adaptada de Siddiqi HK, *et al*)[12]

## Remdesivir

Antiviral, análogo da adenosina, já foi utilizado na epidemia pelo vírus Ebola. Tem efeito inibitório em animais e humanos infectados por coronavírus, incluindo SARS-CoV-2, *in vitro*.[13] Em uma coorte de pacientes hospitalizados com COVID-19 grave, tratados com remdesivir de uso compassivo, houve benefício clínico em termos de suporte de oxigenoterapia em 36 dos 53 pacientes (68%).[14]

Ensaio duplo-cego, placebo-controlado, comparando remdesivir *versus* placebo, administrados em adultos com COVID-19 grave, admitidos em hospital, com média de 10 dias entre o início dos sintomas e o início do tratamento no estudo, concluiu que o remdesivir não foi associado a benefícios clínicos estatisticamente significantes (redução de dois pontos em escore clínico). Uma proporção maior de pacientes do grupo remdesivir tinha hipertensão arterial sistêmica, diabetes melito ou doença arterial coronariana, e também maior proporção de pacientes no grupo de tratamento apresentava frequência respiratória maior ou igual a 24 incursões respiratórias por minuto. Entretanto, houve redução no tempo de melhora clínica em pacientes tratados mais precocemente, o que requer confirmação em outros estudos.[15] É importante lembrar que essa medicação não está disponível para uso no Brasil.

## Oseltamivir

Antiviral utilizado na infecção por H1N1, sem benefício na COVID-19, pois não apresenta atividade antiviral contra SARS-CoV-2. Recomenda-se seu uso em síndrome gripal grave até que seja descartada *influenza*.

## Cloroquina/Hidroxicloroquina

Associada ou não à azitromicina – medicação anti-inflamatória, usada há muito tempo para o tratamento da malária, que apresenta, também, efeito antiviral *in vitro* contra SARS-CoV-2, por isso seu uso na fase de replicação viral.[16] Outro estudo também mostrou que a associação hidroxicloroquina e azitromicina inibe SARS-CoV-2 *in vitro*, mostrando efeito sinérgico.[17]

Estudos observacionais realizados em pacientes hospitalizados com COVID-19 não demonstraram benefício clínico com a medicação, nem redução das taxas de mortalidade e intubação.[18-20] Em dois desses estudos, os pacientes do grupo hidroxicloroquina eram mais graves que aqueles que não usaram, sugerindo, portanto, a realização de novos estudos.[18,19]

Estudo francês, relato de experiência de médicos trabalhando na linha de frente da COVID-19, avaliou, de modo retrospectivo, o uso precoce da associação hidroxicloroquina e azitromicina em 1.061 pacientes e observou menor proporção de pacientes com piora da doença no grupo da associação, menor mortalidade e menor carga viral persistente, o que poderia contribuir para menor transmissibilidade da doença. O estudo tem suas limitações, mas sugere provável recomendação do uso precoce da associação em pacientes com COVID-19 e sintomas leves, evitando evolução desfavorável da doença.[21]

Alguns ensaios têm sido realizados para avaliar o benefício clínico da hidroxicloroquina na COVID-19. Estudo aberto randomizado com a hidroxicloroquina em pacientes com COVID-19 leve a moderada não mostrou benefício em relação à conversão sorológica negativa, e foi associada a mais efeitos adversos.[22] Neste estudo, a administração da medicação não foi precoce, com média de 16 dias de início dos sintomas, e a dose utilizada já foi reconhecida como de maior toxicidade.[23]

Algumas revisões sistemáticas e metanálise também já foram realizadas. Em uma delas não houve benefício clínico com o uso da hidroxicloroquina, sugerindo a necessidade de estudos mais bem desenhados para se atingir resultados mais confiáveis.[24] Em outra, sobre cura clínica e virológica em pacientes com COVID-19 tratados com hidroxicloroquina, observou-se possível benefício da hidroxicloroquina no tempo de normalização da temperatura, e de dias sem tosse e menor número de casos com progressão radiológica da doença pulmonar. Não houve diferença significativa em termos de cura virológica, mortalidade ou piora clínica da doença.[25]

Por fim, o uso da hidroxicloroquina, associada ou não à azitromicina, nas fases iniciais da doença, ainda necessita de estudos que comprovem sua eficácia. Alguns estudos já demonstraram que, provavelmente, o seu uso em pacientes mais graves ou em fases tardias da doença não seja favorável.

Na segunda fase, também conhecida como fase pulmonar, teríamos ainda efeitos da replicação viral, e os sintomas seriam mais decorrentes de uma resposta inflamatória à presença do vírus. Nesta fase, drogas com ação anti-inflamatória, especialmente a cloroquina, usada no tratamento da malária, mas que melhora os sintomas de pacientes com doenças autoimunes poderia ser útil. Já foram relatados estudos sobre cloroquina/hidroxicloroquina associada ou não à azitromicina. Até o momento, poucos ensaios clínicos randomizados foram realizados, e os resultados de outros estudos são controversos, de forma que ainda estamos aguardando os resultados de mais ensaios clínicos.

Outra medicação que poderia ter efeito nessa fase seriam os corticosteroides. O uso deles na fase inicial das infecções virais está associado à menor negativação da carga viral.[26,27]

## Corticosteroides

Têm sido utilizados em alguns pacientes com COVID-19. No entanto, uma metanálise, com 10 estudos de coorte e um ensaio randomizado, avaliou o impacto do corticoide em pacientes com SARS-CoV-2, SARS-CoV e MERS-CoV, e demonstrou demora na negativação da carga viral, sem efeito convincente em melhorar a sobrevida, reduzir a duração de hospitalização, a taxa de internação em UTI e/ou a ventilação mecânica.[28]

As recomendações da OMS, IDSA e alguns trabalhos publicados desencorajam o uso dos corticoides na pneumonia por COVID-19.[29-32]

Uma revisão sistemática sobre uso de corticosteroides na COVID-19, incluindo quatro trabalhos chineses, concluiu que, em dois estudos, o corticoide teve impacto negativo nos desfechos clínicos; em um estudo não demonstrou associação, e outro estudo, com 201 participantes, em diferentes estágios de pneumonia causada por COVID-19, demonstrou que, nas formas mais graves, a metilprednisolona reduziu significativamente o risco de morte em 62%. Portanto, os corticoides não devem ser utilizados de rotina na COVID-19, embora a metilprednisolona pareça ter efeito em determinados casos específicos mais graves da doença.[33]

Seu uso pode ser considerado em casos selecionados, com SARA moderada a grave, sem suspeita de infecção bacteriana não controlada, após 10 a 14 dias do início dos sintomas da COVID-19. As doses utilizadas nos estudos variaram de 10 a 20 mg de dexametasona e de 40 a 120 mg de metilprednisolona por dia, por 5 a 10 dias.[34]

Torna-se importante lembrar que a presença de outras indicações clínicas para o uso de corticoides, como asma e DPOC exacerbada, deve ser analisada individualmente, levando em consideração risco/benefício da corticoterapia, principalmente nas fases iniciais da COVID-19, em que há maior replicação viral.

Nesta segunda fase da doença, os pacientes se apresentam com dispneia e hipoxemia, e a internação com medidas de suporte para melhora da oxigenação devem ser tomadas. Essas medidas serão descritas mais adiante.

Uma terceira fase, que parece ser muito importante, envolve a chamada tempestade de citocinas, onde parece ter importância a presença de fenômenos tromboembólicos, com evolução até para coagulação vascular disseminada em pacientes mais graves. Nesta fase estamos na insuficiência respiratória, choque e falência cardíaca. Marcadores alterados como NT-próBNP, troponina, D-Dímero e DHL estão fortemente relacionados com um prognóstico pior. No Brasil, uma das primeiras descrições destes fenômenos trombóticos foi feita pela Dra. Elnara Negri, do hospital das Clínicas da FMUSP e do Hospital Sírio-Libanês, ambos na cidade de São Paulo. Este fato leva a outra vertente do tratamento que envolve o uso de anticoagulantes.

O que temos como definitivo é que para todos os doentes graves e internados devemos ofertar oxigênio, todas as medidas de suporte, como hidratação venosa, e diagnóstico esmerado de complicações de doenças de base que estes pacientes já apresentam.

Outro ponto fundamental é saber a hora certa da indicação da intubação orotraqueal e instituição da ventilação mecânica. Em estudos anteriores de SARA induzida por quadros infecciosos graves, como septicemia bacteriana, assinala-se que não devemos postergar esta atitude, pois a resposta ao tratamento padrão, no caso os antibióticos, geralmente demora, e a ventilação mecânica precoce bem conduzida diminuiu a mortalidade. Em relação à SARA induzida pelo coronavírus, ainda não temos esta certeza. Na Itália, experientes médicos que estudam a ventilação mecânica nestes doentes graves sugerem diferenças nos modelos de comprometimento pulmonar. De maneira mais simples, sem querer esgotar assunto tão estudado e controverso, descreveremos os principais achados deste estudo.[35]

Alguns pacientes com SARA associada à COVID-19 apresentam medidas de mecânica respiratória semelhante aos outros pacientes com SARA de outras causas, e que levam a importante diminuição da complacência pulmonar, sendo este o principal motivo da dificuldade de os pulmões oxigenarem o sangue. Em outros pacientes com SARA decorrente do coronavírus, a hipoxemia é muito intensa, com complacência pulmonar relativamente preservada. Isto nos faz supor que, talvez, o componente vascular e as chamadas microtromboses sejam as principais causas da hipoxemia. Outro dado que chama a atenção são os achados que mostram níveis altos de *shunt* pulmonar, que é comum neste evento. Isto corroboraria os bons resultados da anticoagulação plena nos doentes mais graves. Tudo isto precisa de mais estudos, mas é uma luz na explicação de um quadro pulmonar tão grave nesta doença.

De qualquer maneira, as orientações básicas da ventilação mecânica nestes doentes são ventilar com volumes correntes baixos, a também chamada de ventilação protetora. Usamos volumes de 4-8 mL/kg de volume corrente, e muitas vezes recorremos à ventilação em PRONA. Novos estudos, ainda indefinidos quanto a sua real significância estatística, sugerem que em casos evoluindo para insuficiência respiratória o uso de várias formas de ventilação não invasiva são muito promissores.

- Oxigenoterapia: administrar oxigênio sob cateter nasal 5 L/min para manter $SpO_2$ > 94%.
- *High flow*/ventilação não invasiva: podem ser usados quando o paciente não melhora com a administração de $O_2$ SCN, desde que sejam utilizadas medidas de segurança para evitar transmissão aos profissionais de saúde, principalmente durante a realização de procedimentos geradores de aerossóis.[29] Dentre essas medidas, temos

dispositivos tipo capacete, cobertura plástica de pressão negativa e cortinas de plástico.[36,37] O modo ideal de suporte respiratório antes da ventilação mecânica invasiva é controverso, e dependerá da disponibilidade de equipamentos e opções preferenciais locais.
- Posição prona: o autoposicionamento precoce em posição prona de pacientes acordados e em ventilação espontânea melhorou a saturação de oxigênio em um pequeno estudo com 50 pacientes, no pronto-socorro em Nova York.[38]
- Ventilação mecânica invasiva: deve ser considerada nos casos de piora clínica aguda. A intubação orotraqueal deve ser realizada por profissional experiente, utilizando-se as medidas para prevenção de transmissão de gotículas.[39,40] Deve-se optar por uma estratégia protetora na VMI, com baixo volume corrente/baixa pressão inspiratória.[29,41,42]

Alguns pacientes com pneumonia (PNM) pelo coronavírus apresentam quadro de SDRA; outros apresentam características diferentes. Evidências atuais revelam que a pneumonia na COVID-19 pode apresentar fenótipos atípicos e nem sempre se assemelham à clássica SDRA. A principal característica da apresentação atípica é a discrepância entre a mecânica pulmonar preservada e a gravidade da hipoxemia.[35,43,44] Daí a necessidade de se individualizar o tratamento, de acordo com os achados na mecânica ventilatória dos pacientes.

Médicos italianos descreveram dois fenótipos da pneumonia na COVID-19:

- *Tipo L (ou não SDRA, tipo 1):* tipo mais comum, encontrado em mais de 50% dos pacientes, caracterizado por hipoxemia grave associada à baixa elastância, baixa relação V/Q, baixo peso pulmonar (pela tomografia de tórax) e baixa resposta ao recrutamento pulmonar. Alguns pacientes podem não apresentar dispneia pela complacência pulmonar quase normal.
- *Tipo H (ou SDRA, tipo 2):* correspondeu a 20-30% dos 150 casos da série (ref 35), caracterizado por hipoxemia grave associada à alta elastância, *shunt* direita-esquerda alto, alto peso pulmonar e alto potencial de recrutamento pulmonar, encaixando-se nos critérios da SDRA grave.

Existem estágios intermediários entre esses dois fenótipos e pode haver sobreposição deles.

Deve haver cuidado no uso de protocolo padrão de ventilação mecânica para não causar dano pulmonar adicional, de modo que as configurações do ventilador devem ser baseadas em achados fisiológicos. PEEP alta pode ser prejudicial em pacientes com complacência normal, devendo ser considerada uma estratégia com PEEP mais baixa no fenótipo tipo L.[45,46]

- *Oxigenação por Membrana Extracorpórea (ECMO):* não há, ainda, evidências atuais para indicar ou contraindicar seu uso. Alguns pacientes podem precisar, de acordo com a disponibilidade e experiência locais, se outros métodos de oxigenação falharem.[45]

Na terceira fase da doença, em que há excessiva liberação de mediadores inflamatórios, tocilizumabe (anti-Il6) e antigoagulantes podem ser usados.

- *Tocilizumabe:* não é recomendado de rotina. Medicação de alto custo e não acessível na maioria dos centros no Brasil. Há relato de série de casos que utilizaram essa medicação, com melhora clínica, mas ainda faltam estudos controlados.[47,48]
- *Anticoagulação:* fenômenos tromboembólicos são relatados na COVID-19, com formação de macro e microtrombos no pulmão e em outros órgãos, e os pacientes apresentam altos níveis de D-Dímero.

Estudo retrospectivo demonstrou uma redução da mortalidade com anticoagulação em pacientes com COVID-19 grave e coagulopatia induzida por sepse ou com altos níveis de D-Dímero.[49]

Em estudo avaliando 42 pacientes com COVID-19 grave a moderada, houve redução significativa da dosagem de D-Dímeros e IL-6 e aumento de linfócitos no grupo que usou heparina de baixo peso molecular. Não houve diferença no tempo de internação hospitalar.[50]

A anticoagulação profilática deve ser feita nos casos de COVID-19 moderada a grave, internados, ou nos casos em que há fatores de risco associados. A anticoagulação plena deve ser pensada nos casos mais graves, com hipoxemia refratária, em que se observam elevadíssimos níveis do D-Dímero.

## Outras Medidas de Tratamento

Em todos os casos de pneumonia por COVID-19, inclusive nos casos leves, os pacientes devem ser monitorados quanto aos sinais vitais e piora dos sintomas que indiquem rápida deterioração clínica e necessidade de internação hospitalar.

Nos casos moderados a graves e presença de fatores de risco, os pacientes devem ser internados para monitoramento clínico mais rigoroso e realização de exames de atividade inflamatória. No contexto da internação hospitalar, além da administração do suporte de oxigenação e de medicações baseadas na gravidade e fase da doença, outras medidas são realizadas. Dentre elas destacamos, portanto:

- Repouso, com indicação de deambular a cada duas horas para evitar formação de trombos, monitoramento dos sinais vitais (FC, FR, SpO2, PA), tratamento de suporte com ingestão calórica e hídrica e monitorização de exames laboratoriais.[51]
- Antibioticoterapia reservada para casos de pneumonia por COVID-19 em que há suspeita clínica ou radiológica de infecção bacteriana associada. Nos casos graves, mesmo quando esta suspeita não for definitiva, quase todos os serviços médicos utilizam antibioticoterapia de largo espectro.

Sabemos que o assunto desperta paixões e que em situação tão única na história da medicina moderna, devemos tentar seguir a conduta baseada em evidências médicas robustas, não nos deixando levar pelos princípios de que no caos tudo é permitido. Contudo, não podemos esquecer de tentar seguir as experiências que deram certo em outros países, quando as condições ideais não forem possíveis. Na falta de leitos em terapia intensiva ou na impossibilidade de transporte para um centro mais avançado, podemos excepcionalmente tomar algumas condutas baseadas em experiências bem-sucedidas, sem um estudo especifico para COVID-19. Neste exemplo, podemos fazer uma referência ao uso de corticoide em casos de insuficiência respiratória. A única certeza que temos é que esta pandemia será o início de uma nova era na conduta da insuficiência respiratória e de muitos outros problemas médicos.

## REFERÊNCIAS BIBLIOGRÁFICAS

1. Lu R, Zhao X, Li J, Niu P, Young B, Wu H, et al. Genomic characterisation and epidemiology of 2019 novel coronavirus: implications for virus origins and receptor binding. Lancet. 2020; 395(10224):565-574.
2. Zhou F, Yu T, Du R, Fan G, Liu Y, Xiang J, et al. Clinical course and risk factors for mortality of adult in patients with COVID-19 in Wuhan, China: a retrospective cohort study. Lancet. 2020; (published online March 11).

3. Wölfel R, Corman VM, Guggemos W, Seilmaier M, Zange S, Müller MA, et al. Virological assessment of hospitalized patients with COVID-2019. Nature. 2020 May;581(7809):465-9.
4. Wang D, Hu B, Hu C, Zhu F, Liu X, Zhang J, et al. Clinical characteristics of 138 hospitalized patients with 2019 novel coronavirus-infected pneumonia in Wuhan, China. JAMA 2020 Feb 7;323(11):1061-9.
5. Wu Z, McGoogan JM. Characteristics of and important lessons from the coronavirus disease 2019 (COVID-19) outbreak in China: summary of a reportof 72.314 cases from the Chinese Center for Disease Control and Prevention. JAMA. 2020 Feb 24.
6. Verity R, Okell LC, Dorigatti I, Winskill P, Whittker C, Imai N, et al. Estimates of the severity of coronavirus disease 2019: a model-based analysis. Lancet Infect Dis. 2020 June;20(6):669-77.
7. Han H, Luo Q, Mo F, Long L, Zheng W. SARS-CoV-2 RNA more readily detected in induced sputum than in throat swab so convalescent COVID-19 patients. Lancet Infect Dis. 2020; published online March 12. https://doi.org/10.1016/S1473-3099(20)30174-2.
8. Zhao J, Yuan Q, Wang H, Liu W, Liao X, Su Y, et al. Antibody responses to SARS-CoV-2 in patients of novel coronavirus disease 2019. Clin Infect Dis. 2020 Mar 28: ciaa344.
9. Fang Y, Zhang H, Xie J, Lin M, Ying L, Pang P, Ji W. Sensitivity of chest CT for COVID-19: comparison to RT-PCR. Radiology. 2020 Feb 19:200432.
10. Zhibin H. Song screening and management of assymptomatic infection of corona virus disease 2019 (COVID-19). Chin J Prev Med. 2020; (published online March 9.).
11. Shi Y, Wang Y, Shao C, Huang J, Gan J, Huang X, et al. COVID-19 infection: the perspectives on immune responses. Cell Death Differ. 2020 May;27(5):1451-4.
12. Siddiqi HK, Mehra MR. COVID-19 Illness in native and immunosuppressed states: a clinical therapeutic stating proposal. J Heart Lung Transplant. 2020 May;39(5):405-7.
13. Wang M, Cao R, Zhang L, Yang X, Liu J, Xu M, et al. Remdesivir and chloroquine effectively inhibit the recently emerged novel coronavirus (2019-nCoV) in vitro. Cell Res. 2020;30:2-71.
14. Grein J, Ohmagari N, Shin D, Diaz G, Asperges E, Castagna A, et al. Compassionate use of remdesivir for patients with severe Covid-19. N Engl J Med. 2020 June 11;382(24):329-36.
15. Wang Y, Zhang D, Du G, Du R, Zhao J, Jin Y, et al. Remdesivir in adults with severe COVID-19: a randomised, double-blind, placebo-controlled, multicenter trial. Lancet. 2020;395:1569-78.
16. Liu J, Cao R, Xu M, Wang X, Zhang H, Hu H, et al. Hydroxychloroquine, a less toxic derivative of chloroquine, is effective in inhibiting SARS-CoV-2 infection in vitro. Cell Discov. 2020 Mar 18;6:16.
17. Andreani J, Le BM, Duflot I, Jardot P, Rolland C, Boxberger M, et al. In vitro testing of combined hydroxychloroquine and azithromycin on SARS-CoV-2 shows synergistic effect. Microb Pathog. 2020:104228.
18. Geleris J, Sun W, Platt J, Zucker J, Baldwin M, Hripcsak G, et al. Observational study of hydroxychloroquine in hospitalized patients with Covid-19. N Engl J Med. 2020 May7;NEJMoa2012410.
19. Rosenberg ES, Dufort EM, Udo T, Wilberschied LA, Kumar J, Tesoriero J, et al. Association of treatment with hydroxychloroquine or azithromycin with in-hospital mortality in patients with COVID-19 in New York State. JAMA. 2020 May 11.
20. Mahevás M, Tran V-T, Roumier M, Chabrol A, Paule R, Guillaud C, et al. Clinical efficacy of hydroxychloroquine in patients with covid-19 pneumonia who require oxygen: observational comparative study using routine care data. BMJ 2020 May 14;369:m1884.
21. Million M, Lagier J-C, Gautret P, Colson P, Fournier P-E, Amrane S, et al. Early treatment of COVID-19 patients with hydroxychloroquine and azithromycin: A retrospective analysis of 1061 cases in Marseille, France. Travel Med Infect Dis. 2020 May 5;101738.
22. Tang W, Cao Z, Han M, Wang Z, Chen J, Sun W, et al. Hydroxychloroquine in patients with mainly mild to moderate coronavirus disease 2019: open label, randomized controlled trial. BMJ. 2020 May 14;369; m1849.
23. Borba MGS, Val FFA, Sampaio VS, Alexandre MAA, Melo GC, Brito M, et al. Effect of high vs low doses of chloroquine diphosphate as adjunctive therapy for patients hospitalized with Severe

Acute Respiratory Syndrome Coronavirus 2 (SARS-CoV-2) infection: a randomized clinical trial. JAMA Netw Open. 2020 Apr 24;3(4):e208857.
24. Shamshirian A, et al. Hydroxychloroquine versus COVID-19: a rapid systematic review and meta-analysis. Infectious Disease (except HIV/AIDS). 20 abr. 2020.
25. Sarma P, Kaur H, Kumar H, Mahendru D, Avti P, Bhattacharyya A, et al. Virological and clinical cure in COVID-19 patients treated with hydroxychloroquine: a systematic review and meta-analysis. J Med Virol. 2020 Jul;92(7):776-85.
26. Lee N, Allen Chan KC, Hui DS, Ng EK, Wu A, Chiu RW, et al. Effects of early corticosteroid treatment on plasma SARS-associated Coronavirus RNA concentrations in adult patients. J Clin Virol. 2004 Dec;31(4):304-9.
27. Yang Z, Liu J, Zhou Y, Zhao X, Zhao Q, Liu J. The effect of corticosteroid treatment on patients with coronavirus infection: a systematic review and meta-analysis. J Infect. 2020 July;81(1):e13-e20.
28. Li H, Chen C, Hu F, Wang J, Zhao Q, Gale RP, Liang Y. Impact of corticosteroid therapy on outcomes of persons with SARS-CoV-2, SARS-CoV, or MERS-CoV infection: a systematic review and meta-analysis. Leukemia. 2020 June;34(6):1503-11.
29. World Health Organization. Clinical management of severe acute respiratory infection (SARI) when COVID-19 disease is suspected. 2020.
30. Bhimraj A, Morgan RL, Shumaker AH, Lavergne V, Baden L, Cheng VC-C, et al. Infectious Diseases Society of America guidelines on the treatment and management of patients with COVID-19. Clin Infect Dis. 2020 Apr 27;ciaa478.
31. Russell CD, Millar JE, Baillie JK. Clinical evidence does not support corticosteroid treatment for 2019-nCoV lung injury. Lancet. 2020 Feb 15;395(10223):473-5.
32. Zha L, Li S, Pan L, Tefsen B, Li Y, French N, et al. Corticosteroid treatment of patients with coronavirus disease 2019 (COVID-19). Med J Aust. 2020 May;212(9):416-20.
33. Veronese N, Demurtas J, Yang L, Tonelli R, Barbagallo M, Lopalco P, et al. Use of corticosteroids in coronavirus disease 2019 pneumonia: a systematic review of the literature. Front Med. 2020 Apr 24;7:170.
34. Villar J, Ferrando C, Martinez D, Ambrós A, Muñoz T, Soler JA, et al. Dexamethasone treatment for the acute respiratory distress syndrome: a multicentre, randomized controlled trial. Lancet Respir Med. 2020;8(3):267-76.
35. Gattinoni L, Chiumello D, Caironi P, Busana M, Romitti F, Brazzi L, Camporota L. COVID-19 pneumonia: different respiratory treatment for different phenotypes? Intensive Care Med. 2020 June;46(6):1099-102.
36. Matava CT, Yu J, Denning S. Clear plastic drapes may be effective at limiting aerosolization and droplet spray during extubation: implications for COVID-19. Can J Anaesth. 2020 Apr 3.
37. Lucchini A, Giani M, Isgrò S, Rona R, Foti G, et al. The "helmet bundle" in COVID-19 patients undergoing non invasive ventilation. Intensive Crit Care Nurs. 2020 Apr 2;58:102859.
38. Caputo ND, Strayer RJ, Levitan R. Early self-proning in awake, non-intubated patients in the emergency department: a single ED's experience during the COVID-19 pandemic. Acad Emerg Med. 2020 Apr 22.
39. Canelli R, Connor CW, Gonzalez M, Nozari A, Ortega R. Barrier enclosure during endotracheal intubation. N Engl J Med. 2020 Apr 3.
40. Cook TM, El-Boghdadly K, McGuire B, McNarry AF, Patel A, Higgs A. Consensus guidelines for managing the airway in patients with COVID-19: guidelines from the difficult airway society, the Association of Anaesthetists the Intensive Care, the Faculty of Intensive Care Medicine and the Royal College of Anaesthetists. Anaesthesia. 2020 June;75(6):785-99.
41. Alhazzani W, Møller MH, Arabi YM, Loeb M, Gong MN, Fan E, et al. Surviving Sepsis Campaign: guidelines on the management of critically ill adults with coronavirus Disease 2019 (COVID-19). Intensive Care Med. 2020 May;46(5):854-87.
42. National Institutes of Health. Coronavirus disease 2019 (COVID-19) treatment guidelines. 2020.
43. Gattinoni L, Coppola S, Cressoni M, Busana M, Rossi S, Chiumello D. Covid-19 does not lead to a "typical" acute respiratory distress syndrome. Am J Respir Crit Care Med. 2020 May15;201(10):1299-300.

44. Gattinoni L, Chiumello D, Rossi S. COVID-19 pneumonia: ARDS or not? Crit Care. 2020 Apr 16;24(1):154.
45. NHS England. Clinical guide for the management of critical care for adults with COVID-19 during the coronavirus pandemic; 2020.
46. Marini JJ, Gattinoni L. Management of COVID-19 respiratory distress. JAMA. 2020 Apr 24.
47. Xu X, Han M, Li T, Sun W, Wang D, Fu B, et al. Effective treatment of severe COVID-19 patients with tocilizumab. Proc Natl Acad Sci USA. 2020.
48. Luo P, Liu Y, Qiu L, Liu X, Liu D, Li J. Tocilizumab treatment in COVID-19: A single center experience. J Med Virol. 2020 July;92(7):814-8.
49. Tang N, Bai H, Chen X, Gong J, Li D, Sun Z. Anticoagulant treatment is associated with decreased mortality in severe coronavirus disease 2019 patients with coagulopathy. J Thromb Haemost. 2020;18(5):1094-9.
50. Shi C, Wang C, Wang H, et al. The potential of low molecular weight heparin to mitigate cytokine storm in severe COVID-19 patients: a retrospective clinical study. medRxiv. 2020:2020.2003.2028.20046144.
51. Jin Y-H, Cai L, Cheng Z-S, Cheng H, Deng T, Fan Y-P, et al. A rapid advice guideline for the diagnosis and treatment of 2019 novel coronavirus (2019-nCoV) infected pneumonia (standard version). MilMed Res 2020 Feb 6;7(1):4.

# COVID-19 EM GASTROENTEROLOGIA: FISIOPATOGÊNESE E MANIFESTAÇÕES CLÍNICAS

CAPÍTULO 4

Gláucio Nóbrega de Souza
Marco Antônio Zerôncio

## CONSIDERAÇÕES INICIAIS

No final de dezembro de 2019, autoridades chinesas relataram que um grupo de pacientes teria desenvolvido um quadro de pneumonia de causa desconhecida e que estaria ligado, epidemiologicamente, a um tradicional mercado popular na cidade de Wuhan, na China.[1,2]

O agente etiológico foi identificado logo em seguida, tendo-se, então, o surgimento no cenário científico mundial de um "novo β-Coronavírus", denominado pelo *International Committee on Taxonomy of Viruses (ICTV)* de *Severe Acute Respiratory Syndrome Coronavirus 2* (SARS-CoV-2),[3-5] o sétimo coronavírus, pertencente a uma grande família (*Coronaviridae*) de RNA-vírus, capaz de infectar seres humanos,[6] com um código genético que se equipara aos dos outros membros descritos da família Coronavírus, também responsáveis pela ocorrência de importantes epidemias em alguns países, sobretudo o *Severe Acute Respiratory Syndrome Coronavirus* (SARS-CoV), no ano de 2002, e o *Middle East Respiratory Syndrome Coronavirus* (MERS-CoV), em 2012.[6,7] O genoma do SARS-CoV assemelha-se em quase 80% ao do SARS-CoV-2.[3-8]

A partir de então, a Organização Mundial da Saúde (OMS) passou a chamar, oficialmente, a doença associada a esse novo coronavírus de COVID-19 (*Coronavirus Disease*), ou doença do coronavírus (em tradução livre), enquanto o número 19 se reporta ao ano do seu surgimento: 2019.[9] Em 11 de março de 2020, considerando a rápida disseminação do vírus e os níveis alarmantes de contaminação mundial, a OMS declara e eleva a doença causada pelo SARS-CoV-2 para o nível de pandemia.[10]

A cada dia se conhece mais sobre as várias formas de apresentação clínica da doença, dentro de um grande esforço mundial na obtenção e no compartilhamento de dados e de informações. Já se sabe, nesse sentido, que a COVID-19 apresenta-se, inicialmente, de forma geral, como um quadro clínico respiratório que, em sua maioria, é leve, semelhante a um resfriado comum. No entanto, em alguns casos, pode evoluir para problemas clínicos mais severos, como a Síndrome Respiratória Aguda Grave e outras complicações orgânicas que, em conjunto, podem levar o paciente a óbito.[11]

Adicionalmente, há também evidências científicas irrefutáveis de que a doença acomete, preferencialmente, alguns subgrupos populacionais (mas não exclusivamente), dentre eles os idosos, bem como alguns pacientes portadores de doenças crônicas, a exemplo da obesidade, hipertensão arterial, diabetes melito, asma brônquica, doenças cardiovasculares e portadores de câncer. No entanto, cada vez mais tem afetado, também, indivíduos jovens e saudáveis.[12]

Embora o quadro clínico mais frequentemente relatado dentro do espectro clínico da COVID-19 seja, efetivamente, relacionado com as queixas respiratórias, associadas a um quadro geral de febre, cefaleia e mialgias, relatos crescentes de manifestações extrarrespiratórias, a exemplo das queixas gastrointestinais, têm surgido na literatura. Dentre estas, as mais frequentemente descritas são a falta de apetite, a diarreia, as náuseas e os vômitos, a perda do paladar e a dor abdominal.[13,14]

Interessantemente, dados da literatura já demonstram manifestações digestivas nos pacientes infectados por coronavírus. Especificamente, no caso dos portadores de MERS, um total de 35% dos pacientes apresentou um quadro digestivo, sendo a diarreia mencionada em torno de 22% e os vômitos em aproximadamente 17% dos pacientes afetados. Por sua vez, nos pacientes com SARS, foram relatadas queixas de diarreia entre 16 e 73% dos casos.[15,16] Atualmente, para os pacientes acometidos pela COVID-19, os trabalhos publicados na literatura também já evidenciam uma prevalência significativa dos sintomas gastrointestinais.[14,17,18]

Uma informação clinicoepidemiológica relevante tem sido igualmente descrita com frequência dentro do cenário atual da pandemia pelo SARS-CoV-2, sendo esta a possibilidade da transmissão fecal-oral do vírus na população (ao lado das evidências já consolidadas da disseminação infecciosa pela via respiratória), considerando a detecção do RNA viral em amostras fecais dos pacientes infectados, o que, por seu turno, corrobora o real tropismo e o consequente acometimento do aparelho digestório pelo coronavírus.[13,18]

Com efeito, a presença do RNA viral do SARS-CoV em amostras de fezes dos pacientes acometidos já foi, também, historicamente evidenciada. Análises de microscopia eletrônica em cólon e intestino delgado já demonstravam replicação viral em atividade nos pacientes infectados.[19,20]

Adicionalmente, outro aspecto digno de registro e extremamente significativo dentro do cenário global da infecção pelo SARS-CoV-2, sobretudo no que diz respeito à transmissibilidade da doença, e de forma mais proeminente naqueles pacientes assintomáticos, é o risco relacionado com a presença do RNA viral no aparelho digestório, durante a realização dos procedimentos endoscópicos, quando pacientes e profissionais de saúde encontram-se potencialmente expostos. Normas e diretrizes para realização de exames com segurança dos procedimentos endoscópicos já têm sido publicadas na literatura, assunto que será especificamente contemplado neste livro.[21]

Neste capítulo, serão abordados os mecanismos envolvidos no tropismo do SARS-CoV-2 pelo aparelho digestório, as principais manifestações clínicas, digestivas, da COVID-19 e suas consequências, a possibilidade da transmissão fecal-oral do vírus e suas implicações clinicoepidemiológicas, bem como o manejo da enfermidade em pacientes portadores da doença inflamatória intestinal.

## MECANISMOS DE ENVOLVIMENTO DO TRATO GASTROINTESTINAL

No entendimento da fisiopatogênese da infecção humana pelo SARS-CoV-2, observa-se que o processo infeccioso se dá, inicialmente, pelo epitélio respiratório e, por consequência, também o processo de transmissibilidade da doença.

O vírus SARS-CoV-2 utiliza, em seu mecanismo de infecção e replicação na célula hospedeira, receptores funcionais presentes nas células epiteliais alveolares tipo II (AT2) dos pulmões: a enzima conversora de angiotensina 2 ACE2. Estes receptores são também encontrados, de forma abundante, ao longo do trato gastrointestinal, sobretudo no estômago, intestino delgado e cólon, bem como na cavidade oral, com implicações relevantes na fisiopatogênese e nas possíveis vias de transmissão viral extrarrespiratória.[13,22-24]

Trabalhos da literatura demonstram, efetivamente, níveis teciduais expressivos da ACE2 no aparelho digestório, até mesmo acima daqueles encontrados no trato respiratório inferior, fortalecendo, em outra vertente, a teoria da transmissão fecal-oral do vírus.[23-26]

Lin L *et al.*, por seu turno, também demonstram, de forma inequívoca, a presença do SARS-CoV-2 no trato gastrointestinal, evidenciando o RNA viral em fragmentos de biópsias endoscópicas do esôfago, estômago, duodeno e reto de alguns pacientes.[27]

Além da expressão da ACE2 ao longo do aparelho digestório, observa-se a presença destes receptores também nos colangiócitos (principalmente) e nos hepatócitos, com possibilidades, portanto, de danos às vias biliares e ao fígado pelo vírus.[28] Acredita-se que os mecanismos envolvidos nas lesões hepatobiliares (descritos em profundidade em outro capítulo desde livro) estejam relacionados não só com o efeito lesivo da infecção pelo próprio SARS-CoV-2, mas também como decorrentes do próprio processo inflamatório sistêmico vigente em determinada fase da doença, bem como de possíveis medicações utilizadas na abordagem terapêutica do paciente acometido pela COVID-19.

Da mesma forma, lesões pancreáticas também têm sido relatadas como secundárias à infecção pelo SARS-CoV-2. Wang *et al.* identificaram dano pancreático em 9 (17%) de 52 pacientes COVID-19 positivos, internados com pneumonia.[29]

Discute-se na literatura quais seriam os possíveis mecanismos envolvidos na agressão ao pâncreas pelo SARS-CoV-2, considerando-se a expressão significativa dos receptores ACE2 na glândula pancreática. Atribui-se o dano como possivelmente secundário, não só ao *status* inflamatório sistêmico, imunomediado, observado no curso da COVID-19, bem como ao efeito citopático do próprio vírus. Ademais, danos por medicações previamente administradas são igualmente considerados dentro do diagnóstico diferencial da pancreatopatia nos pacientes infectados.[29-31]

Em relato interessante de To KK *et al.*, foi igualmente observada a presença do vírus em amostras de saliva de 11 (91,7%) de 12 pacientes internados, com um declínio evolutivo nos títulos salivares do RNA viral no decorrer da doença[32]. A presença do vírus na saliva pode também apresentar, por seu turno, implicações adicionais na compreensão da epidemiologia da doença (infectividade).

Esse tropismo do coronavírus pelo trato gastrointestinal, além das vias respiratórias, pode realmente explicar as queixas digestivas frequentemente observadas e relatadas pelos pacientes acometidos pela COVID-19. No entanto, é importante também atentar para o fato de que, em alguns pacientes COVID-19 positivos, o quadro de diarreia, náuseas e vômitos pode ser ocasionado ou agravado pelos eventuais efeitos colaterais das próprias medicações empregadas no tratamento da doença.[33-34]

Já no íleo e no cólon, tem-se que a expressão igualmente elevada dos receptores ACE2 nos enterócitos modula o processo inflamatório intestinal, e está associada à homeostase e à regulação da microflora intestinal. Alterações na funcionalidade desse complexo sistema, secundárias à infecção intestinal pelo SARS-CoV-2, podem justificar o surgimento desta que é uma das queixas digestivas mais frequentemente relatadas pelos pacientes, o quadro de diarreia, considerando o processo inflamatório induzido, a condição de disbiose instalada, secundária às alterações na composição da flora intestinal, bem como o processo disabsortivo presente, resultante da destruição dos enterócitos. Distúrbios no eixo cérebro-intestino podem, do mesmo modo, contribuir para a instalação do quadro diarreico nos pacientes.[35-39]

Lan P et al. também destacam, de forma bastante interessante, o fato de que as alterações na composição e na função da flora intestinal, secundárias ao processo inflamatório induzido pela infecção do SARS-CoV-2, podem afetar funções do aparelho respiratório, por meio de um sistema imunológico comum de mucosa, ou seja, alterações respiratórias interferindo na homeostase gastrointestinal, mutuamente, pelo eixo intestino-pulmão, e que poderia, da mesma forma, explicar o acometimento simultâneo de alguns pacientes com COVID-19, que apresentam distúrbios gastrointestinais e pneumonia dentro do quadro clínico da doença. Essa interação entre o microbioma intestinal e pulmonar e suas consequências é relatada, sobretudo, nos pacientes críticos.[14,40-42]

Historicamente, conforme anteriormente mencionado, observa-se que a literatura científica já relata a presença do RNA de membros da família coronavírus nas fezes dos pacientes infectados. Na SARS, por exemplo, foi demonstrada a detecção viral (SARS-CoV) nas amostras fecais em 86 a 100% dos pacientes no decorrer da doença, persistindo acima de 30 dias; na MERS, por sua vez, o RNA viral (MERS-CoV) foi detectado em 14,6% das amostras de fezes dos pacientes infectados.[16,19,20,43-45]

No que se refere à presença do SARS-CoV-2 nas amostras fecais dos pacientes acometidos pela infecção, diversos relatos demonstram, efetivamente, a presença do RNA viral, inclusive com percentuais relevantes de positividade, em torno de 50% dos casos, podendo persistir o vírus por dias e até semanas, mesmo após a negativação dos exames respiratórios, fortalecendo, também, a hipótese da transmissão viral também por via extrarrespiratória (fecal-oral).[22,46-53]

Com efeito, esta presença arrastada do RNA viral nas fezes dos pacientes tem potencial para acarretar impactos importantes no manuseio clínico e epidemiológico da doença, sobretudo para aqueles pacientes considerados "curados" (testes respiratórios negativos).

No entanto, apesar de todas as evidências científicas robustas desta presença do RNA viral (SARS-CoV-2) nas amostras fecais dos pacientes infectados, não há, à luz dos conhecimentos científicos atuais, demonstração inequívoca de infectividade fecal-oral pelo vírus.[50,53-55]

## MANIFESTAÇÕES CLÍNICAS

Apresentaremos, em seguida, alguns dados relevantes constantes na literatura sobre as manifestações clínicas, digestivas, secundárias à infecção pelo SARS-CoV-2, bem como sobre a plausibilidade da transmissão fecal-oral da doença, tema este ainda envolto por incertezas científicas. Por outro lado, é importante registrar e considerar que os trabalhos científicos publicados são, em sua maioria, heterogêneos, retrospectivos, com limitações metodológicas reais e com alguns dados conflitantes.

Dentre as manifestações relacionadas com o aparelho digestório, secundárias à infecção pelo SARS-CoV-2, as mais comumente descritas na literatura são as queixas de falta de apetite, diarreia (até com quadros de vários episódios por dia), náuseas, vômitos e dor abdominal (epigástrica, difusa ou mal definida), com algumas dessas apresentações até mesmo precedendo o quadro clássico geralmente apresentado da COVID-19, como febre, tosse seca, dispneia, dor de garganta, mialgias, cefaleia, calafrios, perda do paladar e do olfato.[11]

O entendimento e o reconhecimento precoce das apresentações extrarrespiratórias da COVID-19, sobretudo do quadro digestivo, têm implicações importantes, não só na precocidade e na eficácia do tratamento, mas também no controle evolutivo da doença (e de suas potenciais complicações indesejáveis). Ademais, distintas estratégias poderão ser recomendadas no manuseio da infecção, do início ao período pós-alta do paciente, considerando a possibilidade da presença contínua do vírus nas fezes, mesmo com a negativação do SARS-CoV-2 em vias respiratórias.

Com efeito, alguns trabalhos da literatura têm evidenciado uma evolução desfavorável daqueles pacientes portadores da COVID-19 com manifestações digestivas associadas, a exemplo de um quadro mais severo de pneumonia, internação em CTI e necessidade de suporte ventilatório, além das queixas gerais associadas ao quadro, que se apresentam de forma igualmente mais acentuadas, como fadiga, febre, cefaleia e dificuldade respiratória.[46,56,57]

Digno de registro é o interessante artigo científico de Siddiqi *et al.*, no qual os autores descrevem e propõem uma classificação do espectro fisiopatológico e clínico da COVID-19, em três etapas crescentes de gravidade, desde o início da infecção pelo SARS-CoV-2: estágio/fase I (leve) – fase inicial, do contágio e da replicação viral, com a presença dos sintomas gerais, leves e inespecíficos. O vírus SARS-CoV-2 liga-se inicialmente aos receptores ACE2, presentes no trato respiratório e também no aparelho digestório; estágio/fase II - período do acometimento pulmonar, com possiblidade de pneumonia viral e de queixas respiratórias associadas, sem hipóxia (IIa) e com hipóxia (IIb). Alguns pacientes podem ser hospitalizados nesse estágio; estágio/fase III - a mais grave da doença, na qual se observa uma resposta sistêmica inflamatória acentuada. As queixas digestivas podem-se apresentar já desde o início do quadro, na fase I, juntamente com as manifestações sistêmicas gerais, mas poderão estar presentes também nas fases mais adiantadas da doença.[11,58]

Em publicação recente, Redd WD *et al.*, em estudo multicêntrico com pacientes portadores da COVID-19, atendidos em hospitais terciários, públicos, em Massachusetts, nos Estados Unidos, avaliaram a prevalência de todos os sintomas gastrointestinais referidos por 318 pacientes hospitalizados, adultos, já durante a admissão, bem como a correlação entre os sintomas mencionados e, respectivamente, demais manifestações clínicas extradigestivas, análise laboratorial, evolução do quadro clínico e dados demográficos dos pacientes.[59]

As queixas digestivas foram as mais predominantes em cerca de 20% dos pacientes portadores de COVID-19 admitidos, e, por outro lado, foram as queixas iniciais, em torno de 14% dos casos. Aproximadamente 61% dos pacientes com quadro digestório apresentaram pelo menos uma das manifestações já durante a admissão. As mais comumente relatadas foram: anorexia (34,8%) e diarreia (33,7%), seguidas por náuseas (26,4%), vômitos (15,4%), dor abdominal (14,5%) e perda de peso em torno de 9,4%.

Adicionalmente, naqueles pacientes com queixas no aparelho digestório, foi também relatado um quadro clínico mais acentuado de fadiga (65,1% *vs.* 45,5%; p = 0,0006), mialgias (49,2% *vs.* 22%; p < 0,0001), bem como de manifestações em orofaringe (21,5% *vs.* 9,8%; p = 0,0064), além da perda do paladar e do olfato, que também foram mais observadas nesse grupo de pacientes (16,9% *vs.* 6,5%; p = 0,0064). No entanto, não houve diferenças entre os grupos com e sem queixas digestivas, no que diz respeito aos exames laboratoriais, evolução clínica, internação na unidade de terapia intensiva, ventilação mecânica e mortalidade.

Os autores destacam, por outro lado, que o estudo foi realizado em pacientes internados, portanto, aqueles pacientes ambulatoriais (maioria, epidemiologicamente), com quadros mais leves ou moderados, não teriam sido avaliados, denotando, portanto, algumas limitações metodológicas da análise.

Em trabalho publicado na China, os autores descreveram e correlacionaram os aspectos clínicos (incluindo sintomas respiratórios e digestivos) de pacientes COVID-19 positivos com as manifestações digestivas apresentadas, em um estudo descritivo, multicêntrico, com 204 pacientes admitidos em ambiente hospitalar. Das queixas relatadas, cerca de 50% dos pacientes apresentaram uma ou mais manifestações digestivas, das quais 47% associadas aos sintomas respiratórios. Do quadro relacionado com o aparelho digestório, a falta de apetite foi predominante, observada em 78,6% dos casos, a diarreia em 34%, os vômitos em 3,9% e a dor abdominal em 1,9% dos casos.[14]

Relataram, ainda, os autores, que aqueles pacientes com queixas digestivas apresentavam história de uma doença mais arrastada à admissão (9 *vs.* 7,3 dias), e que, em alguns casos, estas queixas gastrointestinais abriram o quadro das manifestações clínicas da COVID-19, na ausência das queixas respiratórias clássicas. Verificaram, igualmente, alguns parâmetros laboratoriais mais alterados nos pacientes com queixas digestivas associadas, bem como um quadro mais proeminente destas manifestações do aparelho digestório à medida que a doença se agravava. Concluem, destacando a concreta possibilidade das manifestações digestivas dentro do quadro inicial dos pacientes infectados, e da maior morbidade associada, mas assinalam, também, sobre as limitações metodológicas de estudo.

Em estudo retrospectivo realizado em Wuhan, epicentro inicial da doença, foram avaliados 1.141 casos admitidos com COVID-19, dos quais 183 (16%) apresentavam somente queixas gastrointestinais. O sintoma digestivo mais comumente relatado foi a perda do apetite, seguido por náuseas e vômitos, que ocorreram em aproximadamente 2/3 dos casos. Diarreia e dor abdominal foram relatados por 37% e 25% dos pacientes, respectivamente.[60]

Já em outro estudo envolvendo 1.099 pacientes COVID-19 positivos, de 552 hospitais na China, as queixas de náuseas ou vômitos foram relatadas em percentuais menos expressivos, em cerca de 5%, e a diarreia em 3,8% dos casos avaliados.[61]

Ainda na China, em Wuhan, em mais um relato, na análise dos dados de 140 pacientes hospitalizados com COVID-19, os sintomas gastrointestinais (náuseas, vômitos, diarreia, falta de apetite, dor abdominal e eructações) foram descritos em aproximadamente 40% dos pacientes.[62]

Wei *et al.* publicaram igualmente, que, na análise de 84 pacientes infectados pelo SARS-CoV-2, hospitalizados, com pneumonia, aqueles com manifestações de diarreia apresentavam um quadro clínico mais acentuado de queixas gerais, ou seja, cefaleia, mialgia e fadiga, bem como tosse, náuseas e vômitos, mais frequentemente do que aqueles pacientes sem queixas de diarreia. Ademais, observaram que os pacientes que não tinham queixas digestivas apresentavam quadro clínico relacionado com a COVID-19 mais curto, ou seja, recebiam alta mais precocemente. Assinalaram ainda os autores que a maior detecção do RNA viral nas fezes dos pacientes com queixas de diarreia indicaria que a infecção pelo SARS-CoV-2 no aparelho digestório possivelmente seria mais comum e severa nestes casos.[63]

Liang W *et al.*, por sua vez, relatam três estudos com diferenças nos percentuais relativos às queixas de diarreia nos pacientes acometidos por COVID-19: entre 2% e 33%. Inferem os autores, com esses dados, que as manifestações de diarreia podem se encontrar efetivamente subestimadas em algumas situações.[36]

O primeiro caso descrito de COVID-19 nos Estados Unidos, em janeiro de 2020, apresentou queixas de náuseas e vômitos, bem como desconforto abdominal, já no início do quadro clínico, tendo posteriormente desenvolvido manifestações de diarreia após a internação hospitalar. O RNA viral foi detectado também nas amostras respiratórias e fecais deste paciente.[64]

Em estudo retrospectivo, tipo caso controle, no epicentro da infecção por SARS-CoV-2 em Nova York, Nobel *et al.* avaliaram a associação de sintomas gastrointestinais (diarreia, náuseas e vômitos) em pacientes que testaram positivo para COVID-19, comparando-os com os casos negativos, atendidos em condições clínicas semelhantes.[65]

Observaram que os pacientes portadores de queixas digestivas (diarreia, náuseas e/ou vômitos) tinham maior probabilidade de apresentar resultado positivo para COVID-19, comparativamente àqueles sem queixas gastrointestinais (61% vs. 39%, p = 0,04), quando da época da testagem. Ademais, a maioria dos pacientes com manifestações digestivas relatava histórico maior de dias de doença (forma indolente), geralmente acima de uma semana, quando comparados com aqueles sem queixas (33% vs. 22%, respectivamente; p = 0,048). Relataram ainda, os autores, índices mais baixos de mortalidade durante o acompanhamento em curto prazo nos pacientes com queixas digestivas, mencionando paralelamente o fato de que são conclusões ainda preliminares, considerando as limitações do estudo.

Em estudo metanalítico, incluindo 60 trabalhos científicos com 4.243 pacientes COVID-19 positivos, a prevalência (agrupada) dos sintomas gastrointestinais foi registrada em 17,6% dos pacientes. As queixas digestivas e os respectivos percentuais de prevalência encontrados foram: a falta de apetite (26,8%), diarreia (12,5%), náuseas/vômitos (10,2%), e dor/desconforto abdominal (9,2%).[47]

Importante metanálise foi também publicada pela *American Gastroenterological Association (AGA)*, com as recomendações oficiais do comitê de diretrizes clínicas da instituição, em que foram analisadas as respectivas prevalências das manifestações digestivas (diarreia, náuseas, vômitos e dor abdominal, bem como anormalidades da função hepática) em pacientes portadores da COVID-19, em 47 estudos, totalizando 10.890 pacientes.[66]

A maioria expressiva dos trabalhos científicos selecionados neste estudo foi da China (70%). No entanto, apesar das limitações metodológicas dos trabalhos incluídos, ressaltadas pelos autores, observaram-se as seguintes prevalências dos sintomas gastrointestinais: diarreia, náuseas e vômitos em torno de 7,8%, e dor abdominal em aproximadamente 2,7% dos pacientes. Os estudos selecionados foram realizados, em grande parte, nos pacientes hospitalizados. Já em relação às alterações nas transaminases hepáticas, foram observados os seguintes percentuais de anormalidades: AST 15% (13,6 a 16,5%) e ALT 15% (13,6 a 16,4%). Concluem os autores que os sintomas gastrointestinais estão associados à COVID-19 em menos de 10% dos pacientes, mas que nos estudos realizados fora da China os percentuais observados são realmente maiores.

Também em outra metanálise publicada em maio de 2020, por Ren Mao *et al.*, de uma análise de 35 estudos incluindo 6.686 pacientes COVID-19 positivos, os autores observaram prevalência (agrupada) de sintomas gastrointestinais em torno de 15% dos pacientes, sendo os mais comumente relatados as náuseas ou vômitos, a diarreia e a perda de apetite. Verificaram, ainda, que os pacientes com manifestações digestivas apresentavam retardo em seu diagnóstico infeccioso, bem como maior índice de complicações. Ademais, aqueles casos com quadro clínico mais severo tinham maior possibilidade de dor abdominal e danos hepáticos associados. Dado relevante igualmente observado, foi que cerca de 10% dos pacientes apresentaram queixas digestivas sem sintomas respiratórios.[46]

Por seu turno, Wu Y *et al.* divulgaram aspectos clínicos de pacientes sabidamente positivos para COVID-19, correlacionando-os com testes respiratórios e a presença de antígeno fecal do SARS-CoV-2, durante todo o curso da doença, em 98 pacientes internados. Foram coletadas amostras respiratórias e fecais de 74 (76%) pacientes. Destes, a pesquisa do RNA do SARS CoV-2 nas fezes foi negativa em 33 (45%), e positiva em 55% dos pacientes avaliados. Dado relevante observado foi que os pacientes permaneceram com as amostras fecais reagentes por uma média de 27 dias, após o início dos primeiros sintomas, e cerca de 11 dias a mais do que a positividade das amostras respiratórias.[50]

Em suas análises, os autores relatam, também, que os sintomas gastrointestinais não estavam associados, obrigatoriamente, à presença do RNA viral nas amostras de fezes, bem como não havia correlação entre a gravidade da sintomatologia e a positividade prolongada do RNA viral fecal. Destacam ainda a permanência do RNA viral em amostras fecais, por dias ou semanas, em mais da metade dos pacientes, mesmo com a negativação dos testes respiratórios, favorecendo a possibilidade da transmissibilidade do vírus via fecal oral. Ademais, recomendam também a pesquisa diagnóstica do vírus em amostras de fezes, após a depuração do RNA viral das vias respiratórias. Por fim, alertam sobre os cuidados com as fezes em ambientes fechados, a exemplo de albergues, dormitórios, navios de cruzeiros, trens e ônibus, bem como reforçam a necessidade de estudos confirmatórios para as hipóteses apresentadas.

Cheung KS *et al.*, em metanálise aqui já mencionada, relatam que, dos 4.243 pacientes com COVID-19 estudados, houve a detecção do RNA viral nas fezes em cerca de 48% dos casos no curso da doença, com persistência prolongada em até 70,3% destes pacientes, mesmo com exames respiratórios negativos.[47]

Nesse mesmo sentido, Xiao F *et al.*, considerando a presença do RNA viral nas fezes de pacientes hospitalizados por COVID-19, em 23% daqueles casos que negativaram o vírus em vias respiratórias, recomendam pesquisa rotineira do SARS-CoV-2 nas fezes dos pacientes internados e que se mantenham as recomendações e precauções para os casos positivos.[22]

Destarte, a despeito das distintas prevalências observadas na literatura relativas às manifestações no aparelho digestório da COVID-19, necessário se faz a todo profissional envolvido na assistência aos pacientes, sobretudo clínicos e gastroenterologistas, considerar que, efetivamente, o quadro digestivo poderá não só fazer parte do amplo espectro da doença, mas, também, abrir as manifestações possíveis da infecção pelo SARS-CoV-2, com potencial, inclusive, para repercussões clínicas importantes na evolução dos pacientes. Ademais, considerando-se a eliminação e a presença viral nas fezes de alguns pacientes infectados, deve-se atentar também, conforme aqui já sobejamente mencionado, para possibilidade da contaminação fecal-oral da doença, hipótese está ainda em investigação e análise científica.

## MANEJO CLÍNICO DOS PACIENTES PORTADORES DE DOENÇA INFLAMATÓRIA INTESTINAL

A COVID-19 tem trazido para o âmbito da doença inflamatória intestinal (DII) muitos questionamentos legítimos, em virtude de algumas de suas peculiaridades clínicas. Ao contrário do que ocorre em muitos outros problemas médicos ligados ao tubo digestório, os pacientes com DII geralmente desenvolvem uma deterioração orgânica significativa durante as fases agudas do processo inflamatório, principalmente quando se apresentam mais debilitados, com atividade moderada a grave. Em tese, este fato, isoladamente, já poderia predispor o indivíduo a complicações infecciosas mais sérias, em uma pandemia viral tão agressiva, especialmente quando sabemos que pessoas com comorbidades têm maior risco de morte por COVID-19.[67]

Outra considerável preocupação, além do comprometimento orgânico dos casos mais graves, é o uso de medicamentos com efeito imunossupressor, situação muito comum quando se fala em terapia na DII.[68,69] Ademais, muitos medicamentos biológicos são administrados em centros de infusão, o que tem gerado inquietação entre os pacientes, que temem ser contaminados nas unidades de atendimento. As dúvidas sobre o manejo de pacientes com DII neste momento, portanto, estão embasadas em uma necessidade real de propostas para padronização de condutas.

Em poucas semanas, entidades médicas diversas se mobilizaram rapidamente para elaborar conjuntos de informações sobre como dever-se-ia proceder frente a esta pandemia, em relação aos portadores de DII.[70-77] As principais medidas sugeridas são muito semelhantes entre as publicações, e serão sintetizadas a seguir. Deve-se ter em mente, conforme atestam seus autores, que os conteúdos foram criados a partir de opiniões de especialistas, em virtude dos limitados conhecimentos até o presente sobre este novo agente viral.

Principais recomendações para portadores de DII em relação à pandemia pela COVID-19:[70-77]

1. As medidas gerais de higiene e os cuidados quanto ao distanciamento social orientados à população em geral devem, naturalmente, ser obedecidos. O trabalho domiciliar é encorajado.
2. Os pacientes com DII não parecem ter risco aumentado de infecção por SARS-CoV-2, assim como não há evidências de que a DII, por si só, predisponha a casos mais graves de COVID-19.
3. As medidas conhecidas para manutenção da remissão são consideradas fundamentais no contexto atual, a fim de se evitar o escalonamento terapêutico por conta da reativação da doença, o que poderia levar à necessidade de aumento da imunossupressão medicamentosa, do uso de corticosteroides, ou até mesmo de internações hospitalares e de busca por serviços de emergência, com consequente exposição dos pacientes a situações de maior risco.
4. Com base nos dois últimos itens, a manutenção das medicações para aqueles pacientes estáveis e não infectados é considerada regra geral em todas as publicações.
5. Os pacientes estáveis e infectados por SARS-CoV-2, sem manifestações clínicas, devem ter doses de prednisona reduzidas para < 20 mg/dia. A terapia pode ser modificada para budesonida oral, quando factível. Tiopurinas, metotrexato e tofacitinibe devem ser suspensos temporariamente. As novas doses de terapias biológicas com anti-TNF, vedolizumabe e ustequinumabe devem ser adiadas por duas semanas, a fim de se aguardar a evolução da COVID-19. Evidentemente, considerando a meia-vida longa destas medicações, os pacientes ainda estariam, habitualmente, sob o efeito farmacológico residual durante este período.
6. Para os pacientes em remissão com COVID-19 confirmada, os medicamentos que induzem imunossupressão em geral deverão ser suspensos até a resolução do quadro clínico. Poderão ser mantidos, portanto, os aminossalicilatos, a budesonida, as terapias nutricionais e os antibióticos. Corticosteroides deverão ser suspensos o mais rapidamente possível, respeitando-se o desmame, quando apropriado. Tiopurinas, metotrexato e tofacitinibe devem ser suspensos na fase aguda da COVID-19, assim como agentes biológicos anti-TNF e ustequinumabe. Alguns grupos colocam em dúvida a necessidade de suspensão do vedolizumabe, mas a maioria concorda que este deva seguir as mesmas recomendações dos demais medicamentos biológicos, principalmente se o paciente que o utiliza está em remissão.
7. Os pacientes com DII e atividade inflamatória intestinal confirmada durante a COVID-19, devem receber tratamento adequado para a DII, de acordo com a necessidade do quadro clínico, pesando-se a relação risco-benefício em contraste com a

gravidade da COVID-19. Não parece apropriado restringir o tratamento com imunossupressores e biológicos na DII com atividade moderada ou grave, se o quadro clínico da COVID-19 é leve, principalmente em pacientes ambulatoriais. Por outro lado, em pacientes hospitalizados, com COVID-19 grave, o tratamento da DII normalmente será suspenso. A utilização da endoscopia para diagnóstico diferencial em casos de suspeita de reativação grave está justificada, enquanto as endoscopias eletivas de casos não graves deverão ser adiadas.
8. Em casos mais leves de reativação da DII e COVID-19 confirmada, as terapias que induzam menos imunossupressão serão preferidas.
9. Em caso de um contato familiar desenvolver COVID-19, o paciente com DII deverá suspender todos os tratamentos que induzem imunossupressão até 14 dias depois de passado o quadro clínico da infecção do familiar.
10. Tiopurinas e tofacitinibe têm correlação com a redução da imunidade para alguns vírus, portanto, iniciar estas terapias, isoladamente, não parece apropriado neste momento. Paradoxalmente, existem informações muito preliminares de que as tiopurinas têm algum efeito antiviral, mas estas informações não devem ser utilizadas para indicá-las para esta finalidade.
11. A associação de agentes biológicos com imunossupressores deverá ser evitada na medida do possível. Para os pacientes que já estão em terapia combinada (imunobiológico + imunossupressor) em remissão profunda ou em pacientes idosos, deve ser considerada a suspensão temporária do imunossupressor. Se possível, deve-se utilizar dosagens de níveis séricos para guiar a decisão.
12. Pacientes idosos (> 60 anos) e estáveis em uso de tiopurinas deverão ser considerados para suspensão temporária da medicação.
13. Não se sabe se o eventual dano pulmonar causado por metotrexato poderia agravar casos de COVID-19.
14. As unidades de infusão devem ter protocolos específicos para lidar com o acolhimento dos pacientes e com a administração dos fármacos de maneira segura (interrogatório dirigido para sintomas da COVID-19, para sua possível exposição, aferição da temperatura corpórea, distanciamento entre cadeiras de pelo menos 2 metros, máscaras e desinfecção apropriada após os procedimentos).
15. Não está indicada a troca automática de medicação IV para SC em pacientes estáveis, a fim de se evitar o comparecimento do paciente à unidade de infusão. A substituição não garante a manutenção do benefício clínico, expondo o paciente a uma possível reativação e às suas consequências. Para início de tratamento, entretanto, a via SC parece mais apropriada durante a pandemia.
16. A diarreia pode fazer parte do quadro clínico da COVID-19 em estatísticas variadas, a depender da publicação. Este fato não deve ser confundido com eventual reativação da DII nos pacientes infectados. Nestes, em geral, também poderão surgir sintomas usuais da COVID-19, como febre e queixas respiratórias.
17. Ainda não são conhecidos os principais fatores prognósticos adversos para COVID-19 em pacientes com DII. Uma grande força-tarefa internacional está reunindo informações dos pacientes infectados em um banco de dados denominado SECURE-IBD. Até o dia em que foi elaborada esta publicação, um total de 1.170 casos havia sido relatado. Os maiores percentuais de mortalidade encontrados até o presente estão vinculados à idade superior a 60 anos, ao sexo masculino, ao diagnóstico de retocolite ulcerativa (em relação à doença de Crohn), ao tabagismo, ao número de comorbidades

(principalmente duas ou mais), ao uso de corticosteroides e à monoterapia com metotrexato. Os dados são muito dinâmicos e, à medida que novos casos são acrescentados, estas informações devem ser avaliadas com cautela.[78]
18. Não está claro se a presença de inflamação intestinal em pacientes com DII atuaria como fator prognóstico adverso isolado quanto à forma de evolução da COVID-19. No banco de dados do SECURE-IBD, ainda não é possível estabelecer uma correlação.
19. Os procedimentos cirúrgicos eletivos devem ser postergados.
20. Os médicos e os pacientes são estimulados a realizar consultas virtuais na medida do possível durante a pandemia, evitando-se a maioria dos exames de rotina, a fim de não expor os pacientes em centros médicos e laboratórios.
21. O trabalho em casa poderá ajudar a reduzir a contaminação dos pacientes que estejam em imunossupressão.
22. Os médicos devem reforçar a necessidade de vacina para *influenza* e para pneumonia (PCV13 e PPSV23).

## CONCLUSÕES

Com o avanço da pandemia em curso por COVID-19, secundária à infecção pelo SARS-CoV-2, com relevante morbimortalidade mundial, diariamente a comunidade científica internacional publica, recebe e compartilha diversos estudos sobre distintos aspectos epidemiológicos e patogênicos do SARS-CoV-2 e, consequentemente, do amplo espectro clínico da COVID-19.

Manifestações clínicas, a princípio relatadas, primordialmente, como pertencentes ao trato respiratório, hoje também estão contempladas em diversas especialidades médicas, como pode ser constatado em importantes capítulos desta obra.

Considerando o tropismo cientificamente já demonstrado do SARS-CoV-2 pelos órgãos do aparelho digestório, sobretudo estômago e intestino, mas também fígado e pâncreas, e a partir dos relatos da China, as queixas gastrointestinais atualmente já fazem parte do espectro reconhecido de manifestações dentro do quadro clínico da COVID-19, embora em índices menores do que aqueles inicialmente descritos na maioria dos relatos científicos, mas presentes em cerca da metade dos pacientes hospitalizados.

O comportamento insidioso das manifestações digestivas, sobretudo se não estiverem associadas às manifestações respiratórias frequentemente descritas, podem, de fato, dificultar ainda mais o diagnóstico precoce da COVID-19.

Alguns pacientes, em verdade, apresentam as manifestações digestivas descritas, antes mesmo do quadro clássico respiratório já sobejamente relatado, sendo, portanto, imperioso ao profissional de saúde envolvido na assistência clínica aos pacientes, incluir em seu diagnóstico diferencial a possibilidade de infecção pelo SARS-CoV-2, sobretudo em tempos de pandemia.

Condutas de investigação adequada, além da identificação precoce do paciente portador de COVID-19, carreiam consigo importantes impactos, não só clínicos, mas também epidemiológicos, a exemplo da orientação precoce e de isolamento dos pacientes (quando for o caso), como também dos seus contactantes. Ademais, o reconhecimento tardio dos pacientes COVID-19 positivos, que se apresentam, inicialmente, apenas com queixas digestivas, pode contribuir para o agravamento do quadro clínico inicial, com possíveis e sérias complicações durante a evolução do paciente.

Estudos clínicos bem conduzidos são imprescindíveis a fim de se estabelecer o valor diagnóstico e prognóstico das queixas digestivas, associadas ou não às queixas respiratórias, bem como à sua efetiva relação com a morbimortalidade dos pacientes COVID positivos.

Em outra vertente, definições científicas são igualmente necessárias, relativas ao real significado da pesquisa do RNA viral, bem como da presença e da quantificação da carga viral nas fezes dos pacientes infectados pelo SARS-CoV-2, e sobre qual o papel desse fato na cadeia epidemiológica e na possível transmissão fecal-oral do vírus, além da correlação com a severidade e duração da doença, considerando-se a heterogeneidade e os resultados conflitantes atualmente já publicados.

Parâmetros também importantes deverão ser estabelecidos, relacionados com o tempo necessário para medidas de proteção durante a recuperação, do momento da alta e do período pós-alta, considerando-se essa permanência prolongada do vírus nas fezes em uma parcela significativa dos pacientes, por dias e até semanas, mesmo após a negativação dos testes respiratórios.

Os estudos aqui apresentados, embora verdadeiramente recentes em termos de Medicina e da sua prática, reafirmam a importância para comunidade científica, sobretudo para os clínicos, gastroenterologistas e também endoscopistas do aparelho digestório, sobre o necessário reconhecimento precoce das possíveis manifestações gastrointestinais da COVID-19, e também sobre a hipótese da transmissão fecal-oral do SARS-CoV-2 e suas consequências.

Naturalmente que, com o avançar do entendimento da fisiopatologia da doença, dados e entendimentos adicionais sobre a COVID-19 seguramente surgirão nos meios científicos, e deverão ser constantemente buscados pela comunidade médica e acadêmica.

## REFERÊNCIAS BIBLIOGRÁFICAS

1. Wang C, Horby P.W., Hayden F.G, Gao G.F. A novel coronavirus outbreak of global health concern. Lancet, 2020;395(10223):470-473.
2. World Health Organization. Pneumonia of unknown cause. China, 2020. [acesso em 25 abr 2020]. Disponível em: <https://www.who.int/csr/don/05-january-2020-pneumonia-of-unkown-cause-china/en/>..
3. Zhu N, Zhang D, Wang W, et al. A novel coronavirus from patients with pneumonia in China, 2019. N Engl J Med. 2020;382:727-733.
4. World Health Organization. Novel coronavirus. China, 2020. [acesso em 25 abr 2020]. Disponível em: <https://www.who.int/csr/don/12-january-2020-novel-coronavirus-china/en/>.
5. Gorbalenya, A.E., Baker, S.C., Baric, R.S. et al. The species severe acute respiratory syndrome-related coronavirus: classifying 2019-nCoV and naming it SARS-CoV-2. Nat Microbiol, 2020;5:536–544. [acesso em 25 abr 2020]. Disponível em: <https://doi.org/10.1038/s41564-020-0695-z>.
6. Wu F, Zhao S, Yu B, et al. A new coronavirus associated with human respiratory disease in China. Nature. 2020;579:265-269.
7. Lu R, Zhao X, Li J, et al. Genomic characterisation and epidemiology of 2019 novel coronavirus: implications for virus origins and receptor binding. Lancet. 2020;395:565-574.
8. Zhou P, Yang XL, Wang XG, et al. A pneumonia outbreak associated with a new coronavirus of probable bat origin. Nature. 2020;579:270-275.
9. World Health Organization (WHO). Naming the coronavirus disease (COVID-19) and the virus that causes it. 2020. [acesso em 02 mai 2020]. Disponível em: <https://www.who.int/emergencies/diseases/novel-coronavirus-2019/technical-guidance/naming-the-coronavirus-disease-(covid-2019)-and-the-virus-that-causes-it>.
10. World Health Organization (WHO). WHO Director-General's opening remarks at the media briefing on COVID-19. March, 2020. WHO declares COVID-19 a pandemic. 2020. [acesso em 25

abr 2020]. Disponível em:<https://www.who.int/dg/speeches/detail/who-director-general-s-opening-remarks-at-the-media-briefing-on-covid-19---11-march-2020>.
11. BMJ Best Practice. Coronavirus disease 2019 (COVID-19). 2002. [acesso em 25 abr 2020]. Disponível em: <https://bestpractice.bmj.com/topics/en-gb/3000168/pdf/3000168/Coronavirus%20disease%202019%20%28COVID-19%29.pdf>.
12. Uptodate. Coronavirus disease 2019 (COVID-19): Epidemiology, virology, clinical features, diagnosis, and prevention. 2020. [acesso em 25 abr 2020]. Disponível em: <https://www.uptodate.com/contents/coronavirus-disease-2019-covid-19-epidemiology-virology-clinical-features-diagnosis-and-prevention#H943884075>.
13. Gu J, Han B, Wang J. COVID-19: Gastrointestinal manifestations and potential fecal-oral transmission. Gastroenterology. 2020.
14. Pan L, Mu M, Yang P, et al. Clinical characteristics of COVID-19 patients with digestive symptoms in Hubei, China: A descriptive, cross-Sectional, multicenter study. Am J Gastroenterol, 2020;115(5):766-773.
15. Assiri A, McGeer A, Perl TM, et al. Hospital outbreak of Middle East respiratory syndrome coronavirus. N Engl J Med. 2013;369:407-416.
16. World Health Organization (WHO). Issues consensus document on the epidemiology of SARS. 2003. [acesso em 19 mai 2020]. Disponível em: <https://www.who.int/csr/sars/en/WHOconsensus.pdf>.
17. Lee IC, Huo TI, Huang YH. Gastrointestinal and liver manifestations in patients with COVID-19. JCMA. 10.1097/JCMA.0000000000000319.
18. Wong SH, Lui RN, Sung JJ. Covid-19 and the digestive system. J Gastroenterol Hepatol. 2020;35(5):744-748.
19. Hung IF, Cheng VC, Wu AK et al. Viral loads in clinical specimens and SARS manifestations. Emerg Infect Dis. 2004;10:1550-7.
20. Leung WK, To KF, Chan PK et al. Enteric involvement of severe acute respiratory syndrome-associated coronavirus infection. Gastroenterology. 2003;125:1011-7.
21. Chiu PWY, Ng SC, Inoue H, et al. Practice of endoscopy during COVID-19 pandemic: position statements of the Asian Pacific Society for Digestive Endoscopy (APSDE-COVID statements). Gut. 2020;69(6):991-996.
22. Xiao F, Tang M, Zheng X, Liu Y, Li X, Shan H. Evidence for gastrointestinal infection of SARS-CoV-2. Gastroenterology. 2020.
23. Harmer D, Gilbert M, Borman R, Clark KL. Quantitative mRNA expression profiling of ACE 2, a novel homologue of angiotensin converting enzyme. FEBS Lett. 2002;532:107-10.
24. Xu H, Zhong L, Deng J, et al. High expression of ACE2 receptor of 2019-nCoV on the epithelial cells of oral mucosa. Int J Oral Sci. 2020 Feb 24.
25. Bourgonje AR, Abdulle AE, Timens W, et al. Angiotensin-converting enzyme-2 (ACE2), SARS-CoV-2 and pathophysiology of coronavirus disease 2019 (COVID-19) [published online ahead of print, 2020 May 17]. J Pathol. 2020;10.1002/path.5471.
26. Du M, Cai G, Chen F, et al. Multi-omics evaluation of gastrointestinal and other clinical characteristics of SARS-CoV-2 and COVID-19. Gastroenterology. 2020 Mar 17. https://doi.org/10.1053/j.gastro.2020.03.045
27. Lin L, Jiang X, Zhang Z, et al. Gastrointestinal symptoms of 95 cases with SARS-CoV-2 infection. Gut, 2020.
28. Chai XH, L. Zhang, Y. Han, W. Lu, Z. Ke, A. Zhou, J. Shi, G. Fang, N. Fan, J. Cai, J. Fan, J. Lan, F. Specific ACE2 Expression in cholangiocytes may cause liver damage after 2019-nCoV Infection. PrePrint. 2020.
29. Wang F, Wang H, Fan J, Zhang Y, Wang H, Zhao Q. Pancreatic injury patterns in patients with COVID-19 pneumonia. Gastroenterology. 2020.
30. Liu F, et al. Highly ACE2 expression in pancreas may cause pancreas damage after SARS-CoV-2 infection. Preprint at. 2020. [acesso em 19 mai 2020]. Disponível em: <https://www.medrxiv.org/content/10.1101/2020.02.28.20029181v1.full.pdf>.

31. Patel KP, Patel PA, Vunnam RR, Hewlett AT, Jain R, Jing R, Vunnam SR. Gastrointestinal, hepatobiliary, and pancreatic manifestations of COVID-19. J Clin Virol. 2020.
32. To KK, Tsang OT, Chik-Yan Yip C, et al. Consistent detection of 2019 novel coronavirus in saliva [published on February 12, 2020]. Clin Infect Dis. 2020.
33. Hajifathalian K, Mahadev S, Schwartz RE, Shah S, Sampath K, Schnoll-Sussman F, et al. SARS-COV-2 infection (coronavirus disease 2019) for the gastrointestinal consultant. Worl J Gastroenterol. 26(14), 1546-1553.
34. Cao B, Wang Y, Wen D, et al. A Trial of Lopinavir-Ritonavir in Adults Hospitalized with Severe Covid-19. N Engl J Med. 2020;382(19):1787-1799.
35. Wei XS, Wang X, Niu YR, et al. Diarrhea Is Associated With Prolonged Symptoms and Viral Carriage in Corona Virus Disease 2019. Clin Gastroenterol Hepatol. 2020;18(8):1753-1759.e2.
36. Liang W, Feng Z, Rao S, et al. Diarrhoea may be underestimated: a missing link in 2019 novel coronavirus. Gut. 2020 [epub ahead of print].
37. Hashimoto T, Perlot T, Rehman A, et al. ACE2 links amino acid malnutrition to microbial ecology and intestinal inflammation. Nature. 2012;487:477-81.
38. Zhang H, et al. The digestive system is a potential route of 2019-nCov infection: a bioinformatics analysis based on single-cell transcriptomes. Preprint at. 2020. [acesso em 19 mai 2020]. Disponível em: <https://www.biorxiv.org/content/10.1101/2020.01.30.927806v1>.
39. Zhou Z, Zhao N, Shu Y, et al. Effect of gastrointestinal symptoms on patients infected with COVID-19. Gastroenterology. 2020 Mar 12.
40. Budden KF, Gellatly SL, Wood DL, et al. Emerging pathogenic links between microbiota and the gut-lung axis. Nat Rev Microbiol, 2017;15:55-63.
41. He Y, Wen Q, Yao F, Xu D, Huang Y, Wang J. Gut-lung axis: The microbial contributions and clinical implications. Crit Rev Microbiol. 2017;43:81-95.
42. Mukherjee S, Hanidziar D. More of the Gut in the Lung: How Two Microbiomes Meet in ARDS. Yale J Biol Med. 2018;91(2):143-149. Published 2018 Jun 28.
43. Chan KH, Poon LL, Cheng VC, et al. Detection of SARS coronavirus in patients with suspected SARS. Emerg Infect Dis. 2004;10:294-9.
44. Ren Y, Ding HG, Wu QF, Chen WJ, Chen D, Bao ZY, Yang L, Zhao CH, Wang J. [Detection of SARS-CoV RNA in stool samples of SARS patients by nest RT-PCR and its clinical value]. Zhongguo Yi Xue Ke Xue Yuan Xue Bao. 2003 Jun;25(3):368-71. Chinese. PMID: 12905760.
45. Corman VM, Albarrak AM, Omrani AS, et al. Viral shedding and antibody response in 37 patients with Middle East Respiratory Syndrome coronavirus infection. Clin Infect Dis. 2016;62:477-483.
46. Mao R, Qiu Y, He JS, Tan JY, Li XH, Liang J, et al. Manifestations and prognosis of gastrointestinal and liver involvement in patients with COVID-19: a systematic review and meta-analysis. Lancet. 2020. Advance online publication.
47. Cheung KS, Hung IF, Chan PP, Lung KC, Tso E, Liu R, et al. Gastrointestinal Manifestations of SARS-CoV-2 Infection and virus load in fecal samples from the Hong Kong cohort and systematic review and meta-analysis. Gastroenterology. 2020;S0016-5085(20)30448-0. Advance online publication.
48. Ling Y, Xu SB, Lin YX, Tian D, Zhu ZQ, Dai FH, et al. Persistence and clearance of viral RNA in 2019 novel coronavirus disease rehabilitation patients. Chin Med J (Engl). 2020.
49. The COVID-19 Investigation Team. First 12 patients with coronavirus disease 2019 (COVID-19) in the United States. Preprint; 2020.
50. Wu Y, Guo C, Tang L, Hong Z, Zhou J, Dong X, et al. Prolonged presence of SARS-CoV-2 viral RNA in faecal samples. Lancet. 2020.
51. Zhang Y, Chen C, Zhu S, Shu C, Wang D, Song J. Isolation of 2019-nCoV from a stool specimen of a laboratory-confirmed case of the coronavirus disease 2019 (COVID-19). China CDC Weekly 2020;2(8):123-4.
52. Xu Y, Li X, Zhu B, et al. Characteristics of pediatric SARS-CoV-2 infection and potential evidence for persistent fecal viral shedding. Nat Med. 2020;26:502-05.

53. Amirian ES. Potential fecal transmission of SARS-CoV-2: Current evidence and implications for public health. Int J Infect Dis. 2020;95:363-370.
54. Mao R, Liang J, Wu KC, Chen MH. Responding do COVID-19: perspectives from the Chinese Society of Gastroenterology. Gastroenterology. 2020 Mar 01.
55. Yeo C, Kaushal S, Yeo D. Enteric involvement of coronaviruses: is faecal-oral transmission of SARS-CoV-2 possible? Lancet. 2020;4:335-337.
56. Wan Y, Li J, Shen L, et al. Enteric involvement in hospitalised patients with COVID-19 outside Wuhan. Lancet Gastroenterol Hepatol. 2020 Apr 15.
57. X Jin J, Lian J Hu, et al. Epidemiological, clinical and virological characteristics of 74 cases of coronavirus-infected disease 2019 (COVID-19) with gastrointestinal symptoms, Gut. Published Online First: 24 March. 2020.
58. Siddiqi HK, Mehra MR. COVID-19 illness in native and immunosuppressed states: a clinical-therapeutic staging proposal. J Heart Lung Transplant. 2020 Mar 20.
59. Redd WD, Zhou JC, Hathorn KE, McCarty TR, Bazarbashi AN, Thompson CC, Shen L, Chan WW, Prevalence and characteristics of gastrointestinal symptoms in patients with SARS-CoV-2 infection in the United States: A multicenter cohort study, Gastroenterology. 2020.
60. Luo S, Zhang X, Xu H. Don't overlook digestive symptoms in patients with 2019 novel coronavirus disease (COVID-19) [published online ahead of print, 2020 Mar 20]. Clin Gastroenterol Hepatol. 2020;S1542-3565(20)30401-8. doi:10.1016/j.cgh.2020.03.043.
61. Guan WJ, Ni ZY, Hu Y, et al. Clinical characteristics of coronavirus disease 2019 in China. N Engl J Med. 2020;382(18):1708-1720. doi:10.1056/NEJMoa2002032.
62. Zhang JJ, Dong X, Cao YY et al. Clinical characteristics of 140 patients infected with SARS-CoV-2 in Wuhan, China. Allergy 2020.
63. Wei XS, Wang X, Niu YR, et al. Clinical characteristics of SARS-CoV-2 infected pneumonia with diarrhea. The Lancet Respiratory Medicine-Manuscript Draft. 2020.
64. Holshue ML, DeBolt C, Lindquist S, et al. First case of 2019 novel coronavirus in the United States. N Engl J Med. 2020; 382:929-936.
65. Nobel YR, Phipps M, Zucker J, Lebwohl B, Wang TC, Sobieszczyk ME, Freedberg DE, Gastrointestinal symptoms and COVID-19: Case-control study from the United States. Gastroenterology. 2020.
66. Sultan S, Altayar O, Siddique SM, et al. AGA Institute rapid review of the GI and liver manifestations of COVID-19, Meta-analysis of international data, and recommendations for the consultative management of patients with COVID-19 [published online ahead of print, 2020 May 5]. Gastroenterology. 2020;S0016-5085(20)30593-X.
67. Rodriguez-Morales AJ, Cardona-Ospina JA, Gutiérrez-Ocampo E, Villamizar-Peña R, Holguin-Rivera Y, et al. Latin American Network of Coronavirus Disease 2019-COVID-19 Research (LANCOVID-19). Clinical, laboratory and imaging features of COVID-19: A systematic review and meta-analysis. Travel Med Infect Dis. 2020 Mar - Apr; 34:101623.
68. Torres J, Bonovas S, Doherty G, Kucharzik T, Gisbert JP, Raine T, et al. ECCO Guidelines on therapeutics in Crohn's disease: Medical treatment. J Crohns Colitis. 2020 Jan 1;14(1):4-22.
69. Harbord M, Eliakim R, Bettenworth D, Karmiris K, Katsanos K, Kopylov U, et al. European Crohn's and Colitis Organisation [ECCO]. Third European evidence-based consensus on diagnosis and management of ulcerative colitis. Part 2: Current Management. J Crohns Colitis. 2017 Jul 1;11(7):769-784.
70. Rubin DT, Feuerstein JD, Wang AY, Cohen RD. AGA clinical practice update on management of inflammatory bowel disease during the COVID-19 pandemic: Expert commentary. Gastroenterology. 2020 Apr 10. pii: S0016-5085(20)30482-0. doi: 10.1053/j.gastro.2020.04.012. [Epub ahead of print].
71. Turner D, Huang Y, Martín-de-Carpi J, Aloi M, Focht G, Kang B, et al. Paediatric IBD Porto group of ESPGHAN. COVID-19 and paediatric inflammatory bowel diseases: Global experience and provisional guidance (March 2020) from the Paediatric IBD Porto group of ESPGHAN. J Pediatr Gastroenterol Nutr. 2020 Mar 31. doi: 10.1097/MPG.0000000000002729. [Epub ahead of print].

72. Danese S, Cecconi M, Spinelli A. Management of IBD during the COVID-19 outbreak: resetting clinical priorities. Nat Rev Gastroenterol Hepatol. 2020 May;17(5):253-255.
73. Kennedy NA, Jones GR, Lamb CA, Appleby R, Arnott I, Beattie RM, et al. British Society of Gastroenterology guidance for management of inflammatory bowel disease during the COVID-19 pandemic. Gut. 2020 Jun;69(6):984-990.
74. Queiroz NSF, Barros LL, Azevedo MFC, Oba J, Sobrado CW, Carlos AS, et al. Management of inflammatory bowel disease patients in the COVID-19 pandemic era: a Brazilian tertiary referral center guidance. Clinics (Sao Paulo). 2020 Apr 17;75:e1909.
75. Rubin DT, Abreu MT, Rai V, Siegel CA, on behalf of the International Organization for the study of inflammatory bowel disease, management of patients with Crohn's disease and ulcerative colitis during the COVID-19 pandemic: Results of an international meeting, Gastroenterology (2020). doi: https://doi.org/10.1053/j.gastro.2020.04.002.
76. EECO. European Crohn's and Colitis Organisation. Information on COVID19. 2020. Disponível em: <https://ecco-ibd.eu/publications/covid-19.html>. Acesso em: >. Acesso em: 19 mai. 2020.
77. Al-Ani A, Prentice R, Rentsch C, Johnson D, Ardalan Z, Heerasing N. et al. Review article: prevention, diagnosis and management of COVID-19 in the inflammatory bowel disease patient. Alimentary pharmacology & therapeutics, 10.1111/apt.15779. 2020. Advance online publication. doi: https://doi.org/10.1111/apt.15779.
78. Brenner EJ, Ungaro RC, Colombel JF, Kappelman MD. SECURE-IBD Database public data update. Disponível em: <covidibd.org>. Acesso em: 19 mai. 2020.

# O FÍGADO NA COVID-19

**CAPÍTULO 5**

Mônica Souza de Miranda Henriques
Fábio Marinho do Rego Barros

## INTRODUÇÃO

A família de vírus corona causa doenças respiratórias, gastrointestinais e hepáticas. A síndrome respiratória aguda grave (SARS) provocada pelo novo Coronavírus (SARS-CoV-2) tornou-se uma séria ameaça à saúde pública global. Esta nova doença denomina-se *Coronavirus Disease*-19 (COVID-19).[1,2]

Embora o vírus pareça ser apenas parcialmente semelhante ao coronavírus da síndrome respiratória aguda grave e ao coronavírus da síndrome respiratória do Oriente Médio, todas essas infecções virais são responsáveis por síndromes respiratórias agudas graves e potencialmente letais em humanos.

Infelizmente, até o momento, não existe terapia específica ou vacina contra este vírus, e o número de pacientes com SARS-CoV-2 ainda cresce em muitas partes do mundo, incluindo o nosso país.[3]

Sintomas gastrointestinais em pacientes afetados pelo vírus têm sido descritos, como diarreia, náuseas, vômitos e dor abdominal, além de anormalidades das enzimas hepáticas em menos de 10% dos pacientes com COVID-19.

Os dados existentes em relação ao acometimento hepático têm-se mostrado bastante heterogêneos. Em recente metanálise, 32 dos 57 estudos (56%) relataram alguma alteração hepática.[4]

Já testes anormais da função hepática foram relatados em aproximadamente 15-50% em outros estudos.[5]

Estudos anteriores mostraram que a incidência de lesão hepática em pacientes graves com COVID-19 variou de 58 a 78%,[6,7] de 20-30% dos pacientes no momento do diagnóstico da infecção por SARS-CoV-2, e 37,2% dos pacientes apresentavam função hepática anormal no momento da admissão hospitalar.[8]

Semelhante a relatos prévios, a elevação da alanina aminotransferase (ALT) foi menos comum em comparação com anormalidades dos outros testes hepáticos,[9,10] indicados, principalmente, por níveis elevados de aspartato aminotransferase (AST) e bilirrubina total, com níveis ligeiramente diminuídos de albumina, classificando-se como índice de marcador de gravidade à admissão hospitalar na COVID-19, ao lado de ferritina, proteína C reativa (PCR) e D-Dímero.[11-16]

O padrão de lesão é amplamente hepatocelular. A maioria dos casos é leve (uma a duas vezes o limite superior do normal) e autolimitada, embora transaminases severamente elevadas tenham sido descritas e pareçam se correlacionar com a gravidade da doença sistêmica. O dano hepático grave tem sido relatado como importante fator de risco para morbimortalidade em infecções por outros coronavírus, como SARS - *Severe Acute Respiratory Syndrome* (SARS-CoV) e *Middle East Respiratory Syndrome* (MERS-CoV).[17-20]

A insuficiência hepática foi relatada em até 60% dos pacientes com SARS, tendo sido relatada, também, em pacientes infectados com MERS-CoV.[21,22] De fato, a AST aumenta, principalmente, no início do curso da doença e apresenta forte valor preditivo para um prognóstico ruim, em contraste com o ALT e a gamaglutamil transferase (GGT), cujas elevações ocorrem mais tardiamente e são inespecíficas. A influência da infecção por SARS-CoV-2 em pacientes com fibrose ou cirrose avançada permanece desconhecida e será alvo de estudos, bem como o impacto da declarada pandemia para os pacientes em lista de transplante hepático com cirrose avançada ou carcinoma hepatocelular, assim como os já transplantados de fígado.[23]

Pelo menos dez estudos de caso em grande escala relataram as características clínicas de pacientes com COVID-19 (Quadro 5-1).

**Quadro 5-1.** Estudos de Caso em Grande Escala

| Autores | Título | Ano de publicação |
| --- | --- | --- |
| Guan W-J, Ni Z-Y, HU Y, et al.[10] | Clinical characteristics of 2019 novel coronavirus infection in China | N Engl J Med. 2020 |
| Wang F-S, Zhang C.[24] | What to do next to control the 2019-nCoV epidemic? | Lancet. 2020. |
| Alsaad K, Hajeer AH, Al Balwi M, et al.[22] | Alsaad KO, Hajeer AH, Al Balwi M et al. Histopathology of Middle East respiratory syndrome coronovirus (MERS-CoV) infection-clinicopathological and ultrastructural study | Histopathology. 2018. |
| Huang C, Wang Y, Li, X, et al.[11] | Clinical features of patients infected with 2019 novel coronavirus in Wuhan, China | Lancet. 2020 |
| Wang D, Hu B, Hu C, et al.[12] | Clinical characteristics of 138 hospitalised patients with 2019 novel coronavirus-infected pneumonia in Wuhan, China | Lancet. 2020 |
| Shi H, Han X, Jiang N, et al.[25] | Radiological findings from 81 patients with COVID-19 pneumonia in Wuhan, China: a descriptive study | Lancet. 2020 |
| Xu X-W, Wu X-X, Jiang X-G, et al.[26] | Clinical findings in a group of patients infected with the 2019 novel coronavirus (SARS-Cov-2) outside of Wuhan, China: retrospective case series | BMJ. 2020 |
| Yang X, Yu Y, Xu J, et al.[13] | Clinical course and outcomes of critically ill patients with SARS-CoV-2 pneumonia in Wuhan, China: a single-centered, retrospective, observational study | Lancet. 2020 |
| Chau TN, Lee KC, Yao H, et al.[21] | SARS-associated viral hepatitis caused by a novel coronavirus: report of three cases | Hepatology. 2004 |
| Chen N, Zhou M, Dong X, et al.[14] | Epidemiological and clinical characteristics of 99 cases of 2019 novel coronavirus pneumonia in Wuhan, China: a descriptive study | Lancet. 2020 |

Dados da pesquisa, 2020.

Esses estudos indicaram que 2-11% dos pacientes com COVID-19 apresentaram comorbidades hepáticas, e 14-53% dos casos relataram níveis anormais de ALT ou AST durante a progressão da doença. Em um dos primeiros estudos publicados, oriundo da cidade de Wuhan, China, berço da COVID-19, pacientes com doença sistêmica grave apresentaram maiores taxas de disfunção hepática.[11]

A elevação da AST foi observada em 62% dos pacientes na unidade de terapia intensiva (UTI), em comparação com 25% dos que não necessitaram de cuidados intensivos. Além disso, em uma grande coorte incluindo 1.099 pacientes de 552 hospitais em 31 províncias na China, pacientes mais graves apresentaram níveis anormais de aminotransferases.[10]

Em outro estudo, oito pacientes que tiveram o diagnóstico de COVID-19, confirmado por tomografia computadorizada na fase subclínica, apresentaram uma incidência significativamente menor de anormalidade AST do que os pacientes diagnosticados após o início dos sintomas. Portanto, a lesão hepática é mais prevalente em casos graves da COVID-19.[25]

Vale ressaltar que o DHL foi maior em pacientes com função hepática anormal do que em pacientes com função hepática normal. Além disso, foi encontrado alto nível de DHL em paciente que morreu de insuficiência respiratória nesse estudo. Os níveis de DHL nos pacientes com SARS e MERS também se mostraram aumentados.[20,27]

## CARACTERÍSTICAS EPIDEMIOLÓGICAS E DISTRIBUIÇÃO GEOGRÁFICA DA LESÃO HEPÁTICA PELA COVID-19

Dos seis estudos realizados em Wuhan, quatro incluíram dados sobre a proporção de pacientes com resultados anormais de testes de função hepática. Especificamente, nesses quatro estudos, a proporção de pacientes infectados com níveis séricos aumentados de AST variou de 24,1 a 36,6% (Quadro 5-2).[10,28]

Em um relato da província de Zhejiang, China, a proporção de pacientes com níveis séricos aumentados de AST foi de apenas 16,1%, enquanto a proporção daqueles com níveis séricos aumentados de ALT não foi especificada.[26]

**Quadro 5-2.** Estudos Realizados em Wuhan

| Autores | Título | Ano de publicação |
| --- | --- | --- |
| Chen N, Zhou M, Dong X, et al.[14] | Epidemiological and clinical characteristics of 99 cases of 2019 novel coronavirus pneumonia in Wuhan, China: a descriptive study | Lancet. 2020 |
| Chen L, Liu H.G, Liu, W, et al.[29] | Analysis of clinical features of 29 patients with 2019 novel coronavirus pneumonia | Zhonghua Jie He He Hu Xi Za Zhi. 2020 |
| Huang C, Wang Y, Li X, et al.[11] | Clinical features of patients infected with 2019 novel coronavirus in Wuhan, China | Lancet. 2020 |
| Chen H, Guo J, Wang C, et al.[30] | Clinical characteristics and intrauterine vertical transmission potential of COVID-19 infection in nine pregnant women: a retrospective review of medical records | Lancet. 2020 |

Dados da pesquisa, 2020.

Parece provável que a proporção de pacientes infectados com níveis séricos aumentados de AST em Wuhan seja muito maior do que os casos relatados fora desta cidade. É plausível especular que possa ter havido uma carga viral mais alta de SARS-CoV-2 em pacientes expostos em Wuhan, onde a infecção começou e se concentrou em uma proporção maior da população.

## DISTRIBUIÇÃO DA DISFUNÇÃO HEPÁTICA PELA COVID-19 DE ACORDO COM O GÊNERO

Seis séries de casos relatando a porcentagem de resultados anormais de testes da função hepática entre pacientes com COVID-19 sugeriram que a proporção de homens infectados com níveis séricos aumentados de AST era maior do que a observada em mulheres infectadas, assim como o gênero masculino apresenta maior prevalência desta doença.[10,11,14,26,28,29]

De fato, nessas séries de casos, a proporção de homens infectados com níveis séricos aumentados de AST oscilou entre 58,1 e 73,2%, enquanto a de mulheres variou de 26,8 a 41,9%. É possível supor que homens infectados estejam mais predispostos a desenvolver disfunção hepática associada à COVID-19 do que mulheres infectadas, e sugerimos que mais pesquisas sejam necessárias para entender melhor essa diferença relacionada com o gênero.

## DISTRIBUIÇÃO DA DISFUNÇÃO HEPÁTICA PELA COVID-19 DE ACORDO COM A FAIXA ETÁRIA

A disfunção hepática observada em relatos de casos em crianças e adultos constatou que a idade das crianças variou de 3 meses a 7 anos, enquanto a dos pacientes adultos variou de 35 a 56 anos. Nenhuma dessas crianças apresentava enzimas hepáticas séricas anormais, sendo, portanto, possível supor que a idade mais avançada esteja associada à maior probabilidade de dano/disfunção hepática.[31,32]

COVID-19 grave é bastante incomum em crianças; nos raros casos pediátricos graves, os aumentos da ALT ou AST, quando presentes, geralmente são leves (< 2× LSN).[33]

## MECANISMOS PATOGÊNICOS DA DISFUNÇÃO HEPÁTICA PELA COVID-19

Uma das questões atualmente discutidas é se os sintomas digestivos na infecção por SARS-CoV-2 são o resultado de lesão direta citopática no trato GI (como se acreditava ser o caso em 2003, nas SARS e MERS), ou simplesmente uma manifestação de viremia e/ou inflamação sistêmica.

Da mesma forma, uma compreensão evolutiva das manifestações hepáticas na COVID-19 poderá ajudar a elucidar se os testes hepáticos anormais refletem um efeito viral direto (*versus* outra etiologia concorrente), se sua presença torna o paciente mais suscetível à lesão hepática induzida por drogas e se a infecção pode precipitar descompensação da doença hepática crônica subjacente.[34]

Esses achados poderiam ser explicados pelos danos diretos aos hepatócitos, facilitados pela expressão do receptor da enzima conversora de angiotensinogênio (ACE2); por hepatotoxicidade secundária a drogas antivirais, como lopinavir/ritonavir, azitromicina ou cloroquina/hidroxicloroquina, ou pela própria inflamação, mediada pelo sistema imunológico, como, por exemplo, na tempestade de citocinas, observada nos casos mais graves da doença.[5]

Entretanto, relata-se que a lesão hepática em pacientes com infecções por coronavírus pode ser causada, diretamente, pela infecção viral das células hepáticas. Aproximadamente

2 a 10% dos pacientes com COVID-19 apresentam diarreia, e o RNA do SARS-CoV-2 foi detectado em amostras de fezes e sangue, o que poderia inferir toxicidade direta do vírus.[35,36]

Vários mecanismos possíveis são indicados:

A) Dano imunomediado em decorrência de resposta inflamatória grave após a infecção por COVID-19, em que os biomarcadores da inflamação, incluindo proteína C reativa (PCR), ferritina sérica, DHL, D-Dímero, IL-6, IL-2, foram significativamente elevados em pacientes graves com COVID-19.[37-39]
B) Citotoxicidade direta causada por replicação viral ativa nas células hepáticas: o SARS-CoV-2 liga-se às células-alvo por meio do receptor ACE2, que se expressa em abundância no fígado e, em particular, nas células epiteliais biliares – o fígado é um alvo potencial de infecção direta. Porém, este fato precisa ser mais bem demonstrado.[40]
C) Hipóxia: a marca registrada da COVID-19 é a insuficiência respiratória. A hepatite isquêmica pode ser o reflexo deste déficit de transporte de oxigênio aos hepatócitos.[31]
D) Lesão hepática induzida por drogas – *Drug-Induced Liver Disease* (DILI): até a data de hoje (meados de maio/2020), as drogas aprovadas para tratamento emergencial dos pacientes com COVID-19 são o remdesivir e, em condições especiais, a cloroquina/hidroxicloroquina, porém várias outras drogas têm sido utilizadas de maneira *off-label*, como lopinavir/ritonavir, tocilizumabe, uminefovir, ou até mesmo medicina tradicional chinesa. Todas elas podem ser potencialmente hepatotóxicas.[41]
E) Reativação de doença hepática preexistente: pacientes com doença hepática crônica preexistente podem ser mais suscetíveis a danos hepáticos por SARS-CoV-2.[42] Drogas biológicas, como tocilizumabe e baricitinibe, também podem causar reativação do HBV e, portanto, levar à deterioração da função hepática. Por outro lado, ainda não se sabe se a infecção por SARS-CoV-2 exacerba a colestase naqueles com doenças hepáticas colestáticas subjacentes.[43]

## DISFUNÇÃO HEPÁTICA MEDIADA PELA ENZIMA CONVERSORA DE ANGIOTENSINA 2 (ACE2)

A ACE2 é uma proteína da membrana celular do tipo I que é expressa, principalmente, nos pulmões, coração, rins e intestino. A enzima conversora de angiotensina II consiste em um domínio peptidase N-terminal e um domínio semelhante à colectrina C-terminal, que termina com uma única hélice transmembrana e um segmento intracelular de 40 resíduos.[44]

Os vírus SARS-CoV ligam-se ao receptor da enzima conversora de angiotensina 2 (ACE2) para entrar na célula-alvo. O pulmão é considerado o principal órgão-alvo da infecção. No entanto, células do fígado e, mais especificamente, do ducto biliar, também expressam ACE2.[14,40]

Sabe-se que as células epiteliais do ducto biliar desempenham papéis importantes no início e na regulação das respostas imunes e na regeneração hepática.[45]

Portanto, segundo Parohan, Yaghoubi e Seraj,[46] existe pelo menos uma possibilidade teórica de envolvimento direto do fígado e do ducto biliar pelo vírus, de modo que o vírus se replica e, subsequentemente, infecta outras células no trato respiratório superior e no tecido pulmonar, com os pacientes começando a apresentar sintomas e manifestações clínicas. Estudos patológicos em pacientes com SARS confirmaram a presença do vírus no tecido hepático, embora o título viral fosse relativamente baixo porque não foram observadas inclusões virais.[21]

Estudos anteriores descobriram que as células epiteliais do ducto biliar também podem expressar o receptor ACE2 em uma concentração 20 vezes maior do que nos hepatócitos, e esses achados sugerem que a infecção por SARS-CoV-2 também pode causar danos às células epiteliais do ducto biliar.[40]

No entanto, aumentos significativos nos níveis circulantes de fosfatase alcalina sérica, bilirrubina ou GGT raramente têm sido relatados em pacientes com COVID-19.[9]

As características histopatológicas do fígado de pacientes com COVID-19 também não mostraram danos significativos nos hepatócitos ou nas células do ducto biliar.[47]

Por esse motivo, é razoável supor que a disfunção hepática relacionada com a COVID-19 seja multifatorial: secundária ao uso de terapias hepatotóxicas, coexistência de resposta inflamatória sistêmica e hipóxia induzida pela síndrome do desconforto respiratório ou disfunção de múltiplos órgãos.[31]

## EFEITO DE DROGAS HEPATOTÓXICAS

Atualmente, não há tratamentos aprovados pelos órgãos reguladores para o tratamento da COVID-19. Numerosos medicamentos estão sob investigação. No presente, a Organização Mundial da Saúde está liderando um estudo multinacional e multicêntrico.[4]

Durante o curso da epidemia de COVID-19, muitos pacientes infectados são tratados com agentes antipiréticos. A maioria desses medicamentos contém acetaminofeno, que é reconhecidamente capaz de causar danos significativos ao fígado ou induzir insuficiência hepática.[47]

Sabe-se que uma ingestão aguda superior a 7,5 a 10 g de acetaminofeno em adultos ou 150 a 200 mg/kg em crianças pode causar hepatotoxicidade.[48]

Embora o Comitê Consultivo para a Administração de Alimentos e Medicamentos dos Estados Unidos tenha proposto uma redução na dose máxima diária de acetaminofeno de 4 para 3 g e, na dose individual máxima, de 1 a 0,65 g (relegando os comprimidos de 500 mg ao *status* de prescrição), essas recomendações não foram implementadas em todo o mundo.[49]

A cloroquina raramente está ligada a elevações de aminotransferases ou a lesão hepática aparente. Em pacientes com porfiria aguda intermitente ou porfiria cutânea tardia, pode desencadear um ataque de hipersensibilidade com febre e toxicidade hepática, raramente cursando com icterícia. Isso é menos comumente visto com hidroxicloroquina. Considera-se que tais reações estão relacionadas com hipersensibilidade, e não parece haver reatividade cruzada conhecida na lesão hepática entre hidroxicloroquina e cloroquina. Sabe-se que a hidroxicloroquina se concentra no fígado, portanto, em pacientes com doenças hepáticas ou que utilizam outras drogas sabidamente com potencial hepatotóxico, devem-se redobrar as precauções e o monitoramento da função e das enzimas hepáticas.

Além disso, embora atualmente não exista tratamento antiviral direcionado para COVID-19, muitos pacientes infectados também foram tratados com alguns medicamentos antivirais, como oseltamivir, abidol ou lopinavir, que podem apresentar efeitos hepatotóxicos.[31]

A proporção de pacientes tratados com lopinavir/ritonavir foi significativamente maior no grupo com lesão hepática.[50]

A combinação lopinavir/ritonavir já foi usada anteriormente para tratar pacientes com infecções por SARS e HIV na China e foi aprovada pela FDA para o tratamento do Vírus de Imunodeficiência Humana (HIV). Há um estudo de Cao *et al.*[51] que randomizou 199 pacientes hospitalizados com COVID-19 para receber tratamento com lopinavir/ritonavir, observando-se que os eventos adversos gastrointestinais foram mais comuns entre os do grupo de tratamento e foram o principal motivo da descontinuação da medicação. O uso dessa terapia dupla foi associado a uma chance quatro vezes maior de lesão hepática. Por esse motivo, não são recomendados como tratamento para a COVID-19, mesmo em pacientes com quadros leves e função hepática normal. São necessários mais estudos para melhor avaliar os riscos e benefícios do lopinavir/ritonavir isoladamente ou em associação em pacientes com COVID-19. Notadamente, o tempo de permanência hospitalar de pacientes com lesão hepática na admissão foi maior do que nos casos com função hepática normal.[52]

Há dados limitados sobre eventos adversos com o remdesivir, pois os ensaios de fase III ainda estão em andamento. Com base em estudos do Ebola, houve relatos de elevação das aminotransferases, embora a gravidade e a incidência não tenham sido quantificadas. Existe uma série de casos publicados sobre o uso compassivo do remdesivir no COVID-19. Neste estudo, os efeitos adversos mais comuns foram diarreia (9%) e elevações nas enzimas hepáticas (23%).[53,54]

Semelhante à situação em SARS e MERS, esteroides, antivirais e antibióticos são amplamente utilizados no tratamento de pacientes com COVID-19.[55-57]

Embora esses medicamentos sejam causas potenciais de disfunção hepática, há poucas evidências de que as combinações de medicamentos atualmente disponíveis comprometam a função hepática de forma significativa em pacientes com infecção por COVID-19.[13]

Além disso, na China, a insuficiência hepática induzida por drogas é mais frequentemente relatada com antibióticos e fitoterápicos.[58]

Os medicamentos mais utilizados pelos pacientes antes da internação hospitalar são, principalmente, antibacterianos (incluindo moxifloxacina e cefalosporinas), antivirais (umifenovir, oseltamivir, aciclovir) e antipiréticos, como o acetaminofeno.

Foram analisados os efeitos das drogas no ambiente pré-hospitalar e observou-se que não houve diferença estatística entre os que os utilizavam ou não. Acredita-se portanto, que o aparecimento de danos na função hepática de pacientes com COVID-19 não tenha correlação com o uso prévio de drogas. Após a admissão, vários pacientes com função hepática normal desenvolveram lesões no fígado, mostrando que pacientes tratados com inibidores da ECA/BRA não apresentavam chances aumentadas de progredir para doença grave, como inicialmente sugerido, em comparação com pacientes que tomavam outros anti-hipertensivos. A prevalência de testes hepáticos anormais aumentou para 76% durante a hospitalização, provavelmente como reflexo maior da realização de exames mais frequentes (a cada 3 a 5 dias) e aos medicamentos utilizados durante a hospitalização.[59] Com base nas evidências atualmente disponíveis, os inibidores da enzima conversora de angiotensina não devem ser suspensos até que surjam mais evidências.[60,61] Nesses pacientes, a elevação da GGT foi observada, substancialmente, na admissão e aumentou para um nível muito maior durante a hospitalização, enquanto o aumento da fosfatase alcalina (FA) não foi pronunciado. Tanto a GGT quanto a FA são consideradas "enzimas relacionadas com o colangiócito". Em pacientes com nível elevado de GGT e FA normal, a lesão hepática induzida por drogas deve ser considerada.[62,63]

## SÍNDROME DA RESPOSTA INFLAMATÓRIA SISTÊMICA

O estado hiperinflamatório associa-se a uma síndrome de ativação de macrófagos, caracterizada por uma tempestade de citocinas com falência de múltiplos órgãos.[64,65]

A chamada "tempestade" inflamatória, ou síndrome da resposta inflamatória sistêmica, está fortemente relacionada com a ativação da imunidade inata e celular, desencadeada na COVID-19, *toll-like* (TLRs), e ativação de linfócitos T *killer*.[66]

As concentrações séricas de citocinas pró-inflamatórias, incluindo IL-1β, IL-6 e TNF-α, aumentam na maioria dos casos graves, sugerindo que a síndrome da tempestade de citocinas pode estar associada à gravidade da doença.[38]

Da mesma forma, SARS e MERS também foram caracterizadas por respostas inflamatórias exuberantes e danos aos órgãos-alvo.[67,68]

Os linfócitos T ativados atacam as células infectadas, levando à apoptose e à necrose, até que ocorra o esgotamento daqueles linfócitos. Determinadas moléculas liberadas por células mortas infectadas podem amplificar ainda mais alguns sinais inflamatórios, como TLRs. Ao mesmo tempo, a depleção de linfócitos T pode não controlar infecções virais e bacterianas, ativando, assim, várias vias de sinalização inflamatória, que levam à ativação de macrófagos e reações inflamatórias secundárias. Posteriormente, quanto mais citocinas inflamatórias são liberadas, mais danos celulares e necrose são observados. Esse ciclo vicioso é capaz de causar múltiplas lesões, não apenas nos pulmões, mas também no fígado, coração e rins.[31]

## DISFUNÇÃO POR HIPÓXIA-REPERFUSÃO

Hipóxia e choque induzidos por complicações relacionadas com a COVID-19 (como síndrome do desconforto respiratório, síndrome da resposta inflamatória sistêmica e falência de múltiplos órgãos) também podem causar isquemia hepática e disfunção *in vivo* e *in vitro*.[69]

Estes dados sugerem que a redução de oxigênio e o acúmulo de lipídios nos hepatócitos durante condições de choque e hipóxia podem levar à morte celular. O aumento acentuado subsequente nas espécies reativas de oxigênio e seus produtos de peroxidação podem atuar como um segundo mensageiro, ativando fatores de transcrição redox-sensíveis e amplificando ainda mais a liberação de múltiplos fatores pró-inflamatórios, causando danos ao fígado.[70]

Todos os achados mencionados sugerem que a hipóxia associada à pneumonia é um dos fatores mais importantes que causam lesão hepática secundária em pacientes com COVID-19.

Em resumo, a disfunção hepática relacionada com a COVID-19 pode ser considerada o resultado de vários mecanismos, desde a propriedade citopática do vírus, como o uso de drogas potencialmente hepatotóxicas, síndrome da resposta inflamatória sistêmica, hipóxia induzida pela síndrome do desconforto respiratório e falência múltipla de órgãos. Além disso, pacientes com COVID-19 gravemente doentes em associação à disfunção hepática grave apresentam maior probabilidade de êxito letal.[31]

## PERFIL DE ALTERAÇÕES ENZIMÁTICAS

Como a COVID-19 é uma doença infecciosa emergente, faltam orientações ou consenso sobre as classificações específicas virais da lesão hepática. Assim, *a priori*, classificamos o padrão dessas anormalidades como tradicionalmente o fazemos em caso de DILI: hepatocelular, colestático ou misto. Os pacientes que elevaram a ALT e/ou AST acima de 3 × o valor do limite superior da normalidade (LSN) foram classificados como tipo hepatocelular; os pacientes que haviam aumentado FA ou GGT duas vezes o valor do LSN foram classificados como colestáticos; e os pacientes que apresentaram uma combinação de ALT/AST superior a 3 × o LSN e FA/GGT duas vezes o LSN foram classificados como tipo misto.

As alterações dos testes hepáticos foram definidas como a elevação das seguintes enzimas hepáticas no soro: ALT > 40 U/L, AST > 40 U/L, GGT > 49 U/L, fosfatase alcalina (FA) > 135 U/L e bilirrubina total (BT) > 17,1 μmol/L ou 1,1 mg/dL.[71,72]

A GGT é o biomarcador de lesão colangiocítica. Sua alteração não foi relatada nos estudos de caso previamente existentes da COVID-19. Em recente publicação, foi relatada sua elevação em 30 (54%) dos 56 pacientes com COVID-19 durante a hospitalização em um centro.[73]

Também foram descritos níveis elevados de fosfatase alcalina em 1,8% dos 56 pacientes com COVID-19 durante a hospitalização. Chai *et al.*, em estudo preliminar (embora não revisado por pares), sugeriram marcada expressão do receptor ACE2 em colangiócitos, indicando que o SARS-CoV-2 pode se ligar diretamente aos colangiócitos positivos para ACE2 para desregular a função hepática.[40] No entanto, a análise patológica do tecido hepático de um paciente que morreu de COVID-19 mostrou que inclusões virais não foram observadas no fígado.[47]

É difícil especular porquê existem variações nas anormalidades dos testes hepáticos entre os estudos, mas essas variações necessitam ser investigadas para se entender melhor como e quando a COVID-19 afeta a função hepática. No entanto, foi relatado que pacientes com sintomas digestivos eram mais propensos a apresentarem testes hepáticos elevados, como AST e ALT, em comparação com pacientes sem sintomas digestivos.[74]

Comparados aos pacientes com testes hepáticos normais, aqueles que tiveram resultados anormais, especialmente nos tipos hepatocelular ou misto (ou seja, ALT/AST elevado, ou ambos ALT/AST e FA/GGT) na admissão ou durante a hospitalização, apresentaram chances significativamente maiores de progredir à forma grave da COVID-19. A exacerbação para pneumonia grave e síndrome respiratória aguda grave é um importante desfecho clínico, indicando maior taxa de mortalidade, exigindo internação em UTI ou ventilação mecânica. Em estudos descritivos iniciais de Wuhan, também foram elencados os fatores de risco para desenvolvimento de COVID-19 grave, que incluíam idade superior a 60 anos, gênero masculino e doenças subjacentes, principalmente hipertensão arterial sistêmica e diabetes melito.[1,11,12,14,26]

MacLaren *et al.* foram uns dos primeiros a destacar a correlação entre os testes hepáticos anormais com as formas graves da doença.[75] Além de altamente transmissível, o vírus SARS-CoV-2 parece capaz de causar disfunção grave de múltiplos órgãos em humanos.[76]

Torna-se desafiador e de fundamental importância diferenciar se as alterações nas aminotransferases e nos testes de função hepática são causadas pela própria infecção pelo SARS-CoV-2, ou por complicações como miosite (particularmente com AST > ALT), síndrome de liberação de citocinas, isquemia/hipotensão e, principalmente, lesão hepática induzida por droga.[47]

## HEPATOPATIAS CRÔNICAS E A COVID-19

As doenças hepáticas crônicas, incluindo hepatite viral crônica, doença hepática gordurosa não alcoólica ou alcoólica afetam milhões de pessoas. Dado esse alto ônus, é necessário avaliar meticulosamente como as diferentes condições hepáticas subjacentes influenciam a lesão hepática em pacientes com COVID-19. No entanto, a causa exata das condições hepáticas preexistentes não foi descrita nos estudos de caso da COVID-19, e a interação entre a doença hepática existente e a COVID-19 não foi estudada.

A disfunção imunológica, incluindo linfopenia, diminuição dos níveis de células T CD4 e níveis anormais de citocinas (incluindo a tempestade de citocinas) são características comuns nos casos de COVID-19, e podem ser um fator crítico associado à gravidade e mortalidade da doença. Para pacientes com hepatite B crônica em fases imunotolerantes ou com supressão viral em tratamento prolongado com análogos de nucleos(t)ídeos, evidências de lesão hepática persistente e replicação viral ativa após coinfecção com SARS--CoV-2 precisam ser mais investigadas.

Em pacientes com COVID-19 com hepatite autoimune, os efeitos da administração de corticosteroides no prognóstico da doença não são claros. Dada a expressão do receptor ACE2 nos colangiócitos, se a infecção pelo SARS-CoV-2 agrava a colestase em pacientes com colangite biliar primária ou leva ao aumento da fosfatase alcalina e da GGT, também precisa ser definido. Além disso, pacientes com COVID-19 com cirrose hepática ou câncer de fígado podem ser mais suscetíveis à infecção por SARS-CoV-2 em razão de imunossupressão sistêmica. Gravidade, mortalidade e incidência de complicações nesses pacientes, incluindo infecção secundária, encefalopatia hepática, hemorragia digestiva e insuficiência hepática, precisam ser avaliadas em estudos clínicos.

Na doença autoimune do fígado (ALD), o manejo clínico da medicação imunossupressora é preocupante; na presença de infecção após um diagnóstico de ALD, deve-se ter cuidado ao iniciar a prednisona ou outra droga imunossupressora; a relação risco-benefício deve ser avaliada caso a caso.[77]

Nos pacientes diagnosticados com doença hepática autoimune, devemos considerar minimizar a dose de corticosteroides em pacientes com altas doses, mantendo, pelo menos, 10 mg (dia) e, sempre que possível, redução da dose de azatioprina ou micofenolato, particularmente na presença de linfopenia, febre ou agravamento de uma pneumonia atribuída à COVID-19. O monitoramento das enzimas hepáticas se faz absolutamente imprescindível nos casos de redução de doses dos imunossupressores.[78]

Também não se sabe se a infecção por SARS-CoV-2 exacerba a colestase naqueles com doença hepática colestática subjacente, como colangite biliar primária ou colangite esclerosante primária, com ou sem cirrose subjacente.[5]

Pacientes com doença pulmonar crônica, incluindo aqueles com deficiência de alfa-1 antitripsina, podem estar em risco aumentado de COVID-19 grave.

A alta taxa de eventos trombóticos no COVID-19 pode impactar adversamente os resultados naqueles com doença hepática crônica.[77]

Dados emergentes sugerem que pacientes com doença hepática gordurosa não alcoólica (DHGNA) podem estar em maior risco de COVID-19.[79]

Não se sabe se os pacientes com carcinoma hepatocelular (CHC) apresentam maior risco de COVID-19 grave em virtude de sua malignidade ou tratamento. Uma série de casos relatou uma associação entre piores resultados da COVID-19 e uma história de tipos não hepáticos de câncer. Aqueles que foram submetidos à quimioterapia recente tiveram risco ainda maior de COVID-19 grave, mas a série também incluiu aqueles sem quimioterapia recente.[80]

Considerações sobre pacientes transplantados ou em lista de transplante serão abordadas em outro capítulo deste livro.

## ALTERAÇÕES HISTOLÓGICAS HEPÁTICAS DA COVID-19

As amostras de biópsia hepática de pacientes falecidos em virtude de COVID-19 grave mostraram esteatose microvascular moderada, e atividade lobular e portal leve, indicando que a lesão poderia ter sido causada por infecção por SARS-CoV-2 ou lesão hepática induzida por drogas. No entanto, inclusões virais de hepatócitos não foram identificadas.[47]

## OPÇÕES TERAPÊUTICAS PARA DISFUNÇÃO HEPÁTICA PELA COVID-19

A lesão hepática em casos leves de COVID-19 geralmente é transitória e não requer tratamento além dos cuidados de suporte.

Recentemente, Chen *et al.* relataram que os derivados do ácido glicirrízico podem exibir atividade antiviral contra o SARS-CoV-2.[81] É um glicósido triterpeno isolado da raiz da planta do alcaçuz, com potencial para se ligar ao receptor ACE2 e consequente ação anti-inflamatória na doença hepática.[82,83]

## RECOMENDAÇÕES CLÍNICAS PARA O MANEJO DA LESÃO HEPÁTICA PELA COVID-19

A) O monitoramento regular da bioquímica hepática deve ser realizado em todos os pacientes com COVID-19.
B) Exames sorológicos para hepatite B e C e investigação de outras causas de doença hepática, que devem levar em consideração a epidemiologia local, são necessários ao se avaliar pacientes com COVID-19 e bioquímica hepática alterada.
C) Até o momento faltam dados sobre a segurança dos medicamentos atualmente utilizados para o tratamento da infecção por SARS-CoV-2, em pacientes com COVID-19 e lesão hepática.
D) As alterações nos testes hepáticos não devem ser uma contraindicação ao uso da terapêutica de investigação ou *off-label* para COVID-19 (p. ex., remdesivir, tocilizumab, cloroquina, hidroxicloroquina), embora níveis de AST ou ALT > 5 × LSN possam excluir pacientes do tratamento.
E) O resultado de pacientes com lesão hepática é bastante satisfatório: alterações das enzimas hepáticas parecem geralmente transitórias, e lesão hepática grave é rara.

## MEDIDAS PREVENTIVAS A SE CONSIDERAR NA ERA DA INFECÇÃO PELA COVID-19

Uma equipe multidisciplinar é essencial para coordenar estes esforços. O ambulatório deve ser reduzido em termos de capacidade a fim de permitir que os pacientes mantenham pelo menos uma distância de um metro entre si na sala de espera. Sempre que for possível, pacientes com doença hepática grave devem evitar contatos sociais. Clínicas virtuais devem ser implementadas e visitas não urgentes devem ser adiadas. Se possível, exames de sangue e de imagem devem ser realizados em centros médicos que não gerenciam pacientes positivos para COVID-19. Na doença hepática compensada, os medicamentos podem ser dispensados conforme necessário e a consulta por telemedicina é aconselhável e incentivada. Muitos pacientes precisam apenas de uma orientação, e, nestes casos, a avaliação criteriosa de que há necessidade de ir a uma emergência pode ser feita por telemedicina. A triagem de carcinoma hepatocelular em cirróticos deve ser mantida, enquanto as sessões de endoscopia devem ser reduzidas ao mínimo, aplicando os critérios de Baveno sempre que possível.

Caso a consulta não possa ser adiada, para proteção de pacientes e profissionais de saúde, é obrigatória a triagem de todos os pacientes antes de entrar no ambulatório, solicitando seu histórico epidemiológico nos últimos 14 dias e quaisquer sintomas relacionados. O uso de máscara deve ser adotado em todos pacientes, bem como a lavagem e higiene sistemática das mãos. Se possível, visitantes acompanhantes de pacientes adultos não devem ser permitidos. Se a COVID-19 não puder ser excluída, os pacientes devem ser alocados em uma área independente para rastrear a infecção, incluindo exames de sangue rotineiros, exames de imagem, PCR, *influenza* A + B e testes para COVID-19 em pacientes selecionados.

Casos suspeitos ou confirmados para COVID-19 devem ser hospitalizados em um prédio independente dedicado aos pacientes com COVID-19. O especialista em fígado trabalhará em conjunto com a equipe médica que cuidará de pacientes com suspeita ou confirmação de COVID-19. Se a COVID-19 puder ser excluída, os pacientes poderão ser alocados em ambulatórios, como de costume.[84,85]

## CONCLUSÃO

A pandemia pelo coronavírus (SARS-CoV-2) 2019, causando uma síndrome multissistêmica, atraiu crescente atenção mundial. Foram relatados casos de lesão ou disfunção hepática (principalmente caracterizados por níveis séricos moderadamente elevados de aspartato aminotransferase) em pacientes com COVID-19. O padrão de lesão hepática parece ser predominantemente hepatocelular, e a etiologia permanece incerta, mas pode representar um efeito secundário da resposta inflamatória, embora ainda não seja possível excluir a infecção viral citopática direta e a lesão hepática induzida por drogas. Um estudo de amostras de biópsia hepática revelou esteatose microvesicular e atividade lobular e portal leve, sugestivas de infecção por SARS-CoV-2 ou lesão hepática induzida por drogas. A lesão hepática está associada a resultados graves em pacientes com infecção por COVID-19, e a prolongada internação hospitalar. Foi relatada hepatite grave, mas a insuficiência hepática parece ser rara. A lesão hepática parece ser mais comum em homens, embora o mecanismo não seja claro. Pacientes com lesão hepática manifestaram índices inflamatórios mais elevados e maior probabilidade de apresentar febre, o que pode estar relacionado com resposta imune após a infecção pelo vírus. Estudos sobre as características demográficas e clínicas, mecanismos potenciais e opções de tratamento para a disfunção hepática relacionada com a COVID-19 estão em andamento, a fim de facilitar futuras medidas de desenvolvimento, prevenção e controle.

## REFERÊNCIAS BIBLIOGRÁFICAS

1. Zhu N, Zhang D, Wang W, Li X, Yang B, Song J, et al. A novel coronavirus from patients with pneumonia in China, 2019. N Engl J Med 2020;382:727-33.
2. Li Q, Guan X, Wu P, Wang X, Zhou L, Tong Y, et al. Early transmission dynamics in Wuhan, China, of novel coronavirus-infected pneumonia. N Engl J Med 2020.
3. Brasil. Ministério da saúde. Painel Coronavírus. 2020. [acesso em 10 maio 2020]. Disponível em: <https://covid.saude.gov.br/>.
4. Sultan S, Altayar O, Siddique SM, et al. AGA Institute Rapid Review of the GI and Liver Manifestations of COVID-19: MetaAnalysis of International Data, and Recommendations for the Consultative Management of Patients with COVID-19. Gastroenterology. 2020 May 11;S0016-5085(20)30593.
5. Zhang C, Shi L, Wang F-S. Liver injury in COVID-19: Management and challenges. Lancet Gastroenterol Hepatol. 2020 Mar 4.
6. Huang Y, Zhou H, Yang R, Xu Y, Feng X, Gong P. Clinical characteristics of 36 non-survivors with COVID-19 in Wuhan, China. medRxiv. 2020.
7. Zhang B, Zhou X, Qiu Y, et al. Clinical characteristics of 82 death cases with COVID-19. medRxiv. 2020.
8. Xiao F, Tang M, Zheng X, et al. Evidence for gastrointestinal infection of SARS-CoV-2. Gastroenterology. 2020 Feb 27 [Epub ahead of print].

9. Holshue ML, DeBolt C, Lindquist S, et al. First Case of 2019 Novel Coronavirus in the United States. New Engl J Med. 2020; published online Jan 31.
10. Guan W, Ni Z, Hu Y, et al. Clinical characteristics of coronavirus disease 2019 in China. N Engl J Med. 2020; published online Feb 28.
11. Huang C, Wang Y, Li X, et al. Clinical features of patients infected with 2019 novel coronavirus in Wuhan, China. Lancet (London, England). 2020 Feb 15;395:497-506.
12. Wang D, Hu B, Hu C, et al. Clinical Characteristics of 138 Hospitalized Patients With 2019 Novel Coronavirus-Infected Pneumonia in Wuhan, China. JAMA. 2020 Feb 7.
13. Yang X, Yu Y, Xu J, et al. Clinical course and outcomes of critically ill patients with SARS-CoV-2 pneumonia in Wuhan, China: a single-centered, retrospective, observational study. Lancet Resp Med. 2020 Feb 24.
14. Chen N, Zhou M, Dong X, et al. Epidemiological and clinical characteristics of 99 cases of 2019 novel coronavirus pneumonia in Wuhan, China: a descriptive study. Lancet (London, England). 2020 Feb 15;395:507-13.
15. Wander P, Epstein M, Bernstein D. COVID-19 presenting as acute hepatitis. Am J Gastroenterol. Published Apr 2020.
16. Liu W, Tao Z-W, Lei W, Ming-Li Y, Kui L, Ling Z, et al. Analysis of factors associated with disease outcomes in hospitalized patients with 2019 novel coronavirus disease. Chin Med J 2020 Feb 28.
17. Chang HL, Chen KT, Lai SK, et al. Hematological and biochemical factors predicting SARS fatality in Taiwan. Journal of the Formosan Medical Association = Taiwan Yi Zhi. 2006 June;105:439-50.
18. Saad M, Omrani AS, Baig K, et al. Clinical aspects and outcomes of 70 patients with Middle East Respiratory Syndrome coronavirus infection: a single-center experience in Saudi Arabia. Int J Infect Dis. 2014 Dec;29:301-6.
19. Al-Hameed F, Wahla AS, Siddiqui S, et al. Characteristics and Outcomes of Middle East Respiratory Syndrome Coronavirus Patients Admitted to an Intensive Care Unit in Jeddah, Saudi Arabia. J Int Care Med. 2016 June;31:344-8.
20. Assiri A, Al-Tawfiq JA, Al-Rabeeah AA, et al. Epidemiological, demographic, and clinical characteristics of 47 cases of Middle East respiratory syndrome coronavirus disease from Saudi Arabia: a descriptive study. Lancet Infect Diseases. 2013 Sep;13:752-61.
21. Chau TN, Lee KC, Yao H, et al. SARS-associated viral hepatitis caused by a novel coronavirus: report of three cases. Hepatol. 2004;39:302-10.
22. Alsaad KO, Hajeer AH, Al Balwi M, et al. Histopathology of Middle East respiratory syndrome coronovirus (MERS-CoV) infection—clinicopathological and ultrastructural study. Histopathol 2018;72:516-24.
23. Secure-Cirrhosis. Surveillance Epidemiology of Coronavirus (COVID-19) under Research Exclusion. 2020. [acesso em 10 maio 2020]. Disponível em: <https://covidcirrhosis.web.unc.edu/>.
24. Wang F-S, Zhang C. What to do next to control the 2019-nCoV epidemic? Lancet. 2020;395:391-3. Chau TN, Lee KC, Yao H, et al. SARS-associated viral hepatitis caused by a novel coronavirus: report of three cases. Hepatol. 2004;39:302-10.
25. Shi H, Han X, Jiang N, et al. Radiological findings from 81 patients with COVID-19 pneumonia in Wuhan, China: a descriptive study. Lancet Infect Dis. 2020; published online Feb 24.
26. Xu XW, Wu XX, Jiang XG, Xu KJ, Ying LJ, Ma CL, et al. Clinical findings in a group of patients infected with the 2019 novel coronavirus (SARS-Cov-2) outside of Wuhan, China: retrospective case series. BMJ. 2020;368:m606.
27. Lee N, Hui D, Wu A, et al. A major outbreak of severe acute respiratory syndrome in Hong Kong. New Engl J Med 2003;348(20):1986-94.
28. Liu C, Jiang ZC, Shao CX, Zhang HG, Yue HM, Chen ZH, et al. [Preliminary study of the relationship between novel coronavirus pneumonia and liver function damage: a multicenter study]. Zhonghua Gan Zang Bing Za Zhi. 2020;28:148-52.
29. Chen L, Liu HG, Liu W, Liu J, Liu K, Shang J, et al. [Analysis of clinical features of 29 patients with 2019 novel coronavirus pneumonia]. Zhonghua Jie He He Hu Xi Za Zhi. 2020;43:E005.

30. Chen H, Guo J, Wang C, Luo F, Yu X, Zhang W, et al. Clinical characteristics and intrauterine vertical transmission potential of COVID-19 infection in nine pregnant women: a retrospective review of medical records. Lancet. 2020;395:809-15.
31. Feng G, Kenneth I, Zheng Q, et al. COVID-19 and liver dysfunction: current insights and emergent therapeutic strategies. J Clin Transl Hepatol. 2020;31:18-24.
32. Xia W, Shao J, Guo Y, et al. Clinical and CT features in pediatric patients with COVID-19 infection: different points from adults. Pediatr Pulmonol. 2020 Mar 5 [Epub ahead of print].
33. Lu X, Zhang L, Du H, Zhang J, Li YY, Qu J, et al. SARS-CoV-2 infection in children. N Engl J Med. 2020 March 18.
34. Aroniadis OC, DiMaio CJ, Dixon RE, et al. Current Knowledge and Research Priorities in the Digestive Manifestations of COVID-19. Clin Gastroenterol Hepatol. 2020 Apr.
35. Yeo C, Kaushal S, Yeo D. Enteric involvement of coronaviruses: is faecal–oral transmission of SARS-CoV-2 possible? Lancet Gastroenterol Hepatol 2020; published online Feb 19.
36. Wu Y, Guo C, Tang L, Hong Z, Zhou J, Dong X, et al. Prolonged presence of SARS-CoV-2 viral RNA in faecal samples. Lancet Gastroenterol Hepatol. 2020.
37. Thelancet. Endoscopy in inflammatory bowel diseases during the COVID-19 pandemic and post-pandemic period. 2020a. [acesso em 9 meio 2020]. Disponível em: <www.thelancet.com/gastrohep>.
38. Liu J, Li S, Liu J, Liang B, Wang X, Wang H, et al. Longitudinal characteristics of lymphocyte responses and cytokine profiles in the peripheral blood of SARS-CoV-2 infected patients. medRxiv 2020:2020.02.16.20023671.
39. Tang N, Bai H, Chen X, Gong J, Li D, Sun Z. Anticoagulant treatment is associated with decreased mortality in severe coronavirus disease 2019 patients with coagulopathy. J Thromb Haemost. 2020.
40. Chai X, Hu L, Zhang Y, Han W, Lu Z, Ke A, et al. Specific ACE2 Expression in Cholangiocytes May Cause Liver Damage After 2019-nCoV Infection. bioRxiv 2020:2020.02.03.931766.
41. FDA, Food & Drugs Administration. Coronavirus Disease 2019 (COVID-19). 2020. [acesso em 50 maio 2020]. Disponível em: <https://www.fda.gov/emergency-preparedness-and-response/counterterr orism-and-emerging-threats/coronavirus-disease-2019-covid-19>.
42. Mantovani A, Beatrice G, Dalbeni A. Coronavirus disease 2019 (COVID -19) and prevalence of chronic liver disease: A meta-analysis. Liver Int. 2020.
43. Sun J, Aghemo A, Forner A, Valenti L. COVID-19 and liver disease. Liver Int. 2020 June;40(6):1278-81.
44. Yan R, Zhang Y, Li Y, Xia L, Zhou Q. Structure of dimeric full-length human ACE2 in complex with B0AT1. bioRxiv. 2020(v1).
45. Banales JM, Huebert RC, Karlsen T, Strazzabosco M, LaRusso NF, Gores GJ. Cholangiocyte pathobiology. Nat Rev Gastroenterol Hepatol. 2019;16:269-81.
46. Parohan M, Yaghoubi S, Seraj A. Liver injury is associated with severe Coronavirus disease 2019 (COVID-19) infection: a systematic review and meta-analysis of retrospective studies. Hepatol Res. 2020 May 9.
47. Xu Z, Shi L, Wang Y, Zhang J, Huang L, Zhang C, et al. Pathological findings of COVID-19 associated with acute respiratory distress syndrome. Lancet Respir Med. 2020.
48. Hodgman MJ, Garrard AR. A review of acetaminophen poisoning. Crit Care Clin. 2012;28:499-516.
49. Krenzelok EP. The FDA Acetaminophen Advisory Committee Meeting - what is the future of acetaminophen in the United States? The perspective of a committee member. Clin Toxicol (Phila) 2009;47:784-9.
50. Chen Jun, Ling Yun, Xi Xiuhong, et al. Efficacies of lopinavir/ritonavir and abidol in the treatment of novel coronavirus pneumonia. Chin J Infect Dis. 2020.
51. Cao B, Wang Y, Wen D, et al. A trial of lopinavir-ritonavir in adults hospitalized with severe Covid-19. N Engl J Med. 2020.
52. Fan Z, Chen L, Li J, et al. Clinical Features of COVID-19-Related Liver Damage. Available at SSRN 3546077. 2020.

53. Mulangu S, Dodd LE, Davey RT Jr, et al. A Randomized, Controlled Trial of Ebola Virus Disease Therapeutics. N Engl J Med. 2019;381:2293-303.
54. Grein J, Ohmagari N, Shin D, et al. Compassionate Use of Remdesivir for Patients with Severe Covid-19. N Engl J Med. 2020.
55. Stebbing J, Phelan A, Griffin I, et al. COVID-19: combining antiviral and anti-inflammatory treatments. The Lancet Infect Dis. 2020 Apr;20:400-2.
56. Little P. Non-steroidal anti-inflammatory drugs and covid-19. BMJ. 2020 Mar 27;368:m1185.
57. Gordon CJ, Tchesnokov EP, Feng JY, Porter DP, Gotte M. The antiviral compound remdesivir potently inhibits RNA-dependent RNA polymerase from Middle East respiratory syndrome coronavirus. J Biol Chem. 2020 Feb 24.
58. Zhu Y, Niu M, Chen J, Zou Z-S, Ma Z-J, Liu S-H, et al. Hepatobiliary and pancreatic: comparison between Chinese herbal medicine and Western medicine-induced liver injury of 1985 patients. J Gastroenterol Hepatol. 2016;31:1476-82.
59. X-MOL. COVID-19: Abnormal liver function tests. J Hepatol. 2020. [acesso em 10 maio 2020]. Disponível em: <https://www.x-mol.com/paper/1250160945121878016>.
60. Kuster GM, Pfister O, Burkard T, Zhou Q, Twerenbold R, Haaf P, et al. SARS-CoV2: should inhibitors of the renin–angiotensin system be withdrawn in patients with COVID-19? European Heart Journal. 2020.
61. ESC, European Society of Cardiology. Position Statement of the ESC Council on Hypertension on ACE-Inhibitors and Angiotensin Receptor Blockers. 2020 [cited March 30th, 2020]. [acesso em 10 maio 2020]. Disponível em: <https://www.escardio.org/Councils/Council-on-Hypertension-(CHT)/News/position-statement-ofthe-esc-council-on-hypertension-on-ace-inhibitors-and-ang>.
62. Dillon JF, Miller MH. Gamma glutamyl transferase 'To be or not to be'a liver function test? London, England: SAGE Publications Sage UK; 2016.
63. Fernandez NJ, Kidney BA. Alkaline phosphatase: beyond the liver. Vet Clin Pathol. 2007;36:223-33.
64. Mehta P, McAuley DF, Brown M, Sanchez E, Tattersall RS, Manson JJ. COVID-19: consider cytokine storm syndromes and immunosuppression. Lancet. 2020.
65. Prompetchara E, Ketloy C, Palaga T. Immune responses in COVID-19 and potential vaccines: Lessons learned from SARS and MERS epidemic. Asian Pac J Allergy Immunol. 2020;38:1-9.
66. Tartey S, Takeuchi O. Pathogen recognition and Toll-like receptor targeted therapeutics in innate immune cells. Int Rev Immunol. 2017;36:57-73.
67. Channappanavar R, Fehr AR, Vijay R, et al. Dysregulated type I interferon and inflammatory monocyte-macrophage responses cause lethal pneumonia in SARS-CoV-infected mice. Cell Host & Microbe. 2016;19: 181-93.
68. Channappanavar R, Perlman S. Pathogenic human coronavirus infections: causes and consequences of cytokine storm and immunopathology. Semin Immunopathol. 2017 July;39:529-39.
69. Yang L, Wang W, Wang X, Zhao J, Xiao L, Gui W, et al. Creg in hepatocytes ameliorates liver ischemia/reperfusion injury in a TAK1-dependent manner in mice. Hepatol. 2019;69:294-313.
70. Zhang XJ, Cheng X, Yan ZZ, Fang J, Wang X, Wang W, et al. An ALOX12-12- HETE-GPR31 signaling axis is a key mediator of hepatic ischemia-reperfusion injury. Nat Med. 2018;24:73-83.
71. Dong Y, Liang X, Yu X. Prognostic value of the dynamic changes in extra vascular lung water index and angiopoietin-2 in severe multiple trauma patients with acute respiratory distress syndrome. Zhonghua Wei Zhong Bing Ji Jiu Yi Xue. 2019;31:571-6.
72. Niu P, Shen J, Zhu N, Lu R, Tan W. Two-tube multiplex real-time reverse transcription PCR to detect six human coronaviruses. Virologica Sinica. 2016;31:85-8.
73. Thelancet. Prolonged presence of SARS-CoV-2 viral RNA in faecal samples. 2020b. Disponível em: <www.thelancet.com/gastrohep>. Acesso em: 10 mai. 2020.
74. Qingxian C, Deliang H, Hong Y, et al. COVID-19: Abnormal liver function tests. J Hepatol. 2020;1-9.

75. MacLaren G, Fisher D, Brodie D. Preparing for the most critically ill patients with COVID-19: the potential role of extracorporeal membrane oxygenation. JAMA. 2020. https://doi.org/10.1001/jama.2020.2342. Published online 2020 Feb 19.
76. Zhang W. Imaging changes of severe COVID-19 pneumonia in advanced stage. Intensive Care Med. 2020:1-3.
77. AASLD. American Association for the Study of Liver Diseases. Clinical insights for hepatology and liver transplant providers during the COVID-19 pandemic. Released. 2020. [acesso em 10 maio 2020]. Disponível em: <https://www.aasld.org/sites/default/files/2020-04/AASLD-COVID19-ClinicalInsights-4.07.2020-Final.pdf>.
78. Crespo J, Iglesias-García J, Hinojosa del Val JE, et al. COVID-19 and the digestive system: protection and management during the SARS-CoV-2 pandemic. Rev Esp Enferm Dig. 2020 May;112(5):389-96.
79. Ji D, C E, Xu J, Zhang D, Cheng G, Wang Y, et al. 2020 April.
80. Liang W, Guan W, Chen R, Wang W, Li J, Xu K, et al. Cancer patients in SARS-CoV-2 infection: A nationwide analysis in China. Lancet Oncol. 2020 Mar;21:335-37.
81. Chen H, Du Q. Potential natural compounds for preventing 2019-nCoV infection. Preprints. 2020;2020010358(v3).
82. Li JY, Cao HY, Liu P, Cheng GH, Sun MY. Glycyrrhizic acid in the treatment of liver diseases: literature review. Biomed Res Int. 2014;2014:872139.
83. Yu Y, Mao Y, Chen C. Guidelines for the management of drug-induced liver injury. J Clin Hepatol. 2015;31:1752-69.
84. Mondelli MU, Maticic M, Cordero E, et al. Care of patients with liver disease during the COVID-19 pandemic: EASL -ESCMID position paper. JHEP Rep. 2020.
85. Repici A, Maselli R, Colombo M, Gabbiadini R, Spadaccini M, Anderloni A, et al. Coronavirus (COVID -19) outbreak: what the department of endoscopy should know. Gastrointest Endosc. 2020.

# MANIFESTAÇÕES VASCULARES ASSOCIADAS À COVID-19

Otacílio Figueiredo da Silva Junior
Marcos Barbosa de Souza Júnior

## INTRODUÇÃO

A associação da COVID-19 com manifestações vasculares está se mostrando cada vez mais presente e, naturalmente, agravando o quadro clínico dos doentes acometidos. Estas alterações se demonstram com o agravamento do quadro respiratório de forma desproporcional nos doentes com alterações prévias cardiovasculares, mas também em complicações vasculares nos doentes sem história de doença vascular aparente. Isto chamou a atenção dos grupos envolvidos no estudo da pandemia para que definissem, afinal, qual seria o mecanismo patológico desse vírus nos vasos e, eventualmente, de que forma a ciência médica poderia ajudar no tratamento.[1]

As implicações vasculares relatadas podem-se manifestar de várias formas. Primeiro, por ação direta ou indireta do processo infeccioso (hipóxia, por exemplo) que predisporia a um quadro trombótico; segundo, um processo inflamatório intenso desencadeado pelo vírus no metabolismo celular; terceiro, a interação de diversas drogas usadas (antiagregantes, anticoagulantes etc.) com as manifestações metabólicas da doença; quarto, as consequências no tratamento não hospitalar da pandemia (isolamento, distanciamento etc.) em doentes sob tratamento de patologia vascular (p. ex., parada do uso de medicação por receio de ser acometido ou piorar um eventual quadro viral); dentre outras alterações que nos levaram a tentar melhor compreender as *nuances* desse quadro particular.[2]

Tem-se postulado que a alta mortalidade observada em pacientes portadores da COVID-19 pode estar relacionada a um quadro de tromboembolismo pulmonar (TEP) associado ou ao processo de trombose pulmonar *in situ*.[3,4]

Nosso intuito é compreender por que alguns pacientes são mais susceptíveis à forma grave da doença, a fim de traçarmos uma abordagem individualizada para cada tipo de doente e, assim, obtermos mais êxito no tratamento desta nova patologia.

## INCIDÊNCIA

Nos estudos atuais foi observada alta incidência de eventos tromboembólicos, com taxas que variam de 7,1 a 31% de eventos em pacientes que foram internados, tanto em leitos de enfermaria, quanto em pacientes que necessitaram de internação em unidades de terapia intensiva.[3,4]

**Quadro 6-1.** Principais Eventos Tromboembólicos em Pacientes Internados com COVID-19

- Embolia pulmonar
- TVP em membros inferiores e superiores
- Acidente vascular encefálico
- Síndrome coronariana aguda
- Isquemia de membros inferiores
- Trombose venosa relacionada com o cateter venoso

Entre os eventos mais comuns estão a embolia pulmonar, a trombose venosa profunda de membros inferiores proximal e distal, acidente vascular encefálico, síndrome coronariana e isquemia de membros inferiores (Quadro 6-1).

## PATOGÊNESE

O endotélio vascular é uma camada de células que reveste a superfície luminal dos vasos sanguíneos. Observa-se que sua função não apenas é uma simples barreira de difusão passiva entre os elementos do sangue circulante e o tecido intersticial, mas apresenta, também, funções de síntese e de metabolismo de diversas substâncias. O endotélio é um órgão ativo, com funções endócrina, parácrina ou autócrina, indispensáveis à regulação do tônus e manutenção da homeostase vascular.[5]

Em autópsias reveladas por um grupo de pesquisa em Zurique, foram encontradas evidências de infecção viral direta do SARS-CoV-2 na célula endotelial e inflamação difusa. O vírus usa o receptor ACE2, expresso por pneumócitos no revestimento alveolar epitelial, para infectar o hospedeiro, causando lesão pulmonar. Este receptor ACE2 também é amplamente expresso nas células endoteliais, que atravessam múltiplos órgãos. Esta enzima serve de carregadora do vírus para o meio intracelular. Já está definido que o vírus SARS-CoV-2, a exemplo dos órgãos anteriormente relatados, também tem o poder de infectar diretamente organoides de vasos sanguíneos humanos *in vitro*, causando resposta inflamatória vascular exacerbada. No caso de infecções com SARS-CoV em anos anteriores, observou-se que citoquininas pró-inflamatórias (MCP-1) transformariam mediadores inflamatórios (TGF beta 1, TFN, IL-6 e interferon beta), agravando o quadro vasculítico, e o tratamento com inibidores desses mediadores levaram à redução da inflamação em animais de laboratório, com melhora da sobrevida comprovando essa tese. Com o SARS-CoV-2 o quadro se repete, agora associado a um decréscimo dos linfócitos T (CD4 + T-*cells*) que, juntos ao processo inflamatório descrito, tornariam a infecção mais severa. Os níveis dos mediadores inflamatórios na COVID-19 também são maiores que nas suas congêneres de aparecimento prévio (IL-6, IL-10, TNF, lactato desidrogenada e PCR), sugerindo que os indicadores inflamatórios são importantes fatores no diagnóstico precoce da severidade da evolução dos doentes.[5,6]

Estudo mais recente sobre achados histológicos pulmonares de pacientes com diagnóstico de COVID-19, quando comparados a pacientes que tiveram quadro de *influenza* H1N1, demonstraram três características distintas: primeiro, uma lesão endotelial severa, levando à ruptura da membrana endotelial; segundo, pulmões de pacientes afetados tiveram tromboses vasculares generalizadas, com microangiopatia e oclusão de capilares alveolares; terceiro, foi observado um fenômeno de neovascularização por mecanismo de angiogênese.[6]

Associado ao quadro inflamatório da parede vascular observa-se, também, o aparecimento de manifestações de hipercoagulabilidade. A coagulopatia na infecção grave por COVID-19 é semelhante à coagulopatia induzida por sepse – SIC (do inglês, *sepsis-induced coagulopathy*), caracterizando-se por coagulação intravascular disseminada (CIVD) e microangiopatia trombótica. Além disso, como os pulmões são prioritariamente afetados pela doença, a hipoxemia é um fator para maior risco de trombose. De acordo com a experiência acumulada nesses cinco meses da doença, as principais alterações observadas na coagulação foram: elevação do D-Dímero (40% dos pacientes), elevação do fibrinogênio, plaquetopenia, alargamento do TTPA e do tempo de protrombina, aumentando o risco de tromboembolia. Também são relatados linfopenia, elevação da lactato desidrogenase e de marcadores inflamatórios como proteína C reativa, ferritina e interleucina-6 correlacionados ao perfil pró-coagulante.

Aterosclerose, desregulação do SRAA e do sistema imune são prováveis causas da resposta imunológica exacerbada ao SARS-CoV-2. Também foi observada ruptura de placa aterosclerótica induzida pela inflamação causando lesão miocárdica por oclusão vascular decorrente. O controle da aterosclerose e da síndrome metabólica parece ser um passo fundamental para se evitar a forma grave da COVID-19 (Fig. 6-1).

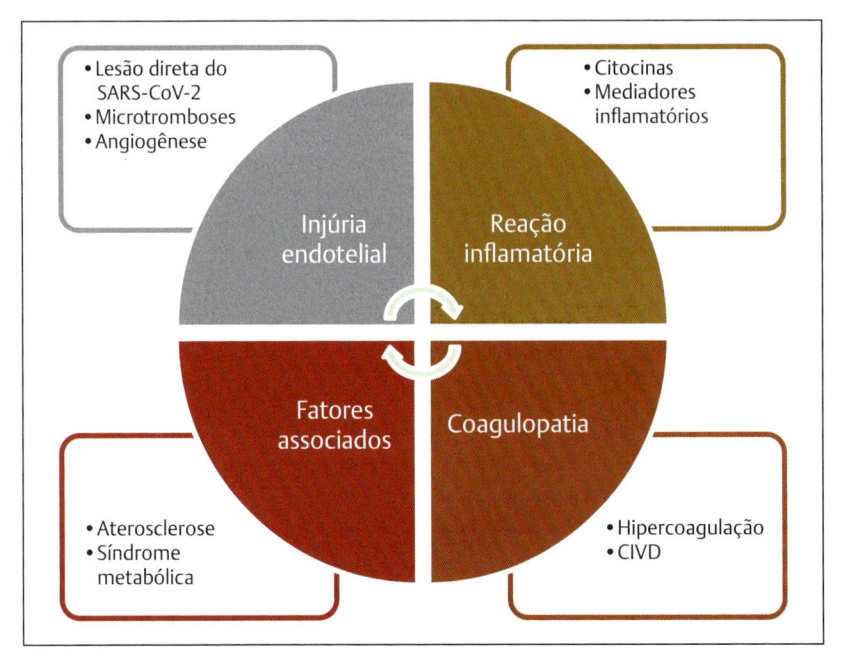

**Fig. 6-1.** Fisiopatologia das alterações vasculares.

## DIAGNÓSTICO

O diagnóstico de tromboembolismo venoso em pacientes internados é desafiador, principalmente em pacientes críticos, nos quais a confirmação ou exclusão deste diagnóstico é muito importante. Estudos de imagem para trombose venosa profunda (ultrassonografia com Doppler) ou embolia pulmonar (angiotomografia) devem ser evitados em decorrência do risco de transmissão da infecção para outras áreas hospitalares ou para profissionais de saúde. Além disso, há dificuldade na disponibilidade destes exames e na incapacidade da realização destes pela gravidade e instabilidade do quadro clínico dos pacientes.

Neste cenário, os laboratórios hematológicos darão muitos subsídios para diagnóstico e acompanhamento evolutivo da doença, do ponto de vista das alterações vasculares.

O achado frequente de um D-Dímero elevado em pacientes com COVID-19, hospitalizados, pode levar a uma abordagem diagnóstica agressiva para TEV, apesar da controvérsia de que um D-Dímero muito elevado (> 4 mg/L) pode não ser um preditor confiável de TEV nessa população, mas um marcador de desfecho geral ruim. Um estudo recente encontrou sensibilidade de 85% e especificidade de 88% para o diagnóstico de TEV em pacientes com níveis de D-Dímero > 1,5 mg/L, mas o estudo foi baseado em uma amostra pequena.[7]

As dosagens sanguíneas dos elementos da coagulação (TTPA, AP, INR), se alteradas, servirão como prognóstico da gravidade e evolução do quadro, da mesma forma que valores do DHL, ferritina, miosina e CPK demonstrariam acometimento sistêmico de músculo e fígado (Quadro 6-2).

Estudos de imagem à beira do leito, como ultrassonografia de compressão para avaliar TVP dos membros inferiores e superiores, ou ecocardiograma à beira do leito, para avaliar a sobrecarga do ventrículo direito associada à EP, podem ser difíceis de obter em razão da instabilidade do paciente ou da necessidade de posicionamento prono em pacientes graves, e pode não ter especificidade e sensibilidade suficientes para diagnosticar TEV, pois pacientes com pneumonia podem apresentar sobrecarga do ventrículo direito sem EP. No entanto, no contexto clínico de deterioração súbita inexplicada do estado pulmonar ou eritema/edema agudo dos membros inferiores, esses testes podem ser úteis para ajudar na suspeita clínica de TEV. Portanto, a realização de exames de imagem para diagnóstico de tromboembolismo venoso está indicada para pacientes com sinais ou sintomas de trombose venosa profunda ou piora clínica inexplicada da função respiratória (relação $PaO_2$/$FiO_2$) ou elevação rápida do D-Dímero.[7,8]

Quadro 6-2. Achados Laboratoriais em Pacientes com COVID-19

| | |
|---|---|
| Linfopenia | 35,2-82,1% |
| Trombocitopenia | 5-36,2% |
| Leucopenia | 9,1-33,7% |
| PCR elevada | 60,7-86,3% |
| D-Dímero elevado | 36,4-46,4% |
| Alargamento TP | 58% |
| Elevação IL-6 | 51,5% |
| Elevação da ferritina | 62,6% |

## TRATAMENTO
A abordagem ideal para o tratamento da COVID-19 é incerta e está baseada em dados limitados, evoluindo rapidamente à medida que surgem novos resultados de estudos clínicos.

No tocante ao tratamento das manifestações vasculares tromboembólicas nos pacientes com COVID-19, devemos estar atentos a algumas situações específicas associadas a estes, podendo dividi-las, didaticamente, em profilaxia de eventos tromboembólicos em pacientes com COVID-19, sendo estes portadores de doenças vasculares prévias ou não, e em esquema terapêutico para paciente com diagnóstico de tromboembolismo venoso durante o tratamento da doença viral.

As decisões para o tipo de tratamento são baseadas nos estudos iniciais da China, Holanda e França, que buscaram avaliar a eficácia do uso de anticoagulantes no tratamento da CODIV-19. Em artigo publicado em maio de 2020, no *Journal of the American College of Cardiology*, pacientes internados foram analisados quanto ao uso da anticoagulação, e a avaliação da sobrevida (2.773 pacientes entre março e abril) mostrou que o tratamento anticoagulante em doentes sob ventilação mecânica teve mortalidade significativamente menor (29,1%) do que aqueles que não receberam (62,7%), apesar de aumento de eventos hemorrágicos (1,9% nos não anticoagulados *versus* 3% naqueles com uso de anticoagulação).[1,9-11]

## Anticoagulação
Todos os pacientes hospitalizados com COVID-19 devem receber tromboprofilaxia farmacológica com HBPM, HNF ou fondaparinux, a menos que o risco de sangramento exceda o risco de trombose. A preferência por HBPM se dá pela dose diária única e menor incidência de trombocitopenia associada.

O ajuste da dose para obesidade pode ser usado de acordo com a orientação institucional. Em pacientes com histórico de trombocitopenia induzida por heparina, deve-se usar fondaparinux. Nos pacientes em que os anticoagulantes estão contraindicados ou indisponíveis, deve-se usar tromboprofilaxia mecânica (p. ex., dispositivos de compressão pneumática). Profilaxias farmacológica e mecânica combinadas geralmente não são recomendadas.[2,5,7]

Apesar da falta de evidência publicada por meio de estudos randomizados, muitos protocolos institucionais adotaram uma intensidade intermediária (isto é, administrar a dose diária usual de HBPM dividida em 2 vezes ao dia) ou mesmo uma estratégia de dose de intensidade terapêutica para tromboprofilaxia com base na experiência local (Quadro 6-3).[2,5,7]

Anticoagulação terapêutica foi contemplada para o tratamento de pacientes críticos caracterizados por níveis muito altos de D-Dímero, parâmetros anormais de coagulação (CIVD), marcadores inflamatórios bastante elevados (síndrome da tempestade de citocinas) e/ou falência de múltiplos órgãos. Ainda não se sabe se os pacientes com COVID-19 em estado crítico devem receber anticoagulação de intensidade terapêutica na ausência de TEV confirmado ou suspeito (Quadro 6-4).[2,5,7]

Recomenda-se a manutenção do uso de anticoagulantes ou antiplaquetários em pacientes infectados pela COVID-19 que já faziam uso prévio destas medicações. Os pacientes que fazem uso de DOAC (anticoagulantes orais diretos, p. ex., Rivaroxabana, Apixaban, Dabigatrana) e necessitem de internação por COVID-19, devem ter seus anticoagulantes orais substituídos por terapia parenteral com HBPM ou Fondaparinux. Até o momento não temos evidências da eficácia e da segurança do uso de DOAC em pacientes portadores de SARS-CoV-2, portanto, devemos ter cuidado com seu uso nestes pacientes por possível interação da sua ação quando administrado concomitantemente com imunossupressores, antivirais e algumas drogas experimentais.[2,5,7]

**Quadro 6-3.** Recomendações de Profilaxia Antitrombótica durante a Pandemia da COVID-19

| Fases da doença | Recomendações |
|---|---|
| Profilaxia para pacientes ambulatoriais (doença leve) | ▪ Estimular deambulação<br>▪ Avaliação de risco de TEV *versus* risco hemorrágico<br>▪ Considerar profilaxia farmacológica se alto risco trombótico SEM alto risco hemorrágico<br>▪ Pacientes que já estavam em uso de terapia antitrombótica previamente devem manter seu tratamento<br>▪ Em pacientes usuários de antivitamina K sem controle adequado, pode-se sugerir transição para DOAC ou enoxaparina |
| Profilaxia em pacientes hospitalizados (não UTI)/doença moderada a grave SEM CIVD | ▪ Avaliação de risco de TEV *versus* risco hemorrágico<br>▪ HBPM dose profilática todos pacientes internados. Enoxaparina 40 mg SC 1 vez ao dia* (caso contraindicada, usar compressão pneumática intermitente)<br>▪ A profilaxia deve ser modificada/ajustada em caso de pacientes obesos, em casos de trombocitopenia severa (< 50.000) ou piora da função renal |
| Profilaxia em pacientes hospitalizados (UTI)/doença moderada a grave COM CIVD | ▪ Terapia antitrombótica profilática deve ser administrada na ausência de sangramento<br>▪ Não há evidência atual para recomendar doses intermediárias ou plenas de HBPM ou de HNF de rotina<br>▪ Usuários de anticoagulação plena devem ter seu tratamento mantido, considerando-se risco e benefício de eventual redução de dose (risco trombótico *versus* hemorrágico)<br>▪ Usuários de dupla antiagregação plaquetária devem ter seu risco benefício individualizado sobre suspensão ou manutenção. Em geral, se plaquetas > 50.000, pode-se manter a terapia dupla; se plaquetas entre 25.000 e 50.000, deixar um único antiplaquetário; se plaquetas < 25.000, suspender antiagregação<br>▪ Em pacientes obesos pode ser avaliado aumento de 50% da dose profilática |

**Quadro 6-4.** Recomendações de Terapia Antitrombótica durante a Pandemia da COVID-19

| Fases da doença | Recomendações |
|---|---|
| Tratamento do TEV em pacientes internados | ▪ O tratamento padrão de anticoagulação deve ser estabelecido em pacientes diagnosticados com tromboembolismo venoso, com vantagem do uso da HBPM para pacientes enquanto internados e uso dos DOACs após a alta<br>▪ A mudança do uso de DOAC ou antivitamina K para HBPM deve ser avaliada, principalmente, em pacientes críticos<br>▪ Uma alteração do regime anticoagulante (isto é, de regime profilático ou de dose intermediária para regime de dose de tratamento) pode ser considerada em pacientes sem TEV estabelecido, mas com deterioração da função pulmonar ou SDRA ou com importante elevação do D-Dímero (> 6 vezes o valor normal)<br>▪ A duração do tratamento deve ser de, no mínimo, 3 meses |

Pacientes hospitalizados têm risco aumentado de TEV por até 90 dias após a alta. Esse achado deve-se aplicar aos pacientes com COVID-19, embora os dados sobre a incidência ainda não estejam disponíveis. Portanto, é razoável considerar tromboprofilaxia prolongada após a alta, principalmente em pacientes de alto risco (idoso, internamento em UTI, câncer, história prévia de TEV, trombofilia, D-Dímero elevado), por um período de 14 dias a 6 semanas, podendo esta profilaxia ser realizada com HBPM ou DOAC.[2,5,7]

## Antiagregantes Plaquetários
### Aspirina
É um antiagregante plaquetário indicado para prevenção de trombose arterial. Não existe indicação preventiva de aspirina para pacientes com doença arterial e COVID-19, mas pacientes que fazem uso de aspirina por indicação formal não devem suspender por conta da COVID-19, com risco aumentado de trombose arterial com sua suspensão.

## OUTRAS MANIFESTAÇÕES VASCULARES PERIFÉRICAS
O aumento de risco de trombos também pode ser observado nas artérias e não apenas nas veias. De acordo com o vaso acometido, pode haver diferentes manifestações clínicas: AVE, isquemia mesentérica, infarto agudo do miocárdio ou oclusão arterial de membros inferiores que pode evoluir para amputação.

Bellosta R et al. observaram maior incidência de oclusões arteriais agudas de membros nos pacientes portadores de COVID-19, no serviço de cirurgia vascular em Bressia/Lombardia/Itália, no período de janeiro a março de 2020, sendo observado, também, pior desfecho nos pacientes submetidos à revascularização cirúrgica quando comparados à série histórica, tendo como causa hipotética o estado de hipercoagulabilidade da própria doença. O uso prolongado da anticoagulação com heparina pode melhorar o resultado dos pacientes submetidos à cirurgia, bem como aumentar as taxas de sobrevida e salvamento do membro.[12]

Há relatos de tromboses em vasos de grandes calibres, como aorta abdominal e artérias ilíacas, bem como a ocorrência de trombose aguda de enxerto aortoilíaco prévio, quadro de extrema gravidade em virtude de grande isquemia causada por estes tipos de oclusões arteriais.[13,14]

Corroborando a agressão vascular, alguns casos com características da síndrome do Choque Tóxico ou doença de Kawasaki foram relatados pela Associação de Pediatras de Cuidados Intensivos do Reino Unido, Associação Espanhola de Pediatria e pela Sociedade Italiana de Pediatras. A etiologia da doença de Kawasaki é desconhecida, mas a epidemiologia e a apresentação clínica sugerem infecção ou resposta imunológica anormal a uma infecção em crianças geneticamente predispostas. É uma vasculite de médios vasos e pode ter na COVID-19 seu gatilho; o componente autoimune também é uma possibilidade.[15]

Diversas manifestações cutâneas têm sido observadas na COVID-19 e, assim, a depender da localização e aparência, o diagnóstico diferencial deve ser feito com doença isquêmica complicada por trombose arterial.

## CONCLUSÃO
As manifestações vasculares são de extrema importância do ponto de vista da patogênese, do prognóstico e do tratamento da COVID-19, porém, estudos mais aprofundados e com maior número de pacientes são necessários para a confirmação ou não das informações atuais. Esperamos que novas descobertas na área celular/molecular provavelmente

apareçam, permitindo a melhora do prognóstico dos doentes pela correta aplicação do tratamento da COVID-19.

## REFERÊNCIAS BIBLIOGRÁFICAS

1. Zhao M, Wang M, Zhang J, Ye J, Xu Y, Wang Z, et al. Advances in the Relationship Between Coronavirus Infection and Cardiovascular Diseases. Biomd Pharmacother. 2020.
2. Bikdeli B, Madhavan MV, Jimenez D, Chuich T, Dreyfus I, Driggin E, et al. COVID-19 and thrombotic or thromboembolic disease: implications for prevention, antithrombotic therapy, and follow-up. J Am Coll Cardiol. 2020.
3. Klok FA, Kruip MJHA, van der Meer NJM, Arbous MS, Gommers DAMPJ, Kant KM, et al. Confirmation of the high cumulative incidence of thrombotic complications in critically ill ICU patients with COVID-19: An updated analysis. Thromb Res. 2020.
4. Cui S, Chen S, Li X, Liu S, Wang F, et al. Prevalence of venous thromboembolism in patients with severe novel coronavirus pneumonia. J Thromb Haemost. 2020 June;18(6):1421-4.
5. Brandão SCS, et al. Covid-19 e coração: manual prático de condutas" e "Covid 19, imunidade, endotélio e coagulação: compreenda a interação". Ebook, 2020.
6. Ackermann M, Verleden SE, Kuehnel M, Haverich A, Welte T, et al. Pulmonary vascular endothelialitis, thrombosis, and angiogenesis in Covid-19. N Engl J Med. 2020 May 21.
7. Spyropoulos AC, Levy JH, Ageno W, Connors JM, Hunt BJ, Iba T, et al. Scientific and Standardization Committee Communication: Clinical Guidance on the Diagnosis, Prevention and Treatment of Venous Thromboembolism in Hospitalized Patients with COVID-19. J Thromb Haemost. 2020 May 27.
8. Lodigiani C, Iapichino G, Carenzo L, Cecconi M, Ferrazzi P, Sebastian T, et al. Venous and arterial thromboembolic complications in COVID-19 patients admitted to an academic hospital in Milan, Italy. Thromb Res. 2020 July;191:9-14.
9. Varga Z, Flammer AJ, Steiger P, Haberecker M, Andermatt R, Zinkernagel AS, et al. Endothelial cell infection and endotheliitis in COVID-19. Lancet. May 2;395(10234):1417-8.
10. Zhou J, Chou H, Li C, Wong BH-Y, Cheng Z-S, Poon VK-M, et al. Active replication of Middle East respiratory syndrome coronavirus and aberrant induction of inflammatory cytokines and chemokines in human macrophages: implications for pathogenesis. J Infect Dis. 2014 May 1;209(9):1331-42.
11. Yuki K, Fujiogi M, Koutsogiannaki S. COVID-19 pathophysiology: A review. Clin Immunol. 2020 June;215:108427.
12. Bellosta R, Luzzani L, Natalini G, Pegorer MA, Attisani L, Cossu LG, et al. Acute limb ischemia in patients with COVID-19 pneumonia. J Vasc Surg. 2020.
13. Roncati L, Manenti A, Manco G, Farinetti A. Abdominal aortic thrombosis complicating COVID-19 pneumonia. Ann Vasc Surg. 2020 May 27.
14. Le Berre A, Marteau V, Emmerich J, Zins M. Concomitant acute aortic thrombosis and pulmonary embolism complicating COVID-19 pneumonia. Diagn Interv Imaging. 2020 May;101(5):321-2.
15. Jones VG, Mills M, Suarez D, Hogan CA, Yeh D, Segal JB et al. COVID-19 and Kawasaki disease: novel virus and novel case. Hosp Pediatr. 2020 June;10(6):537-40.

# MANIFESTAÇÕES POSSÍVEIS EM DERMATOLOGIA

CAPÍTULO 7

Paulo Ricardo Criado
Otávio Sérgio Lopes
Roberta Fachini Jardim Criado
Beatrice Martinez Zugaib Abdalla
Ingrid Campos Vieira
Gabriela Cacciolari Caputo
Isabelle Carvalho de Assis
Cristina van Blarcum de Graaff Mello

## INTRODUÇÃO

O novo β-coronavírus de 2019 (2019-nCoV) ou a síndrome respiratória aguda grave coronavírus 2 (SARS-CoV-2) é uma nova doença que está causando uma crise mundial de saúde pública e que se espalhou rapidamente desde sua origem na cidade de Wuhan, província de Hubei, na China, em dezembro de 2019 para o resto do mundo.[1] Em maio de 2020, um gráfico de dados do Centro de Recursos Coronavírus da Universidade John Hopkins (EUA), totalizou 3.600.106 casos de COVID-19 no mundo, com 251.898 mortes e 1.173.147 pacientes recuperados em 187 países/regiões.[2]

## ASPECTOS FISIOPATOLÓGICOS DA INFECÇÃO POR SARS-CoV-2 PARA DERMATOLOGISTAS E SUA POSSÍVEL RELAÇÃO COM A PELE

O SARS-CoV-2 é um vírus de RNA de fita simples, composto por 16 proteínas não estruturais (denominadas NSP 1-16), com funções específicas na replicação de coronavírus (CoVs).[3] Um deles, o NSP3, possui a propriedade de bloquear a resposta imune inata do hospedeiro e promover a expressão de citocinas. Já o NSP5 pode inibir a sinalização de interferon (IFN), enquanto o NSP16 evita o reconhecimento pelo MAD5 *(melanoma differentiation-associated gene 5)* intracelular, deprimindo a imunidade inata.[3] Quatro proteínas são estruturais e essenciais para a infecção viral: homotrímeros das proteínas S (espículas na superfície viral), proteína M (três domínios transmembranas), proteína E (envolvida na patogênese viral) e proteína N (2 domínios, que podem-se ligar ao genoma do RNA do vírus).[3]

A captação aerossolizada de SARS-CoV-2 leva à infecção da enzima conversora de angiotensina (ACE) tipo II (ACE2) expressando células-alvo, como as células alveolares tipo 2 (que produzem o surfactante pulmonar) ou outras células-alvo desconhecidas.[4]

Células dendríticas, monócitos e macrófagos são a linhagem celular de primeira linha a combater infecções por vírus. Os interferons tipo I ($\alpha$ e $\beta$) são os sinais de alerta de infecção para o sistema imune durante este cenário clínico. As respostas imunes protetoras à infecção viral são iniciadas por sensores imunes inatos que buscam ácidos nucleicos *non self* nos meios intra e extracelular.[5] As enzimas que metabolizam ou modificam os ácidos nucleicos endógenos são essenciais para impedir uma regulação ascendente de receptores que ativam a resposta antiviral inata.[5] Os seres humanos e seus primatas ancestrais estão sob intensa pressão seletiva em decorrência das infecções virais há dezenas de milhões de anos.[5] Esses eventos ocorreram em decorrência de vírus como os da *influenza*, poliomielite, sarampo e varíola em passado recente de nossa história.[4] Proteínas antivirais que estão na linha de frente da defesa imunológica são os principais alvos dos antagonistas codificados pelos vírus.

As proteínas supressoras e/ou outras envolvidas na estimulação da resposta imune inata humana podem emergir de forma alterada, a partir de genes mutantes, que aparecem aleatoriamente em cada geração, restaurando a resposta antiviral e proporcionando uma vantagem na defesa imune do hospedeiro a uma infecção viral específica.[5] A regulação negativa ou positiva inadequada de receptores da imunidade inata, que leva a sinais de estímulo ao ácido nucleico e posterior transcrição em proteínas, quando ocorre como desordens monogênicas genéticas, com ganho de função (GOF) ou perda de função (LOF) em humanos, são conhecidas como interferonpatias do tipo I ou outras doenças autoinflamatórias.[5-10]

Na COVID-19, bem como na MERS-CoV, a fisiopatologia ainda não é totalmente conhecida, além disso, os fatores virais e individuais do hospedeiro desempenham papel fundamental nessas infecções. No entanto, deve-se ressaltar que a imunopatogênese está associada à resposta imune exagerada e descontrolada, o que pode resultar em danos nos tecidos pulmonares, comprometimento funcional e redução da capacidade pulmonar.[11] Os fatores quimiotáticos são essenciais para a resposta imune às infecções por vírus, em razão de seu efeito regulador na quimiotaxia dos leucócitos nos pulmões.[11] Portanto, alterações destes fatores quimiotáticos podem levar a respostas imunes desproporcionais.[11] A insuficiência imunológica ou a falta de resposta imune pode levar ao aumento da replicação viral e ao dano tecidual.[11] Isto explica porque uma parcela dos pacientes pode evoluir, até o final da primeira semana, com pneumonia, insuficiência respiratória e morte.[1] Essa progressão está relacionada com aumento de citocinas inflamatórias, incluindo as interleucinas (IL)-2, IL-7, IL-10, G-CSF, IP-10 (proteína 10 induzida pelo interferon gama), MCP-1 (proteína quimiotática de monócitos 1 ou CCL2), MIP-1alpha (proteína 1 alfa inflamatória de macrófagos ou CCL3) e TNF-$\alpha$ (fator de necrose tumoral alfa).[1]

O aumento das citocinas pró-inflamatórias, em particular a IL-6, está associado à pneumonia grave e pode ter efeitos deletérios sobre o sistema imunológico adaptativo.[12-14] Nestes subgrupos de pacientes, as respostas imunológicas hiperativas podem induzir condições imunopatológicas, denominadas "tempestade de citocinas" e, em alguns indivíduos, levando à Síndrome de Ativação Macrofágica (SAM)-símile, geralmente com resultado fatal.[11,15,16] Os comportamentos biológicos autoagressivos do hospedeiro seguem o mesmo padrão das interferonpatias monogênicas do tipo I, mas no caso do COVID-19 há uma doença viral adquirida, aguda e com uma evolução clínica mais acelerada. Um bloqueio de IL-6, com inibidores da JAK (Janus quinase), é um dos possíveis tratamentos direcionados, atualmente, em estudos de ensaios clínicos.[17,18]

Hammining *et al.* identificaram, em 2004, a metalopeptidase denominada enzima conversora de angiotensina 2 (ACE2) como o receptor funcional do SARS-CoV, responsável por um surto epidêmico durante 2003 e 2004.[19] Utilizando métodos de imunoistoquímica, os autores demonstraram que o achado mais notável foi a expressão superficial da proteína ACE2 em células epiteliais alveolares pulmonares (pneumócitos, especialmente os do tipo II, que secretam o surfactante pulmonar e são células pluripotentes que podem originar os pneumócitos tipo I), macrófagos e enterócitos do intestino delgado. Em outro estudo da *Nature Medicine*,[20] foi encontrado por imunoistoquímica a expressão de ECA2 (ACE2) e TMRPRSS2 em epitélio nasal e brônquico. Além disso, a ACE2 estava presente nas células endoteliais arteriais e venosas e nas células de músculo liso arterial em todos os órgãos pesquisados, **inclusive na pele; especificamente na camada basal da epiderme, nas células endoteliais dos vasos sanguíneos da derme, células dendríticas da derme e no tecido anexial écrino.**[19,21,22]

A protease transmembrânica, serina 2 (TMPRSS2), uma serina protease transmembrânica (TTPS) do tipo II, desempenha um papel crítico no coronavírus SARS e MERS (CoV) e, em 2003, nas infecções pelo vírus *influenza* H7N9 asiático e várias infecções pelo vírus *influenza* A do subtipo H1N1.[23] Isto indica que a TMPRSS2 pode ser o alvo de uma nova estratégia antiviral para tratar o coronavírus e algumas infecções por vírus *influenza* de baixa patogenicidade.[23] O SARS-CoV-2 (agente viral do COVID-19) e o SARS-CoV se ligam à ACE2 pela proteína S (*Spike*) e permitem ao vírus entrar e infectar células.[24] Para que o vírus complete a entrada na célula após esse processo inicial, a proteína *spike* deve ser clivada pela TMPRSS2 para concluir esse processo.[24] Para conectar o receptor viral (proteína *spike*, S) ao ligante celular do hospedeiro (ACE2), é necessária a ativação da protease TMPRSS2.[24]

O gene que codifica a TMPRSS2 está localizado no cromossomo humano 21.[23] Uma característica significativa deste gene é que vários elementos dos receptores de androgênio (AREs) estão localizados de forma sequencialmente próxima, do local de início de transcrição e do primeiro íntron do gene da TMPRSS2.[23] O gene TMPRSS2 codifica uma proteína com 492 aminoácidos, que se ancora na membrana plasmática e, após a clivagem autocatalítica, uma grande quantidade pode ser liberada no meio extracelular e ganhar a circulação sanguínea.[23] A TMPRSS2 é, predominantemente, expressa na próstata e em nível menor nos pulmões, cólon, fígado, rins e pâncreas.[23]

Recentemente, Wambier e Goren propuseram que a COVID-19 poderia afetar mais o sexo masculino em razão dessa relação entre TMPRSS2 e os níveis de androgênio, que poderiam, em pacientes com polimorfismo gênico, ter uma estimulação acentuada na transcrição da TMPRSS2 por estímulo dos andrógenos.[25] Goren *et al.*[26] demonstraram a maior prevalência de COVID-19 no sexo masculino entre pacientes na Espanha, propondo uma pista potencial para o papel dos andrógenos na gravidade da COVID-19 em razão da maior prevalência de alopecia androgenética entre os pacientes com COVID-19, tanto em homens como nas mulheres hospitalizadas pela doença.

Vários coronavírus usam peptidases como receptores para a entrada na célula hospedeira: o coronavírus MERS se liga ao CD26, a maioria dos α-coronavírus usa CD13 e SARS-CoV e o coronavírus humano NL63 utiliza a expressão da carboxipeptidase (ACE2).[27] A expressão de ACE2 na célula da membrana humana protege contra a síndrome do desconforto respiratório agudo.[27] A clivagem da proteína S do SARS-CoV (SARS-S) pelas proteases das células hospedeiras é essencial à infectividade viral e as enzimas responsáveis constituem alvos potenciais para a intervenção.[28] O SARS-CoV pode sequestrar dois sistemas proteolíticos celulares para garantir o processamento adequado de sua proteína S.[28] A clivagem de SARS-S pode ser facilitada pela catepsina L, uma protease de célula hospedeira endo-/lisossômica pH-dependente mediante a integração de víríons nos endossomos das células-alvo.[28] Alternativamente, a TMPRSS2 e a protease similar à tripsina das vias aéreas humanas (HAT) podem ativar o SARS-S, presumivelmente por clivagem do SARS-S na superfície celular ou próximo à superfície celular, e a ativação do SARS-S pela TMPRSS2 permite a entrada nas células humanas de forma independente da catepsina L.[28] Tanto a TMPRSS2 quanto a HAT são expressas em células positivas para ACE2 no pulmão humano, e os resultados obtidos com sistemas incubadoras de cultura celular sugerem que a TMPRSS2 pode desempenhar um papel significativo na disseminação do SARS-CoV no trato respiratório humano.[28] Heurich *et al.* sugeriram que TMPRSS2 e HAT influenciam a entrada ativa de SARS-S nas células por dois mecanismos independentes:[28] a clivagem de ACE2 por proteases, que aumenta a eficácia da invasão celular, enquanto a clivagem de SARS-S pela TMPRSS2 ativa a proteína S, permitindo a entrada nas células do hospedeiro de forma catepsina L-independente (Fig. 7-1). Enquanto isso, sabe-se que HAT e a TMPRSS2 clivam a glicoproteína hemaglutinina (HA) dos vírus influenza A, que é um pré-requisito para a fusão entre as membranas das células virais e do hospedeiro, permitindo sua entrada.[29] A clivagem é crítica para a infecção viral, com distribuição tecidual de proteases determinando o tropismo celular pelas cepas virais.[29]

Até o presente momento, os pontos principais da forma grave da COVID-19 são: 1. aumento da expressão da resposta imune inata; 2. estado de hipercoagulabilidade; 3. manifestações clínicas polimórficas, em razão do dano tecidual pulmonar, envolvimento dos sistemas neurológico e/ou gastrointestinal, e 4. desfecho fatal nos casos graves de síndrome da ativação macrofágica-símile (SAM).[30]

Outras possibilidades para desenvolver lesões isquêmicas e/ou de coagulopatia, como o livedo racemoso, a púrpura retiforme, e a acroisquemia nos pacientes infectados pela COVID-19, além da ativação da cascata de coagulação em decorrência da carga viral, é a presença de antecedentes dos fatores de trombofilia em pacientes de populações específicas.[31] A coagulopatia mostra-se associada à maior mortalidade e o uso de anticoagulantes tem sido relatado com resultados variáveis.[32,33] No entanto, alguns relatos mostraram resultados mais promissores com o uso de trombomodulina solúvel e heparina.[32,33]

Geneticamente, os afro-americanos têm aumento sérico maior nos níveis da lipoproteína-a [Lp(a)], quando comparados com os indivíduos caucasianos e asiáticos. A Lp(a) é um fator isolado de risco cardiovascular, doenças cerebrovasculares e arteriais periféricas, podendo contribuir para a fibrinólise prejudicada, pois compete com o plasminogênio, além de possuir propriedades protrombogênicas. Existem diferenças étnicas nos níveis da Lp(a), tendo em vista que os indivíduos com descendência africana têm aproximadamente o dobro do nível sérico de caucasianos, hispânicos e diversas populações asiáticas, enquanto níveis intermediários são reportados nos sul-asiáticos.[34] A observação dessa diferença entre etnias também poderia ser explicada pela distribuição do alelo apo(a) no subgrupo da população que, possivelmente, partiu da África e, subsequentemente, deu origem a outros grupos populacionais.[34,35]

Podemos fazer um cenário clínico paralelo entre a inflamação de múltiplos órgãos e a hipercoagulabilidade no quadro grave da COVID-19. Além da ativação do sistema complemento e da disfunção endotelial demonstrada por Magro *et al.*,[31] Enkhmaa *et al.* sugeriram que existe uma associação significativa entre níveis séricos elevados da proteína amiloide-A, um biomarcador de inflamação sistêmica relacionado com o HDL-colesterol, e maior nível sérico de Lp(a) alelo-específico de apo(a) pequeno encontrado em indivíduos africanos e afro-americanos.[34]

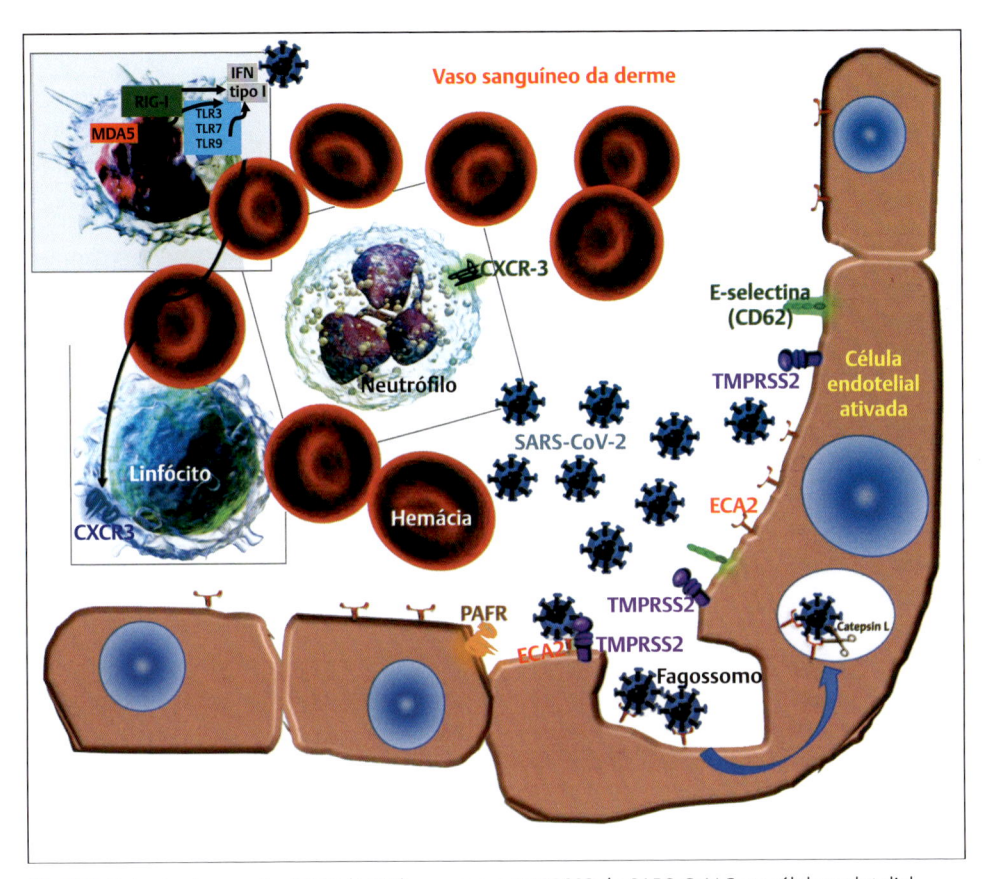

**Fig. 7-1.** Entrada via receptor ECA2 (ACE2) e protease TMPRSS2 do SARS-CoV-2 na célula endotelial humana em um ambiente pró-inflamatório, com presença de monócitos, linfócitos e neutrófilos, ativados pelo reconhecimento do vírus por meio de resposta imune inata. O SARS-CoV pode entrar nas células humanas por duas vias distintas, dependendo da disponibilidade da protease celular necessária à ativação viral. A ativação da primeira via ocorre sem a presença das proteases ativadoras de SARS-S, expressas na membrana celular. Após a ligação da proteína da membrana viral S à ACE2, o vírus é absorvido pelo endossomo (fagossomo) e, na segunda etapa, o SARS-S é clivado e ativado pela protease catepsina L cisteína pH-dependente (pH ácido é necessário). A segunda via de ativação pode ser realizada se a protease de ativação TMPRSS2 para o SARS-S for expressa em conjunto com a ACE2 na membrana celular humana. A ligação ao ACE2 e o processamento pela TMPRSSS2 são necessários para permitir a fusão na superfície celular ou após a captação de vesículas celulares, porém, antes do transporte do vírus para os endossomos celular hospedeiro. (Adaptado de Heurich et al.)[28]

Levando em consideração o exposto acima, esses achados sugerem um potencial efeito aditivo entre propriedades moleculares da Lp(a), em particular para a apo(a) de cadeia curta (com nível sérico elevado), e a inflamação promovida pela Lp(a) no risco cardiovascular.[34] Além disso, o fibrinogênio possui uma correlação positiva com os níveis da Lp(a) em japoneses e caucasianos em níveis previstos independentemente.[34,36,37] Consistente com esse achado, o fibrinogênio também foi associado, significativamente, a níveis da Lp(a) em indivíduos idosos italianos.[34,38] A intensidade do estado pró-inflamatório foi observada com base em quatro biomarcadores diferentes (PCR, fibrinogênio, IL-6 e o antagonista do receptor de IL-1), sendo significativamente correlacionada com a concentração da Lp(a) nesse estudo.[38] Entre os indivíduos hispânicos caucasianos com síndrome metabólica, a concentração da PCR foi duas vezes maior nestes indivíduos com elevadas concentrações ($\geq$ 30 mg/dL) da Lp(a).[39]

De outra forma, pacientes caucasianos têm maior prevalência do alelo menor para a mutação (rs6025) no Fator V (Leiden) (0,6-7,3%) entre as diferentes regiões da Europa, do que outros grupos étnicos, como hispânicos (0,4-1,4%), asiáticos (0,0-3,8%), e afro-americanos (0,6-0,7%), porém, quase similar aos indivíduos africanos (1-10,2%).[40] Assim, na presença de trombofilia genética no doente com COVID-19, há, teoricamente, maior possibilidade de eventos trombóticos ocorrerem, tanto na micro como na macrocirculação.

No polimorfismo rs8176719 do gene ABO, a inserção do alelo G, que produz sangue do fenótipo do grupo não O, confere risco 1,5 maior no desenvolvimento de tromboembolismo venoso (TEV), presumivelmente por causa de um aumento de 25% nos níveis do fator de Von-Willebrand e do fator VIII da coagulação nos indivíduos do grupo sanguíneo tipo não O, comparado com os do grupo sanguíneo tipo O.[40]

Levando em consideração todos os dados, essas condições genéticas trombofílicas podem explicar, em parte, o elevado número de casos fatais entre americanos, afro-americanos e populações europeias quando comparados com indivíduos asiáticos no quadro clínico grave da COVID-19.

## MANIFESTAÇÕES CLÍNICAS

Os relatos de manifestações cutâneas publicados em periódicos indexados no PubMed são cada vez mais frequentes.

Com relação às manifestações clínicas encontramos lesões cutâneas descritas sob termos dermatológicos distintos, incluindo: exantema ou *rash* cutâneo,[41] urticária ou lesões urticária-símile,[41,42] vesículas varicela-símile,[41] lesão *cutis marmorata*-símile,[43] exantema purpúrico semelhante ao da dengue,[44] acroisquemias em extremidades e perniose lúpica,[45-48] gangrena,[46] púrpura retiforme e livedo racemoso,[31] erupção variceliforme,[49] livedo unilateral transitório após exposição ao sol,[50] pápulas eritematoamareladas confluentes nos calcanhares,[51] erupção cutânea aguda semelhante ao exantema flexural e intertriginoso simétrico relacionado com droga (SDRIFE),[52] erupção purpúrica com máculas coalescentes em região periaxilar e lesões semelhantes à pitiríase rósea.[53,54]

As infecções virais podem produzir manifestações clínicas inespecíficas e específicas, razão da ação direta nas células humanas infectadas ou como um fenômeno de hiperatividade do sistema imunológico. Como algumas das associações são consideradas causais ou, provavelmente, causais e outras não, é instrutivo considerar em casos específicos que evidência clínica geralmente é aceita como suficiente para estabelecer uma relação causal e quais fatores podem ser não relacionadas.[55]

Resumimos os casos descritos das manifestações dermatológicas relatadas até 05 de maio de 2020, relacionadas com a COVID-19, no Quadro 7-1.

Além dos casos citados acima, um estudo elaborado por Galván Casas C *et al.*,[72] conduzido na Espanha, relatou 375 casos de lesões cutâneas associadas à COVID-19 classificando-as em cinco padrões diferentes (Quadro 7-2). Importante ponto a ser destacado é que pela primeira vez foi criada uma relação temporal das lesões cutâneas com os outros sintomas sistêmicos e, além disso, com a gravidade da doença. Os achados histopatológicos não foram descritos.

## MANIFESTAÇÕES POSSÍVEIS EM DERMATOLOGIA

**Quadro 7-1.** Relatos de Casos ou Séries de Casos Descritos Referindo Lesões Cutâneas em Pacientes com Infecção por SARS-CoV-2 ou COVID-19

| Autor(es) | País | Número de pacientes | Lesões cutâneas | Registro fotográfico | Estudo histopatológico |
|---|---|---|---|---|---|
| Joob & Wiwanitkit[44] | Tailândia | 1 | Erupção cutânea com petéquias | Não | Não |
| Recalcati S[41] | Itália | 18 | Exantema ou rash cutâneo (14 pacientes), urticária disseminada (3 pacientes), e vesículas varicela-símile (1 paciente) | Não | Não |
| Zhang et al.[46] | China | 7 | Acroisquemia | Sim | Não |
| Fernandez-Nieto et al.[56] | Espanha | 1 | Erupção urticariforme | Sim | Sim |
| Jimenez-Cauche et al.[53] | Espanha | 1 | Erupção purpúrica com máculas coalescentes em região periaxilar bilateral | Sim | Não |
| Magro C et al.[31] | Estados Unidos da América | 5 | Púrpura retiforme, livedo racemoso e perniose | Sim | Sim |
| Mahé A et al.[52] | França | 1 | Exantema flexural agudo, semelhante ao Exantema Flexural e Intertriginoso Simétrico Relacionado com a Droga (SDRIFE) | Sim | Não |
| Alramthan & Aldaraji[45] | Kuwait | 2 | Lesões tipo perniose-símile | Sim | Não |
| Marzano A et al.[49] | Itália (série de casos multicêntricos) | 22 | Exantema papulovesicular, ou pápulas, e crostas Distribuição predominantemente no tronco. Lesões descritas como "varicela-símile" | Sim | Sim |
| Manalo IF et al.[50] | Estados Unidos da América | 2 | Livedo unilateral transitório após exposição solar | Sim | Não |
| Estébanez A et al.[51] | Espanha | 1 | Pápulas eritemato-amareladas conflluentes em calcâneo | Sim | Não |
| Mazzotta & Toccoli[48] | Itália | 1 | Acroisquemia com lesões purpúricas e bolhosas nos pés, em criança, muito similar a lesões de perniose | Sim | Não |

*(Continua.)*

**Quadro 7-1.** *(Cont.)* Relatos de Casos ou Séries de Casos Descritos Referindo Lesões Cutâneas em Pacientes com Infecção por SARS-CoV-2 ou COVID-19

| Autor(es) | País | Número de pacientes | Lesões cutâneas | Registro fotográfico | Estudo histopatológico |
|---|---|---|---|---|---|
| Taisheng L et al.[47] | China | Não descrito | Alterações isquêmicas como equimoses em quirodáctilos e pododáctilos, coincidentes com piora das funções cardíacas e renais. Essas lesões são consistentes com o diagnóstico da fase de hipercoagulabilidade da coagulação intravascular disseminada (CIVD) | Sim | Não |
| Kamali Aghdam M et al.[43] | Irã | 1 | Neonato com sepse e lesão cutânea *cutis marmorata*-símile | Não | Não |
| Henry D et al.[42] | França | 1 | Erupção cutânea urticariforme pruriginosa em face e membros | Sim | Não |
| Dong X et al.[57] | China | Não descrito | Pneumonia associada à dermatite atópica; pneumonia associada à urticária | Não | Não |
| Van Damme et al.[58] | Bélgica | 2 | *Rash* urticariforme | Sim | Não |
| Ehsani AH et al.[54] | Irã | 1 | Pitiríase rósea | Sim | Não |
| Morey-Olivé et al.[59] | Espanha | 2 | Erupção maculopapular eritematosa, confluente, não pruriginosa; erupção cutânea do tipo urticária | Sim | Não |
| Paolino G et al.[60] | Itália | 1 | Erupção maculopapular eritematosa e lesões urticariformes | Sim | Não |
| Tosti G et al.[61] | Itália | 4 | Placas eritematosas endurecidas em calcâneos, nas faces extensoras dos quirodáctilos e acrocianose | Sim | Não |
| Bouaziz JD et al.[62] | França | 14 | Exantema, vesículas "varicela-símile", lesões urticariformes, livedo racemoso, lesões purpúricas, lesões "perniose-símile" com fenômeno de Raynaud e angioma rubi eruptivo | Sim | Não |
| Amatore F et al.[63] | França | 1 | Placas anulares eritematoedematosas, não pruriginosas fixas em tegumento | Sim | Sim |
| Diaz-Guimaraens B et al.[64] | Espanha | 1 | Máculas eritematosas, pápulas e petéquias distribuídas em regiões simetricamente periflexuriais | Sim | Sim |

| | | | | | |
|---|---|---|---|---|---|
| Tammaro A et al.[65] | Itália e Espanha | 3 | Lesões herpetiformes (vesículas circundadas por halos eritematosos) e lesões vesiculares isoladas | Sim | Não |
| Avellana Moreno R et al.[66] | Espanha | 1 | Erupção morbiliforme pruriginosa | Sim | Não |
| Recalcati S et al.[67] | Itália | 14 | Máculas e pápulas eritêmato-violáceas em região acral com evolução bolhosa e edema de dígitos; lesões em alvo em região palmar | Sim | Sim |
| Zengarini C et al.[68] | Itália | 1 | *Rash* pruriginoso e confluente em regiões proximais | Sim | Sim |
| Gianotti R et al.[69] | Itália | 3 | Erupções exantemáticas | Sim | Sim |
| Ahouach B et al.[70] | Itália | 1 | Lesões maculo-papulares embranquecidas, eritematosas e difusas e disestesia palmar | Sim | Sim |
| Piccolo V et al.[71] | Itália | 63 | Lesões eritematoedematosas e lesões "perniose-símile" | Sim | Sim |

**Quadro 7-2.** Tabela Elaborada Utilizando os Dados Galván Casas C et al.[72]

| Padrão da manifestação cutânea | Número absoluto de casos (porcentagem sobre os 375 casos) | Casos confirmados por sorologia para COVID-19 | Idade média | Relação temporal dos achados cutâneos com outros sinais clínicos (%) | Achados clínicos adicionais |
|---|---|---|---|---|---|
| Pseudoperniose (eritema pérnio-símile) | 71 (19) | 29 | 32,5 | Antes: 5 (7) Simultâneo: 24 (34) Após: 42 (59) | Distribuição acral, alguns com vesículas ou pústulas usualmente assimétricas. Pode apresentar dor e/ou prurido |
| Vesicular | 34 (9) | 17 | 45,6 | Antes: 5 (15) Simultâneo: 19 (56) Após: 10 (29) | Pode apresentar dor e/ou prurido |
| Urticária | 73 (19) | 49 | 48,7 | Antes: 3 (4) Simultâneo: 43 (61) Após: 25 (35) Não relatado: 2 | Associação a casos mais severos. Prurido na maioria dos casos |
| Maculopapular | 176 (47) | 122 | 55,3 | Antes: 8 (5) Simultâneo: 108 (61) Após: 60 (34) | Pode apresentar prurido |
| Livedo/necrose | 21 (6) | 17 | 63,1 | Antes: 1 (5) Simultâneo: 18 (86) Após: 2 (10) | Mais comum em pacientes idosos e com doença severa |

Diversas infecções virais estão relacionadas com a ativação da resposta humana imune inata e adaptativa. Em algumas circunstâncias, como as infecções por SARS-CoV, MERS-CoV, e SARS-CoV-2, o sistema monocítico-macrofágico é capaz de produzir um aumento da regulação da resposta imune (SAM-símile), um grave estado inflamatório sistêmico e um dano tecidual nos pulmões e em outros órgãos.

A diversidade de lesões cutâneas da COVID-19 pode ser explicada pelos diferentes sítios de invasão viral: receptores específicos ACE2 facilitado pelo receptor de protease transmembrana, TMPRSS2 na camada basal da epiderme, células endoteliais dos vasos sanguíneos da derme, no tecido anexial écrino e células dendríticas dérmicas (macrófagos) (Fig. 7-2).

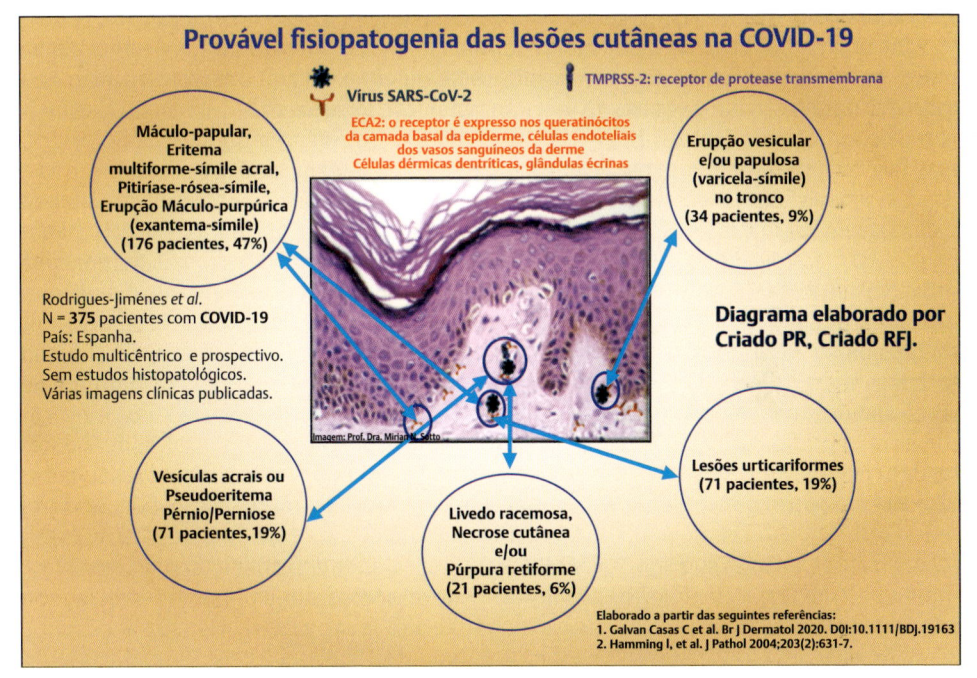

**Provável fisiopatogenia das lesões cutâneas na COVID-19**

Vírus SARS-CoV-2
TMPRSS-2: receptor de protease transmembrana
ECA2: o receptor é expresso nos queratinócitos da camada basal da epiderme, células endoteliais dos vasos sanguíneos da derme
Células dérmicas dentríticas, glândulas écrinas

- Máculo-papular, Eritema multiforme-símile acral, Pitiríase-rósea-símile, Erupção Máculo-purpúrica (exantema-símile) (176 pacientes, 47%)
- Erupção vesicular e/ou papulosa (varicela-símile) no tronco (34 pacientes, 9%)
- Vesículas acrais ou Pseudoeritema Pérnio/Perniose (71 pacientes, 19%)
- Livedo racemosa, Necrose cutânea e/ou Púrpura retiforme (21 pacientes, 6%)
- Lesões urticariformes (71 pacientes, 19%)

Rodrigues-Jiménes et al.
N = 375 pacientes com COVID-19
País: Espanha.
Estudo multicêntrico e prospectivo.
Sem estudos histopatológicos.
Várias imagens clínicas publicadas.

Diagrama elaborado por Criado PR, Criado RFJ.

Imagem: Prof. Dra. Miriam N. Sotto

Elaborado a partir das seguintes referências:
1. Galvan Casas C et al. Br J Dermatol 2020. DOI:10.1111/BJD.19163
2. Hamming I, et al. J Pathol 2004;203(2):631-7.

**Fig. 7-2.** As diferentes manifestações dermatológicas têm como provável substrato a participação de diferentes estruturas da pele. As lesões exantemáticas costumam envolver infiltrados inflamatórios perivasculares linfomononucleares (alterações da permeabilidade capilar pelo acometimento endotelial) e, eventualmente, agressão às células da camada basal da epiderme, gerando apoptose de queratinócitos, e degeneração hidrópica da camada basal ou degeneração balonizante (pelo envolvimento viral direto nos queratinócitos). As lesões decorrentes do eritema pérnio ocorrem por inflamação endotelial e infiltrado perivascular linfomononuclear, com oclusão parcial, total ou ausente do lúmen vascular por trombos fibrinoplaquetários. Na situação de isquemia estabelecida pode haver formação de bolhas hemorrágicas por necrose epidérmica isquêmica. O livedo racemoso provavelmente ocorre, também, por disfunção endotelial e motora das arteríolas da junção dermo-hipodérmica, oclusões trombóticas parciais ou totais do lúmen vascular e a púrpura retiforme por fenômenos trombóticos dos vasos da derme e/ou hipoderme, ou vasculite verdadeira tipo leucocitoclástica. As lesões urticariformes podem decorrer da liberação de citocinas pró-inflamatórias dos macrófagos da derme e linfócitos que estimulam mastócitos e basófilos a liberarem seus grânulos de histamina e outros mediadores envolvidos na urticária. As lesões papulovesiculosas, especialmente observadas no tronco, podem ser decorrentes dos acometimentos de células inflamatórias na derme (macrófagos, mastócitos), e apoptose de queratinócitos da camada basal da epiderme e formação de vesículas por degeneração hidrópica da camada basal da epiderme ou balonizante da epiderme.

## MANIFESTAÇÕES CUTÂNEAS EM PROFISSIONAIS DA SAÚDE

Após o surgimento da COVID-19 na China, o relato de danos na pele dos profissionais de saúde aumentou exponencialmente, tanto pelo uso dos equipamentos de proteção individual (EPI) quanto pelo uso demasiado de produtos de higiene pessoal.

A transmissão da COVID-19 ocorre, primariamente, pela via respiratória, no entanto, o contato com objetos e superfícies contaminadas reforça a disseminação do vírus.[73] A higienização das mãos associada ao uso do álcool em gel é um dos pilares fortemente defendidos para o combate a pandemia. Contudo, a frequente lavagem das mãos, com sabonetes de pH alcalino, pode ocasionar o eczema das mãos tendo em vista que produtos de higiene, como sabonetes e potentes detergentes, estão correlacionados com a dermatite de contato por irritante primário.[74]

Outro fator de risco associado ao eczema das mãos é o uso prolongado de luvas, água muito quente e sabonetes antimicrobianos (bactericidas).[75,76] Equipamentos como máscaras N95, gorros, óculos e máscara facial também contribuem para o início de sintomas como prurido, hiperidrose, urticária de pressão podendo, inclusive, agravar doenças dermatológicas preexistentes como acne e rosácea.[76]

Um estudo conduzido em Hubei, na China, incluiu 542 participantes, entre médicos e enfermeiros, e levantou a prevalência das características das dermatoses ocupacionais e encontrou a prevalência de lesões em 97% (526 dos 542) dos profissionais de saúde na linha de frente.[77] Os locais da pele mais afetados, analisados neste e em outros estudos, incluíram o dorso nasal, mãos, região malar e fronte, sendo o dorso nasal o mais comumente afetado.[77,78] Dentre os diversos sinais e sintomas, o ressecamento e a descamação foram os mais frequentes.[77] Também foram descritos: eritema, maceração, aumento de sensibilidade cutânea, prurido, ardor, dor, fissuras, pápulas, erosões, ulcerações, e raros casos de vesículas e urticas.[77-79] Além disso, o uso dos equipamentos por mais de 6 horas teve risco maior em ocasionar dermatoses quando comparado aos profissionais que usaram por um período menor.[77] A proteção de biossegurança de níveis mais altos (2 e 3) foi mais correlacionada com aparecimentos de lesões na face e com o surgimento de eritemas.[80] Outra constatação estatisticamente comprovada foi que a higienização frequente das mãos (superior a 10 ×/dia) aumenta o risco de dermatite nas mãos, mais do que o uso prolongado de luvas.[77]

Com base nesses achados, é possível a criação de estratégias para reduzir as lesões em profissionais da saúde e também a redução de contaminações, pois a tentativa de minimizar as lesões de pele pode prejudicar o uso correto dos equipamentos de proteção. Balato et al.[79] recomendam o uso de loções hidratantes leves e sem fragrâncias durante o dia após cada procedimento de higienização das mãos, e o uso de hidratantes ricos em lipídios após o expediente, além de luvas de algodão por baixo das luvas de procedimento. Nas regiões de máscaras e óculos, recomenda-se o uso de curativos nos pontos de maior pressão, como placas hidrocoloides, ou fixação desses curativos com polímeros de dimeticona ou gel de silicone para minimizar o risco de reações cutâneas por pressão e fricção.[79]

## MANEJO DAS LESÕES CUTÂNEAS

Tal como para a COVID-19, não há consenso no tratamento das possíveis lesões cutâneas associadas à doença. Muitas vezes basta o tratamento sintomático, como nos casos de exantemas ou erupções urticariformes com prurido, onde anti-histamínicos (anti-H1) podem ser utilizados, tal como em outras condições onde estas erupções pruriginosas exigem seu emprego. Como exemplo, na urticária crônica espontânea o prurido pode ser controlado com até quatro doses de bula dos anti-H1 de segunda geração, quando a dose padrão não controla os sintomas. Caso isso venha a ser necessário na COVID-19, sugerimos os anti-H1 com menor metabolização hepática, como desloratadina, fexofenadina, levocetirizina e bilastina,[81] a fim de se evitar hepatotoxicidade por interações medicamentosas, ou agravar o dano hepático pelo SARS-CoV-2, que encontra receptores ECA2(ACE2) e TMPRSS2 no fígado.[82]

Nas lesões do tipo eritema pérnio (perniose) sugere-se o uso da pentoxifilina 400 mg a cada 8 horas por ser um agente hemorreológico (melhora a deformabilidade das hemácias e antiagregante plaquetário), que pode ajudar a suprir com sangue a trama capilar alterada ou semioccluída na doença, de forma similar ao que se emprega no eritema pérnio clássico. Nyssen A et al.[83] revisaram os tratamentos relatados na literatura para o eritema pérnio (perniose), fora do contexto da COVID-19 e indicaram o uso possível das seguintes medicações: 1. nifedipina retard 20 mg, 3 vezes ao dia via oral; 2. pentoxifilina 400 mg, 3 vezes ao dia via oral; 3. hidroxicloroquina, 200 a 400 mg ao dia via oral; 4. valerato de betametasona tópica 0,1%, 2 vezes ao dia, e 5. nitroglicerina 0,2% tópica. Também é importante recordar os diagnósticos diferenciais de lesões do tipo eritema pérnio,[83] como congelamento das extremidades, lúpus, urticária ao frio, acrocianose, eritromeralgia, fenômeno de Raynaud, gangrena, vasculites verdadeiras do tipo leucocitoclástica, celulite infecciosa, paniculite ao frio, criofibrinogenemia, doença por aglutininas ao frio, sarcoidose, síndrome dos dedos azuis, síndrome Aicardi-Goutiéres (interferonpatia por doença autoinflamatória monogênica) e síndrome antifosfolipídio (SAF).

Já na vigência de lesões do tipo púrpura retiforme ou necrose cutânea, a anticoagulação parenteral com heparina de baixo peso molecular, particularmente a enoxaparina em dose plena de 1 a 1,5 mg/kg/dia, via subcutânea, ou infusão contínua, sob supervisão de um intensivista e hematologista, quando possível, pois esta intervenção teria indicação para o tratamento geral do doente (D-Dímero > 6 vezes o valor normal) e das lesões cutâneas trombóticas.[84-87] Na presença da tempestade de citocinas, o uso de corticosteroides parenterais como a metilprednisolona em dose de 1 a 2 mg/kg/dia, por 5 a 7 dias para doentes definidos como críticos: 1. insuficiência respiratória, com taxa respiratória por minuto ≥ 30; 2. saturação média de oxigênio ≤ 93% em repouso, e 3. pressão parcial de oxigênio no sangue arterial/concentração de oxigênio ≤ 300 mmHg.[88] A Figura 7-3 ilustra parte destas intervenções que englobam as lesões dermatológicas na COVID-19.

A COVID-19 é uma infecção viral que desencadeia reações imunológicas leves, moderadas à graves no hospedeiro, que podem apresentar diversos quadros cutâneos. Neste

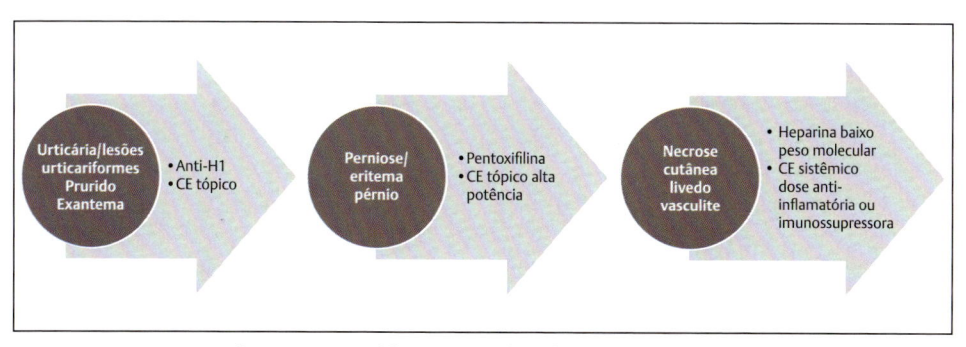

Fig. 7-3. Propostas terapêuticas para os diferentes quadros dermatológicos durante a COVID-19.

momento da pandemia, estamos descrevendo as lesões dos quadros agudos. Só com o evoluir do tempo poderemos conhecer se tais alterações imunológicas agudas podem progredir para quadros crônicos ou, ainda, desencadear outros tipos de lesões dermatológicas.

Fato interessante e ainda especulativo é o porquê após mais de 3.500.000 doentes de COVID-19 ao redor do mundo terem sido diagnosticados, a frequência de manifestações dermatológicas não ter sido elevada na literatura. Vários fatores podem se interpor, como isolamento social dos dermatologistas, dificuldade de doentes em tratamento domiciliar obterem consulta dermatológica, gravidade do quadro sistêmico não justificando atenção prioritária às manifestações cutâneas, entre outras. No entanto, para que o vírus penetre nas células do hospedeiro humano parece haver necessidade de um conjunto de receptores ECA/ACE2, TMPRSS2, plasmina/plasminogênio, entre outras proteases, que facilitam sua internalização nas células e sua liberação após a replicação viral pelo aparato da célula humana hospedeira, quando ela não sofre necrose ou apoptose.[19,89]

Na pele, em estudos prévios como após a SARS de 2002/2003, patologistas holandeses demonstraram a expressão da ECA2/ACE2 na pele humana e encontraram sua expressão em várias células e estruturas já citadas (queratinócitos da camada basal da epiderme, células endoteliais, glândulas écrinas e células dendríticas da derme).[19,21,22] No entanto, não há na literatura demonstração na pele normal da expressão da TMPRSS2, onde apenas foi expressa em baixa quantidade nos carcinomas cutâneos.[90,91] Por outro lado, alguns autores postulam que as lesões hepáticas na COVID-19 sejam mais comuns em decorrência da presença de vários destes receptores no fígado e vias biliares (hepatócitos e colangiócitos), expressando ECA2/ACE2, TMPRSS2 e a protease furina.[82]

Com certeza, os próximos meses e anos agregarão muito conhecimento sobre imunologia, fisiopatogenia e o conhecimento de entidades dermatológicas relacionadas com a COVID-19, como ocorreu no final do século XX com o advento da AIDS (SIDA) causada pelo HIV (vírus da imunodeficiência humana). Infelizmente, a COVID-19 vem se somar às várias tragédias pessoais e coletivas da história da humanidade, frente ao surgimento de novos agentes biológicos na natureza, que se interpõem à nossa espécie.

Em relação à patogênese da origem de cada padrão de lesão dermatológica observada na COVID-19, no nosso entendimento a manifestação cutânea também se relaciona com o padrão de intensidade e velocidade (resposta precoce ou tardia) do sistema imune inato do paciente frente à infecção pelo SARS-CoV-2. É provável que bases genéticas individuais e/ou intensidade da carga viral, à qual o paciente foi exposto, desencadeia ou uma resposta adequada de secreção de interferon tipo I, objetivando a eliminação viral, que tem sucesso completo nos assintomáticos ou oligossintomáticos, ou parcial nos que desenvolvem doença leve ou moderada, determinando erupções tegumentares como os exantemas, lesões papulosas ou varicela-símile, lesões urticariformes e lesões acrais papulosas não vaso-oclusivas. Em outro polo, temos os indivíduos cuja resposta ao vírus com produção do interferon I se faz de maneira tardia (pacientes idosos ou com alterações genéticas como polimorfismos no gene que codifica o interferon, levando a respostas inadequadas destas citocinas, mesmo em jovens), que evoluem para ativação intensa da cascata do complemento produzindo C5b-9 que lesiona o endotélio, criando hipercoagulabilidade e produção de citocinas em um pico secundário e mais tardio na doença, o que determina as lesões de levedo racemoso, com evolução para púrpura retiforme e evolução desfavorável, com grande risco de êxito letal (Fig. 7-4).

# MANIFESTAÇÕES POSSÍVEIS EM DERMATOLOGIA

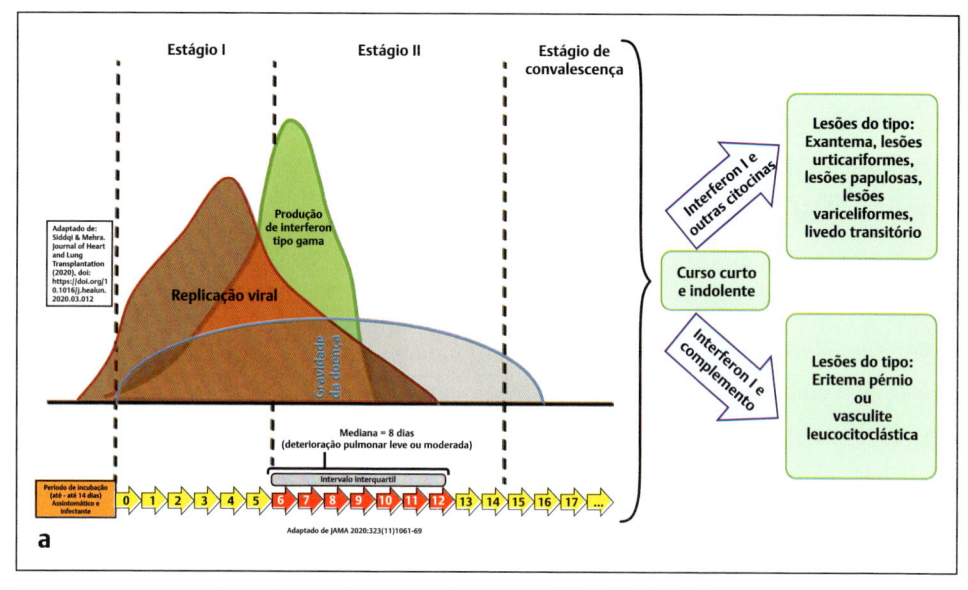

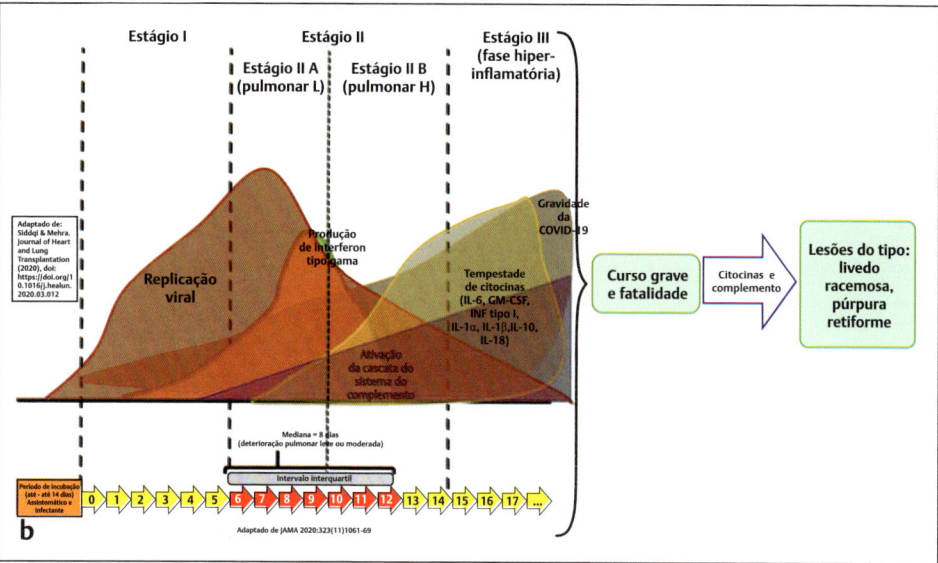

**Fig. 7-4.** Fisiopatogenia da doença e prováveis manifestações dermatológicas inicialmente associadas a casos: (**a**) mais leves e moderados, e (**b**) mais graves da COVID-19.

Nas Figuras 7-5 a 7-11 ilustramos os distintos padrões de lesões tegumentares descritas associadas à COVID-19, algumas precedendo o diagnóstico da doença viral, outras ao longo do seu curso e até mesmo após a recuperação dos sintomas clássicos. Também algumas doenças preexistentes, como a urticária crônica espontânea, foram observadas tendo sua intensidade agravada durante a COVID-19.

- Padrão eritematopapular, em geral, muito pruriginoso (Fig. 7-5).
- Padrão de pápulas acrais, no tornozelo posterior e calcanhar com sintoma de dor (Fig. 7-6).
- Padrão de exacerbação de urticária crônica espontânea (UCE) preexistente (Fig. 7-7).

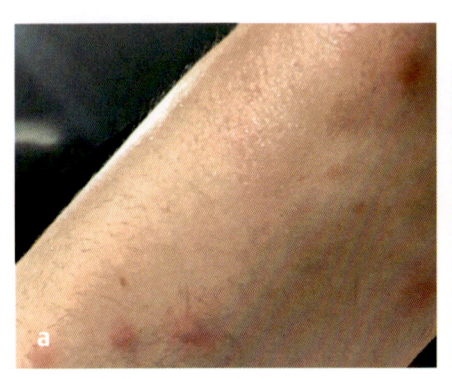

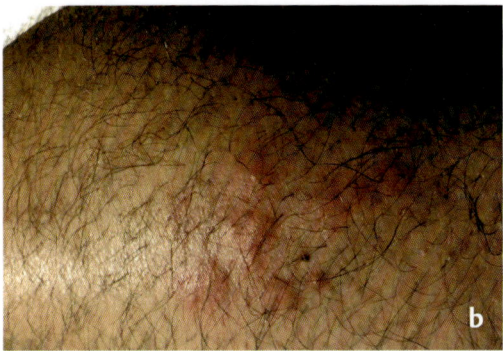

**Fig. 7-5.** (**a**, **b**) Lesões isoladas ora adjacentes nos membros do doente, que precederam os sintomas de febre e fadiga.

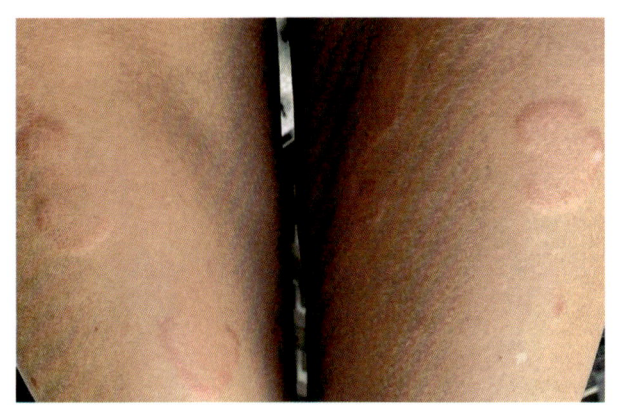

**Fig. 7-7.** Paciente com COVID-19 confirmado via RT-PCR e achados tomográficos de imagem em vidro fosco posterior nos pulmões, bilateralmente. Experimentou grande exacerbação da UCE durante a COVID-19.

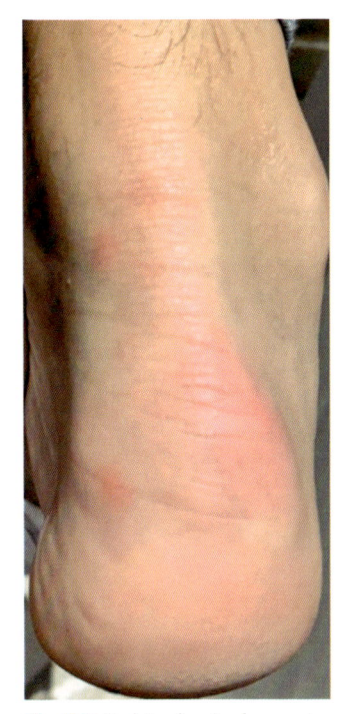

**Fig. 7-6.** Padrão de pápulas acrais.

- Padrão de lesões urticariformes (Fig. 7-8).
- Padrão eritematopapuloso (Fig. 7-9).
- Padrão de acroisquemia/eritema pérnio (Fig. 7-10).
- Lesões decorrentes do uso excessivo de medidas profiláticas à COVID-19 e uso de equipamento de proteção individual (Fig. 7-11).

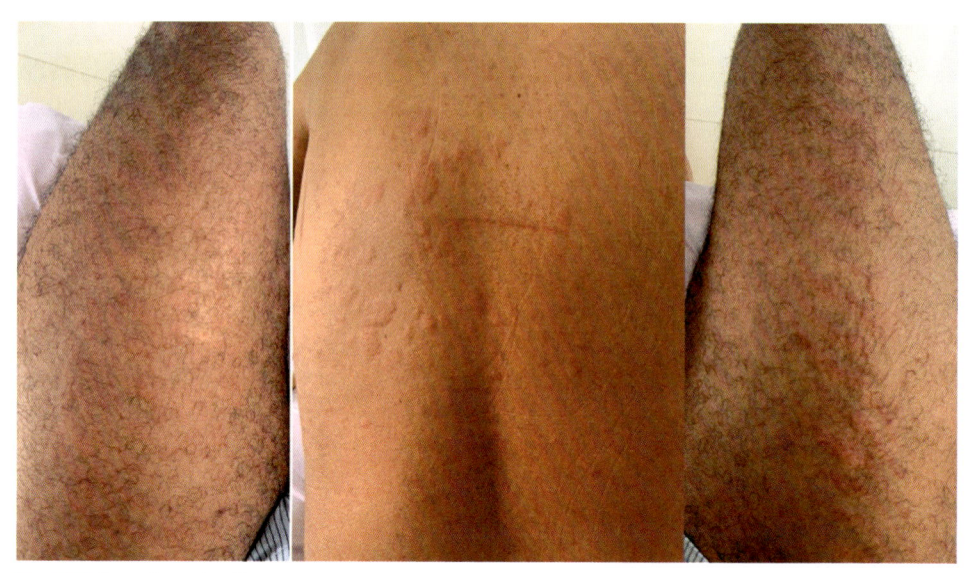

**Fig. 7-8.** Erupção urticariforme com sintomas pruriginosos em paciente com COVID-19. (Imagens cedidas do acervo pessoal da Dra. Cristiana Silveira Silva – Professora Assistente da Disciplina de Dermatologia da Universidade Federal da Bahia).

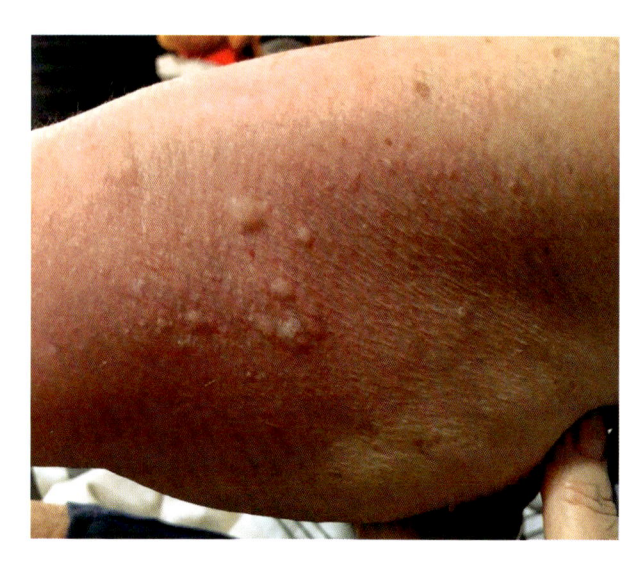

**Fig. 7-9.** Pápulas eritematoedematosas, confluindo em placas em face interna de membro superior direito que surgiram após o início dos sintomas respiratórios em paciente com COVID-19 confirmado via RT-PCR.

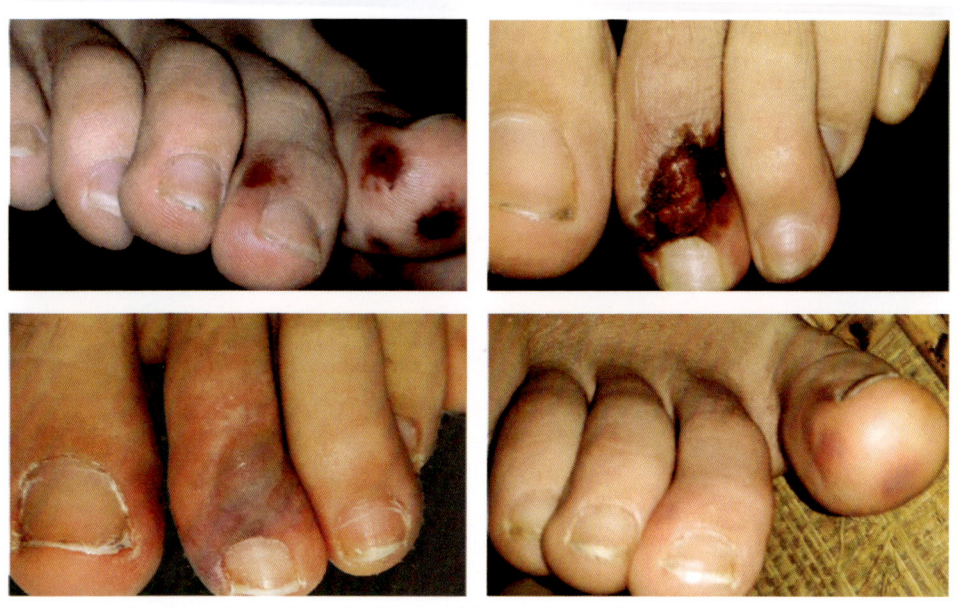

**Fig. 7-10.** Lesões de acroisquemia aguda. (Fotos cedidas por autores do artigo: Mazzotta F, Troccoli T. Acute acroischemia in the child at time of COVID-19. Eur J Pediat Dermatol. Monday's Case. 2020 Apr 6.)[48]

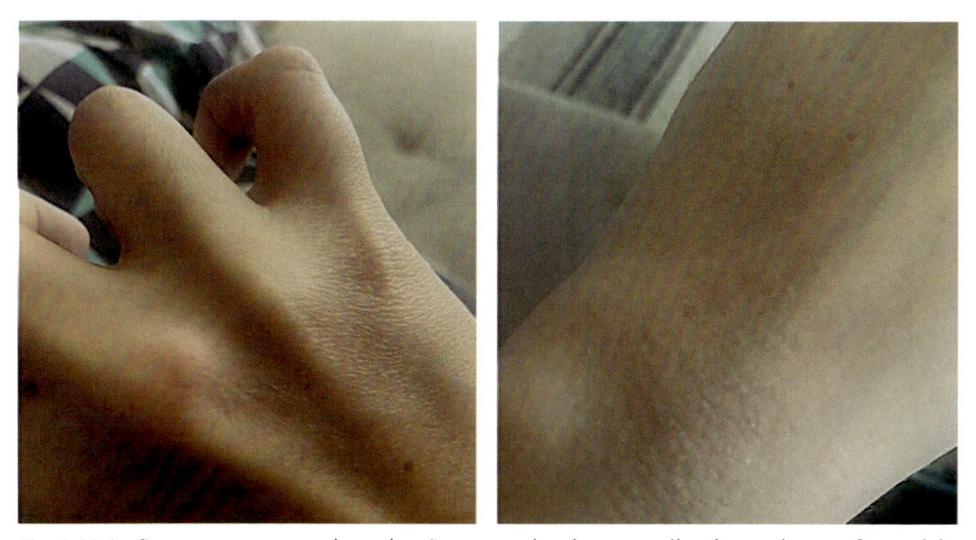

**Fig. 7-11.** Lesões eczematosas em dorso de mão em uso de sabonetes e álcool em gel em profissional da saúde.

# REFERÊNCIAS BIBLIOGRÁFICAS

1. Singhal T. A review of coronavirus disease-2019 (COVID-19). The Indian J Pediatrics. 2020;87(4):281-6.
2. Coronavirus Resource Center of the John Hopkins University. Disposable on: https://coronavirus.jhu.edu/map.html
3. Chen Y, Liu Q, Guo D. Emerging coronaviruses: Genome structure, replication, and pathogenesis. J Med Virol. 2020;92(4):418-23.
4. Prompetchara E, Ketloy C, Palaga T. Immune responses in COVID-19 and potential vaccines: Lessons learned from SARS and MERS epidemic. Asian Pac J Allergy Immunol. 2020;38(1):1-9.
5. Crowl JT, Gray EE, Pestal K, Volkman HE, Stetson DB. Intracellular nucleic acid detection in autoimmunity. Annu Rev Immunol. 2017;35:313-36.
6. Wirestam L, Arve S, Linge P, Bengtsson AA. Neutrophils-important communicators in systemic lupus erythematosus and antiphospholipid syndrome. Front Immunol. 2019 Nov 22;10:2734.
7. Marzano AV, Ortega-Loayza AG, Heath M, Morse D, Genovese G, Cugno M. Mechanisms of inflammation in neutrophil-mediated skin diseases. Front Immunol. 2019 May 8;10:1059.
8. Martorana D, Bonatti F, Mozzoni P, Vaglio A, Percesepe A. Monogenic autoinflammatory diseases with mendelian inheritance: genes, mutations, and genotype/phenotype correlations. Front Immunol. 2017 Apr 3;8:344.
9. Sun NZ, Brezinski EA, Berliner J, Haemel A, Connolly MK, Gensler L, et al. Updates in adult-onset Still disease: Atypical cutaneous manifestations and associations with delayed malignancy. J Am Acad Dermatol. 2015 Aug;73(2):294-303.
10. Criado PR, de Carvalho JF, Ayabe LA, Brandt HR, Romiti R, Maruta CW. Urticaria and dermographism in patients with adult-onset Still's disease. Rheumatol Int. 2012 Aug;32(8):2551-5.
11. Li G, Fan Y, Lai Y, et al. Coronavirus infections and immune responses. J Med Virol. 2020;92(4):424-32.
12. Ferro F, Elefante E, Baldini C, Bartoloni E, Puxeddu I, Talarico R et al. COVID-19: the new challenge for rheumatologists. Clin Exp Rheumatol. 2020 Mar-Apr;38(2):175-80. Epub 2020 Mar 24. PMID: 32207680.
13. Sarzi-Putting P, Giorgi V, Sirotti S, Marotto D, Ardizzone S, Rizzardini G, et al. COVID-19, cytokines and immunosuppression: what can we learn from severe acute respiratory syndrome? Clin Exp Rheumatol. 2020 Mar-Apr;38(2):337-42. Epub 2020 Mar 22. PMID: 32202240.
14. Jose RJ, Manuel A. COVID-19 cytokine storm: the interplay between inflammation and coagulation. Lancet Respir Med. 2020 Apr 27:S2213-2600(20)30216-2.
15. Chamseddin B, Marks E, Dominguez A, Wysocki C, Vandergriff T. Refractory macrophage activation syndrome in the setting of adult-onset Still disease with hemophagocytic lymphohistiocytosis detected on skin biopsy treated with canakinumab and tacrolimus. J Cutan Pathol. 2019 July;46(7):528-31.
16. Gansner JM, Berliner N. The rheumatology/hematology interface: CAPS and MAS diagnosis and management. Hematology Am Soc Hematol Educ Program. 2018 Nov 30;2018(1):313-7.
17. Sarzi-Putting P, Giorgi V, Sirotti S, Marotto D, Ardizzone S, Rizzardini G, et al. COVID-19, cytokines and immunosuppression: what can we learn from severe acute respiratory syndrome? Clin Exp Rheumatol. 2020 Mar-Apr;38(2):337-342. Epub 2020 Mar 22. PMID: 32202240.
18. Peterson D, Damsky W, King B. Calm before the storm: understanding the role of JAK inhibitors in COVID-19. J Am Acad Dermatol [Internet]. 2020; Available from: https://doi.org/10.1016/j.jaad.2020.04.097
19. Hamming I, Timens W, Bulthuis ML, Lely AT, Navis G, van Goor H. Tissue distribution of ECA2 protein, the functional receptor for SARS coronavirus. A first step in understanding SARS pathogenesis. J Pathol. 2004;203(2):631-7.
20. Sungnak W, Huang N, Bécavin C, et al. SARS-CoV-2 entry factors are highly expressed in nasal epithelial cells together with innate immune genes. Nat Med. 2020.

21. Varga Z, Flammer AJ, Steiger P, Haberecker M, Andermatt R, Zinkernagel AS, et al. Endothelial cell infection and endotheliitis in COVID-19. Lancet. 2020 May 2;395(10234):1417-8.
22. Soler MJ, Batlle M, Riera M, Campos B, Ortiz-Perez JT, Anguiano L, et al. ACE2 and ACE in acute and chronic rejection after human heart transplantation. Int J Cardiol. 2019 Jan 15;275:59-64.
23. Shen LW, Mao HJ, Wu YL, Tanaka Y, Zhang W. TMPRSS2: A potential target for treatment of influenza virus and coronavirus infections. Biochimie. 2017 Nov;142:1-10.
24. Mousavizadeh L, Ghasemi S. Genotype and phenotype of COVID-19: Their roles in pathogenesis. J Microbiol Immunol Infect. 2020 Mar 31.
25. Wambier CG, Goren A. SARS-COV-2 infection is likely to be androgen mediated. J Am Acad Dermatol. 2020 Apr 10;S0190-9622(20):30608-3.
26. Goren A, Vano-Galvan S, Wambier CG, McCoy J, Gomez-Zubiaur A, Moreno-Arrones OM, et al. A preliminary observation: male pattern hair loss among hospitalized COVID-19 patients in Spain - A potential clue to the role of androgens in COVID-19 severity. J Cosmet Dermatol. 2020 Apr 16.
27. Lukassen S, Lorenz Chua R, Trefzer T, Kahn NC, Schneider MA, Muley T, et al. SARS-CoV-2 receptor ACE2 and TMPRSS2 are primarily expressed in bronchial transient secretory cells. EMBO J. 2020 Apr 4.
28. Heurich A, Hofmann-Winkler H, Gierer S, Liepold T, Jahn O, Pöhlmann S. TMPRSS2 and ADAM17 cleave ACE2 differentially and only proteolysis by TMPRSS2 augments entry driven by the severe acute respiratory syndrome coronavirus spike protein. J Virol. 2014 Jan;88(2):1293-307.
29. Matsuyama S, Nagata N, Shirato K, Kawase M, Takeda M, Taguchi F. Efficient activation of the severe acute respiratory syndrome coronavirus spike protein by the transmembrane protease TMPRSS2. J Virol. 2010 Dec;84(24):12658-64.
30. McGonagle D, Sharif K, O'Regan A, Bridgewood C. The Role of Cytokines including Interleukin-6 in COVID-19 induced Pneumonia and Macrophage Activation Syndrome-Like Disease. Autoimmun Rev. 2020 Apr 3:102537.
31. Magro C, Mulvey JJ, Berlin D, Nuovo G, Salvatore S, Harp J, et al. Complement associated microvascular injury and thrombosis in the pathogenesis of severe COVID-19 infection: A report of five cases. Transl Res. 2020 Apr 15:S1931-5244(20):30070-0.
32. Thachil J. The versatile heparin in COVID-19. J Thromb Haemost. 2020 May;18(5):1020-2.
33. Lillicrap D. Disseminated intravascular coagulation in patients with 2019-nCoV pneumonia. J Thromb Haemost. 2020 Apr ;18(4):786-7.
34. Enkhmaa B, Anuurad E, Berglund L. Lipoprotein (a): impact by ethnicity and environmental and medical conditions. J Lipid Res. 2016 July;57(7):1111-25.
35. Caforio ALP, Adler Y, Agostini C, Allanore Y, Anastasakis A, Arad M, et al. Diagnosis and management of myocardial involvement in systemic immune-mediated diseases: a position statement of the European Society of Cardiology Working Group on Myocardial and Pericardial Disease. Eur Heart J. 2017 Sep 14;38(35):2649-62.
36. Slunga L, Asplund K, Johnson O, Dahlen GH. Lipoprotein(a) in a randomly selected 25-64 year-old population: the Northern Sweden Monica Study. J Clin Epidemiol. 1993;46:617-24.
37. Nago N, Kayaba K, Hiraoka J, Matsuo H, Goto T, Kario K, et al. Lipoprotein(a) levels in the Japanese population: influence of age and sex, and relation to atherosclerotic risk factors. The Jichi Medical School Cohort Study. Am J Epidemiol. 1995 May 1;141(9):815-21.
38. Volpato S, Vigna GB, McDermott MM, Cavalieri M, Maraldi C, Lauretani F, et al. Lipoprotein(a), inflammation, and peripheral arterial disease in a community-based sample of older men and women (the InCHIANTI study). Am J Cardiol. 2010 June 15;105(12):1825-30.
39. Muñoz-Torrero JF, Rivas D, Alonso R, Crespo L, Costo A, Roman M, et al. Influence of lipoprotein (a) on inflammatory biomarkers in metabolic syndrome. South Med J. 2012 July;105(7):339-43.
40. Tang L, Hu Y. Ethnic diversity in the genetics of venous thromboembolism. Thromb Haemost. 2015 Nov;114(5):901-9.
41. Recalcati S. Cutaneous manifestations in COVID-19: a first perspective [published online ahead of print, 2020 Mar 26]. J Eur Acad Dermatol Venereol. 2020 May;34(5):e212-e213.

42. Henry D, Ackerman M, Sancelme E, Finon A, Esteve E. Urticarial eruption in COVID-19 infection. J Eur Acad Dermatol Venereol. 2020 Apr 15.
43. Kamali Aghdam M, Jafari N, Eftekhari K. Novel coronavirus in a 15-day-old neonate with clinical signs of sepsis, a case report. Infect Dis (Lond). 2020 Apr 1;0(0):1-3.
44. Joob B, Wiwanitkit V. COVID-19 can present with a rash and be mistaken for dengue. J Am Acad Dermatol. 2020 May;82(5):e177.
45. Alramthan A, Aldaraji W. A case of COVID-19 presenting in clinical picture resembling chilblains disease. First report from the Middle East. Clin Exp Dermatol. 2020 Apr 17.
46. Zhang Y, Cao W, Xiao M, Li YJ, Yang Y, Zhao J, et al. [Clinical and coagulation characteristics of 7 patients with critical COVID-2019 pneumonia and acro-ischemia]. Zhonghua Xue Ye Xue Za Zhi. 2020 Mar 28;41(0):E006. Chinese.
47. Taisheng Li, Hongzhou Lu & Wenhong Zhang. Clinical observation and management of COVID-19 patients. Emerging Microbes & Infections. 2020;9(1):687-90.
48. Mazzotta F, Toccoli T. Acute acro-ischemia in the child at the time of COVID-19. Eur J Ped Dermatol. [acesso em 09 abr 2020]. Disponível em: https://www.ejpd.com/en/Mondayscase.
49. Marzano AV, Genovese G, Fabbrocini G, Pigatto P, Monfrecola G, Piraccini BM, et al. Varicella-like exanthem as a specific COVID-19-associated skin manifestation: multicenter case series of 22 patients. J Am Acad Dermatol. 2020 Apr 16;S0190-9622(20):30657-5.
50. Manalo IF, Smith MK, Cheeley J, Jacobs R. A Dermatologic Manifestation of COVID-19: Transient Livedo Reticularis. J Am Acad Dermatol. 2020 Apr 10;S0190-9622(20):30558-2.
51. Estébanez A, Pérez-Santiago L, Silva E, Guillen-Climent S, García-Vázquez A, Ramón MD. Cutaneous manifestations in COVID-19: a new contribution. J Eur Acad Dermatol Venereol. 2020 Apr 15.
52. Mahé A, Birckel E, Krieger S, Merklen C, Bottlaender L. A distinctive skin rash associated with Coronavirus Disease 2019? J Eur Acad Dermatol Venereol. 2020 Apr 15.
53. Jimenez-Cauhe J, Ortega-Quijano D, Prieto-Barrios M, Moreno-Arrones OM, Fernandez-Nieto D. Reply to "COVID-19 can present with a rash and be mistaken for Dengue": Petechial rash in a patient with COVID-19 infection. J Am Acad Dermatol. 2020 Apr 10;S0190-9622(20):30556-9.
54. Ehsani AH, Nasimi M, Bigdelo Z. Pityriasis rosea as a cutaneous manifestation of COVID-19 infection [published online ahead of print, 2020 May 2]. J Eur Acad Dermatol Venereol. 2020 May 2;10.1111/jdv.16579.
55. Lu S, Lin J, Zhang Z, Xiao L, Jiang Z, Chen J, et al. Alert for non-respiratory symptoms of Coronavirus Disease 2019 (COVID-19) patients in epidemic period: A case report of familial cluster with three asymptomatic COVID-19 patients. J Med Virol. 2020 Mar 19..
56. Fernandez-Nieto D, Ortega-Quijano D, Segurado-Miravalles G, Pindado-Ortega C, Prieto-Barrios M, Jimenez-Cauhe J. Comment on: Cutaneous manifestations in COVID-19: a first perspective. Safety concerns of clinical images and skin biopsies. J Eur Acad Dermatol Venereol. 2020 Apr 15.
57. Dong X, Cao YY, Lu XX, Zhang JJ, Du H, Yan YQ, et al. Eleven faces of coronavirus disease 2019. Allergy. 2020 Mar 20.
58. van Damme C, Berlingin E, Saussez S, Accaputo O. Acute urticaria with pyrexia as the first manifestations of a COVID-19 infection [published online ahead of print, 2020 Apr 24]. J Eur Acad Dermatol Venereol. 2020;10.1111/jdv.16523.
59. Morey-Olivé M, Espiau M, Mercadal-Hally M, Lera-Carballo E, García-Patos V. Cutaneous manifestations in the current pandemic of coronavirus infection disease (COVID 2019) [published online ahead of print, 2020 Apr 27]. An Pediatr (Engl Ed). 2020;10.1016/j.anpede.2020.04.002.
60. Paolino G, Canti V, Raffaele Mercuri S, Rovere Querini P, Candiani M, Pasi F. Diffuse cutaneous manifestation in a new mother with COVID-19 (SARS-Cov-2) [published online ahead of print, 2020 May 2]. Int J Dermatol. 2020;10.1111/ijd.14919.
61. Tosti G, Barisani A, Queirolo P, et al. Skin signs resembling vascular acrosyndromes during the COVID-19 outbreak in Italy [published online ahead of print, 2020 May 2]. Clin Exp Dermatol. 2020;10.1111/ced.14267.

62. Bouaziz JD, Duong T, Jachiet M, et al. Vascular skin symptoms in COVID-19: a french observational study [published online ahead of print, 2020 Apr 27]. J Eur Acad Dermatol Venereol. 2020;10.1111/jdv.16544.
63. Amatore F, Macagno N, Mailhe M, et al. SARS-CoV-2 infection presenting as a febrile rash [published online ahead of print, 2020 Apr 24]. J Eur Acad Dermatol Venereol. 2020;10.1111/jdv.16528.
64. Diaz-Guimaraens B, Dominguez-Santas M, Suarez-Valle A, et al. Petechial Skin Rash Associated With Severe Acute Respiratory Syndrome Coronavirus 2 Infection [published online ahead of print, 2020 Apr 30]. JAMA Dermatol. 2020;10.1001/jamadermatol.2020.1741.
65. Tammaro A, Adebanjo GAR, Parisella FR, Pezzuto A, Rello J. Cutaneous manifestations in COVID-19: the experiences of Barcelona and Rome [published online ahead of print, 2020 Apr 24]. J Eur Acad Dermatol Venereol. 2020;10.1111/jdv.16530.
66. Avellana Moreno R, Villa E, Avellana Moreno V, Estela Villa C, Aparicio M, Fontanella A. Cutaneous manifestation of COVID-19 in images: A case report. J Eur Acad Dermatol Venereol. 2020 Apr 24.
67. Recalcati S, Barbagallo T, Frasin LA, Prestinari F, Cogliardi A, Provero MC, et al. Acral cutaneous lesions in the Time of COVID-19. J Eur Acad Dermatol Venereol. 2020 Apr 24.
68. Zengarini C, Orioni G, Cascavilla A, Horna Solera C, Fulgaro C, Misciali C, et al. Histological pattern in Covid-19 induced viral rash. J Eur Acad Dermatol Venereol. 2020 May 2.
69. Gianotti R, Veraldi S, Recalcati S, Cusini M, Ghislanzoni M, Boggio F, Fox LP. Cutaneous Clinico-Pathological Findings in three COVID-19-Positive Patients Observed in the Metropolitan Area of Milan, Italy. Acta Derm Venereol. 2020 Apr 21.
70. Ahouach B, Harant S, Ullmer A, Martres P, Bégon E, Blum L, et al. Cutaneous lesions in a patient with COVID-19: are they related? Br J Dermatol. 2020 Apr 30.
71. Piccolo V, Neri I, Filippeschi C, Oranges T, Argenziano G, Battarra VC, et al. Chilblain-like lesions during COVID-19 epidemic: a preliminary study on 63 patients. J Eur Acad Dermatol Venereol. 2020 Apr 24.
72. Galván Casas C, et al. "Classification of the cutaneous manifestations of COVID-19: a rapid prospective nationwide consensus study in Spain with 375 cases." The British journal of dermatology, 10.1111/bjd.19163. 29 Apr. 2020.
73. Wu YC, Chen CS, Chan YJ. The outbreak of COVID-19: an overview. J Chin Med Assoc. 2020;83:217-20.
74. Lee SW, Cheong SH, Byun JY, Choi YW, Choi HY. Occupational hand eczema among nursing staffs in Korea: self-reported hand eczema and contact sensitization of hospi-tal nursing staffs. J Dermatol. 2013; 40:182-7.
75. Hamnerius N, Svedman C, Bergendorff O, Bjork J, Bruze M, Ponten A. Wet work exposure and hand eczema among healthcare workers: a cross-sectional study. Br J Dermatol. 2018;178:452-61.
76. Wollina U. Challenges of COVID-19 pandemic for dermatology. Dermatol Ther. 2020 Apr 20:e13430.
77. Skin damage among health care workers managing coronavirus disease-2019. J Am Acad Dermatol 2020;82(5).
78. Elston DM. Occupational skin disease among health ca-re workers during the coronavirus (COVID-19) epidemic. J Am Acad Dermatol. 2020;82(5):1085-6.
79. Balato A, Ayala F, Bruze M, et al. European Task Force on Contact Dermatitis statement on co-ronavirus 19 disease (COVID-19) outbreak and the risk of adverse cutaneous reactions [published online ahead of print, 2020 Apr 30]. J Eur Acad Dermatol Venereol. 2020;10.1111/jdv.16557.
80. Pei S, Xue Y, Zhao S, et al. Occupational skin conditions on the frontline: A survey among 484 Chinese he-althcare professionals caring for Covid-19 patients [published online ahead of print, 2020 May 3]. J Eur Acad Dermatol Venereol. 2020;10.1111/jdv.16570.

81. Criado PR, Maruta CW, Alchorne AOA, et al. Consensus on the diagnostic and therapeutic management of chronic spontaneous urticaria in adults - Brazilian Society of Dermatology. An Bras Dermatol. 2019;94(2 Suppl 1):56-66.
82. Pirola CJ, Sookoian S. SARS-CoV-2 virus and liver expression of host receptors: Putative mechanisms of liver involvement in COVID-19 [published online ahead of print, 2020 Apr 30]. Liver Int. 2020;10.1111/liv.14500.
83. Nyssen A, Benhadou F, Magnée M, André J, Koopmansch C, Wautrecht JC. Chilblains. Vasa. 2020;49(2):133-40.
84. Thachil J, Tang N, Gando S, et al. Type and dose of heparin in COVID-19 [published online ahead of print, 2020 Apr 23]. J Thromb Haemost. 2020;10.1111/jth.14870.
85. Belen-Apak FB, Sarialioglu F. The old but new: Can unfractioned heparin and low molecular weight heparins inhibit proteolytic activation and cellular internalization of SARS-CoV2 by inhibition of host cell proteases? Med Hypotheses. 2020 Apr 20;142:109743.
86. Clinical management of severe acute respiratory infection (SARI) when COVID-19 disease is suspected. WHO reference number: WHO/2019-nCoV/Clinical/2020.4
87. Bellosta R, Luzzani L, Natalini G, et al. Acute limb ischemia in patients with COVID-19 pneumonia [published online ahead of print, 2020 Apr 28]. J Vasc Surg. 2020;S0741-5214(20)31080-6.
88. Wang Y, Jiang W, He Q, et al. A retrospective cohort study of methylprednisolone therapy in severe patients with COVID-19 pneumonia. Signal Transduct Target Ther. 2020;5(1):57. Published 2020 Apr 28.
89. Xiao L, Sakagami H, Miwa N. ACE2: The key Molecule for Understanding the Pathophysiology of Severe and Critical Conditions of COVID-19: Demon or Angel? Viruses. 2020;12:491.
90. Human Protein Atlas. Disponível em: https://www.proteinatlas.org/ENSG00000184012-TMPRSS2/tissue/skin
91. Minner S, Luebke AM, Kluth M, et al. High level of Ets-related gene expression has high specificity for prostate cancer: a tissue microarray study of 11 483 cancers. Histopathology. 2012;61(3):445-53.

# COVID-19 E DOENÇA CARDIOVASCULAR

Elizabeth Regina Giunco Alexandre
Walkiria Samuel Ávila

## INTRODUÇÃO

A doença COVID-19 tem como agente etiológico o coronavírus 2 (SARS-CoV-2), da síndrome respiratória aguda grave, caracterizada por alta transmissibilidade e manifestações clínicas variáveis, desde casos assintomáticos ou leves até condições graves e morte.[1,2] Embora as manifestações da COVID-19 tenham predomínio respiratório, alguns pacientes apresentam grave comprometimento cardiovascular.[3-5]

A COVID-19 acomete o sistema cardiovascular em vários sítios, elevando a mortalidade pela doença.[6] Wu Z e McGoogan J relataram 44.672 casos confirmados para a COVID-19, mostrando letalidade de 2,4% e, na análise das causas das mortes, observaram a correlação com doença cardiovascular (DCV) em 10,5%, diabetes em 7,3% e hipertensão arterial em 6% dos casos.[7] Nessa mesma análise foram descritas complicações cardíacas decorrentes da COVID-19, como lesão miocárdica (20%), arritmias (16%), miocardite (10%), resultando em insuficiência cardíaca e choque em cerca de 5% dos casos.[7]

Portanto, a compreensão dos danos causados pelo SARS-CoV-2 ao sistema cardiovascular e os mecanismos subjacentes revestem-se de grande importância, para que a conduta preventiva e terapêutica seja oportuna e eficaz na redução da mortalidade pela COVID-19.

## MECANISMOS DA AGRESSÃO AO SISTEMA CARDIOVASCULAR

O mecanismo exato do envolvimento cardíaco na COVID-19 permanece sob investigação. Admite-se, dentre os possíveis fatores: lesão direta mediada pela enzima conversora da angiotensina II (ACE2); resposta à "tempestade" das citocinas; reação celular aos subtipos de células T auxiliares, e o excesso de cálcio intracelular induzido por hipoxemia que resulta na apoptose dos cardiomiócitos.

A ACE2 é uma aminopeptidase ligada à membrana celular, que tem papel vital nos sistemas cardiovascular e imunológico.[8] A ACE2 está envolvida na função cardíaca e no desenvolvimento de hipertensão e diabetes melito, além de ser um receptor funcional para coronavírus.[9-11] A infecção por SARS-CoV-2 é desencadeada pela ligação da proteína *spike* do vírus à ACE2, altamente expressa nos pulmões[12] e coração, resultando em comprometimento respiratório e cardiovascular (Fig. 8-1).[13-15]

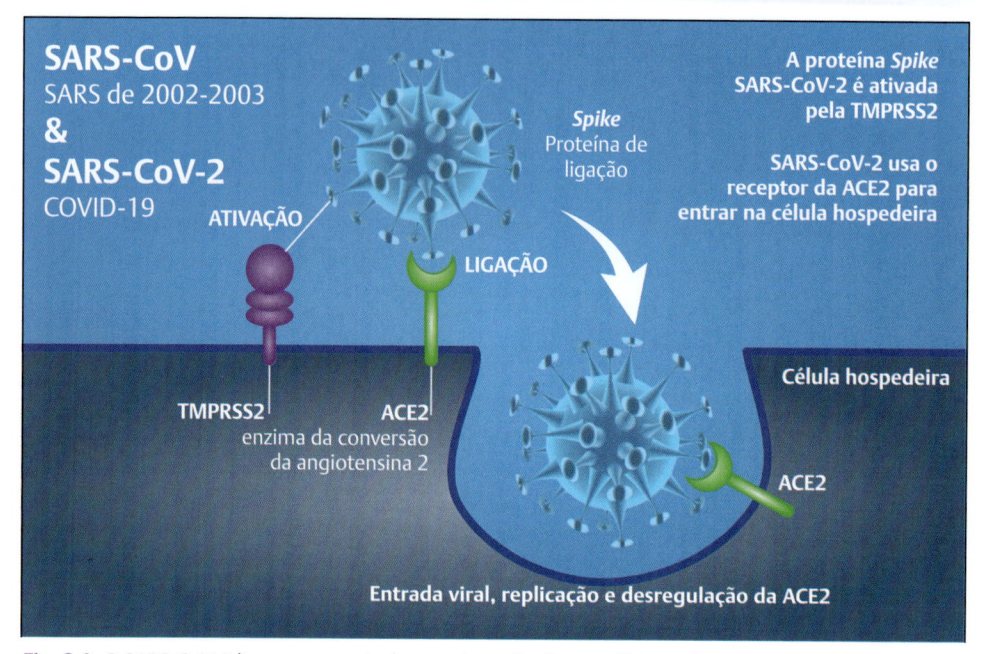

**Fig. 8-1.** O SARS-CoV-2 liga-se por meio da proteína *spike* da superfície viral ao receptor da ACE2 humana após a ativação da proteína *spike* pela TMPRSS2. SARS-CoV: Coronavírus da síndrome respiratória aguda grave; SARS-CoV-2: Coronavírus da síndrome respiratória aguda grave 2;
COVID-19: doença do coronavírus 2019; ACE2: enzima conversora de angiotensina-2; TMPRSS2: serina protease transmembrana-2. (Arq Bras Cardiol. 2020;114(5):805-16.)[15]

O sistema renina-angiotensina (RAS) consiste no equilíbrio de dois eixos que incluem ECA-Ang-II-AT1R e ECA-2-Ang(1-7). O eixo ECA-Ang-II-AT1R ativado resulta em efeitos pró-inflamatórios e pró-fibróticos nos pulmões, disfunção endotelial, fibrose miocárdica, lesão renal e aumento da resistência à insulina. Por outro lado, o eixo ECA-2-Ang(1-7) tem efeitos anti-inflamatórios e antifibróticos no sistema respiratório e antioxidantes, protetores da função endotelial, prevenindo o organismo da fibrose miocárdica, lesão renal e resistência à insulina.[12-14]

O equilíbrio entre esses dois eixos determina o prognóstico das doenças. É importante salientar que nos distúrbios metabólicos e com o avançar da idade cronológica, ocorre uma regulação positiva do eixo ECA-Ang-II-AT1R e uma regulação negativa do eixo ECA-2-Ang(-1-7)-Mas.[16] Nesse sentido, é necessário reunir mais evidências sobre as consequências do desequilíbrio na modulação do RAS, ou seja, as vantagens da regulação positiva da ativação do ECA-2-Ang(1-7) e as desvantagens da regulação positiva do receptor ACE2, no que diz respeito às estratégias terapêuticas da COVID-19 (Fig. 8-2).[17,18]

O SARS-CoV-2 invade, principalmente, células epiteliais alveolares, que são a "porta de entrada" do vírus no organismo humano, resultando, inicialmente, em sintomas respiratórios. Esses sintomas são mais graves em portadores de cardiopatias, o que pode estar associado à maior presença de ACE2 neste grupo de pacientes em comparação aos indivíduos saudáveis.

| | | | |
|---|---|---|---|
| ACE-AngII-AT1R | ACE-Ang (1-7)-MAS | ACE-AngII-AT1R | ACE-Ang (1-7)-MAS |
| Pró-inflamatório<br>Pró-fibrótico<br>Induz edema pulmonar | Anti-inflamatório<br>Antifibrótico<br>Anti-hiper-responsividade | Vasoconstrição<br>Pró-inflamatório<br>Pró-estresse oxidativo<br>Trombose | Vasodilatação<br>Anti-inflamatório<br>Antiestresse oxidativo<br>Prevenção da trombose |
| Pulmões | | Endotélio | |

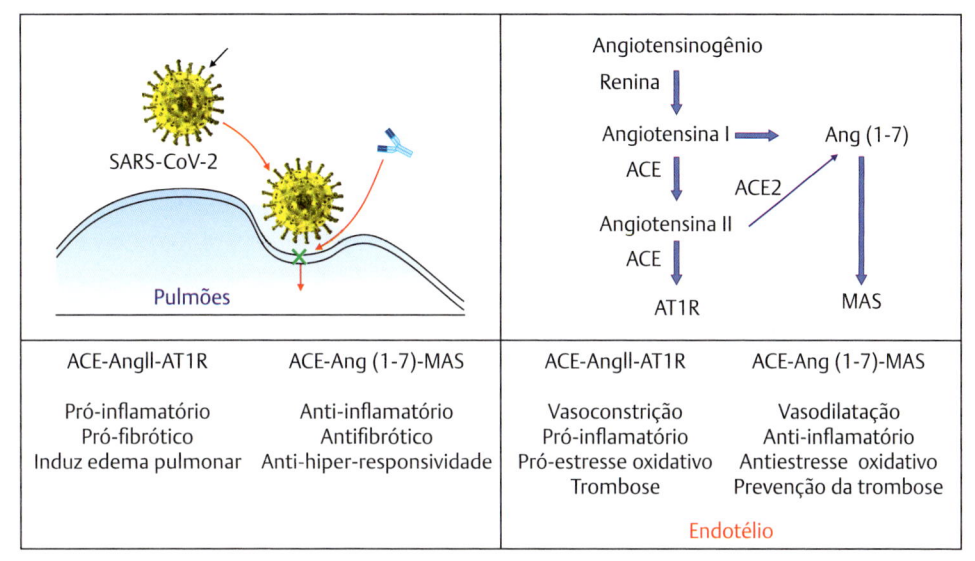

**Fig. 8-2.** Representação esquemática do sistema renina angiotensina e a interação do SARS-CoV-2 com a ACE2. O SARS-CoV-2 interage com o ACE2 por meio das proteínas *spike* para entrar na célula alveolar dos pulmões. A renina catalisa a conversão do angiotensinogênio em angiotensina 1 (Ang 1).
O eixo subsequente depende do equilíbrio entre a enzima conversora da angiotensina (ACE) e a ACE2. A ACE converte Ang 1 em Ang II e isso atua como receptor da angiotensina (AT1R), enquanto o ACE2 o converte em Ang(1-7), que atua no receptor Mas. Na ativação do sistema respiratório a ACE leva a uma resposta pró-inflamatória, pró-fibrótica e pró-hiper-responsividade no sistema respiratório, enquanto a ECA-2-Ang(1-7)-Mas induz um mecanismo de proteção anti-inflamatório, antifibrótico e anti-hiper--responsividade. Menor disponibilidade ACE2 colocará esses indivíduos em maior risco de dificuldade respiratória. Na hipertensão, diabetes e DCV, a via relacionada com a ACE é ativada com a regulação negativa da via da ACE2. (Adaptada de: Dalan R, Bornstein SR, El-Armouche A, et al. The ACE-2 in COVID-19: Foe or Friend? Horm Metab Res 2020 May;52(5):257-63.)[16]

A lesão miocárdica viral direta se deve à presença de receptores ACE2 no miocárdio e em células endoteliais vasculares, que fornecem um mecanismo teórico para a infecção viral direta do coração, resultando em miocardite. No entanto, até o momento, não há comprovação de miocardite viral pelo SARS-CoV-2 por biópsia, com inclusões virais ou DNA viral detectado no tecido do miocárdio. Em contrapartida, no SARS-CoV-1 houve detecção de RNA viral em corações autopsiados. À luz de o receptor de entrada da célula hospedeira ser compartilhado com o SARS-CoV-1, é plausível que a entrada miocárdica viral direta e a lesão resultante sejam semelhantes no SARS-CoV-2.[19-21]

Outro mecanismo hipotético de lesão viral direta no miocárdio é por meio de vasculite mediada por infecção. O receptor ACE2 é altamente expresso nas células endoteliais arteriais e venosas. Existem dados patológicos do SARS-CoV-1 mostrando evidências de vasculite com infiltração de monócitos e linfócitos, lesão celular endotelial vascular e edema estromal no coração. A entrada viral direta nas células endoteliais do miocárdio pode desencadear vasculite, ou a presença do vírus pode levar à resposta imunológica indireta e consequente reação de hipersensibilidade. Esse insulto estaria associado à lesão do miocárdio e talvez à disfunção miocárdica evidente na COVID-19.[22,23]

O papel da cardiomiopatia por estresse (Takotsubo) na lesão cardíaca associada à COVID-19 não é conhecido. Entretanto, alguns mecanismos propostos para lesão cardíaca relacionada com a COVID-19 também estão envolvidos na fisiopatologia da miocardiopatia por estresse, particularmente os fatores causados por disfunção microvascular pela tempestade de citocinas e pelo aumento da atividade simpática.[24,25]

A síndrome coronariana aguda como fator de inflamação no desenvolvimento e progressão da aterosclerose está bem estabelecido. A resposta imune à infecção viral aguda e o aumento concomitante de citocinas e mediadores inflamatórios podem levar à inflamação arterial localizada, mais pronunciada nas placas coronárias.[24] A entrada de produtos virais na circulação sistêmica pode causar a ativação inata do receptor imune, que entra em cascata na ativação de células imunes residentes na ruptura preexistente da placa de ateroma. Acredita-se, também, que o patógeno viral ative o inflamassoma, resultando na conversão de citocinas pró-inflamatórias biologicamente ativas. Além disso, a desregulação da função endotelial vascular coronariana por infecção e inflamação pode levar a um leito coronariano mais vasoconstrito e desestabilização da placa aterosclerótica preexistente.[26]

A lesão miocárdica secundária à desproporção entre demanda e oferta de oxigênio é reconhecida. Intervalos de estresse fisiológico grave no quadro de sepse e insuficiência respiratória podem estar associados a elevações em biomarcadores de lesão e tensão do miocárdio, presentes em pacientes com pior prognóstico.[26] Acredita-se que o mecanismo dessa lesão miocárdica esteja relacionado com uma incompatibilidade entre a oferta e a demanda de oxigênio, sem ruptura aguda da placa aterosclerótica, e consistente com o diagnóstico de infarto do miocárdio tipo 2, que apresenta taxas de mortalidade mais altas. Em vista da idade e do perfil de comorbidade dos pacientes hospitalizados com COVID-19 grave, é razoável supor que essa população tenha maior risco de doença coronariana não obstrutiva subjacente,[27-31] portanto, a presença de infarto do miocárdio nessa população é, provavelmente, um marcador de piores resultados em pacientes com COVID-19 com elevação de troponina.[29]

A resposta inflamatória sistêmica, resultando em lesão miocárdica, tem sido demonstrada pelos níveis muito elevados de biomarcadores inflamatórios e citocinas, incluindo IL-6, PCR, TNF-α, IL-2R e ferritina, associados a manifestações mais graves da COVID-19. Admitindo-se que os receptores ACE2 sejam o ponto de entrada para a replicação viral em pneumócitos, o sistema pulmonar é o principal órgão da lesão. Se o hospedeiro for incapaz de eliminar o vírus por meio de uma resposta imune protetora eficaz, a COVID-19 progride para um estado de extrema inflamação associado a elevações importantes dos biomarcadores inflamatórios. Nesta fase, ocorrem as manifestações graves de COVID-19, com disfunção de múltiplos órgãos, tempestade de citocinas, com desregulação imunológica. Admite-se que a miocardiopatia na sepse é parcialmente mediada por citocinas inflamatórias como TNF-α, IL-6, IL-1b, interferon-gama e IL-2 (Fig. 8-3).[21-24,32]

Outro mecanismo presumível de agressão cardiovascular é por meio da modulação da atividade dos canais de cálcio, com disfunção miocárdica resultante. Além disso, acredita-se que o óxido nítrico seja um mediador da depressão do miocárdio em estados de extrema inflamação, como ocorre na sepse. O entendimento recente do papel principal da disfunção mitocondrial nos estados sépticos levantou questões sobre o papel dessa entidade na miocardiopatia associada à sepse. De fato, acredita-se que mecanismos semelhantes possam estar subjacentes à fisiopatologia da miocardiopatia por estresse.[25-27]

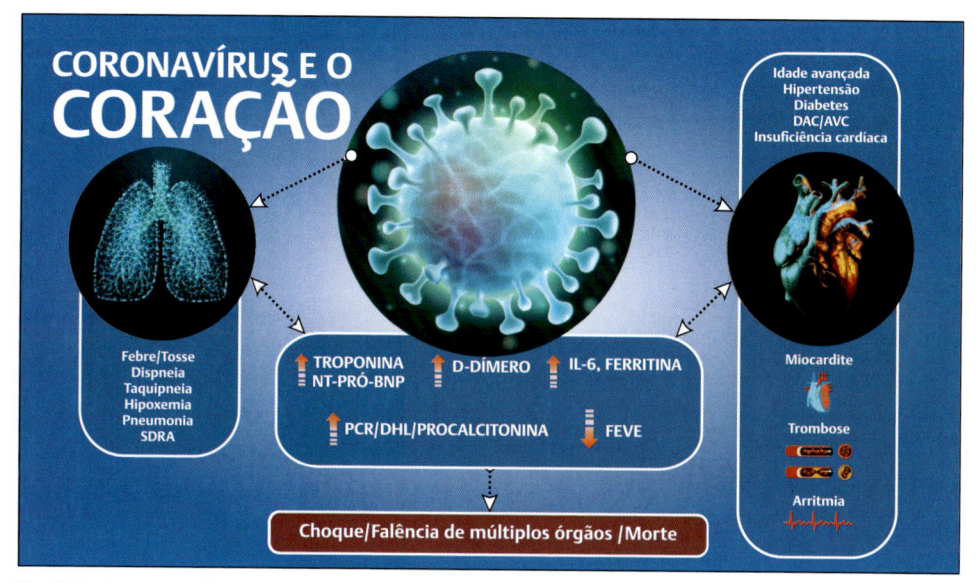

**Fig. 8-3.** A resposta do organismo ao vírus leva a um quadro de inflamação sistêmica, em que se observa elevação de marcadores inflamatórios (PCR, procalcitonina, D-Dímero, IL-6, ferritina, DHL) e de lesão miocárdica/disfunção cardíaca (troponina/NT-Pró-BNP), que predispõe à insuficiência cardíaca aguda, miocardite, trombose e arritmias. As complicações cardiovasculares pioram a resposta do organismo ao vírus, levando a choque, falência de múltiplos órgãos e morte. AVC: acidente vascular cerebral; DAC: doença arterial coronária; DHL: desidrogenase láctica; FEVE: fração de ejeção do ventrículo esquerdo; PCR: proteína C reativa; IL-6: interleucina-6; SDRA: síndrome do desconforto respiratório agudo. (Fonte: Arq Bras Cardiol. 2020; 114(5):805-16.)[15]

## COVID-19 EM PORTADORES DE DOENÇA CARDIOVASCULAR

A DCV é comorbidade comum em casos de coronavírus como o SARS (síndrome respiratória aguda, em 2002) e a MERS (síndrome respiratória do Oriente Médio, em 2012).[33] Na SARS, a prevalência de diabetes melito e DCV foi de 11 e 8%, respectivamente, e a presença de qualquer comorbidade aumentou 12 vezes o risco de morte. O diabetes e a hipertensão foram prevalentes em cerca de 50% dos casos de MERS, e a DCV estava presente em cerca de 30% dos pacientes.[33]

Uma metanálise que incluiu oito estudos realizados na China, com 46.248 pacientes infectados, mostrou que as comorbidades mais prevalentes foram hipertensão (17 ± 7%) e diabetes (8 ± 6%), seguidas por DCV (5 ± 4%).[7,29,34] Wang *et al.* avaliaram apenas pacientes hospitalizados por COVID-19 e observaram maior prevalência de hipertensão (31,2%), DCV (19,6%) e diabetes (10,1%), reforçando que os indivíduos com essas comorbidades apresentam forma mais grave da COVID-19, com maior necessidade de internação hospitalar.[30] Além disso, esses pacientes evoluíram com maior hipoxemia e necessidade de internação em Unidade de Terapia Intensiva.

O mecanismo dessas associações ainda permanece incerto, contudo, idade mais avançada, sistema imunológico funcionalmente comprometido e níveis elevados de ACE2 desempenham papel importante no pior desfecho cardiovascular.

Pacientes com síndrome coronariana aguda (SCA) infectados com SARS-CoV-2 apresentam prognóstico ruim, particularmente aqueles com reserva funcional cardíaca reduzida, em decorrência de isquemia ou necrose do miocárdio. A infecção pelo SARS-CoV-2 pode levar à insuficiência cardíaca e à deterioração progressiva e grave da condição clínica desses pacientes. É claro que pacientes com insuficiência cardíaca crônica infectados pelo SARS-CoV-2 podem apresentar piora clínica e progredir para a morte.[3-5]

## CORAÇÃO COMO ALVO DO SARS-CoV-2

Estima-se que a grande maioria, que corresponde a 80% dos pacientes infectados, é assintomática ou apresenta sintomas leves, porém, cerca de 15% evoluem como casos moderados e 5% como graves.[1,2]

Há três fases distintas que caracterizam a progressão da COVID-19,[35] que são as seguintes:

1. *Fase de infecção precoce:* febre, tosse seca, mialgia, cefaleia, irritação na garganta e sintomas gastrointestinais.
2. *Fase pulmonar:* infiltração e proliferação viral do parênquima pulmonar levando à vasodilatação, aumento da permeabilidade endotelial, recrutamento de leucócitos, hipoxemia e estresse cardiovascular.
3. *Fase inflamatória grave:* a resposta do hospedeiro é progressiva e contínua resultando em inflamação sistêmica. Isto frequentemente é rotulado como tempestade de citocinas. O protagonista da tempestade é a interleucina-6 (IL-6), produzida por leucócitos ativados, que age em grande número de células e tecidos. A resposta inflamatória pode ser confirmada pela elevação de ferritina, interleucinas e proteína C reativa.[36]

É importante ressaltar que o sistema cardiovascular emerge como alvo primário e também como fator de comorbidade secundária mais importante durante todas as três fases da progressão da COVID-19. Há evidências acumuladas de que o próprio coração pode ser um alvo direto da infecção viral por SARS-CoV-2.

Hipotensão, hipóxia e arritmias promovem maior demanda metabólica em um coração doente. Inflamação sistêmica com níveis circulantes profundamente aumentados de marcadores inflamatórios prototípicos, como as isoleucinas (IL-6 e IL-2), fatores de necrose tumoral alfa (TNF-$\alpha$) e a expressão da proteína 1 quimioatraente de monócitos (MCP-1) estão bem estabelecidos como contribuintes para a lesão cardíaca, independentemente da presença de hipoxemia.[22,23] O aumento de marcadores inflamatórios se correlaciona com anormalidades eletrocardiográficas e biomarcadores de lesão cardíaca.

Finalmente, a elevação de biomarcadores cardíacos que documentam o envolvimento cardíaco não é apenas uma característica proeminente na COVID-19, mas também está associada a um resultado clínico muito pior. O dano miocárdico e a insuficiência cardíaca contribuíram para quase a metade das mortes em uma coorte gravemente enferma hospitalizada.[36]

Assim, os mecanismos diretos e indiretos de lesão cardiovascular provavelmente desempenham um papel central nas consequências deletérias da infecção pelo SARS-CoV-2, além da síndrome do desconforto respiratório agudo grave. Pacientes com doença cardiovascular subjacente têm mais probabilidade de serem infectados com o SARS-CoV-2 e de desenvolverem sintomas graves, bem como podem ser mais vulneráveis aos efeitos cardiotóxicos adversos do tratamento com medicamentos antivirais (Quadro 8-1).

**Quadro 8-1.** Consequências da Infecção pelo SARS-CoV-2 no Sistema Cardiovascular

| Coração como alvo primário | Coração como comorbidade |
|---|---|
| - Hipotensão, hipóxia, taquicardia, bradicardia, arritmia e morte súbita<br>- Infecção miocárdica direta por SARS-CoV-2, miocardite<br>- Infiltrado mononuclear no coração, inflamação sistêmica<br>- Trombose microvascular coronária<br>- Lesão cardíaca aguda mediada por citocinas | - DCV é a principal comorbidade nas coortes de infectados por SARS-CoV-2<br>- Pacientes com DCV preexistente são de alto risco para eventos adversos nas infecções virais respiratórias<br>- Infecções virais podem contribuir para instabilizar DCVs crônicas (desequilíbrio da demanda metabólica, reserva cardíaca)<br>- Liberação de citocinas inflamatórias agrava insuficiência cardíaca |
| **Provável mecanismo fisiopatológico** | **Provável mecanismo fisiopatológico** |
| - SARS-CoV-2 se liga aos receptores ACE2 do coração<br>- Elevação de citocinas pró-inflamatórias e inflamação sistêmica | - DCV é doença clássica do idoso<br>- Inflamação sistêmica facilita a ruptura da placa<br>- Efeitos pró-coagulantes da inflamação sistêmica → trombose |

Adaptado de Rinkoo, Stefan R, Bornstein, Ali El-Armouche. The ACE-2 in COVID-19: Foe or Friend? Horm Metab Res 2020;52:257-63.)[16]

## SARS-CoV-2 E INJÚRIA MIOCÁRDICA

O SARS-CoV-2 e o MERS-CoV têm patogenicidade semelhantes e podem causar miocardite aguda e insuficiência cardíaca, aumentando a dificuldade e a complexidade de recuperação do paciente. A lesão miocárdica aguda do SARS-CoV-2 foi identificada como importante preditor independente de resultados, associado a risco expressivamente maior de morte.[28,37,38]

A lesão miocárdica associada à SARS-CoV-2 se manifesta, principalmente, como aumento nos níveis de troponina cardíaca I de alta sensibilidade (hs-cTnI), isoladamente ou em conjunto com alterações eletrocardiográficas ou ecocardiográficas.[36,37] É importante ressaltar que muitos aspectos desses desfechos permanecem indefinidos, incluindo a frequência e a gravidade das anormalidades estruturais associadas. Não é raro os pacientes apresentarem palpitações e dor precordial como primeira manifestação da COVID-19 em vez de sintomas respiratórios, como febre e tosse. Estima-se que taxa de lesão cardíaca varia entre 7 a 28% dos pacientes hospitalizados, um número que provavelmente depende, parcialmente, do diagnóstico inicial e da gravidade dos casos na admissão hospitalar.[38]

Notavelmente, os pacientes com evidência de lesão cardíaca tendem a ser mais velhos, com mais comorbidades, incluindo hipertensão arterial, diabetes, doença coronariana e insuficiência cardíaca. É importante salientar que em todos os estudos a lesão cardíaca está associada à pior evolução, incluindo internação em unidades de terapia intensiva e óbitos.[30,31,34]

A avaliação seriada da troponina mostrou que o tempo médio para o desenvolvimento de lesão cardíaca aguda foi de 15 (IQR: 10 a 17) dias após o início da doença, ocorrendo após o desenvolvimento da SRAG. É importante notar que lesões cardíacas precoces foram relatadas, mesmo na ausência de sintomas respiratórios.[36] Em uma série de casos de Shi *et al.*, a taxa de mortalidade para aqueles pacientes hospitalizados, com evidências subsequentes de lesão cardíaca, foi significativamente maior do que para aqueles sem lesão cardíaca (51,2 vs. 4,5%; p < 0,001) e, juntamente com a SRAG, foi um preditor independente de morte.[26] A magnitude da elevação da troponina se correlaciona modestamente com o grau de elevação da proteína C reativa de alta sensibilidade (PCRhs).[37,38]

Progressivo aumento da troponina associou-se à maior taxa de mortalidade, sendo demonstrado que, quatro dias após o início dos sintomas, os níveis médios de troponina cardíaca de alta sensibilidade (hs-cTnI) eram quase quatro vezes maior em pacientes que não sobreviveram à doença. Durante 20 dias de acompanhamento, a mediana de hs-cTnI entre os sobreviventes não mudou significativamente (2,5 a 4,4 pg/mL), enquanto subiu dez vezes mais em pacientes que evoluíram para óbito (24,7 a 290,6 pg/mL), em tempo médio entre o óbito e o início dos sintomas de 18,5 dias (intervalo interquartil, de 15 a 20 dias).[37]

É importante ressaltar que o mecanismo de lesão cardíaca pode ser multifatorial, incluindo isquemia por demanda, toxicidade por lesão viral direta, estresse, inflamação, disfunção microvascular ou ruptura de placa.

O aumento do hs-cTnI acompanha outros biomarcadores inflamatórios (D-Dímero, ferritina, interleucina-6, lactato desidrogenase), elevando a possibilidade de que isso reflita a tempestade de citocinas ou a linfo-histiocitose hemofagocítica secundária mais do que lesão miocárdica isolada.[32] Por outro lado, relatos de pacientes com sintomas predominantemente cardíacos sugerem um padrão diferente, miocardite potencialmente viral ou miocardiopatia por estresse.

## ARRITMIAS

As arritmias documentadas em pacientes hospitalizados com COVID-19 corresponderam a 16,7% e alcançou a ocorrência de 44% naqueles internados na unidade de terapia intensiva.[39] As arritmias mais específicas foram taquicardia ventricular sustentada ou fibrilação ventricular. Os achados atuais das arritmias documentadas na COVID-19 são consistentes com aqueles da *influenza*, conhecidas por causar disfunção do nó atrioventricular e arritmias ventriculares.

## INSUFICIÊNCIA CARDÍACA

A insuficiência cardíaca e a disfunção ventricular foram descritas em 23% de todos os pacientes com COVID-19, contudo, ela ocorreu em 52% dos não sobreviventes.[38] Séries com pequenas casuísticas documentaram choque cardiogênico no cenário de troponina elevada, elevação do segmento ST, redução da função sistólica do ventrículo esquerdo e ausência de doença coronariana obstrutiva em pacientes com COVID-19, e chamam a atenção que o dano miocárdico ou insuficiência cardíaca contribuiu para 40% das mortes no geral, sendo 7% atribuídos apenas à insuficiência circulatória na ausência de insuficiência respiratória.[38]

## TROMBOSE

Um dos aspectos importantes da COVID-19 inclui os distúrbios fibrinolíticos e de coagulação.[39,40] Pacientes hospitalizados com COVID-19 com quadro clínico moderado e grave são os que apresentam tempo prolongado de protrombina, D-Dímero elevado e tempo parcial de tromboplastina ativado. No contexto de um quadro clínico que seja consistente com trombose intravascular disseminada, é razoável especular que a COVID-19 estaria associada a trombos venosos ou arteriais, embora a incidência não tenha sido estabelecida. Há evidências crescentes de microtrombos e infartos pulmonares em autópsias de óbitos em decorrência de SARS-CoV-2.[41-43]

As microembolias e as tromboses de vasos maiores são achados proeminentes do SARS-CoV-2 e resultantes do distúrbio do sistema de coagulação e fibrinolítico. De fato, número expressivo dentre não sobreviventes à COVID-19 apresentaram critérios para coagulação intravascular disseminada. Supõe-se que a lesão miocárdica seja consequente à formação de microtrombos diante do cenário da hipercoagulabilidade do SARS-CoV-2. Os mecanismos de sepse e coagulação intravascular disseminada são complexos, mas acredita-se que estejam relacionados com uma exaustão imunomediada dos sistemas de coagulação e fibrinolítico que promovem sangramento e trombose no mesmo paciente.

A lesão endotelial e citocinas inflamatórias, como IL-6 e fator de necrose tumoral alfa (TNF-α), aumentam a expressão do fator tecidual, levando a um estado pró-trombótico. A desproporção da antitrombina III, inibidor do ativador do plasminogênio tipo 1 (PAI-1) e proteína C, em situações de inflamação e sepse significativas favorecem um estado anticoagulado. Além disso, a ativação plaquetária também ocorre no contexto de sepse e inflamação, inclinando ainda mais o fino equilíbrio do sistema de coagulação. Enfim, a ativação imune observada na infecção grave por SARS-CoV-2 é, provavelmente, suficiente para desencadear coagulação intravascular disseminada, disfunção microvascular e lesão miocárdica.[42,43]

## INFARTO AGUDO DO MIOCÁRDIO

A associação de inflamação sistêmica grave, ruptura de placa aterosclerótica e síndrome coronariana aguda (SCA) está muito bem estabelecida. Doenças infecciosas foram relacionadas a um aumento de infarto agudo do miocárdio nos primeiros sete dias do diagnóstico da doença, com incidência de razão de 6,1 para a gripe e 2,8 para outros vírus.[15,44-46]

Pacientes com síndrome coronariana aguda (SCA) infectados com SARS-CoV-2 geralmente apresentam prognóstico ruim. Em pacientes com SCA, a reserva funcional cardíaca pode ser reduzida em decorrência de isquemia ou necrose do miocárdio. Quando infectado com SARS-CoV-2, é mais provável que a insuficiência cardíaca ocorra, levando à deterioração repentina na condição desses pacientes. Alguns dos pacientes com COVID-19 em Wuhan tinham SCA anterior, o que estava associado a doenças graves e alta mortalidade. Para pacientes com insuficiência cardíaca com doença cardíaca subjacente, a infecção por SARS-CoV-2 pode atuar como fator precipitante para piorar a condição e levar à morte.[46]

A infecção por *influenza* tem sido bem estudada e demonstrou associação temporal com complicações cardiovasculares e SCA.[47] Este fato foi comprovado com a vacinação anual contra *influenza* sazonal, que foi associada a uma taxa 36% menor de eventos cardiovasculares adversos maiores em uma metanálise de ensaios clínicos que avaliaram essa questão.[48] Portanto, a infecção viral está associada a risco aumentado de eventos coronarianos e a prevenção, com uma redução desse risco. É plausível que a SCA também seja uma causa importante de lesão cardíaca aguda em pacientes com COVID-19.

Mortalidade pela COVID-19 possui uma taxa estimada de casos fatais mais baixa do que a dos coronavírus antecessores, no entanto, dada a alta carga global de infecção peculiar à COVID-19, o número absoluto de mortes excede em muito quando comparadas às SARS e MERS.[49] A estimativa de morte têm sido difícil com o SARS-CoV-2, pois as populações não foram amplamente rastreadas quanto à infecção, levando à subestimação da doença e provável superestimação dos casos fatais. No momento, a estimativa global dos casos fatais não ajustados para a COVID-19 é de 5%, com grandes variações entre 1,2 e 12%. As diferenças regionais e nacionais sobre os casos fatais podem estar associadas a: 1) teste variável da população geral e assintomática ou levemente sintomática; 2) idade diferente entre os países; 3) recursos e atendimento variáveis do sistema de saúde; e 4) medidas de saúde pública amplamente diferentes para controle de vírus.

A mortalidade na COVID-19 foi relacionada com múltiplas variáveis como características basais e comorbidades. Dentre os preditores de morte em análise univariada foram selecionados: idade, doença coronariana, diabetes, hipertensão, frequência respiratória, escore SOFA, contagem elevada de glóbulos brancos, contagem de linfócitos, creatinina, lactato desidrogenase, troponina I de alta sensibilidade, D-Dímero e marcadores inflamatórios elevados, como ferritina, IL-6 e procalcitonina. Entretanto, na análise multivariada, apenas a idade (aumento por ano, *odds ratio* [OR]: 1,10; intervalo de confiança de 95% [IC]: 1,03 a 1,17), o escore SOFA (OR: 5,7; IC95%: 2,6 a 12,2), e o D-Dímero elevado (OR: 18,4; IC95%: 2,6 a 128,6) permaneceram como preditores independentes de mortalidade.[50,51]

Em outra análise multivariada, após o controle da idade, doença cardiovascular, pulmonar e renal basal, apenas a presença de lesão cardíaca e o desenvolvimento de SARG foram significativamente associados à mortalidade (OR: 4,3; IC95%: 1,9 a 9,5 ; e OR: 7,9; IC95%: 3,7 a 16,7, respectivamente), porém, duas complicações que geralmente ocorrem em pacientes mais idosos.[52,53]

## CONSIDERAÇÕES FINAIS

A contribuição progressiva e constante da ciência na realidade atual tem proporcionado informações quanto à orientação nos inúmeros aspectos da doença cardiovascular no cenário da pandemia por COVID-19.[54-60]

Os cardiologistas também devem dedicar atenção especial na prevenção e tratamento das complicações cardiovasculares da COVID-19. É indiscutível que a presença da doença cardiovascular prévia é determinante de mortalidade no curso da doença. Neste cenário, é essencial priorizar ações para procedimentos diagnósticos e terapêuticos no âmbito das doenças cardiovasculares, mesmo considerando-se momentos em que o sistema de saúde está sobrecarregado e direcionado ao enfretamento da COVID-19.

A orientação para o atendimento nas emergências cardiovasculares é a procura imediata da assistência que não deve ser postergada por receio de contaminação pelo SARS-CoV-2. Nesse sentido, é fundamental definir estratégias de assistência hospitalar para garantir a adequada proteção dos pacientes e profissionais da saúde.

## REFERÊNCIAS BIBLIOGRÁFICAS

1. Jiang F, Deng L, Zhang L, Cai Y, Cheung CW, Xia Z, et al. Review of the Clinical Characteristics of Coronavirus Disease 2019 (COVID-19). Version 2. J Gen Intern Med. 2020 May;35(5):1545-9.
2. Li L, Huang T, Wang Y, Wang Z, Liang Y, Huang T et al. COVID-19 Patients' Clinical Characteristics, Discharge Rate, and Fatality Rate of Meta-Analysis. J Med Virol. 2020 June;92(6):577-83.
3. Zhou F, Yu T, Du R, Fan G, Liu Y, Liu Z, et al. Clinical Course and Risk Factors for Mortality of Adult Inpatients With COVID-19 in Wuhan, China: A Retrospective Cohort Study. Lancet. 2020 Mar 28;395(10229):1054-62.
4. Clerkin KJ, Fried JA, Raikhelkar J, et al. COVID-19 and Cardiovascular Disease. Circulation. 2020; 141:1648-55.
5. Weiss P, Murdoch DR. Clinical course and mortality risk of severe COVID-19. Lancet. 2020 Mar 28;395(10229):1014-5.
6. Zheng Y-Y, Ma Y-T, Zhang J-Y, Xie X. COVID-19 and the Cardiovascular System Nat Rev Cardiol. 2020;17(5):259-60.
7. Wu Z, McGoogan JM. Characteristics of and important lessons from the coronavirus disease 2019 (COVID-19) outbreak in China: summary of a report of 72314 cases from the Chinese Center for Disease Control and Prevention. JAMA. 2020 Feb 24.
8. Hamming I, Timens W, Bulthuis ML, Lely AT, Navis G, van Goor H. Tissue distribution of ACE2 protein, the functional receptor for SARS coronavirus coronavirus. A first step in understanding SARS pathogenesis. J Pathol 2004 June;203(2):631-7.

9. Crackower MA, Sarao R, Oudit GY. Angiotensin-converting enzyme 2 is an essential regulator of heart function. Nature. 2002;417:822-8.
10. Chen L, Li X, Chen M, Feng Y, Xiong C. The ACE2 expression in human heart indicates new potential mechanism of heart injury among patients infected with SARS-CoV-2. Cardiovasc Res. 2020 Mar 30.
11. Kuba K, Imai Y, Rao S. A crucial role of angiotensin converting enzyme 2 (ACE2) in SARS coronavirus-induced lung injury. Nat Med. 2005;11:875-9.
12. Verdecchia P, Cavallini C, Spanevello A, Angeli F. The pivotal link between ACE2 deficiency and SARS-CoV-2 infection Eur J Intern Med. 2020 Jun;76:14-20.
13. Bourgonje AR, Abdulle AE, Timens W, Hillebrands JL, Navis GJ, Gordijn SJ, et al. Angiotensin-converting enzyme 2 (ACE2), SARS-CoV-2 and the pathophysiology of coronavirus disease 2019 (COVID-19). J Pathol. 2020 17:10.1002.
14. Li W, Moore MJ, Vasilieva N. Angiotensin-converting enzyme 2 is a functional receptor for the SARS coronavirus. Nature. 2003;426:450-54.
15. Costa IBSS, Bittar CS, Rizk SI,et al. O Coração e a COVID-19: O que o Cardiologista Precisa Saber. Arq Bras Cardiol. 2020;114(5):805-16.
16. Dalan R, Bornstein SR, El-Armouche A. The ACE-2 in COVID-19: Foe or Friend? Horm Metab Res. 2020;52:257-63.
17. Tikellis C, Thomas MC. Angiotensin-converting enzyme 2 (ACE2) is a key modulator of the renin angiotensin system in health and disease. Int J Pept. 2012;2012:256294.
18. Qin C, Zhou L, Hu Z. Dysregulation of immune response in patients with COVID-19 in Wuhan, China. Clin Infect Dis. 2020 Mar 12.
19. Hoffmann M, Kleine-Weber H, Schroeder S, Krüger N, Herrler T, Erichsen S, et al. SARS-CoV-2 cell entry depends on ACE2 and TMPRSS2 and is blocked by a clinically proven protease inhibitor. Cell. 2020 Apr 16;181(2):271-80.
20. Atri D, Siddiqi HK, Lang JP, Nauffal V, Morrow DA, Bohula EA. COVID-19 for the Cardiologist. Basic Virology, Epidemiology, Cardiac Manifestations and Potential Therapeutic Strategies. JACC Basic to translation Science. 2020;(5):518-36.
21. Babapoor-Farrokhran S, Gill D, Walker J, Rasekhi RT, Bozorgnia B, Amanullah A, et al. Myocardial injury and COVID-19: Possible mechanisms. Life Sci. 2020 July 15;253:117723.
22. Mehta P, McAuley DF, Brown M. COVID-19: consider cytokine storm syndromes and immunosuppression. Lancet. 2020;395:1033-4.
23. Pedersen SF, Ho YC. SARS-CoV-2: a storm is raging. J Clin Invest. 2020 May 1;130(5):2202-5.
24. Zhu H, Rhee JW, Cheng P, Waliany S, Chang A, Witteles RM, et al. Cardiovascular complications in patients with COVID-19: consequences of viral toxicities and host immune response. Curr Cardiol Rep. 2020 Apr 21;22(5):32.
25. Zheng Y, Ma Y, Zhang J, Xie X. COVID-19 Cardiovascular system. Nat Rev Cardiol. 2020 May;17(5):259-60.
26. Inciardi RM, Lupi L, Zaccone G. Cardiac involvement in a patient with coronavirus disease 2019 (COVID-19) JAMA Cardiol. 2020 Mar 27.
27. Bangalore S, Sharma A, Slotwiner A. ST-segment elevation in patients with Covid-19 - a case series. N Engl J Med. 2020 Apr 17 .
28. Chen C, Zhou Y, Wang DW. SARS-CoV-2: a potential novel etiology of fulminant myocarditis. Herz Mar 2020.
29. Yang J, Zheng Y, Gou X, Pu K, Chen Z, Guo Q, et al. Prevalence of comorbidities in the novel Wuhan coronavirus (COVID-19) infection: a systematic review and meta-analysis [published online March 12, 2020]. Int J Infect Dis.
30. Wang L, He W, Yu X, Hu D, Bao M, Liu H, et al. Coronavirus disease 2019 in elderly patients: Characteristics and prognostic factors based on 4-week follow-up.J Infect. 2020 June;80(6):639-45.
31. Shi S, Qin M, Shen B, et al. Association of cardiac injury with mortality in hospitalized patients with COVID-19 in Wuhan, China. JAMA Cardiol. 2020;e200950.

32. Guo T, Fan Y, Chen M, Wu X, Zhang L, He T et al. Cardiovascular implications of fatal outcomes of patients with coronavirus disease 2019 (COVID-19). 2020 Mar 27;e201017.
33. Alhogbani T. Acute myocarditis associated with novel Middle east respiratory syndrome coronavirus. Ann Saudi Med. 2016; 36(1):78-80.
34. Epidemiology Working Group for NCIP Epidemic Response, Chinese Center for Disease Control and Prevention. The epidemiological characteristics of an outbreak of 2019 novel coronavirus diseases (COVID-19) in China. Zhonghua Liu Xing Bing Xue Za Zhi. 2020 Feb 10;41(2):145-51.
35. International Pulmonologist's Consensus on COVID-19, 2nd ed. [acesso em 29 jun 2020]. Disponível em: https://www.sbn.org.br/fileadmin/user_upload/Noticias/INTERNATIONAL_pulmonologists.pdf>.
36. Aboughdir M, Kirwin T, Abdul Khader A, Wang B. Prognostic value of cardiovascular biomarkers in COVID-19: A review. Viruses. 2020 May 11;12(5):527.
37. Lippi G, Lavie CJ, Sanchis-Gomar F, Lippi G, et al. Cardiac troponin I in patients with coronavirus disease 2019 (COVID-19): Evidence from a meta-analysis. Prog Cardiovasc Dis. 2020 Mar 10.
38. Long B, Brady WJ, Koyfman A, Gottlieb M. Cardiovascular complications in COVID-19. Am J Emerg Med. 2020 Apr 18;S0735-6757.
39. Kochi AN, Tagliari AP, Forleo GB, Fassini GM, Tondo C. Cardiac and arrhythmic complications in patients with COVID-19. J Cardiovasc Electrophysiol. 2020 May;31(5):1003-8.
40. American Society of Hematology COVID-19 and coagulopathy: frequently asked questions. 2020 Apr 1. [acesso em 6 abr 2020]. Disponível em: https://www.hematology.org/covid-19/covid-19-and-coagulopathy.
41. Simmons J, Pittet JF. The coagulopathy of acute sepsis. Curr Opin Anaesthesiol. 2015;28:227-36.
42. Connors JM, Levy JH, Connors JM, et al.COVID-19 and its implications for thrombosis and anticoagulation.Blood. 2020 June 4;135(23):2033-40.
43. Magro C, Mulvey JJ, Berlin D, Nuovo G, Salvatore S, Harp J, et al. Complement associated microvascular injury and thrombosis in the pathogenesis of severe COVID-19 infection: A report of five cases. Transl Res. 2020 June;220:1-13.
44. Zheng Y-Y, Ma Y-T, Zhang J-Y, Xie X. COVID-19 and the cardiovascular system. Nat Rev Cardiol. 2020 May;17(5):259-60.
45. He XW, Lai JS, Cheng J, Wang MW, Liu YJ, Xiao ZC, et al. Impact of complicated myocardial injury on the clinical outcome of severe or critically ill COVID-19 patients]. Zhonghua Xin Xue Guan Bing Za Zhi. 2020 Mar 15;48(0):E011.
46. Deng Q, Hu B, Zhang Y, Wang H, Zhou X, Hu W, et al. Suspected myocardial injury in patients with COVID-19: Evidence from front-line clinical observation in Wuhan, China. Int J Cardiol. 2020 July 15;311:116-21.
47. Estabragh ZR, Mamas MA. The cardiovascular manifestations of influenza: a systematic review. Int J Cardiol. 2013;167:2397-403.
48. Udell JA, Zawi R, Bhatt DL. Association between influenza vaccination and cardiovascular outcomes in high-risk patients: a meta-analysis. JAMA. 2013;310:1711-20.
49. Noor AU, Maqbool F, Bhatti ZA, Khan AU. Epidemiology of CoViD-19 pandemic: recovery and mortality ratio around the globe pak. J Med Sci. 2020 May;36(COVID19-S4):S79-S84.
50. Yadaw AS, Li YC, Bose S, Iyengar R, Bunyavanich S, Pandey G. Yadaw AS, et al. Clinical predictors of COVID-19 mortality. medRxiv. 2020 May 22:2020.05.19.20103036.
51. Du RH, Liang LR, Yang CQ, Wang W, Cao TZ, Li M, et al. Predictors of mortality for patients with COVID-19 pneumonia caused by SARS-CoV-2: a prospective cohort study. Eur Respir J. 2020 May 7;55(5):2000524.
52. Tian W, Jiang W, Yao J, Nicholson CJ, Li RH, Sigurslid HH, et al. Predictors of mortality in hospitalized COVID-19 patients: A systematic review and meta-analysis. J Med Virol. 2020 May 22:10.1002/jmv.26050.
53. Zhai Z, Li C, Chen Y, Gerotziafas G, Zhang Z, Wan J, et al. Prevention and treatment of venous thromboembolism associated with coronavirus disease 2019: Infection Consensus Statement Before Guidelines. Thromb Haemost. 2020 Jun;120(6):937-48.

54. Orsi FA, Paula EV, Santos FO, Teruchkin MM, Campelo DHC, Mello TT, et al. Guidance on diagnosis, prevention and treatment of thromboembolic complications in COVID-19: A position paper of the Brazilian Society of Thrombosis and Hemostasis and the Thrombosis and Hemostasis Committee of the Brazilian Association of Hematology, Hemotherapy and Cellular Therapy. Hematol Transfus Cell Ther. 2020 June 13;S2531-1379(20) 30070-5.
55. Alhazzani W, Møller MH, Arabi YM, Loeb M, Gong MN, Fan E, et al Surviving Sepsis Campaign: guidelines on the management of critically ill adults with Coronavirus Disease 2019 (COVID-19). Intensive Care Med. 2020 May;46(5):854-87.
56. Calisher C, Carroll D, Colwell R, Corley RB, Daszak P, Drosten C, et al Statement in support of the scientists, public health professionals, and medical professionals of China combatting COVID-19. Lancet. 2020 Mar 7;395(10226):e42-e43.
57. Böhm M, Frey N, Giannitsis E, Sliwa K, Zeiher AM. Coronavirus Disease 2019 (COVID–19) and its implications for cardiovascular care: expert document from the German Cardiac Society and the World heart Federation. Clin Res Cardiol. 2020 May 27;1-14.
58. Chinese Society of Cardiology, Editorial Board of Chinese Journal of Cardiology. Scientific statement on using of renin angiotensin system blockers in patients with cardiovascular disease and COVID-19. Zhonghua Xin Xue Guan Bing Za Zhi. 2020 Apr14;48(0):E014.
59. Mahmud E, Dauerman HL, Welt FGP, Messenger JC, Rao SV, Grines C, et al Management of acute myocardial infarction during the COVID-19 pandemic: A Consensus Statement from the Society for Cardiovascular Angiography and Interventions (SCAI), the American College of Cardiology (ACC), and the American College of Emergency Physicians (ACEP). Catheter Cardiovasc Interv. 2020 Apr 20.
60. Han Y, Zeng H, Jiang H, Yang Y, Yuan Z, Cheng X, et al. CSC Expert consensus on principles of clinical management of patients with severe emergent cardiovascular diseases during the COVID-19 epidemic. Circulation. 2020 May 19;141(20): e810-e816.

# COVID-19 EM NEFROLOGIA

**CAPÍTULO 9**

Mário Henriques de Oliveira Júnior
Ericson Cavalcanti Gouveia
Luísa Queiroga de Oliveira Ferreira

## INTRODUÇÃO

A COVID-19 é uma doença causada por um novo coronavírus (SARS-CoV-2), que causa a síndrome respiratória aguda grave de forma epidêmica, tendo surgido no final de 2019, na cidade de Wuhan, capital da província de Hubei, na China, disseminando-se rapidamente, sendo considerada pela Organização Mundial da Saúde (OMS) como pandemia em 11 de março de 2020. A presença mundial do coronavírus tornou-se um desafio para as diversas nações, principalmente no quesito de oferta de serviços de saúde adequados e suficientes à população.

A Nefrologia está participando do enfrentamento da COVID-19, seja no manejo da lesão renal aguda, comum na síndrome da angústia respiratória aguda grave (SRAG), seja no portador de doença renal crônica, acometido pela doença e submetido a terapias de substituição renal (hemodiálise e transplante renal), com suas especificidades características. De forma objetiva, este capítulo revisará a abordagem atual nestes segmentos da especialidade.

## DOENÇA RENAL CRÔNICA E COVID-19

A COVID-19 tem mortalidade elevada, principalmente nos idosos e indivíduos afetados por comorbidades, como hipertensão arterial sistêmica, diabetes melito e doença cardíaca.[1-3] É importante ressaltar que as amostras dos estudos envolveram pacientes graves e que necessitaram de hospitalização, podendo, por isso, apresentar um viés epidemiológico. Apesar de não haver estudo clínico avaliando a gravidade da COVID-19 na doença renal crônica (DRC), esta se constitui relevante fator de risco, uma vez que suas principais etiologias são hipertensão e diabetes melito, além de geralmente associar-se a múltiplas comorbidades.[2,4] Os estudos epidemiológicos realizados na China e nos EUA observaram que a COVID-19 acometeu aproximadamente 3,5 a 5% dos portadores de DRC, índice bem inferior quando comparado aos pacientes com diabetes melito (31%), obesidade (41,7%) e hipertensão arterial (56,6%).[1,2] Avaliação de pacientes submetidos à hemodiálise em Wuhan, com cultura de células de sangue periférico, mostrou importante redução no número de células T, células T *helper*, células T *killer*, e células NK, bem como número reduzido de citocinas inflamatórias, podendo justificar, de forma geral, a razão de os indivíduos em diálise não terem desenvolvido a forma mais grave da infecção respiratória quando comparados aos indivíduos que não realizavam hemodiálise.[5,6]

A modalidade terapêutica mais comum para DRC em seu estágio V é a hemodiálise. De acordo com o Censo da Sociedade Brasileira de Nefrologia, 92,3% dos 133.464 pacientes em terapia de substituição renal realizam hemodiálise.[7] Este procedimento ocorre no centro de hemodiálise, ambiente propício para contaminação e disseminação do vírus.

Os centros de diálise tornam-se vulneráveis por alguns aspectos: 1) a necessidade de o indivíduo deixar o isolamento social em sua residência e permanecer por 3 a 5 horas em contato com outros pacientes, 3 a 4 vezes por semana, em ambiente fechado; 2) contato com os profissionais de saúde, auxiliares técnicos e de serviços, potenciais transmissores; 3) o translado para realização do procedimento, que pode ocorrer por meio de transporte coletivo.

Mitigar o risco da transmissão é extremamente necessário, e as Sociedades de Nefrologia Mundiais (Chinesa, Europeia, Americana e Brasileira) criaram guias de contingenciamento que se assemelham na maioria dos quesitos e servem como embasamento para as ações a serem estabelecidas.[8-15]

As orientações preventivas subdividem-se em **educação, triagem e gerenciamento**:

- *Educação:* envolve pacientes e profissionais da saúde, abrangendo o ensinamento da técnica de higiene das mãos e respiratória, a etiqueta da tosse e o uso correto do equipamento de proteção individual (EPI), podendo ser realizada de forma presencial ou utilizando mídia eletrônica, por meio de vídeos institucionais ou do Ministério da Saúde do Brasil, disponível em seu portal na internet. O uso da máscara cirúrgica é obrigatório para o paciente e o profissional de saúde e, na falta desta, a máscara de "confecção caseira" de tecido e com dupla camada será permitida, desde que seja trocada a cada duas horas. Como a maioria dos pacientes em hemodiálise realizam quatro horas de sessão, orienta-se levar duas máscaras para a clínica. As máscaras N95 ou com nível de proteção respiratório maior, devem ser utilizadas pelos profissionais de saúde quando forem realizar procedimentos que gerem aerossóis. Também é obrigatório o uso de óculos com proteção lateral para proteger a mucosa ocular. Os demais dispositivos, luvas, capotes, *face shields*, gorros e propés, ficam a critério da direção clínica e administrativa de cada instituição.
- *Triagem:* reconhecimento dos sintomas mais comuns como febre, tosse e/ou dispneia, realizado na chegada do paciente à clínica, quando é feito um questionário verbal sobre os sintomas citados e aferida a temperatura corporal com termômetro infravermelho à distância, sem contato com a pele do indivíduo. Pode-se, quando disponível, realizar no dia anterior à sessão de diálise, contato telefônico para, através de busca ativa, identificar precocemente sintomas de alerta e assim organizar o fluxo de chegada e permanência do paciente no ambiente da clínica. Além de identificar possíveis sintomas, questiona-se sobre viagens recentes a locais onde a endemia já foi deflagrada ou se teve contato com portador de COVID-19. Os guias internacionais não são unânimes na pesquisa de outros sintomas menos comuns como dor torácica, mialgia, coriza e diarreia. Uma vez identificado caso suspeito ou confirmado de COVID-19, o mais indicado é isolar em sala específica, com equipe exclusiva para os pacientes afetados. Os dialisadores serão desprezados após o uso, sendo contraindicado o reuso. As medidas de higiene e desinfecção de superfícies, móveis, utensílios e maquinário devem ser reforçadas. Caso a clínica não possua sala para isolamento, sugere-se reservar um turno de diálise, de preferência no final das sessões, sendo garantido o distanciamento entre as poltronas de diálise de 1 a 1,5 metros. Pacientes com sinais de gravidade de doença, expressa por febre por mais de três dias, frequência respiratória superior a 24 irpm, oximetria de pulso menor ou igual a 93%, frequência cardíaca maior que 90 bpm, ou tomografia do

tórax com infiltrado pulmonar ("vidro fosco") superior a 50%, deverão ser encaminhados para avaliação hospitalar, evitando a realização do procedimento dialítico na clínica. A redução do tempo da sessão de hemodiálise, bem como do número de sessões por semana, no intuito de diminuir o translado para clínica e, com isso, propiciar menor exposição, não é consenso, devendo ser reservado a crises extremas. A manutenção da prescrição correta do procedimento garante o estado de equilíbrio metabólico e hídrico no enfrentamento do quadro viral.

Na diálise domiciliar, seja peritoneal ou hemodiálise, o programa deve ser mantido em casa e as visitas rotineiras ou emergenciais da equipe nefrológica devem ser realizadas por meio eletrônico disponível ou telemedicina.

- *Gerenciamento:* a função é garantir a formação de equipe para o enfrentamento da COVID-19, providenciar o fornecimento de EPIs e organizar fluxos de entrada e permanência na unidade, além de gerenciar afastamento e retorno dos adoecidos, seguindo os protocolos com base em negatividade do teste de PCR para COVID-19 ou tempo de quarentena de 14 dias. Monitoramento da rotina de desinfecção e limpeza da clínica, essenciais na contenção da disseminação viral.

Os tópicos do contingenciamento da COVID-19 em unidade de diálise encontram-se resumidos no Quadro 9-1.

A experiência com a pandemia da COVID-19 deixa vários ensinamentos, reforçando a necessidade e a importância dos protocolos de desinfecção e limpeza das unidades de hemodiálise, além do uso corriqueiro dos EPIs e planejamento para futuros surtos epidêmicos, virais ou bacterianos que venham a acontecer, priorizando a vida e a excelência no atendimento.

**Quadro 9-1.** Contigenciamento da COVID-19 na Unidade de Hemodiálise

| Educação |
| --- |
| 1. Pacientes<br>- Explicação sobre o coronavírus<br>- Higienização das mãos, toalete respiratória, uso de máscara facial<br>2. Equipe assistencial<br>- Treinamento e avaliação no uso dos EPIs |
| **Triagem** |
| 1. Verificação de sintomas na chegada à clínica. Quando possível, busca ativa por telefone ou mídia eletrônica no dia anterior à sessão de diálise<br>2. Aferir a temperatura corporal na admissão e saída da unidade<br>3. Quando possível, teste de triagem diagnóstica nos pacientes em diálise |
| **Gerenciamento** |
| 1. Criar equipe exclusiva para a COVID-19<br>2. Criar espaço ou turno próprios para suspeitos ou COVID-19 positivos<br>3. Providenciar máscara facial para todos os pacientes<br>4. Garantir EPIs para toda a equipe assistencial<br>5. Garantir rotina de desinfeção e de limpeza<br>6. Gerenciamento no controle de retorno às atividades da equipe de assistência com base no teste COVID-19 negativo ou tempo de quarentena concluído |

## LESÃO RENAL AGUDA E COVID-19

O envolvimento renal na infecção por COVID-19 é muito frequente, com cerca de 44% dos pacientes apresentando proteinúria e 26% com hematúria já na admissão hospitalar.[16] Entre os pacientes críticos, com síndrome respiratória aguda grave (SRAG), 20 a 40% apresentam lesão renal aguda (LRA), e 20 a 30% dos pacientes admitidos em terapia intensiva necessitam de terapia renal substitutiva (TRS).[17,18] Essa incidência pode variar em alguns estudos, dependendo da definição de LRA utilizada e das características da população estudada.

Em um estudo envolvendo 13 hospitais na cidade de Nova York (EUA), foram analisados 5.449 pacientes admitidos com COVID-19. A incidência de LRA foi de 36%, sendo maior nos pacientes com necessidade de ventilação mecânica, com um percentual de 89,7% de LRA e uma necessidade de TRS em 23% desses pacientes. Um dado importante observado nesse estudo é que 50% desenvolvem LRA nas primeiras 24 horas de internação.[19] Portanto, é fundamental um reconhecimento precoce do acometimento renal na infecção por COVID-19, limitando a evolução para estágios mais graves da doença, o que certamente leva à maior comorbidade e mortalidade.

A lesão renal aguda ou injúria renal aguda (IRA) já foi classificada de acordo com diferentes protocolos, entre eles o RIFLE (R – *risk*, I – *injury*, F – *failure*, L – *loss*, E – *end-stage-kidney-disease*), em 2004, e o AKIN (*Acute Kidney Injury Network*, em 2007).[20,21] Mais recentemente, utiliza-se o protocolo KDIGO (*Kidney Disease Improving Global Outcomes*, de 2012).[22] O KDIGO incorporou essas duas definições anteriores, classificando a LRA em estágios, de acordo com a elevação de creatinina e a queda do débito urinário:

- *Estágio I:* elevação da creatinina sérica 1,5-1,9 vezes a basal em 7 dias ou > 0,3 mg/dL em 48 horas, e redução do débito urinário < 0,5 mL/kg/h por 6-12 horas.
- *Estágio II:* elevação da creatinina sérica 2-2,9 vezes e redução do débito urinário < 0,5 mL/kg/h por mais de 12 horas.
- *Estágio III:* elevação da creatinina 3 vezes a basal, ou elevação da creatinina basal para > 4 mg/dL ou início de TRS e redução do débito urinário < 0,3 mL/kg/h por mais de 24 horas ou anúria por mais de 12 horas.

### Fisiopatologia da LRA na COVID-19

A causa do envolvimento renal na COVID-19 é multifatorial, com algumas comorbidades e vários fatores predispondo à lesão renal. Um dos principais fatores é a depleção volêmica, uma vez que esses pacientes apresentam-se com histórico de febre e inapetência e raramente recebem uma ressuscitação volêmica adequada. Uma síndrome cardiorrenal também tem sido descrita, já que o envolvimento pode ocorrer, seja por disfunção cardíaca direita decorrente da lesão pulmonar, levando à congestão renal, ou mesmo por disfunção de ventrículo esquerdo, com choque cardiogênico e hipoperfusão renal.[17-19]

Além desses fatores hemodinâmicos, a lesão renal também é decorrente da resposta inflamatória sistêmica, com liberação de citocinas pró-inflamatórias (chamada de síndrome de liberação de citocinas ou tempestade de citocinas), ocorrendo lesão endotelial com microtrombos e um estado de hipercoagulabilidade.[17,23] Existe, também, a lesão direta do epitélio tubular renal e podócitos pelo SARS-CoV-2, por meio de uma ligação com o receptor 2 da enzima conversora de angiotensina (ACE2). Estudo de necrópsia com microscopia eletrônica identificou partículas virais características do SARS-CoV-2 no epitélio tubular proximal e em podócitos.[24] São descritos, ainda, outros mecanismos de lesão renal na COVID-19, como a microangiopatia trombótica e a glomerulopatia colapsante, que são formas graves de lesão renal.[25,26]

Pacientes idosos e portadores de comorbidades, como diabetes, obesidade, hipertensão e cardiopatia têm maior risco de gravidade da doença por COVID-19 e, consequentemente, de desenvolver lesão renal aguda.[18,27-29] Esses pacientes, em sua maioria, têm algum grau de doença renal crônica prévia, que é difícil mensurar apenas pela creatinina sérica.[30]

## Manuseio Clínico e Terapia Renal Substitutiva na LRA por COVID-19

No manuseio clínico é importante oferecer boa ventilação de proteção pulmonar, reduzindo os efeitos hemodinâmicos e de liberação de citocinas decorrentes do barotrauma e volutrauma, reduzindo o risco de lesão renal. Esta associação entre SRAG e LRA já é bem evidenciada na literatura,[17,31,32] porém, estudo recente em pacientes com SARS-CoV-2 demonstrou que aproximadamente 90% deles apresentaram LRA, quando comparados a 23% de pacientes sem ventilação mecânica, e também forte relação temporal da presença de LRA mais grave com o início e o tempo da ventilação mecânica.[19]

Outro aspecto de fundamental importância é a correção adequada do estado volêmico do paciente, evitando-se a sobrecarga de volume, que pode levar à congestão pulmonar e à insuficiência cardíaca direita, assim como evitar a depleção de volume, que pode ser comum na admissão desses pacientes, e que, em ambos os casos, levam ao comprometimento da função renal. Ademais, sempre que possível, não utilizar drogas nefrotóxicas, bem como não realizar exames radiológicos com contraste.[17]

Quando essas medidas clínicas não forem mais suficientes, o uso de TRS deve ser considerado de forma mais precoce. São várias as situações em que a TRS pode ser indicada, não diferindo daquelas já estabelecidas para o paciente crítico em sepse, como oligúria ou anúria com hipervolemia, hipercalemia refratária, acidose metabólica grave e síndrome urêmica.[17] Alguns autores consideram a utilização de terapias extracorpóreas como terapias dialíticas contínuas e ECMO (*extracorporeal membrane oxygenation*) para remoção de citocinas, mas até o momento não há uma evidência que essas terapias tenham impacto clínico na remoção dessas citocinas na LRA induzida por sepse ou pela infecção por COVID-19.[32,33]

Entre as modalidades de terapia dialítica, as terapias contínuas são as mais indicadas nos pacientes hemodinamicamente instáveis. Embora não tenhamos estudos clínicos randomizados que comprovem a superioridade das terapias contínuas em relação às terapias dialíticas intermitentes, isso tem sido demonstrado na prática clínica.[17,23] De acordo com as orientações do KDIGO, nos métodos contínuos, recomenda-se usar 25-30 mL/kg/h de dose de diálise, se estiver usando diluição pré-filtro, e 20-25 mL/kg/h para diluição pós-filtro.[22] Infelizmente, as terapias dialíticas não estão disponíveis na maioria das unidades de saúde. Outra opção no paciente crítico hemodinamicamente estável é o método dialítico prolongado ou estendido (do inglês: SLEDD - *Sustained Low-Efficiency Daily Dialysis*), que se utiliza do maquinário da hemodiálise clássica, prolongando-se o tempo de terapia para 6 a 8 horas, ajustando-se os parâmetros de fluxo de bomba sanguínea e do fluxo da solução de diálise.[34]

Nos pacientes estáveis, a hemodiálise intermitente convencional, geralmente com duração de 3 a 4 horas, pode e deve ser utilizada, desde que se obtenha o controle volêmico e metabólico desejado, sempre levando em consideração a limitação dos recursos disponíveis durante uma pandemia.[34] Em relação ao acesso vascular, há uma recomendação para o implante do cateter temporário para hemodiálise em veia jugular interna direita, seguida da veia jugular esquerda, seguido das veias femorais, sugerindo-se que o cateter em veias femorais poderia dificultar o fluxo em pacientes que precisem de pronação.[17,34]

Durante o procedimento dialítico é de fundamental importância a anticoagulação, principalmente nos pacientes com COVID-19 positivo, em decorrência do estado de hipercoagulabilidade e fenômenos trombóticos. Geralmente, na hemodiálise convencional, utiliza-se a heparina não fracionada em *bolus* inicial de 3.000-5.000 UI, seguida da infusão contínua de 1.500 UI/hora ou de acordo com o protocolo de cada serviço.[22,34] Nas terapias contínuas, a anticoagulação regional com citrato trissódico a 4% é recomendada no lugar da heparina, exceto nos pacientes com contraindicação para o uso do citrato, como falência hepática e acidose láctica. Nesse tipo de anticoagulação, o citrato é infundido na via pré-capilar, quelando o cálcio (fator IV da coagulação), sendo mais eficaz na anticoagulação do circuito de hemodiálise e na redução dos riscos de sangramento, comparado ao uso de heparina.[17,34]

A lesão renal aguda é uma das maiores complicações da infecção por COVID-19, com alta morbidade e mortalidade. Maior entendimento dos mecanismos que levam a essa alteração e detecção precoce do comprometimento renal certamente devem contribuir para melhor recuperação desses pacientes.

## TRANSPLANTE RENAL E COVID-19

Os pacientes transplantados renais fazem parte do grupo de risco para evoluções mais graves, com possível maior morbidade e mortalidade associadas à COVID-19, tanto por possuírem diversas comorbidades (hipertensão, diabetes, obesidade, doenças cardiovasculares etc.) como por usarem drogas imunossupressoras, que alteram a imunidade celular para prevenir e/ou tratar as respostas aloimunes (as rejeições).[35-37] Essa imunidade celular é uma das principais vias que entram em desequilíbrio durante o curso da COVID-19.[37]

Já está bem estabelecido que os pacientes transplantados de rim e de outros órgãos sólidos têm maior susceptibilidade a patógenos virais, bem como maior probabilidade de cursos clínicos mais severos e desfechos desfavoráveis.[38] Entretanto, a compreensão sobre a cinética do SARS-CoV-2 nesse grupo particular de pacientes, comparando-se com a população geral, ainda está em construção. Há necessidade de mais estudos sobre a evolução clínica e prognóstica, sobre a sensibilidade dos testes diagnósticos, soroconversão, produção de anticorpos imunoefetivos e o manejo terapêutico no grupo dos pacientes transplantados.

Diante da situação de pandemia, houve uma queda de aproximadamente 43% no número de transplantes no Brasil, desde o registro do primeiro óbito no país por COVID-19, até o final de junho de 2020, segundo dados do Registro Brasileiro de Transplantes (RBT).[39] Essa diminuição foi ainda mais expressiva no norte e nordeste do país, com paralisação da atividade de captação de órgãos e transplantes, em muitos estados destas regiões. São Paulo, Santa Catarina e Paraná ainda mantiveram o ritmo de sua atividade transplantadora, sob regimes e estratégias especiais.[39]

Há vários motivos que justificam essa queda nos transplantes renais: 1) diminuição no número de doadores potenciais e efetivos (redução aproximada de 32% até maio de 2020, segundo o RBT).[39] Esse cenário pode estar relacionado com a diminuição das mortes traumáticas e com maior número de doadores com infecção confirmada ou suspeita clínica de COVID-19, mesmo sem confirmação laboratorial, cujos órgãos não são utilizados; 2) esgotamento dos leitos em emergências, enfermarias e unidades de terapia intensiva, e transformação de hospitais de especialidades em serviços destinados ao tratamento de pacientes com COVID-19, isto é, indisponibilidade de leitos isolados para os transplantes renais; 3) menor procura dos potenciais receptores aos ambulatórios de pré-transplante, e declínio nas novas inscrições em lista de espera, além da possibilidade de recusas quando da convocação para o transplante; 4) opção das próprias equipes em reduzir ou suspender ambulatórios e novos transplantes, tanto pela dificuldade operacional nos hospitais quanto pela percepção de incremento de risco ao receptor. Os pacientes submetidos a transplante renal recebem terapia de indução, que mais frequentemente utiliza agentes de ação depletora prolongada sobre os linfócitos (como a timoglobulina) e terapia de manutenção com doses mais altas dos imunossupressores nessas fases mais precoces. Isso pode favorecer infecção mais grave com piores desfechos na COVID-19.

## APRESENTAÇÃO CLÍNICA E PROGNÓSTICO

As séries de casos disponíveis até o momento, avaliando pacientes transplantados renais com diagnóstico de COVID-19, sugerem período de incubação variando de 2 a 14 dias, com espectro de apresentação clínica semelhante à população geral. A maior parte dos infectados parece ter mais de 1 ano de transplante, com uma média variando de 3 a 6 anos em vários estudos.[35,40]

Não parece haver relação entre o risco/gravidade da infecção e um tipo específico de terapia imunossupressora.[35] As drogas mais utilizadas são os inibidores de calcineurina (88%), micofenolato de mofetila ou ácido micofenólico (85%), corticoide (58%) e inibidores da mTOR (6 a 15%), segundo uma casuística francesa com 40 pacientes, que não difere muito do que é encontrado em outros países.[41]

Estima-se que 80% dos transplantados renais têm sinais e sintomas leves e não precisam de internação hospitalar.[42] As queixas são bastante similares às da população geral: febre e tosse na maioria dos casos, sintomas gripais, mialgia, cefaleia, diarreia, fadiga. A febre costuma aparecer em quase 100% dos casos que necessitam de internação.[35,38] A piora clínica também tende a ocorrer na segunda semana de doença, com surgimento de dispneia, hipoxemia e comprometimento pulmonar superior a 50%, com infiltrados em vidro fosco bilaterais e consolidações nos exames de imagem.[42]

Apesar de serem imunossuprimidos, esses pacientes podem desenvolver uma síndrome hiperinflamatória, semelhante à linfo-histiocitose hemofagocítica, em que as células *naturals killers* e os linfócitos T citotóxicos não eliminam os macrófagos ativados pelo vírus, levando à produção excessiva de citocinas pró-inflamatórias (tempestade citocinérgica), disfunção endotelial e distúrbio de coagulação, com coagulação intravascular disseminada (CIVD) e microangiopatia trombótica.[37,40] As principais alterações laboratoriais são as citopenias, sobretudo linfopenia e plaquetopenia, podendo haver possível sobreposição do *status* infeccioso vigente com a mielotoxicidade pelas drogas imunossupressoras.[37,42] É comum, também, a elevação dos marcadores de fase aguda, como proteína C reativa (PCR), velocidade de hemossedimentação (VSH), lactato desidrogenase (DHL), ferritina e marcadores pró-trombóticos, como o D-Dímero.[40,42]

Nesse contexto de tempestade citocinérgica, pode haver progressão para síndrome respiratória aguda grave, com falência respiratória, lesão cardíaca e arritmias, eventos tromboembólicos, choque séptico e infecção bacteriana secundária, disfunção hepática, lesão aguda do enxerto renal e, por fim, podendo ocorrer disfunção multiorgânica e óbito.[42]

Uma vez que a evolução grave da COVID-19 tem correlação com o estado hiperinflamatório, chegou-se a postular o benefício de manter as drogas imunossupressoras numa tentativa de imunomodulação e melhora dos desfechos. No entanto, não há, ainda, estudos com resultados consistentes que indiquem o uso dos imunossupressores para este fim, e, além disso, o que se percebe na prática é maior mortalidade nesse grupo dos imunocomprometidos. Foi também sugerido que a ciclosporina (imunossupressor inibidor da calcineurina) pudesse ter eficácia direta no controle da replicação viral, visto que parece diminuir a expressão da proteína N viral, importante para sua replicação, porém, mais estudos são necessários para análise desse efeito.[37,38]

Diversos pacientes com formas moderadas a graves da doença podem evoluir com disfunção aguda do enxerto, o que é um marcador de severidade da doença e um fator de prognóstico ruim. As causas são semelhantes às que levam à lesão renal aguda nos pacientes com COVID-19 não transplantados, como: hipovolemia, síndrome cardiorrenal, toxicidade por drogas, lesão renal por tempestade citocinérgica, lesão do endotélio vascular glomerular por ação direta da viremia, necrose tubular renal, mediada pela entrada de partículas virais nestas células tubulares, via receptor da ACE (enzima conversora de angiotensina) e do DPP4 (dipetidil-peptidase), além de microangiopatia trombótica, rabdomiólise e síndrome de ativação macrofágica.[43]

No caso particular dos transplantes renais, há ainda o risco de lesão do enxerto por interação entre as drogas em uso experimental para tratar a COVID-19 e os imunossupressores. Por exemplo, o lopinavir/ritonavir leva a aumento do nível sérico dos inibidores de calcineurina e dos inibidores da mTOR, potencializando sua toxicidade ao diminuir a metabolização destas drogas pela enzima CYP3A4.[37,42] O interferon gama, por sua vez, pode reduzir a biodisponibilidade sérica dos imunossupressores, aumentando o risco de rejeição.[37,42]

Na condução dos pacientes, é frequente a redução ou suspensão parcial da terapia imunossupressora por intervalos de tempo variáveis.[35,37] Apesar do risco teórico de rejeição nos sobreviventes, as séries de casos com acompanhamento de 30 dias não flagraram aumento do risco de rejeição, apesar de esse desfecho não ter sido o objetivo principal das análises.[35,38] Estudos com acompanhamentos mais prolongados são necessários para melhor elucidação.

No que concerne ao prognóstico da doença, de acordo com dados da ERACODA (*European Renal Association-European Dialysis and Transplant Association*), analisando 305 pacientes transplantados renais com COVID-19, a mortalidade em 28 dias foi em torno de 21%.[44] Dentre os transplantados internados em UTI, a mortalidade chegou a 45%.[44] Segundo os registros do Hospital do Rim de São Paulo, até junho de 2020, dos seus 11.875 pacientes transplantados renais, 237 casos testaram positivo para COVID-19, com mortalidade que chegou a 29%.

## TESTES ESPECÍFICOS PARA DETECÇÃO DA COVID-19

O diagnóstico específico para a COVID-19 nos pacientes transplantados renais, assim como na população geral, também é feito por RT-PCR para detecção do RNA do SARS-CoV-2 em *swab* nasal e faríngeo, além dos testes sorológicos.

Alguns centros dispõem do RT-PCR quantitativo em amostras nasofaríngeas e plasmáticas, com tecnologia para determinação da carga viral. Estudos conseguiram seriar as cargas virais em amostras de vias respiratórias dos transplantados renais ao longo do curso da doença, concluindo que, na maioria dos pacientes, o pico de carga viral ocorreu no momento do diagnóstico.[41] Foi avaliado, também, se haveria correlação entre a carga viral e a gravidade/desfechos. Cargas virais mais elevadas no sangue (viremia) tiveram associação à maior gravidade clínica e maior mortalidade. A carga viral em nasofaringe não pareceu ter relação direta com a evolução e os desfechos.[41]

Com base nesse acompanhamento seriado dos RT-PCR em amostras de nasofaringe, pôde-se perceber que os transplantados renais eliminam vírus em suas secreções respiratórias por tempo mais prolongado que a população não transplantada. Os pacientes imunocompetentes atingem um *clearance* viral (negativação do RT-PCR em secreções respiratórias) em torno de 20 dias após o início dos sintomas. Já os transplantados têm chegado à média de 30 dias para atingir o *clearance* viral, com alguns relatos ainda mais prolongados, aproximando-se dos 60 dias. Essa informação é muito relevante para melhor planejar as medidas de isolamento do paciente contaminado.[41]

Outra grande questão que foi posta em discussão atualmente é se, nos transplantados renais, os testes sorológicos teriam um desempenho aceitável em termos diagnósticos, já que a resposta humoral nesses pacientes pode estar comprometida, levando à soroconversão inferior.[41,45] Questiona-se, também, se os anticorpos IgG produzidos contra as proteínas do nucleocapsídeo do SARS-CoV-2 teriam atividade neutralizante viral eficaz, bem como se gerariam proteção imunológica sustentada.[41,45]

As sorologias feitas pelas técnicas de ensaio imunoenzimático (ELISA) ou por quimioluminescência parecem ter sensibilidade melhor que os outros métodos. Essa sensibilidade tende a ser menor nos pacientes imunossuprimidos quando comparados com os imunocompetentes.[40,42] Séries de casos demonstram que, nos transplantados, a soroconversão ocorreu nas 3ª e 4ª semanas após o início dos sintomas, à semelhança da população geral, e os títulos de IgG permaneceram estáveis durante o período de acompanhamento médio de 2 meses.[40,41] O efeito neutralizante viral dessas imunoglobulinas não foi avaliado.

## MANEJO CLÍNICO

O manejo dos pacientes transplantados renais com COVID-19 não difere do proposto para os imunocompetentes infectados. São já conhecidas as medidas de isolamento, suporte clínico, respiratório e hemodinâmico, tratamento das eventuais coinfecções bacterianas ou virais, prevenção de eventos tromboembólicos, suporte dialítico, quando necessário. As terapias específicas antivirais e imunomoduladoras, que têm por objetivo o controle da tempestade citocinérgica, ainda não estão bem estabelecidas.

Não há consenso, mas a maioria dos centros transplantadores tem recomendado a redução da imunossupressão nos pacientes com suspeita clínica e diagnóstico de COVID-19, pesando sempre o risco x benefício em relação à potencial gravidade da doença e o risco imunológico para rejeição.[35-37]

O modelo de ajuste das drogas tem algumas variações entre os centros, mas, de maneira geral, a orientação se divide da seguinte forma:[37,46]

- *Assintomáticos:* imunossupressão mantida.
- *Sintomáticos leves, isolados em casa:* redução em 50% dos antimetabólicos, como o micofenolato de sódio, e dos inibidores da mTOR.
- *Sintomáticos moderados a graves, com internação em UTI:* suspensão dos antimetabólicos, inibidores da mTOR e dos inibidores de calcineurina, mantendo apenas o corticoide.
- *Curados:* retorno gradual da imunossupressão.

## RETOMADA DOS TRANSPLANTES RENAIS

A pandemia da COVID-19 teve grande impacto nos transplantes renais em todo o mundo.[37,46] Entretanto, uma diminuição prolongada no número de transplantes pode ter repercussões gravíssimas sobre os pacientes e o sistema de saúde.

Os portadores de doença renal em terapia dialítica por longos períodos convivem por mais tempo com um estado inflamatório crônico, implicando maior risco cardiovascular. São pacientes mais susceptíveis a infecções de corrente sanguínea, falência de acesso vascular, além de terem maior mortalidade, com menor expectativa e qualidade de vida. Nesse período de pandemia, esses pacientes têm alto risco de contaminação cruzada pelo SARS-CoV-2 nas clínicas de diálise, já que comparecem a um ambiente compartilhado com outros doentes por pelo menos 3 vezes por semana. E como já é sabido, esse grupo de pacientes também tem maior mortalidade pela COVID-19 do que a população geral.

Em relação ao sistema de saúde, é necessário manter o fluxo de transplantes para viabilizar a rotatividade nas vagas em clínicas de diálise. Caso contrário, não haverá vagas suficientes para absorver a demanda crescente de doentes renais crônicos com necessidade de suporte dialítico.

A grande questão é: como retomar com segurança os transplantes renais em meio a essa crise sanitária? Uma série de estratégias precisaria ser considerada:[37,46]

1. Disponibilidade de leitos em enfermaria e UTI, livres de COVID-19.
2. Disponibilidade de EPIs.
3. Maior acesso a exames de RT-PCR para SARS-CoV-2 e sorológicos para testagem dos pacientes internados e profissionais de saúde.
4. Acompanhamento de pacientes estáveis, com mais de 6 meses de transplante, por telemedicina, a fim de evitar aglomerações nos ambulatórios.
5. Esclarecimento dos candidatos em consulta pré-transplante sobre os riscos × benefícios e, em caso de concordância, anexar à inscrição do paciente um termo de consentimento livre e esclarecido específico para COVID-19.
6. Rastreio de infecção pelo SARS-CoV-2 nos doadores e potenciais receptores, por meio do RT-PCR, condicionando a realização do transplante à negatividade do teste. É necessário, para isso, haver agilidade na liberação dos resultados.
7. Evitar transplantes com doadores vivos, salvo situações de exceção.
8. Avaliar a seleção de receptores com menor perfil de risco clínico e imunológico e menor chance de desfechos desfavoráveis caso se infectem no pós-transplante.
9. Avaliar a manutenção da priorização dos candidatos hiperimunizados e/ou com falência de acesso vascular.

A retomada do transplante renal no Brasil é fundamental. No entanto, é imprescindível haver resgate gradual, planejado e seguro dessa atividade transplantadora, por meio de implementação de todas as estratégias para minimizar os riscos. Essa retomada deverá acontecer em momentos e velocidades diferentes entre os estados e regiões, uma vez que dependerá do panorama da COVID-19 em cada localidade.

Por fim, nesses tempos de pandemia, a difícil decisão sobre transplantar ou manter uma pessoa em terapia dialítica precisa ser individualizada, já que ambos os cenários envolvem riscos. Esta definição deve sempre ser pautada no princípio hipocrático *primum non nocere* (princípio da não maleficência). Aliás, este princípio deve ser perene e atemporal em tudo o que se faça na Medicina.

## REFERÊNCIAS BIBLIOGRÁFICAS

1. Guan W, Ni Z, Hu Y, Liang W, Ou C, He J, et al. Clinical characteristics of coronavirus disease 2019 in China. N Engl J Med. 2020;382(18):1708-20.
2. Richardson S, Hirsch JS, Narasimhan M, Crawford JM, McGinn T, Davidson KW, et al. Presenting characteristics, comorbidities, and outcomes among 5700 patients hospitalized with COVID-19 in the New York City Area. JAMA. 2020;323(20):2052-9.
3. Emami A, Javanmardi F, Pirbonyeh N, Akbari A. Prevalence of underlying diseases in hospitalized patients with COVID-19: a systematic review and meta-analysis. Arch Acad Emerg Med. 2020;8(1):e35.
4. Henry BM, Lippi G. Chronic kidney disease is associated with severe coronavirus disease 2019 (COVID-19) infection. Int Urol Nephrol. 2020;52(6):1193-4.
5. Varizi ND, Pahl MV, Crum A, Norris K. Effect of uremia on structure and funcion of imunne system. J Ren Nutr. 2012 Jan;22(1):149-56.
6. Perico L, Benigni A, Remuzzi G. Should COVID-19 Concern Nephrologists? Why and to What Extent? The Emerging Impasse of Angiotensin Blockade. Nephron. 2020;144(5):213-21.
7. Neves PDM de M, Sesso R de CC, Thomé FS, Lugon JR, Nasicmento MM. Brazilian Dialysis Census: analysis of data from the 2009-2018 decade. Brazilian J Nephrol. 2020;1-10.
8. Centers for Disease Control and Prevention. Interim Additional Guidance for Infection Prevention and Control Recommendations for Patients with Suspected or Confirmed COVID-19in Outpatient Hemodialysis Facilities.
9. Rombolà G, Heidempergher M, Pedrini L, Farina M, Aucella F, Messa P, Brunori G. Practical indications for the prevention and management of SARS-CoV-2 in ambulatory dialysis patients: lessons from the first phase of the epidemics in Lombardy. J Nephrol. 2020 Apr;33(2):193-6.
10. Basile C, Combe C, Pizzarelli F, Covic A, Davenport A, Kanbay M, et al. Recommendations for the prevention, mitigation and containment of the emerging SARS-CoV-2 (COVID-19) pandemic in haemodialysis centres. Nephrol Dial Transplant. 2020 May 1;35(5):737-41.
11. Lobo V, Khanna U, Rajapurkar M. Behalf of COVID-19. Working Group of Indian Society of Nephrology Chapter-3 Guidelines for hemodialysis for COVID19 patients. In Guidelines and position statements for COVID-19. Indian Society of Nephrology - Covid19 Working Group.
12. Kliger AS, Cozzolino M, Jha V, Harbert G, Ikizler TA. Managing the COVID-19 pandemic: international comparisons in dialysis patients. Kidney Int. 2020 July;98(1):12-6.
13. Basile C, Combe C, Pizzarelli F, Covic A, Davenport A, Kanbay M, et al. Recommendations for the prevention, mitigation and containment of the emerging SARS-CoV-2 (COVID-19) pandemic in haemodialysis centres. Nephrol Dial Transplant. 2020;35(5):737-41.
14. Cabral AS. Sociedade Brasileira de Nefrologia. 2017;(11). Available from: http://www.sbn.org.br
15. SBN. Sociedade Brasileira de Nefrologia. 2013;1960(03):0-2. Available from: http://sbn.org.br/
16. Cheng Y, Luo R, Wang K, Zhang M, Wang Z, Dong L, et al. Kidney disease is associated with in-hospital death of patients with COVID-19. Kidney Int. 2020;97(5):829-38.
17. Ronco C, Reis T, Husain-Syed F. Management of acute kidney injury in patients with COVID-19. Lancet Respir Med. 14 de maio de 2020.
18. Zhou F, Yu T, Du R, Fan G, Liu Y, Liu Z, et al. Clinical course and risk factors for mortality of adult inpatients with COVID-19in Wuhan, China: a retrospective cohort study. Lancet. 2020;395(10229):1054-62.
19. Hirsch JS, Ng JH, Ross DW, Sharma P, Shah HH, Barnett RL, et al. Acute kidney injury in patients hospitalized with COVID-19. Kidney Int. 2020 July;98(1):209-18.
20. Mehta RL, Kellum JA, Shah SV, Molitoris BA, Ronco C, Warnock DG, et al. Acute kidney injury network: report of an initiative to improve outcomes in acute kidney injury. Crit Care. 2007;11(2):R31.
21. Bellomo R, Ronco C, Kellum JA, Mehta RL, Palevsky P. Acute dialysis quality initiative workgroup. Acute renal failure - definition, outcome measures, animal models, fluid therapy and information technology needs: the Second International Consensus Conference of the Acute Dialysis Quality Initiative (ADQI) Group. Crit Care. 2004 Aug;8(4):R204-12.

22. Kidney Disease: Improving Global Outcomes (KDIGO) Acute Kidney Injury Work Group (2012) KDIGO clinical practice guideline for acute kidney injury. Kidney Int Suppl. 2012;2;1-138.
23. Martinez-Rojas MA, Vega-Vega O, Bobadilla NA. Is the kidney a target of SARS-CoV-2? Am J Physiol Renal Physiol. 2020 Jan;318(6):F1454-62.
24. Larsen CP, Bourne TD, Wilson JD, Saqqa O, Sharshir MA. Collapsing Glomerulopathy in a Patient with Coronavirus Disease 2019 (COVID-19). Kidney Int Rep. 2020 Apr 9.
25. Jhaveri KD, Meir LR, Flores Chang BS, Parikh R, Wanchoo R, Barilla-LaBarca ML, et al. Thrombotic microangiopathy in a patient with COVID-19. Kidney Int. 2020 June 7.
26. Zhou Y, Chi J, LV W, Wang Y. Obesity and diabetes as high-risk factors for severe coronavirus disease 2019 (COVID-19). Diabetes Metab Res Rev. 26 de junho de 2020;e3377.
27. Rezende LFM, Thome B, Schveitzer MC, Souza-Júnior PRB de, Szwarcwald CL. Adults at high-risk of severe coronavirus disease-2019 (COVID-19) in Brazil. Rev Saude Publica. 2020;54:50.
28. Shi Q, Zhang X, Jiang F, Zhang X, Hu N, Bimu C, et al. Clinical characteristics and risk factors for mortality of covid-19patients with diabetes in Wuhan, China: a two-center, retrospective study. Diabetes Care. 2020;43(7):1382-91.
29. Fanelli V, Fiorentino M, Cantaluppi V, Gesualdo L, Stallone G, Ronco C, et al. Acute kidney injury in SARS-CoV-2 infected patients. Crit Care. 16 de 2020;24(1):155.
30. Darmon M, Clec'h C, Adrie C, Argaud L, Allaouchiche B, Azoulay E, et al. Acute respiratory distress syndrome and risk of AKI among Critically Ill Patients. CJASN. 2014 Aug 7;9(8):1347-53.
31. Leite TT, Gomes CAM, Valdivia JMC, Libório AB. Respiratory parameters and acute kidney injury in acute respiratory distress syndrome: a causal inference study. Annals of Translational Medicine. 2019 Dec 16;7(23):742.
32. Ronco C, Reis T, De Rosa S. Coronavirus epidemic and extracorporeal therapies in intensive care: si vis pacem para bellum. Blood Purif. 2020 Mar 13;49(3):1-4.
33. Ronco C, Reis T. Kidney involvement in COVID-19 and rationale for extracorporeal therapies. Nat Rev Nephrol. 2020;16(6):308-10.
34. Adapa S, Aeddula NR, Konala VM, Chenna A, Naramala S, Madhira BR, et al. COVID-19and Renal Failure: Challenges in the Delivery of Renal Replacement Therapy. J Clin Med Res. 2020 May;12(5):276-85.
35. Husain AS. Early outcomes of outpatient management of kidney transplant recipients with coronavirus disease 2019. CJASN ePress. Publicado em 18 de maio de 2020. Disponível em: https://doi.org/10.2215/CJN.05170420.
36. Gandolfin I. COVID-19 in kidney transplant recipientes. Am J Transplant. 202;00:1–3
37. Kronbichler A, Gauckler P, Windpessl M, Il Shin J, Jha V, Rovin BH, Oberbauer R. COVID-19: implications for immunosuppression in kidney disease and transplantation. Nat Rev Nephrol. 2020 July;16(7):365-7
38. Zhang H, et al. Identification of kidney transplat recipients with coronavirus disease 2019. European Urology. 2020;77:742-7.
39. Registro Brasileiro de Transplantes. ABTO (Associação Brasileira de Transplantes de Órgãos). Jun de 2020. Disponível em: http://www.abto.org.br/abtov03/default.aspx?mn=476&c=0&s=157
40. Brandão SCS, Barros e Silva ETAGB, Ramos JOX, Melo LMMP, Sarinho ESC. COVID-19, Imunidade, Endotélio e Coagulação: Compreenda a Interação. Publicação em E-book, ISBN 978-65-00-92690-0. Recife, maio de 2020
41. Benotmane I. In-depth virological assessment of kidney transplant recipients with COVID-19. MedRxiv, BMJ Yale, publicado em 23 de jun. de 2020. Disponível em: https://doi.org/10.1101/2020.06.17.201320
42. Sahay M, Kute V, Prasad N. Corona, COVID and kidney transplantation. Indian J Transplant. 2020;14:1-4.
43. Ronco C, Reis T, Syed FH. Management of acute kidney injury in patients with COVID-19. Lancet Respir Med. 2020.
44. Fung M, et al. Clinical outcomes and serologic response in solid organ transplant recipients with COVID-19: a case series from the United States. Am J Transplant. 2020 June 1.

45. Data show 25% mortality rate among European transplant patients with COVID-19. Nephrology News and Issues. Publicação online em 9 de junho de 2020. Disponível em: https://www.healio.com/news/nephrology/20200609/data-show-25-mortality-rate-among-european-transplant-patients-with-covid19
46. Novo Coronavírus – SARS-COV-2 Recomendações no Cenário de Transplantes de Órgãos Sólidos. Comissão de Infecção em Transplantes da Associação Brasileira de Transplantes de Órgãos. Atualização em 16 de mar. De 2020. Disponível em: http://www.abto.org.br/abtov03/Upload/file/Coronavi%CC%81rus%20-%20Recomendac%CC%A7o%CC%83es.pdf

# COMPROMETIMENTO E MANIFESTAÇÕES NEUROLÓGICAS DA COVID-19

CAPÍTULO 10

Valdir Delmiro Neves
Bianca Etelvina Santos de Oliveira

## INTRODUÇÃO

Em 2003, a Organização Mundial da Saúde (OMS) coordenou um plano de investigação internacional que incluiu pesquisa epidemiológica e laboratorial como parte dos esforços para controlar a propagação da Síndrome da Angústia Respiratória Aguda (SARS). O objetivo do trabalho conjunto era identificar a etiologia do surto de SARS. Em março daquele ano, laboratórios nos Estados Unidos, Canadá, Alemanha e Hong Kong isolaram um novo coronavírus (SARS-CoV) de pacientes com SARS.[1]

No biênio 2012/13, um novo coronavírus surgiu no Oriente Médio, causando uma epidemia da doença chamada MERS – Síndrome Respiratória do Oriente Médio – que se espalhou fatalmente em muitos países fora dessa região.[2] A OMS confirmou 2.279 casos de infecções humanas por MERS-CoV em 27 países desde 2012. Desses, um total de 806 (35%) pacientes infectados morreram até fevereiro de 2019.[3]

Entre essas duas epidemias, um elo comum: um novo coronavírus cuja infecção em seres humanos pode levar desde sintomas respiratórios leves até a insuficiência respiratória aguda. Para além disso, elas tiveram comportamentos diferentes. Um deles diz respeito ao aparecimento de manifestações e complicações neurológicas na MERS-CoV, até então não relatadas no SARS-CoV.[4,5]

No final de dezembro de 2019, a OMS recebeu um alerta sobre um grupo de pacientes com pneumonia de etiologia desconhecida, na província de Wuhan, na China. Nos primeiros dias de janeiro de 2020, a OMS reconhece e alerta que um novo coronavírus foi isolado em exames realizados nestes pacientes. Esse vírus foi inicialmente chamado de novo coronavírus 2019 (2019-nCoV) e a doença recebeu o nome oficial de COVID-19 (ou SARS-CoV-2, quando do desenvolvimento da insuficiência respiratória aguda), pela OMS, em 11 de fevereiro de 2020, sendo o agente etiológico o SARS-CoV-2.[6] Exatamente 30 dias depois a OMS decretava pandemia pela COVID-19.[7]

A rápida disseminação da doença e a apresentação clínica com comprometimento respiratório severo motivaram internações hospitalares de um grande número de pacientes. Iniciaram-se assim observações de comprometimento de outros sistemas além do respiratório, entre eles o sistema nervoso central. Em um dos primeiros relatos observacionais, realizados em Wuhan, registrou-se comprometimento neurológico em 36,4% dos pacientes com apresentação grave da doença, quando comparados aos casos menos severos. Esse comprometimento englobava o sistema nervoso central (SNC), o sistema nervoso periférico (SNP) e o sistema muscular. O comprometimento neurológico mais comumente encontrado foi a doença cerebrovascular aguda, os distúrbios da consciência e alterações musculares.[8]

## SISTEMA NERVOSO E CONONAVÍRUS

Um número significativo de novos vírus respiratórios foi descoberto desde a primeira relação desses patógenos com as infecções do trato respiratório nos primórdios da década de 30 do século XX. Apenas nessas duas décadas do século XXI foram identificados cerca de 200 vírus distintos antigenicamente e com potencial para causar infecção respiratória.[9]

O SARS-CoV-2 causador da COVID-19 é um coronavírus de RNA, cujo genoma possui aproximadamente 90% de similaridade com os demais coronavírus potencialmente causadores de SARS. Foi classificado como sendo do gênero betacoronavírus e é o sétimo membro dessa família, com capacidade para infectar seres humanos. Destes, quatro coronavírus humanos, NL63, HKU1, 229E e OC43 causam, em geral, sintomas de resfriado comum. Os demais foram responsáveis por epi/pandemias, incluindo SARS, em 2003 (SARS-CoV), MERS, em 2012/13 (MERS-CoV), e COVID-19 (SARS-CoV-2).[10]

Sabe-se bem o papel das células epiteliais das vias aéreas como primeira linha de defesa contra essas infecções. Sua efetividade nesse controle é responsável por grande número de infecções com mínima expressão clínica.[9,11] Entretanto, vários agentes virais têm a capacidade de vencer essa primeira defesa e levar a repercussões em outros sistemas do corpo humano. O sistema nervoso central (SNC) é um deles. Geralmente, o SNC mantém-se protegido pela barreira hematoencefálica (BHE), e infecções virais agudas, subagudas ou latentes, são raras.[12] Ainda assim, o SNC pode ser alcançado por vírus que detêm a capacidade de ultrapassar essa barreira, a exemplo dos herpes-vírus, arbovírus e enterovírus.[9,11] A violação da BHE poderá se dar de forma direta, pela capacidade viral de invadi-la, ou estar, mais comumente, relacionada com um estado de imunodeficiência ou suscetibilidade genética do hospedeiro.[13,14] Em excelente revisão sobre as infecções virais do SNC, Koyuncu et al. (2013) afirmam que qualquer vírus, em condições ideais, poderá adentrar o SNC.[11]

O tropismo do coronavírus pelo SNC já era conhecido de pesquisas laboratoriais,[15] mas as recentes epidemias (SARS-CoV em 2003 e MERS-CoV 2012/13) e a atual pandemia (SARS-CoV-2) causada por um novo coronavírus humano revelaram, não apenas em laboratório, mas na pratica clínica, que o coronavírus humano (CoV-H) tem possibilidade de vencer a defesa imunológica, sobretudo de pacientes imunocomprometidos ou com comorbidades, e invadir o SNC, determinando comprometimentos variáveis, a depender da replicação viral e da resposta imune do hospedeiro.[8,11,14] Estudos experimentais com camundongos transgênicos para ACE2 humano (*angiotensin-converting enzyme* 2 – Enzima conversora da Angiotensina 2), sugeriram que o cérebro era o órgão alvo do SARS-CoV.[16]

Os vírus neurotrópicos podem ser divididos em dois grupos: os de propagação acidental ou oportunistas para o SNC, a exemplo do vírus do Nilo Ocidental (*West Nile Virus* – WNV) e o vírus Epstein-Barr, e aqueles que se adaptaram ao SNC, a exemplo do herpes-vírus alfa e do vírus da raiva humana.[11] Para Desforges et al. (2014), o CoV-H está enquadrado no primeiro grupo,[9] entretanto, não podemos duvidar da capacidade adaptativa desse vírus, pois a história da COVID-19 continua a evoluir e, assim como ainda continuamos aprendendo com o SARS-CoV e o MERS-CoV, aprenderemos sobre a COVID-19 à medida que o surto progride.[6]

Os mecanismos de invasão do SNC pelo CoV-H não são pacificados. Entretanto, duas possibilidades se apresentam. A primeira diz respeito à invasão por via hematogênica, forma passível, mas limitada pela BHE. Nessa hipótese, após infecção do sistema respiratório, o vírus, em condições favoráveis, atravessa o epitélio e cai na corrente sanguínea, infectando monócitos ativados pela infecção. Estes, por sua vez, produziriam a Matrix Metaloproteinase-9 ou MMP-9 (uma proteinase do colágeno tipo IV e dos componentes primários da membrana basal) e o fator de Necrose Tumoral Alfa ou TNF-α, que aumenta a expressão de Moléculas de Adesão Intercelular 1 (ICAM-1 – *Intercellular Adhesion Molecule*-1). Estas, por seu turno, facilitam a passagem dos monócitos infectados e ativados para o SNC. A segunda toma como premissa o fato de o sistema nervoso periférico (SNP) estar intrinsecamente conectado ao SNC e, ao mesmo tempo, superficialmente exposto nos tecidos, tornando-se importante via de acesso desses patógenos ao encéfalo e à medula espinal. Esse é o mecanismo observado em infecções virais como raiva humana e poliovírus, que se disseminam da junção neuromuscular, de forma retrógrada, pelo axônio, até a medula espinal, dos herpes-vírus que infectam, retrogradamente, gânglios dos neurônios pseudounipolares e, posteriormente, acessam o SNC ou a pele de forma anterógrada. Nessa lógica, vários vírus que afetam as vias respiratórias, a exemplo do CoV-H, podem acometer o epitélio olfatório e acessar, anterogradamente, o bulbo olfatório e o encéfalo.[9,11] O aparecimento de anosmia e ageusia nos pacientes com COVID-19 correspondem à tradução clínica do comprometimento do bulbo olfatório e alertam para possibilidade de comprometimento de outras estruturas do SNC por invasão viral por essa via.[17]

A importância de nos determos nos conhecimentos do comprometimento do SNC pelo novo CoV-H não está apenas nas manifestações clínicas iniciais ou comprometimentos mais severos do SNC, com elevados graus de desabilidade. Não temos ainda pleno conhecimento dos danos agudos e a longo prazo que esse vírus pode causar ao encéfalo humano.

## NEUROPATOLOGIA

Até o momento não se conseguiu definir, especificamente, uma associação direta entre infecção pelo CoV-H e um padrão neuropatológico típico ou previamente conhecido. Mas já se sabe que o neurotropismo foi caracterizado em três dos sete coronavírus que infectam seres humanos.[10,15,18,19]

Durante o SARS-CoV, um estudo *post mortem*, com finalidade de entender a fisiopatologia do acometimento pela doença, analisou 18 casos cuja suspeita de óbito era por SARS-CoV, confirmando-a em 8 casos. A análise dos encéfalos de todas as autópsias mostrou a presença das sequências do genoma do CoV-H em todos os pacientes com diagnóstico confirmado de SARS-CoV, e não foi encontrada nos casos cuja doença foi descartada. As sequências do genoma do CoV-H foram encontradas no citoplasma de numerosos neurônios do hipotálamo e do córtex cerebral. Os principais achados histopatológicos foram edema e degeneração difusa com presença de neurônios vermelhos, uma condição que indica grave e agudo comprometimento neuronal.[18]

Em um relato de caso, uma análise do encéfalo de um paciente acometido por SARS-CoV, que desenvolveu sintomas neurológicos e sinais radiológicos de comprometimento cerebral, sem grave comprometimento pulmonar, mostrou a presença de partículas virais justapostas às membranas celulares das células nervosas, e alterações histológicas caracterizadas por hiperplasia de células gliais e desnaturação dos neurônios associada à encefalomalacia. Estes são achados de um comprometimento neurológico subagudo ou crônico e sugerem a possibilidade de uma instalação viral também insidiosa.[19]

Estudos experimentais com a cepa OC43 do CoV-H mostram intenso neurotropismo e sugerem elevado potencial desse agente para causar infecção persistente no SNC de humanos.[15] Essa constatação é compartilhada por outros autores que investigam, inclusive, a relação do CoV-H e doenças desmielinizantes, como a esclerose múltipla.[20]

## MANIFESTAÇÕES NEUROLÓGICAS RELACIONADAS COM O CORONAVÍRUS

Durante as epidemias de SARS-CoV e MERS-CoV não se observou a presença de sintomas ou sinais neurológicos que chamassem a atenção da comunidade médica. Todos os relatos de comprometimentos neurológicos foram descritos na fase aguda da doença.

Em relato de caso, os autores descrevem o caso de SARS-CoV em uma gestante que desenvolveu crises convulsivas durante a evolução da doença. O exame de líquido cefalorraquidiano (LCR) revelou positividade do PCR-RT (*real-time reverse transcriptase polymerase-chain-reaction*). Afirmam que não havia motivos aparentes para o quadro convulsivo, embora estivesse com quadro de insuficiência renal aguda, com intubação orotraqueal, ventilação mecânica e recebendo esquema antibiótico para sepse. Exames de imagens só foram realizados 20 dias após o quadro convulsivo e se mostraram normais. A presença de 20 hemácias no LCR poderia ser a causa da positividade do exame, uma vez que havia material genético no sangue da paciente, mas os autores duvidam disso. Também alertam que não há descrição de falso positivo com o método PCR-RT. Os autores concluíram que não poderiam afirmar nem descartar invasão do SNC, e que diante de uma única apresentação de convulsão em uma série de 577 pacientes, o comprometimento neurológico na SARS era muito raro.[21]

Em uma análise observacional de três pacientes graves internados em unidade de terapia intensiva (UTI) na Arábia Saudita, com diagnóstico de MERS, foi observado importante comprometimento do sensório, desde confusão mental até coma, ataxia e déficits motores focais. Imagens por tomografia computadorizada de crânio mostraram hipodensidade difusas e irregulares em topografia de substância branca periventricular, corpo caloso, gânglios basais, tálamo, tronco e cerebelo. As imagens por ressonância magnética encefálica (IRM) mostraram lesões hiperintensas em FLAIR e T2, em substância branca subcortical dos lobos frontal, temporal, parietal, gânglios basais e corpo caloso, sem realce pelo meio de contraste, sugerindo encefalomielite disseminada aguda (ADEM).[22]

Em outra análise retrospectiva de quatro pacientes com complicações neurológicas, que estavam internados com diagnóstico de MERS-CoV na Coreia do Sul, os sintomas neurológicos mais comuns foram cefaleia, parestesias em extremidades, fraqueza em membros inferiores. Os sinais neurológicos encontrados foram ptose palpebral e oftalmoparesia extrínseca, déficit motor global e ataxia apendicular. Os autores concluíram, perante quadro neurológico e achado laboratorial, estarem diante de síndrome de Guillain-Barré, com sua variante, inclusive, para o caso de oftalmoparesia. Todos os sintomas começaram após duas ou três semanas do início da doença e após agravamento do quadro respiratório.[4]

Em outro relato de casos observou-se quadro de acidente vascular encefálico hemorrágico em um paciente, e grave polineuropatia em outro. Ambos tinham diagnóstico confirmado de MERS-CoV e faziam parte de um grupo de 120 pacientes internados para tratamento da doença.[23]

Um dos primeiros relatos, e talvez o mais consistente que temos até o momento, cujo objeto foi a análise de comprometimento neurológico pelo novo coronavírus causador da COVID-19, foi feito em Wuhan, China, onde a pandemia começou. No período de 16 de janeiro de 2020 a 19 de fevereiro de 2020, uma análise observacional dos prontuários de 214 pacientes internados, com diagnóstico laboratorial confirmado para COVID-19 com PCR-RT, mostrou presença de manifestações neurológicas em 78 pacientes desse grupo (36%). Os autores dividiram a análise dos sintomas e sinais neurológicos em três categorias: do SNC – cefaleia (13%), tonturas (17%), alterações da consciência (8%), ataxia (0,5%), crises convulsivas (0,5%) e doença cerebrovascular aguda (3%), do SNP – hiposmia (5%), hipoageusia (5%) e neuralgia (2,3%) e do sistema musculoesquelético (10%). A conclusão dos autores foi de que, nos pacientes com quadro mais grave do SARS-CoV-2, o comprometimento neurológico é mais grave, sobretudo em relação aos distúrbios da consciência, às doenças cerebrovasculares agudas e ao dano muscular, que estavam presentes em 88% dos quadros graves da doença.[8]

Alguns pontos críticos desse relato devem ser discutidos. Ao analisar os sintomas e sinais elencados, percebe-se certa imprecisão na definição de alguns deles, a exemplo de alteração da consciência, apresentação clínica que tem etiologia multifatorial e complexa classificação.[24] Outro ponto diz respeito à investigação complementar. Não houve análise do líquido cefalorraquidiano (LCR), que possibilitaria pesquisa de PCR e cultura para CoV-H. Também não foi realizado eletroencefalograma nos casos de crises convulsivas. Esses dois meios subsidiários poderiam auxiliar, direta ou indiretamente, na demonstração de invasão do tecido neural.[25]

Um dado curioso nesse relato, que apontou anosmia e ageusia em muitos pacientes, despertou especialidades, como otorrinolaringologia, para a presença dessas manifestações como achados iniciais neste tipo de infecção. Nesse sentido, as Academias Americanas de Otorrinolaringologia e de Cirurgia de Cabeça e Pescoço emitiram nota alertando sobre os sintomas integrando o cortejo clínico da COVID-19, e iniciaram uma compilação de dados com o intuito de definir a prevalência desse sinal/sintoma na COVID-19.[26]

O aparecimento de manifestações neurológicas chamou a atenção para a possibilidade de o comprometimento respiratório estar não apenas relacionado com as alterações patológicas locais no pulmão, mas também serem decorrentes de lesão do centro respiratório no tronco encefálico. Os relatos da maioria dos pacientes graves internados em UTI, inferindo a dificuldade de respirar espontaneamente, sintoma característico da COVID-19, associado a alterações da consciência, poderia traduzir perda do processo involuntário da respiração e representar um sintoma neurológico secundário à invasão e lesão do tronco encefálico e comprometimento do centro respiratório, e não apenas comprometimento pulmonar.[27] Esse argumento é contestado por Turtle (2020), que afirma que no SARS-CoV ocorre hipoxemia com hipocarbia, com frequência respiratória elevada (insuficiência respiratória tipo 1) que provocará fadiga e, por conseguinte, a sensação crescente de dificuldade para respirar. Diferente da situação de hipoxemia e hipercarbia com frequência respiratória baixa (insuficiência respiratória tipo 2), que poderá estar ou não associada a outras alterações cerebrais. De fato, a grande maioria das séries de relatos dos SARS-CoV-2, recentemente publicadas, não descreve o segundo padrão respiratório como predominante, tampouco grandes manifestações neurológicas, exceto por um único relato, mas que em razão da imprecisão dos sintomas relatados e da falta de comprovação objetiva, impedem conclusões definitivas quanto ao comprometimento direto ou indireto do SNC.[28] Além disso, a própria hipoxemia poderá levar a níveis variáveis de distúrbios da consciência, sem, necessariamente, indicar alterações estruturais no SNC.[29]

A Espanha foi um dos países mais acometidos na Europa. Um relato daquele país descreve dois pacientes com COVID-19, confirmado por PCR-RT, que apresentaram agudamente síndrome de Miller Fisher e polineurite cranial, respectivamente. O primeiro apresentou diplopia vertical, parestesias periorais e importante instabilidade para marcha, abolição dos reflexos tendinosos e ausência de sinais de comprometimento motor ou de coordenação em membros. Apresentava, ainda, anosmia e ageusia. O exame do LCR mostrou elevação proteica (80 mg%), com demais características normais, incluindo negatividade para CoV-H. Uma TC sem e com contraste mostrou-se normal. O segundo paciente apresentava, na admissão, anosmia e paralisia bilateral do VI nervo craniano. O LCR apresentava apenas discreta elevação proteica e imunologia negativa para CoV-H. Uma TC sem e com contraste mostrou-se normal. Em ambos, o comprometimento neurológico foi a manifestação inicial da COVID-19, configurando, além de uma apresentação incomum, o potencial para causar manifestações neurológicas, neste caso por provável resposta autoimune aberrante.[30]

Outros relatos de síndrome de Miller Fisher associada à COVID-19 são observados e descritos como relatos de casos.[31-33]

Considerando o neurotropismo e as evidências de comprometimento do sistema neuromuscular, alguns autores sugerem a subdivisão do comprometimento neurológico na COVID-19 em: 1. manifestações associadas às consequências do quadro infeccioso, a exemplo do acidente vascular encefálico isquêmico (embora nos quadros hemorrágicos possa haver ação direta do CoV-H); 2. manifestações associadas a doenças oportunistas que venham a afetar o sistema nervoso; 3. manifestações neurológicas típicas do paciente crítico, especialmente alterações musculares decorrentes de rabdomiólise; 4. manifestações decorrentes da invasão viral sobre os tecidos neurais ou musculares – anosmia e miosite; 5. manifestações ainda não classificáveis em decorrência da falta de informações, como alucinações.[34] Parece-nos ainda racional incluir nesta estruturação outro subtipo relacionado com as manifestações decorrentes da resposta imune ao CoV-H, a exemplo da síndrome de Miller Fisher, forma incomum de apresentação inicial da COVID-19 e comentada alhures.

Em recente pré-publicação de uma pesquisa na base de dados PubMed, PubMed Central, EMBASE e Google Scholar sobre o assunto, os autores dividem mecanismos de lesão ao SNC em dois grupos: 1. ação direta, representada pela invasão neural retrógrada por via axonal, invasão hematogênica e via imune; e 2. ação indireta, representada por mecanismos inflamatórios e imunes, fenômenos hipóxicos e lesões vasculares.[35]

Uma recente revisão sistemática sobre as manifestações neurológicas da COVID-19, os autores afirmam que as publicações são ainda parcas e de baixa qualidade, limitando-se às descrições observacionais, não focadas no comprometimento neurológico específico, traduzido por sintomas e sinais clínicos objetivos da avaliação neurológica, nos exames subsidiários, eletrofisiológicos e de imagens, que referendam os achados clínicos, e exames do LCR, que ratificam a invasão direta (cultura do vírus e PCR) e indireta do SNC. Cinco das séries revisadas eram retrospectivas e uma prospectiva. Apenas uma se destinava à observação de acometimento neurológico. Os sinais e sintomas relatados foram cefaleia, tonturas, alterações da consciência, confusão, anosmia, ageusia, ataxia, crise convulsiva e acidentes vasculares encefálicos.[36]

Por fim cabe uma pequena menção aos achados de imagens recentemente descritos em uma paciente feminina com quadro de tosse, febre e alterações da consciência e com investigação positiva para COVID-19 pelo PCR-RT. A paciente foi submetida à punção lombar, mas o exame do LCR não pode ser usado para testagem com PCR-RT por conta da presença de sangue secundário ao traumatismo durante a punção. Uma TC de crânio mostrou hipodensidade talâmica bilateral, sem sinais de trombose venosa cerebral. A RM encefálica mostrou hipersinal T2 em regiões temporal mesial e talâmica bilateral, com sinais de transformação hemorrágica caracterizada por áreas de hipossinal em sequências gradiente eco e com captação de contraste periférico, observado na sequência T1 com contraste. Tais achados são compatíveis com encefalopatia necrosante hemorrágica. Os autores discutem a similaridade com quadros semelhantes causados por vírus da *influenza* e outros vírus, bem como a possibilidade de esses achados terem como fisiopatologia a tempestade de citocinas.[37]

Lantos *et al.* (2020) relatam caso de homem adulto jovem que desenvolveu quadro de mialgia, calafrios e sensação de febre associados a ataxia, diplopia e parestesias em membros inferiores. O diagnóstico de COVID-19 foi confirmado por PCR-RT. Recebeu tratamento com imunoglobulina humana para síndrome de Miller Fisher com base no quadro neurológico. Investigação com RM encefálica e de órbitas mostrou hipersinal T2 do III nervo esquerdo e captação de contraste do mesmo. As outras regiões das órbitas e cerebrais mostraram-se normais.[33]

Galougahi *et al.* (2020) estudaram as vias olfatórias de um paciente com diagnóstico de COVID-19, cuja manifestação clínica inicial e única foi anosmia e ageusia, não encontrando alterações nas fossas nasais, no bulbo olfatório ou na fita olfatória que justificassem os sintomas.[38]

Aragão *et al.* (2020) estudaram, retrospectivamente, cinco pacientes com diagnóstico de COVID-19 que foram submetidos à RM, em razão de cefaleia incapacitante ou déficit motor. Destes, três apresentavam anosmia clínica. Em todos foram observadas alterações nos bulbos olfatórios, mesmo naqueles sem comemorativos olfativos. Os autores sugerem que os achados de imagens sustentam a possibilidade de lesão do bulbo olfatório por fenômenos vasculares como micro-hemorragias e quebra da BHE, e colocam tais achados como possíveis auxiliares na confirmação da COVID-19.[39]

Acompanhamos recentemente dois pacientes com doença cerebrovascular associada à COVID-19. O primeiro relato é de uma paciente, sexo feminino, 48 anos, sem qualquer comorbidade, que apresentou quadro de cefaleia e hemiparesia esquerda recorrente. Foi admitida em um pronto atendimento e internada para investigação. Estava subfebril e seu companheiro fora diagnosticado com COVID-19. A RM encefálica mostrou múltiplas áreas de hipersinal FLAIR e difusão sugerindo isquemia aguda. Angiotomografia cerebral mostrou presença de trombo com oclusão parcial do segmento M1 e M2 da artéria cerebral média direita. Investigações complementares não revelaram causas prováveis para o acidente vascular encefálico hemorrágico. Realização de PCR-RT resultou positiva. Foi tratada com heparina de baixo peso molecular e antiagregante plaquetário, apresentando boa evolução clínica (Figs. 10-1 a 10-3).

O segundo relato é de uma paciente, sexo feminino, 56 anos, casada, sem comorbidade, tendo sobrepeso, que apresentou, em março de 2020, após viagem a São Paulo, tosse seca, odinofagia e dispneia importante. Foi internada com SARS secundária à infecção por SARS-CoV-2 (COVID-19), necessitando de intubação orotraqueal e traqueostomia. Após 30 dias de sua internação, ao ser retirada a sedação, foi observado déficit visual bilateral, afasia mista e déficit motor em dimídio direito. Realizou-se TC de crânio e RM encefálica, sendo evidenciada isquemia cerebral, que posteriormente evoluiu com transformação hemorrágica. Investigação complementar mostrou Doppler colorido de

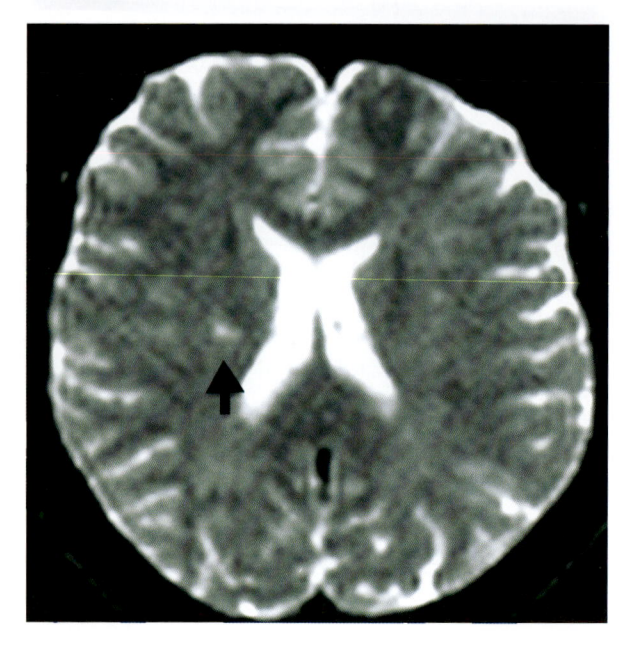

**Fig. 10-1.** RM encefálica – axial difusão: seta preta mostra lesão isquêmica aguda em centro semioval direito.

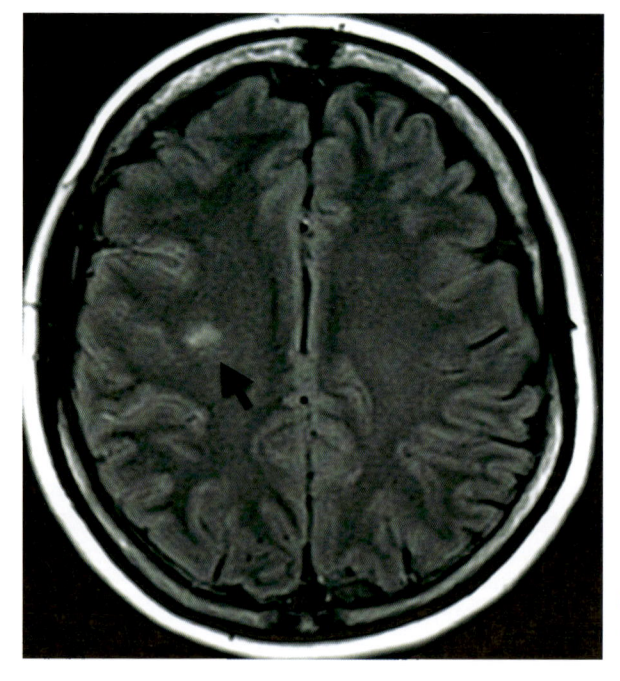

**Fig. 10-2.** RM encefálica – axial *flair*: seta preta mostra lesão central semioval direita.

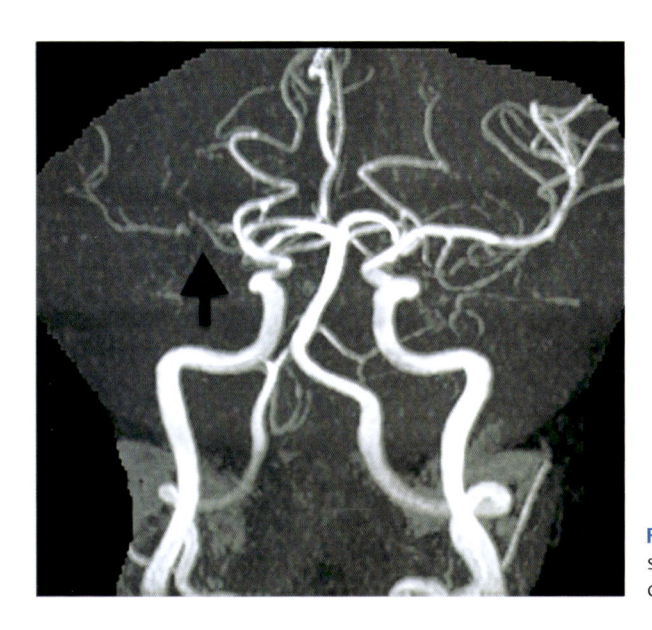

**Fig. 10-3.** RM-3D – TOF Arterial – seta preta mostra sinais de oclusão da artéria cerebral média direita.

carótidas e vertebrais sem estenoses e níveis de colesterol e triglicérides normais. Atualmente recebeu alta hospitalar após 60 dias de internação, com melhora clínica e neurológica, mantendo monoparesia crural direita, déficit visual bilateral discreto e afasia motora leve (Figs. 10-4 a 10-6).

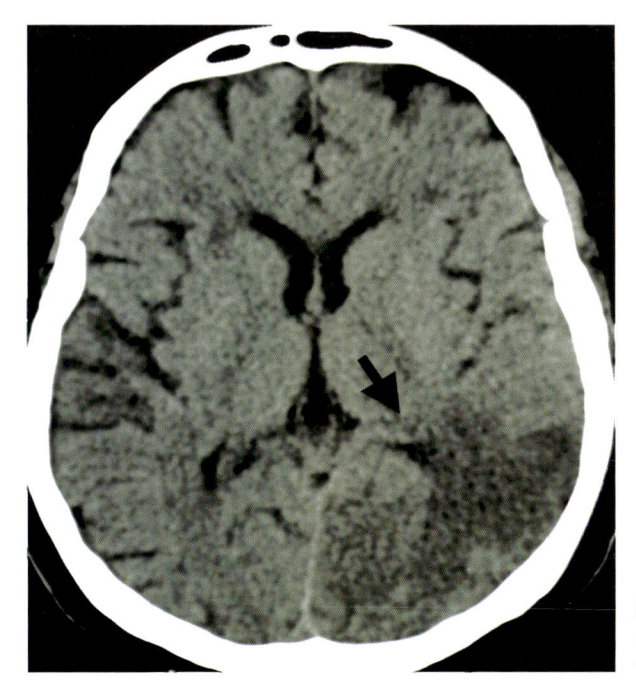

**Fig. 10-4.** TC de crânio sem contraste mostra área isquêmica temporo-occipital esquerda.

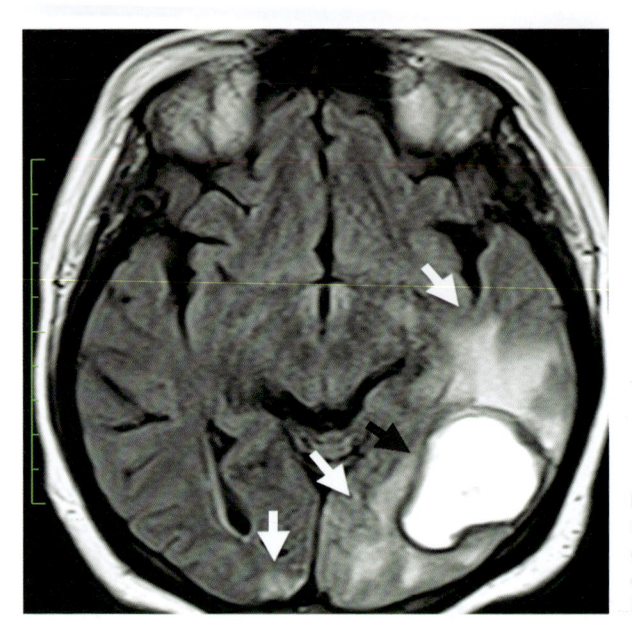

**Fig. 10-5.** RM axial *flair* – seta preta mostra transformação hemorrágica de AVCI. Setas brancas mostram extensão do AVCI incluindo pequena isquemia occipital direita.

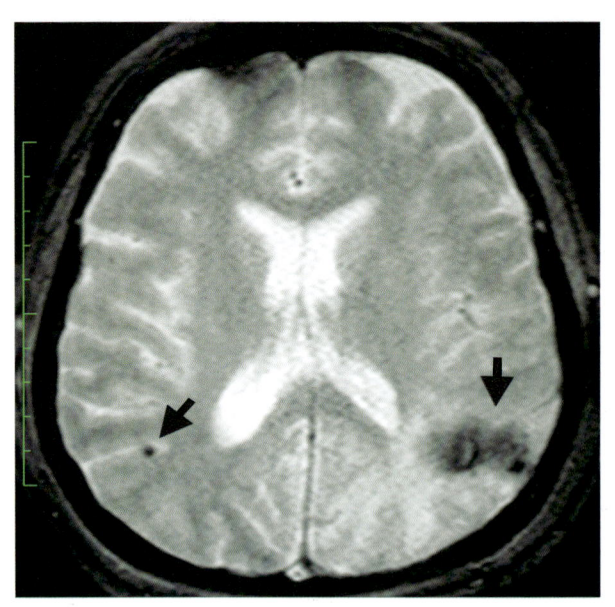

**Fig. 10-6.** RM axial gradiente eco – setas pretas mostram transformação hemorrágica em AVCI temporo-occipital esquerdo e micro-hemorragia temporal posterior direita.

## CONCLUSÕES

A análise realizada sobre as manifestações neurológicas relacionadas com a COVID-19 teve, essencialmente, caráter revisional. Por tratar-se de doença de tenra idade, temos muito ainda a aprender. A despeito disso, os parcos relatos clínicos, aliados aos achados de estudos experimentais e de prévias experiências com o SARS-CoV e a MERS-CoV, mostrando o potencial neurotrópico dos coronavírus que infectam o homem, apontam para a necessidade de estarmos vigilantes quanto à possibilidade de acometimento neurológico desses pacientes, sobretudo naqueles mais graves.

    Ao nosso sentir, é importante estabelecer, imediatamente, um protocolo de avaliação neurológica admissional dos pacientes suspeitos e confirmados, definindo e compilando objetivamente os sintomas e sinais neurológicos, correlacionando-os com a evolução clínico-neurológica, a exemplo do estudo que está em andamento na Itália.[40] Uma atenção especial deve ser dispensada àqueles cuja apresentação clínica inclua anosmia e ageusia, pois traduzem comprometimento do epitélio/bulbo olfatório, alertando para possibilidade de invasão do SNC por via axonal. Para além disso, é importante o uso de exames complementares destinados à comprovação do dano neural e da presença direta ou indireta do CoV-H como agente etiológico responsável por tais danos. Não menos importante será o estudo do tecido cerebral de pacientes falecidos por SARS-CoV-2, numa tentativa de se determinar se houve ou não invasão do SNC e, em caso positivo, entender o comprometimento do SNC pelo vírus na evolução letal desses. Afinal, não temos ainda pleno conhecimento dos danos que esse vírus pode causar ao encéfalo humano.

## REFERÊNCIAS BIBLIOGRÁFICAS

1. Rota PA, Oberste MS, Monroe SS, Nix WA, Campagnoli R, Icenogle JP, et al. Characterization of a novel coronavirus associated with severe acute respiratory syndrome. Science. 2003 May 30;300(5624):1394-9.
2. World Health Organization. Managing epidemics: key facts about major deadly diseases. Geneve, 2018. Licence: CC BY-NC-SA 3.0 IGO. [acesso em 15 maio 2020]. Disponível em: https://www.who.int/emergencies/diseases/managing-epidemics-interactive.pdf.
3. Memish ZA, Al-Tawfiq JA, Alhakeem RF, Assiri A, Alharby KD, Almahallawi MS, Alkhallawi M. Middle East respiratory syndrome coronavirus (MERS-CoV): A cluster analysis with implications for global management of suspected cases. Travel Med Infect Dis. 2015 July-Aug;13(4):311-4.
4. Arabi YM, Harthi A, Hussein J, Bouchama A, Johani S, Hajeer AH, et al. Severe neurologic syndrome associated with Middle East respiratory syndrome corona virus (MERS-CoV). Infection. 2015 Aug;43(4):495-501.
5. Algahtani H, Subahi A, Shirah B. Neurological complications of middle east respiratory syndrome coronavirus: a report of two cases and review of the literature. Case Rep Neurol Med. 2016;2016:3502683.
6. Guarner J. Three emerging coronaviruses in two decades. Am J Clin Pathol. 2020 Mar 9;153(4):420-1.
7. Coronavirus disease (COVID-19) pandemic. World Health Organization. [acesso em 30 abr 2020]. Disponível em: https://www.who.int/emergencies/diseases/novel-coronavirus-2019.
8. Mao L, Jin H, Wang M, Hu Y, Chen S, He Q, et al. Neurologic manifestations of hospitalized patients with coronavirus disease 2019 in Wuhan, China. JAMA Neurol. 2020 Apr 10:e201127.
9. Desforges M, Le Coupanec A, Stodola JK, Meessen-Pinard M, Talbot PJ. Human coronaviruses: viral and cellular factors involved in neuroinvasiveness and neuropathogenesis. Virus Res. 2014 Dec;194 145-58.

10. Zhou Z, Kang H, Li S, Zhao X. Understanding the neurotropic characteristics of SARS-CoV-2: from neurological manifestations of COVID-19 to potential neurotropic mechanisms. J Neurol. 2020.
11. Koyuncu OO, Hogue IB, Enquist LW. Virus infections in the nervous system. Cell Host Microbe. 2013 Apr 17;13(4):379-93.
12. Mailles A, Stahl J P, Bloch K C. Update and new insights in encephalitis. Clin Microbiol Infect. 2017;23(9):607-13.
13. Bale JF Jr. Virus and immune-mediated encephalitides: epidemiology, diagnosis, treatment, and prevention. Pediatr Neurol. 2015 July;53(1):3-12.
14. Jacomy H, St-Jean JR, Brison E, Marceau G, Desforges M, Talbot PJ. Mutations in the spike glycoprotein of human coronavirus OC43 modulate disease in BALB/c mice from encephalitis to flaccid paralysis and demyelination. J Neurovirol. 2010 July;16(4):279-93.
15. Arbour N, Côté G, Lachance C, Tardieu M, Cashman NR, Talbot PJ. Acute and persistent infection of human neural cell lines by human coronavirus OC43. J Virol. 1999 Apr;73(4):3338-50.
16. McCray PB Jr, Pewe L, Wohlford-Lenane C, Hickey M, Manzel L, Shi L, et al. Lethal infection of K18-hACE2 mice infected with severe acute respiratory syndrome coronavirus. J Virol. 2007 Jan;81(2):813-21.
17. Baig AM. Neurological manifestations in COVID-19 caused by SARS-CoV-2. CNS Neurosci Ther. 2020 May;26(5):499-501.
18. Gu J, Gong E, Zhang B, Zheng J, Gao Z, Zhong Y, et al. Multiple organ infection and the pathogenesis of SARS. J Exp Med. 2005 Aug 1;202(3):415-24.
19. Xu J, Zhong S, Liu J, Li L, Li Y, Wu X, et al. Detection of severe acute respiratory syndrome coronavirus in the brain: potential role of the chemokine mig in pathogenesis. Clin Infect Dis. 2005 Oct 15;41(8):1089-96.
20. Talbot PJ, Boucher A, Duquette P, Gruslin E. Coronaviruses and neuroantigens: myelin proteins, myelin genes. Experimental Models of Multiple Sclerosis. 2005:781-91.
21. Lau KK, Yu WC, Chu CM, Lau ST, Sheng B, Yuen KY. Possible central nervous system infection by SARS coronavirus. Emerg Infect Dis. 2004 Feb;10(2):342-4.
22. Kim JE, Heo JH, Kim HO, Song SH, Park SS, Park TH, et al. Neurological complications during treatment of middle east respiratory syndrome. J Clin Neurol. 2017 July;13(3):227-33.
23. Algahtani H, Subahi A, Shirah B. Neurological complications of middle east respiratory syndrome coronavirus: a report of two cases and review of the literature. Case Rep Neurol Med. 2016;2016:3502683.
24. Eapen BC, Georgekutty J, Subbarao B, Bavishi S, Cifu DX. Disorders of Consciousness. Phys Med Rehabil Clin N Am. 2017 May;28(2):245-58.
25. Yashavantha Rao HC, Jayabaskaran C. The emergence of a novel coronavirus (SARS-CoV-2) disease and their neuroinvasive propensity may affect in COVID-19 patients. J Med Virol. 2020 July;92(7):786-90.
26. American Academy of Otolaryngology - Head and Neck Surgery. Anosmia: new! covid-19 anosmia reporting tool open to all clinicians. [Acess in May 29 2020]. Available in: https://www.entnet.org/content/reporting-tool-patients-anosmia-related-covid-19.
27. Li YC, Bai WZ, Hashikawa T. The neuroinvasive potential of SARS-CoV2 may play a role in the respiratory failure of COVID-19 patients. J Med Virol. 2020 June;(2(6):552-5.
28. Turtle L. Respiratory failure alone does not suggest central nervous system invasion by SARS-CoV-2. J Med Virol. 2020 Apr.
29. Martin JJ. Confusion, agitation and delirium. Front Neurol Neurosci. 2012;30:46-9.
30. Gutiérrez-Ortiz C, Méndez A, Rodrigo-Rey S, San Pedro- Murillo E, Guerrero LB, Gordo-Mañas R, et al. Miller Fisher Syndrome and polyneuritis cranialis in COVID-19. Neurology. 2020 Apr.
31. Manganotti P, Pesavento V, Buoite Stella A, Bonzi L, Campagnolo E, Bellavita G. Miller Fisher syndrome diagnosis and treatment in a patient with SARS-CoV-2. J Neurovirol. 2020 June 11:1-2.
32. Reyes-Bueno JA, García-Trujillo L, Urbaneja P, Ciano-Petersen NL, Postigo-Pozo MJ, Martínez-Tomás C, et al. Miller-Fisher syndrome after SARS-CoV-2 infection. Eur J Neurol. 2020 Jun 5.

33. Lantos JE, Strauss SB, Lin E. COVID-19–Associated Miller Fisher Syndrome: MRI Findings. AJNR Am J Neuroradiol. Published. May 2020 28.
34. Matías-Guiu J, Gomez-Pinedo U, Montero-Escribano P, Gomez-Iglesias P, Porta-Etessam J, Matias-Guiu JA. Should we expect neurological symptoms in the SARS-CoV-2 epidemic? Neurología (English Edition). 2020 Apr;35(3):170-5.
35. Loeb L, Mei PA. COVID-19: A systematic review of the mechanisms of injury to the central nervous system this far. Inter American Journal of medicine and Health. Published 18-05-2020. [acesso em 30 maio 2020]. Disponível em: https://www.iajmh.com/iajmh/article/view/115/115.
36. Asadi-Pooya AA, Simani L. Central nervous system manifestations of COVID-19: A systematic review. J Neurol Sci. 2020 June 15;413:116832.
37. Poyiadji N, Shahin G, Noujaim D, Stone M, Patel S, Griffith B. COVID-19-associated acute hemorrhagic necrotizing encephalopathy: CT and MRI features. Radiology. 2020 Mar 31;201187.
38. Galougahi MK, Ghorbani J, Bakhshayeshkaram M, Naeini AS, Haseli S. Olfactory bulb magnetic resonance imaging in SARS-CoV-2-induced anosmia: the first report. Acad Radiol. 2020 June;27(6):892-93.
39. Aragão MFVV, Leal MC, Filho OQC, Fonseca TM, Valença MM. Anosmia in COVID-19 Associated with Injury to the Olfactory Bulbs Evident on MRI. Am J Neurorad (Ahead of Print). 2020 June 1.
40. Ferrarese C, Silani V, Priori A, Galimberti S, Agostoni E, et al. An Italian multicenter retrospective-prospective observational study on neurological manifestations of COVID-19 (NEUROCOVID). Neurol Sci. 2020;41:1355-9.

# ACHADOS OCULARES NA INFECÇÃO PELO VÍRUS SARS-CoV-2 E O PAPEL DO OFTALMOLOGISTA FRENTE À PANDEMIA CAUSADA PELA COVID-19

Sergio Felberg
Débora Marcolini Schneider Felberg
Myrna Serapião dos Santos

## INTRODUÇÃO

No dia 7 de fevereiro de 2020, o médico oftalmologista chinês, Dr. Li Wenliang, morreu vítima da infecção pelo novo coronavírus, aos 34 anos, no Hospital Central de Wuhan. Dr. Li foi, provavelmente, o primeiro médico a suspeitar e notificar seus colegas sobre o aparecimento de uma possível epidemia "com características semelhantes à da Síndrome Respiratória Aguda Grave (SARS) de 2003", por meio de um *post* no aplicativo de mensagens chinês *WeChat*, em 30 de dezembro de 2019, quando correlacionou o fato de sete pacientes com quadros respiratórios agudos, internados em quarentena no hospital onde exercia suas atividades, serem trabalhadores oriundos de um mesmo mercado de frutos do mar. Seu aviso não foi com base em resultados de sofisticados testes de laboratório ou por meio de estudos de exames de imagens desses pacientes, mas no seu próprio entendimento da plausibilidade biológica, ou seja, da proposição de uma relação causal consistente com os conhecimentos biológicos e médicos preexistentes, sendo esse o tipo de análise que médicos de todas as especialidades deveriam fazer.[1,2] Ele provavelmente foi infectado durante o atendimento de uma paciente com glaucoma, realizado em seu consultório privado. Sua história desperta algumas reflexões, que serão abordadas nesse capítulo, sobre o papel do médico oftalmologista inserido no contexto global da pandemia e sua capacidade de reconhecer casos suspeitos, correlacionando os achados oculares ao quadro clínico sistêmico, e também a vulnerabilidade dos médicos oftalmologistas com relação ao risco de contaminação durante o exame de pacientes infectados.

Em 2003, durante o surto da SARS, o coronavírus SARS-CoV foi isolado em amostras de lágrimas de pacientes infectados.[3,4] A falta de proteção ocular foi considerada, na época, o principal fator de risco da transmissão do vírus SARS-CoV de pacientes para profissionais de saúde, especialmente entre os prestadores de serviços oftalmológicos e os da linha de frente, o que suscitou, durante a atual pandemia, a possibilidade de que profissionais responsáveis pela triagem de pacientes com sintomas iniciais da COVID-19 pudessem estar expostos ao mesmo risco de contaminação.[5] Os coronavírus podem causar doença ocular grave em animais, incluindo uveíte anterior, retinite, vasculite e neurite óptica em espécies felinas e murinas. No entanto, antes da atual pandemia, as manifestações oculares em humanos até então descritas foram caracterizadas como "leves e incomuns".[6] Não foram descritos achados oculares na Síndrome Respiratória no Oriente Médio (MERS) ou na SARS, embora, como previamente declarado, o SARS-CoV tenha sido isolado nas secreções oculares. Com a disseminação do novo coronavírus pela China e depois para outros países, achados oculares passaram a ser relatados e descritos no curso de uma infecção pelo SARS-CoV-2.

Desse modo, o presente capítulo tem como objetivos descrever os principais achados oculares reportados até o momento, relacionados com a infecção pelo novo coronavírus, bem como discutir o potencial de transmissão da doença, tendo como vetor as secreções oculares. Serão também abordados aspectos próprios do atendimento oftalmológico, de relevância durante a prática clínica diária, que foram modificados e adaptados em função da epidemia da COVID-19.

## ACHADOS OCULARES RELACIONADOS COM A INFECÇÃO PELO SARS-CoV-2

Desde dezembro de 2019, após a COVID-19 ter se espalhado rapidamente da cidade de Wuhan para diversas regiões da China e daí para o resto do mundo, um número cada vez maior de informações médicas a respeito das características clínicas dos pacientes afetados passou a ser disponibilizado.

Em março de 2020, estudo publicado no *JAMA Ophthalmol* teve por objetivo reportar os achados oculares de 38 pacientes consecutivos oriundos da província de Hubei, todos hospitalizados, com diagnóstico clínico de COVID-19.[7] Trata-se de estudo retrospectivo, não controlado, que avaliou uma série de casos em centro único. Dos 38 pacientes, 25 (65,8%) testaram positivo para COVID-19 por meio de RT-PCR, e apenas 12 (31,6%) apresentaram manifestações oculares semelhantes às encontradas nas conjuntivites virais, com leve reação folicular na conjuntiva, uni ou bilateralmente, hiperemia e quemose conjuntival. Lacrimejamento, vermelhidão e edema conjuntival (quemose) foram as queixas apresentadas. Porém, dentre os pacientes que tinham alterações oculares, a positividade do teste de detecção do vírus na naso e orofaringe foi de 91,7%. Os autores concluíram que quanto mais grave o quadro sistêmico, mais exuberantes os achados oculares, sendo que os pacientes com manifestações oftalmológicas tenderiam a apresentar valores mais altos da proteína C reativa (PCR), procalcitonina, lactato desidrogenase e neutrofilia mais intensa. Um paciente dos 38 comunicou que o lacrimejamento foi o primeiro sinal que ele apresentou, mesmo antes do início dos achados típicos relacionados com a síndrome gripal. Por fim, foi realizado *swab* conjuntival dos 38 pacientes e em apenas 2 (5,26%) deles foi possível isolar o coronavírus. Embora a publicação tenha avaliado uma série de casos pequena e não aleatória de pacientes selecionados, o estudo sinaliza que achados oculares, provavelmente associados à congestão ocular e não à infecção de tecidos oculares propriamente dita, podem ser, de algum modo, indicadores da gravidade sistêmica da doença, quando associados a situações como insuficiência cardíaca, renal ou respiratória, e não estariam presentes nas fases iniciais da doença. Infelizmente, o manuscrito falha ao não reportar a presença de possíveis comorbidades preexistentes no grupo estudado.

Uma metanálise procurou avaliar a associação entre conjuntivite e a gravidade da doença causada pelo coronavírus. Foram incluídos pacientes com a forma grave e não grave da COVID-19. Infecção grave foi definida como pneumonia grave, evento morte, síndrome do desconforto respiratório agudo, uso de ventilação mecânica ou tratamento em unidade de terapia intensiva (UTI). Três estudos foram avaliados, incluindo no total 1.167 pacientes. O objetivo do estudo foi reportar a incidência de conjuntivite durante a admissão no hospital. A taxa geral de conjuntivite foi de 1,1%; sendo de 3% e 0,7% em pacientes com COVID-19 grave e não grave, respectivamente.[8]

Já Xia *et al.* publicaram, em fevereiro de 2020, estudo com 30 pacientes hospitalizados com quadro de pneumonia moderada (21) e grave (9) associada ao novo coronavírus.[9] A finalidade foi isolar o vírus nas secreções obtidas da superfície ocular por meio de *swabs* conjuntivais e amostras de lágrimas. Cada paciente teve duas amostras coletadas em intervalo que variou de 2 a 3 dias. Destes 30 pacientes, apenas um apresentou quadro clínico compatível com conjuntivite, e ele foi o único a ter o SARS-CoV-2 isolado dentre todo o conjunto de amostras coletadas. Esses estudos indicam que a vermelhidão ocular pode ou não indicar a presença do vírus na superfície ocular, e que pelos métodos tradicionais de pesquisa do vírus, ele é isolado apenas numa minoria de casos. Não se sabe, até o momento, se o vírus, quando presente e isolado na superfície ocular de um paciente, chegou até lá transportado diretamente por gotículas de saliva ou aerossol emitidas por outro paciente contaminado, pela via hematogênica ou pela continuidade da sua própria nasofaringe infectada via ducto nasolacrimal. O potencial de causar infecção do vírus presente nas secreções oculares também permanece desconhecido.

Zhang *et al.* avaliaram, entre 30 de dezembro e 07 de fevereiro, 102 pacientes com diagnóstico clínico de COVID-19, provenientes do Hospital de Tongji. Desses, 72 testaram positivos para o novo coronavírus. Nesse grupo onde o diagnóstico laboratorial foi confirmado, apenas 2 pacientes (2,78%) apresentaram quadro clínico de conjuntivite e somente um deles apresentou partículas virais isoladas em sua superfície.[10]

Em outro estudo realizado em Cingapura, 17 pacientes com COVID-19 confirmados em laboratório foram recrutados. Todas as amostras de lágrimas foram negativas para RT-PCR e isolamento viral, mesmo quando os esfregaços nasofaríngeos simultâneos foram positivos. As lágrimas foram coletadas ao longo de duas semanas de infecção ativa, sugerindo que a transmissão ocular é improvável em qualquer estágio da infecção, porém, os autores também mencionaram limitações como o tamanho pequeno da amostra. Nessa série apenas 1 paciente apresentou sintomas oculares.[11]

Um grupo muito maior de pacientes foi estudado em trabalho publicado em abril de 2020, quando Guan *et al.* descreveram os achados clínicos referentes aos dados coletados de 1.099 pacientes, todos com diagnóstico laboratorial positivo para COVID-19, oriundos de 552 hospitais, pertencentes a 30 províncias chinesas.[12] A idade média dos pacientes acometidos pela infecção foi de 47 anos, sendo 41,9% dos pacientes do sexo feminino. Os sintomas mais frequentemente reportados foram febre (43,8% na admissão e 88,7% durante a internação) e tosse (67,8%). Diarreia foi incomum (3,8%), porém a linfocitopenia esteve presente em 83,2% dos pacientes na admissão. Nessa série, apenas 9 dos 1.099 pacientes (0,8%) apresentaram alguma manifestação ocular durante o período de avaliação, sendo descrita no estudo apenas como "congestão ocular", sinalizando que, possivelmente, poucos pacientes acometidos pelo vírus SARS-CoV-2 se queixam de alterações oftalmológicas. A conjuntivite, inclusive com isolamento do coronavírus na lágrima do paciente, já foi reportada como sendo a única manifestação da infecção.[13] Na França, um paciente de 27 anos consultado por telemedicina queixou-se de sensação de corpo estranho e vermelhidão no olho esquerdo. O exame à distância revelou edema palpebral unilateral e hiperemia conjuntival difusa e moderada. Poucas horas depois, o paciente desenvolveu cefaleia intensa, febre, tosse e dispneia grave e necessitou procurar atendimento hospitalar. A pesquisa do vírus por PCR nasofaríngeo foi positiva para SARS-CoV-2, demonstrando a possibilidade de uma conjuntivite inaugurar o quadro sistêmico da infecção por COVID-19.[14]

Chen et al. reportaram as manifestações oculares e características clínicas da COVID-19 em 535 pacientes de Wuhan, na China.[15] Destes, 27 pacientes (5%) apresentaram congestão conjuntival, com duração média de 5,9 +/- 4,5 dias, variando de 2 a 24 dias, com surgimento, na maioria dos casos, após os sintomas iniciais da doença, embora 4 pacientes tenham apresentado a congestão conjuntival como manifestação inicial e 7 após 3 dias do início da doença. Outros sintomas oculares, incluindo secura ocular (37%), presença de secreção ocular (29,6%), lacrimejamento (22,2%), dor ocular (18,5%) e fotofobia (11,1%), foram relatados mais frequentemente por pacientes portadores de congestão conjuntival. Com relação às características clínicas, os sintomas mais frequentes foram febre, tosse e fadiga. Não foram observadas diferenças na frequência de doenças crônicas, como hipertensão, diabetes e doenças respiratórias, entre os pacientes com e sem congestão ocular. A maioria dos pacientes do presente estudo apresentou envolvimento pulmonar bilateral, correspondendo a 69,2% daqueles com e 76,5% dentre os sem congestão conjuntival, com PCR de *swab* nasofaríngeo positivo em 66,7 e 64% nos pacientes com e sem congestão conjuntival, respectivamente.

Pesquisadores brasileiros foram os primeiros a relatar alterações da retina e anormalidades detectadas no exame de tomografia de coerência óptica (OCT) do segmento posterior de 12 pacientes adultos (6 homens e 6 mulheres, com idades entre 25 e 69 anos), examinados entre 11 e 33 dias após o início dos sintomas da COVID-19. Todos os pacientes reportaram febre, astenia e dispneia e 11 deles apresentaram anosmia. Dois pacientes foram internados, mas nenhum necessitou de cuidados intensivos. Todos os pacientes apresentavam parâmetros sanguíneos normais no momento da avaliação oftalmológica. Nove pacientes testaram positivo para SARS-CoV-2 por PCR (usando *swabs* nasais e orais) e dois testaram positivo em testes de anticorpos para COVID-19. A acuidade visual e os reflexos pupilares estavam normais em todos os olhos e não foram detectados sintomas ou sinais de inflamação intraocular. Todos os pacientes apresentaram lesões hiper-reflexivas na região das células ganglionares e da camada plexiforme interna da retina, com maior intensidade no feixe papilomacular, em ambos os olhos. Os resultados da angiografia-OCT e da análise do complexo de células ganglionares estavam normais. Além disso, quatro pacientes apresentaram sutis exsudatos algodonosos e micro-hemorragias ao longo das arcadas retinianas, observadas no exame de fundo de olho, na retinografia colorida e também *red-free* (Fig. 11-1).[16]

Receptores para a enzima conversora de angiotensina (ACE2) e outras proteínas auxiliares parecem ter papel fundamental para facilitar a penetração do coronavírus nas células. Lange et al. estudaram 38 amostras de conjuntiva obtidas de 38 pacientes, sendo 12 pacientes sadios, 12 com melanoma conjuntival, 7 com neoplasia escamosa da superfície e 7 com papiloma, a fim de se pesquisar a expressão dos receptores ACE2. Das 38 amostras, apenas 8 foram positivas para o receptor. Os autores questionam o potencial do epitélio da conjuntiva como porta de entrada para o SARS-CoV-2, e levantam como outras possibilidades a via hematogênica a partir da mucosa ocular, ou, ainda, a transmissão do vírus via canal lacrimal para a nasofaringe.[17]

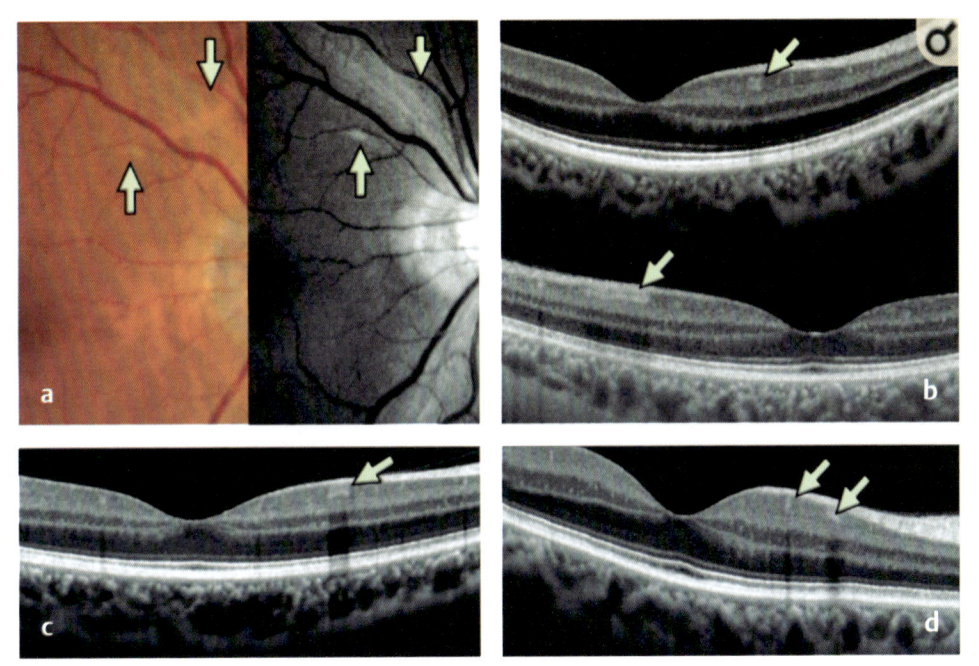

Fig. 11-1. (a-d) Alterações retinianas associadas à COVID-19. (Fonte: Marinho PM, et al. 2020.)[16]

## EXAME CLÍNICO OFTALMOLÓGICO

Quando o atendimento não puder ser postergado em função das queixas ou das condições clínicas específicas de cada paciente, e somente após ponderar a relação risco *versus* benefício do atendimento, o exame oftalmológico, quando feito em consultório, deve incluir a aferição da acuidade visual, biomicroscopia, medida da pressão ocular e exame de fundo de olho, fundamentais para que sejam estabelecidos diagnósticos diferenciais entre os achados possivelmente associados à infecção pelo coronavírus e outras doenças oculares. Deve ser evitado o uso do tonômetro de sopro pelo risco de produção de aerossol, dando preferência ao tonômetro de contato. Embora o quadro clínico mais frequentemente reportado se assemelhe à conjuntivite viral leve (sem ceratite ou formação de pseudomembranas), outras anormalidades, como uveíte e retinite, foram descritas e podem impor a realização de exames específicos como a tomografia de coerência óptica do segmento posterior (OCT) e a retinografia.[16] Na presença de quadro sistêmico compatível com síndrome gripal ou quando o paciente reporta contato íntimo com outro paciente sabidamente infectado pelo coronavírus, o oftalmologista deverá, então, estar alerta à possível associação das manifestações oculares encontradas à infecção pelo SARS-CoV-2. Por esse motivo, a anamnese detalhada com relação ao início, duração e tipo de sintomas é essencial.

Na impossibilidade de o paciente ser examinado num consultório oftalmológico, o exame presuntivo, feito no paciente acamado, poderá revelar achados compatíveis com "conjuntivite" ou congestão ocular. Tonômetros portáteis, oftalmoscopia indireta ou até retinografia portátil e, quando possível, estimativa da acuidade visual auxiliam no diagnóstico diferencial de outras doenças oculares.

Embora até o presente momento se admita que o risco de transmissão do coronavírus pelas secreções oculares seja baixo, e que mais esclarecimentos sejam necessários por meio de estudos mais amplos e controlados, o profissional que presta serviços na área de oftalmologia deve sempre considerar essa possibilidade, seja para reduzir o risco dele mesmo contrair a COVID-19 após examinar um paciente infectado, seja para evitar a disseminação do SARS-CoV-2 entre pacientes após exames sequenciais. Além disso, em decorrência da proximidade necessária entre médico e paciente durante o exame oftalmológico, a prática clínica pode expor o profissional à chance real de se contaminar durante a avaliação de pacientes positivos para o coronavírus, sejam eles sintomáticos ou assintomáticos, por meio de perdigotos ou aerossóis expelidos pelos pacientes. Oftalmologistas, otorrinolaringologistas e anestesiologistas estão entre os profissionais mais infectados durante o atendimento médico, possivelmente por se aproximarem muito (menos de um metro) das mucosas de pacientes contaminados.

Os equipamentos de proteção recomendados incluem máscaras cirúrgicas ou do tipo PFF2/N-95 para o profissional (essas são essenciais durante o exame de pacientes sabidamente infectados), e máscaras cirúrgicas ou de tecido para os pacientes. Os profissionais devem usar, ainda, óculos de proteção ou máscaras tipo *face shield*, luvas descartáveis trocadas a cada paciente, avental descartável e gorro nos casos de cabelos compridos. Sondas, refratores, lâmpadas de fenda e todos os demais equipamentos utilizados para o exame que não sejam descartáveis, devem ser higienizados com solução antisséptica própria, como o álcool etílico a 70%. O tonômetro de Goldman pode ser desinfectado com solução de hipoclorito de sódio diluído a 10%. Barreiras próprias para lâmpadas de fenda e refratores estão disponíveis no mercado ou podem ser improvisadas com lâminas de acetato (Figs. 11-2 e 11-3). O diálogo entre médico e paciente deve ser evitado durante o exame, a fim de se evitar a projeção de gotículas de saliva.[18]

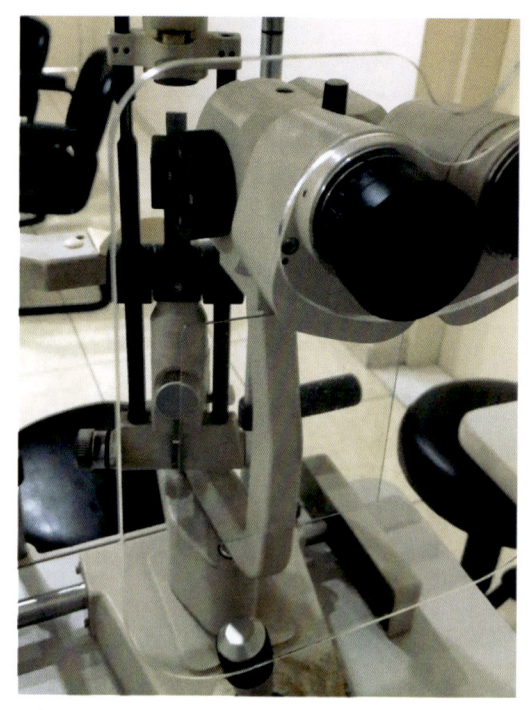

**Fig. 11-2.** Barreira de acrílico acoplada à lâmpada de fenda.

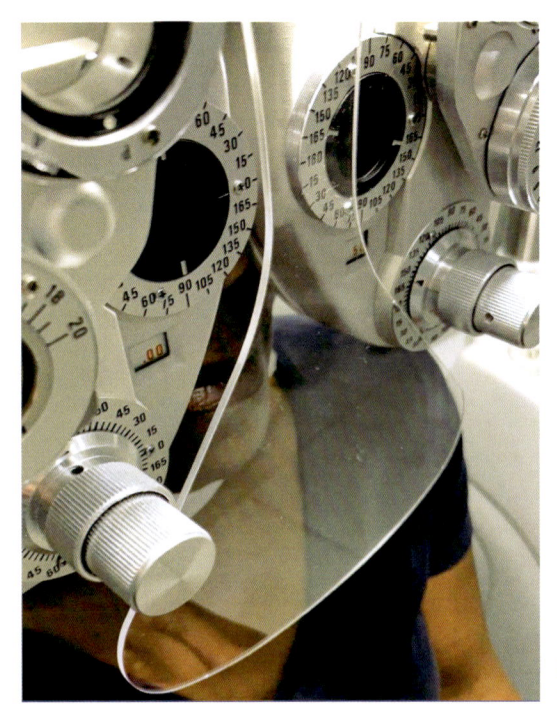

**Fig. 11-3.** Barreira de acrílico acoplada ao refrator.

## DIAGNÓSTICOS DIFERENCIAIS

Nenhuma alteração ocular considerada exclusiva ou patognomônica atribuída ao novo coronavírus foi descrita até a elaboração desse capítulo. Dessa maneira, diversas condições podem ser consideradas como diagnósticos diferenciais da conjuntivite associada à COVID-19, frente às queixas oftalmológicas inespecíficas de vermelhidão, lacrimejamento, secreção ocular, fotofobia e sensação de areia nos olhos e aos achados de conjuntivite folicular, uveíte e, mais recentemente, retinite, reportadas nos artigos científicos. São elas as conjuntivites alérgicas, adenovirais, bacterianas, herpéticas, olho seco, erosões epiteliais da córnea, uveítes anteriores, edema palpebral associado à insuficiência renal, úlcera de córnea de exposição no paciente sedado sob ventilação mecânica, dentre outras.

## TRATAMENTO E PREVENÇÃO DAS MANIFESTAÇÕES OCULARES ASSOCIADAS E RELACIONADAS

De modo geral, tal como ocorre com outras conjuntivites virais, presume-se que a infecção conjuntival associada à COVID-19 tenha curso benigno e autolimitado.

Pacientes com queixas semelhantes à de uma conjuntivite viral e que não apresentam sinais indicadores de gravidade, como dor ocular, intensa fotofobia ou rebaixamento da acuidade visual, podem, em princípio, ser orientados remotamente, a fim de se evitar o risco de adquirirem o coronavírus ao deixarem o isolamento domiciliar, principalmente quando pertencem aos chamados "grupos de risco", como os idosos ou portadores de comorbidades sistêmicas.

Diversos programas disponíveis facilitam o teleatendimento, permitindo, inclusive, que testes de acuidade visual, sensibilidade ao contraste, exame com tela de Amsler, teste de visão de cores, dentre outros, possam ser realizados.[19] Colírios lubrificantes e compressas geladas sobre as pálpebras são suficientes para amenizar as queixas de desconforto ocular na maioria dos casos. Eventualmente, e somente em casos selecionados (anormalidades prévias da superfície ocular, histórico de obstrução das vias lacrimais, imunossupressão sistêmica, dentre outros), a prescrição de antibiótico tópico poderá ser realizada, a fim de se prevenir ou tratar uma possível infecção bacteriana associada. Orientações gerais com relação ao risco de transmissão devem ser reforçadas, como evitar levar as mãos aos olhos, higienizar frequentemente as mãos com água e sabonete ou álcool em gel, e evitar compartilhar objetos como toalhas e travesseiros. Objetos de uso comum (maçanetas, teclados de computadores, controles remotos, dentre outros) também devem ser higienizados frequentemente com álcool isopropílico ou etílico a 70%. Deve-se sempre priorizar o exame presencial quando o paciente queixoso é usuário de lentes de contato, mesmo na ausência de queixas importantes.[20]

As doenças oftalmológicas, de modo geral, são de baixo risco se comparadas às graves manifestações que a infecção pelo coronavírus podem causar. Além disso, grande parte das doenças oculares, como glaucoma, catarata e retinopatias degenerativas é crônica, de lenta evolução, e acomete pessoas de mais idade, muitas vezes com comorbidades sistêmicas. Cabe ao médico oftalmologista pesar cada situação de modo personalizado e individualizado a fim de se determinar a necessidade de uma avaliação ou, ainda, a frequência das consultas durante o estado de pandemia. Obviamente, o risco iminente de perda da visão, como o que ocorre nas úlceras de córnea, nas uveítes, nos descolamentos de retina, nas celulites orbitárias, no trauma ocular perfurante, dentre outras condições, implica necessidade de avaliação emergencial sob qualquer circunstância. Por outro lado, o isolamento domiciliar e a quarentena foram relacionados com o aumento na incidência de traumatismos oculares durante a realização de atividades domésticas, como jardinagem, realização de exercícios físicos ou bricolagem. A demora da procura ao hospital, principalmente por pacientes idosos, após trauma ocular, levando ao agravamento do quadro clínico em razão do receio de adquirir a infecção pelo coronavírus, também já foi relatada.[21]

Até o presente momento, não há evidências do risco aumentado de contrair COVID-19 pelo uso de lentes de contato em comparação com o uso de óculos, e também nenhuma evidência científica de que usar óculos de grau forneça proteção contra a COVID-19 ou outras transmissões virais. Porém, os pacientes devem ser orientados a evitar levar suas mãos aos olhos, o que significa dar preferência aos óculos em relação ao uso de lentes de contato, quando possível. Cosméticos oculares também devem ser evitados. Com relação aos pacientes que necessitam usar suas lentes por motivos não estéticos, como os portadores de ceratocone e aqueles com miopia elevada, é imperativo que sejam lembrados dos passos que devem seguir para minimizar o risco de complicações, a fim de se reduzir a necessidade de sair do isolamento para procurar atendimento. Os cuidados são basicamente os mesmos que em circunstâncias normais, que incluem lavagem apropriada das mãos com água e sabão e secagem com toalhas de papel antes da manipulação das lentes. Quando possível, deve ser dada preferência ao uso de lentes de descarte diário. Os pacientes também devem evitar tocar no rosto, incluindo olhos, nariz e boca, com as mãos não lavadas, e evitar o uso das lentes se estiverem apresentando síndrome gripal.[22]

Procedimentos cirúrgicos em pacientes contaminados pelo coronavírus, que não podem ser evitados nesse momento, também merecem especial atenção. O potencial de

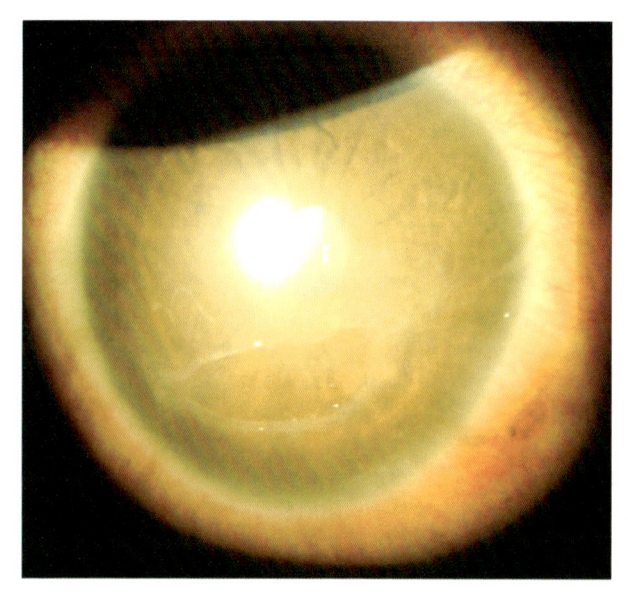

**Fig. 11-4.** Úlcera de córnea de exposição em paciente sedado por falta de oclusão ocular.

transmissão da doença em procedimentos cirúrgicos oculares, seja nas cirurgias de segmento anterior, seja naquelas que envolvam a cavidade vítrea são ainda desconhecidos. Os cirurgiões devem adentrar a sala de cirurgia apenas após o procedimento de intubação finalizado, e toda a região do rosto do paciente operado deve ser isolada com campos estéreis adesivos de modo a manter apenas a superfície ocular exposta.[23,24]

Finalmente, pacientes hospitalizados e com rebaixamento dos níveis de consciência, principalmente quando internados nas unidades de terapia intensiva, deverão ter seus olhos ocluídos e lubrificados, a fim de se evitar a formação de úlceras de córnea por exposição, com consequente risco de infecção secundária e até perfuração ocular (Fig. 11-4).

## RISCO DE TOXICIDADE RETINIANA EM PACIENTES TRATADOS COM CLOROQUINA E HIDROXICLOROQUINA

Muito tem-se questionado sobre potencial terapêutico dos medicamentos cloroquina e hidroxicloroquina no curso da infecção pelo novo coronavírus. Nesse momento, diversos *trials* estão em curso para auxiliar nesse esclarecimento. Essas medicações são, há muito tempo, conhecidas pelos oftalmologistas, em decorrência do uso consagrado no tratamento de doenças do colágeno, como artrite reumatoide e lúpus eritematoso sistêmico. De acordo com a Academia Americana de Oftalmologia, o risco de retinopatia tóxica pelo uso dessas medicações é incomum antes do 10º ano de uso contínuo, quando administradas nas doses usuais (até 2,3 mg/kg/dia para a cloroquina e 5 mg/kg/dia para a hidroxicloroquina). Na China e Itália, pacientes foram tratados com doses diárias de 1.000 mg (cloroquina) e 1.600 mg (hidroxicloroquina), ou seja, 4 a 5 vezes as doses convencionais usadas nas doenças reumáticas, porém, por breve espaço de tempo (10 dias). Experiências prévias com altas doses e tempo prolongado de uso (1.200 mg/dia por 6 semanas) da hidroxicloroquina para tratamento de pacientes com lúpus eritematoso sistêmico e mieloma múltiplo (1.200 mg/dia por 8 semanas) não observou rebaixamento da acuidade visual em nenhum dos pacientes tratados. Por outro lado, numa outra série de casos, em que sete pacientes com câncer de pulmão foram tratados com 1.000 mg/dia de hidroxicloroquina por 7 a 25 meses, 2 pacientes apresentaram anormalidades no exame de OCT da retina somente após 11 e 17 meses de tratamento. Portanto, doses altas podem, de fato, acelerar a toxicidade da retina, mas, provavelmente, após meses de uso e não dias, como tem sido preconizado nos casos de COVID-19. Futuros estudos poderão esclarecer com mais propriedade tanto a eficácia quanto a segurança do uso da cloroquina e da hidroxicloroquina na infecção pelo novo coronavírus.[25,26]

## DOAÇÃO DE CÓRNEAS PARA TRANSPLANTES

Diretrizes atuais recomendam exclusão imediata de doadores de córnea com pneumonia ou doença viral, sintomas respiratórios ou gripais ou suspeita de exposição ao SARS-CoV-2 por síndrome respiratória aguda grave, bem como testes de rotina do tipo reação em cadeia da polimerase para detecção de SARS-CoV-2 em amostras de nasofaringe do doador. A longo prazo é possível que esses protocolos sejam mantidos para garantir a segurança e a qualidade dos transplantes de córnea.[27,28]

Resumidamente, até o presente momento, os estudos publicados sobre as manifestações oculares encontrados na COVID-19, concluem que:

- Manifestações oculares não são comuns, e, quando presentes, assemelham-se a uma conjuntivite viral leve (hiperemia uni ou bilateral, reação folicular leve e edema conjuntival). Hemorragia subconjuntival, formação de pseudomembranas, ceratite, petéquias conjuntivais e, principalmente, borramento visual não têm sido descritos.
- A presença do quadro ocular de "conjuntivite" pode estar associada à gravidade da doença sistêmica.
- Quando presentes, achados oculares sugerem maior chance de os pacientes testarem positivos para a COVID-19.
- Embora não sejam comuns, manifestações oculares, principalmente as que se assemelham à conjuntivite, podem ser a primeira manifestação reportada da infecção pelo coronavírus.
- O novo coronavírus foi isolado no *swab* de conjuntiva e na lágrima de pacientes infectados, sinalizando o possível risco da transmissão da doença por meio do contato com secreções oculares.
- Nesse momento, córneas oriundas de pacientes que testaram positivo para coronavírus ou que apresentaram diagnóstico presumido da infecção não têm sido ofertadas para possíveis transplantes.

## REFERÊNCIAS BIBLIOGRÁFICAS

1. Parrish RK, Stewart MW, Duncan Powers SL. Ophthalmologists Are More Than Eye Doctors-In Memoriam Li Wenliang. Am J Ophthalmol. 2020;213:A1-A2.
2. Petersen E, Hui D, Hamer DH, Blumberg L, Madoff LC, Pollack M, et al. Li Wenliang, a face to the frontline healthcare worker. The first doctor to notify the emergence of the SARS-CoV-2, (COVID-19), outbreak. Int J Infect Dis. 2020;93:205-7.
3. Tong T, Lai TS. The severe acute respiratory syndrome coronavirus in tears. Br J Ophthalmol. 2005;89(3):392.
4. Chan WM, Yuen KS, Fan DS, Lam DS, Chan PK, Sung JJ. Tears and conjunctival scrapings for coronavirus in patients with SARS. Br J Ophthalmol. 2004;88(7):968-9.

5. Raboud J, Shigayeva A, McGeer A, Bontovics E, Chapman M, Gravel D, et al. Risk factors for SARS transmission from patients requiring intubation: a multicentre investigation in Toronto, Canada. PLoS One. 2010;5(5):e10717.
6. Seah I, Agrawal R. Can the Coronavirus Disease 2019 (COVID-19) Affect the Eyes? A Review of Coronaviruses and Ocular Implications in Humans and Animals. Ocul Immunol Inflamm. 2020;28(3):391-5.
7. Wu P, Duan F, Luo C, Liu Q, Qu X, Liang L, et al. Characteristics of Ocular Findings of Patients With Coronavirus Disease 2019 (COVID-19) in Hubei Province, China. JAMA Ophthalmol. 2020.
8. Loffredo L, Pacella F, Pacella E, Tiscione G, Oliva A, Violi F. Conjunctivitis and COVID-19: a meta-analysis. J Med Virol. 2020.
9. Xia J, Tong J, Liu M, Shen Y, Guo D. Evaluation of coronavirus in tears and conjunctival secretions of patients with SARS-CoV-2 infection. J Med Virol. 2020.
10. Xie HT, Jiang SY, Xu KK, Liu X, Xu B, Wang L, et al. SARS-CoV-2 in the ocular surface of COVID-19 patients. Eye Vis (Lond). 2020;7:23.
11. Seah IYJ, Anderson DE, Kang AEZ, Wang L, Rao P, Young BE, et al. Assessing Viral Shedding and Infectivity of Tears in Coronavirus Disease 2019 (COVID-19) Patients. Ophthalmology. 2020.
12. Guan WJ, Ni ZY, Hu Y, Liang WH, Ou CQ, He JX, et al. Clinical Characteristics of Coronavirus Disease 2019 in China. N Engl J Med. 2020;382(18):1708-20.
13. Cheema M, Aghazadeh H, Nazarali S, Ting A, Hodges J, McFarlane A, et al. Keratoconjunctivitis as the initial medical presentation of the novel coronavirus disease 2019 (COVID-19). Can J Ophthalmol. 2020.
14. Daruich A, Martin D, Bremond-Gignac D. Ocular manifestation as first sign of Coronavirus Disease 2019 (COVID-19): Interest of telemedicine during the pandemic context. J Fr Ophtalmol. 2020.
15. Chen L, Deng C, Chen X, Zhang X, Chen B, Yu H, et al. Ocular manifestations and clinical characteristics of 535 cases of COVID-19 in Wuhan, China: a cross-sectional study. Acta Ophthalmol. 2020.
16. Marinho PM, Marcos AAA, Romano AC, Nascimento H, Belfort R. Retinal findings in patients with COVID-19. Lancet. 2020.
17. Lange C, Wolf J, Auw-Haedrich C, Schlecht A, Boneva S, Lapp T, et al. Expression of the COVID-19 receptor ACE2 in the human conjunctiva. J Med Virol. 2020.
18. Seah I, Su X, Lingam G. Revisiting the dangers of the coronavirus in the ophthalmology practice. Eye (Lond). 2020.
19. Bowe T, Hunter DG, Mantagos IS, Kazlas M, Jastrzembski BG, Gaier ED, et al. Virtual Visits in Ophthalmology: Timely Advice for Implementation During the COVID-19 Public Health Crisis. Telemed J E Health. 2020.
20. Varu DM, Rhee MK, Akpek EK, Amescua G, Farid M, Garcia-Ferrer FJ, et al. Conjunctivitis Preferred Practice Pattern®. Ophthalmology. 2019;126(1):P94-P169.
21. Hamroush A, Qureshi M, Shah S. Increased risk of ocular injury seen during lockdown due to COVID-19. Cont Lens Anterior Eye. 2020.
22. Jones L, Walsh K, Willcox M, Morgan P, Nichols J. The COVID-19 pandemic: Important considerations for contact lens practitioners. Cont Lens Anterior Eye. 2020.
23. Anguita R, Tossounis H, Mehat M, Eames I, Wickham L. Surgeon's protection during ophthalmic surgery in the Covid-19 era: a novel fitted drape for ophthalmic operating microscopes. Eye (Lond). 2020.
24. Borrelli E, Sacconi R, Querques L, Zucchiatti I, Prascina F, Bandello F, et al. Taking the right measures to control COVID-19 in ophthalmology: the experience of a tertiary eye care referral center in Italy. Eye (Lond). 2020.
25. Marmor MF. COVID-19 and Chloroquine/Hydroxychloroquine: is there Ophthalmological Concern? Am J Ophthalmol. 2020;213:A3-A4.

26. Ruamviboonsuk P, Lai TYY, Chang A, Lai CC, Mieler WF, Lam DSC, et al. Chloroquine and Hydroxychloroquine Retinal Toxicity Consideration in the Treatment of COVID-19. Asia Pac J Ophthalmol (Phila). 2020;9(2):85-7.
27. Busin M, Yu AC, Ponzin D. Coping with COVID-19: An Italian Perspective on Corneal Surgery and Eye Banking in the Time of a Pandemic and Beyond. Ophthalmology. 2020.
28. Desautels JD, Moshirfar M, Martheswaran T, Shmunes KM, Ronquillo YC. Risks Posed to Corneal Transplant Recipients by COVID-19-Affected Donors. Ophthalmol Ther. 2020:1-9.

# RISCO DE COVID-19 PARA PACIENTES COM OBESIDADE E DIABETES MELITO

CAPÍTULO 12

Fabyan Esberard de Lima Beltrão
Fabricia Elizabeth de Lima Beltrão
Daniele Carvalhal de Almeida Beltrão

Em Wuhan, China, em dezembro de 2019, o novo coronavírus (SARS-CoV-2) foi identificado como agente etiológico do surto de doenças respiratórias agudas e, rapidamente, foi observado que os idosos e pacientes com diagnóstico de diabetes, cardiopatias, obesidade e hipertensão apresentavam estado de saúde mais crítico na admissão e rápida progressão da doença para insuficiência respiratória e óbito.[1]

A obesidade, definida como um índice de massa corpórea (IMC) maior ou igual a 30 kg/m$^2$, é uma doença crônica de etiologia multifatorial, de difícil tratamento, cuja prevalência vem aumentando em proporções epidêmicas nas últimas quatro décadas. A presença de sobrepeso (IMC de 25 a 29,9 kg/m$^2$) ou, sobretudo, da obesidade implica elevada morbimortalidade, aumentando o risco de desenvolver várias comorbidades, como diabetes melito tipo 2 (DM2), dislipidemia, hipertensão arterial, doenças cardiovasculares, distúrbios osteomusculares, vários tipos de câncer (mama, fígado, colón, colo uterino, próstata etc.), apneia do sono e depressão. Segundo a Organização Mundial da Saúde, há 1,6 bilhão de pessoas adultas acima do peso em todo o mundo, das quais 400 milhões são consideradas obesas, e se as tendências seculares continuarem, até 2030, estima-se que 38% da população adulta do mundo esteja acima do peso, e outros 20% sejam obesos.[2] No Brasil, a proporção de pessoas com excesso de peso passou de 42,6% em 2006 para 55,7% em 2018, enquanto o percentual de obesos subiu de 11,8 para 19,8% no mesmo período, correspondendo a um aumento de 67,8% nos últimos 12 anos.[3]

Atualmente, o tecido adiposo não é mais considerado apenas um regulador de temperatura corporal ou um reservatório energético, mas um órgão endócrino, que é altamente ativo, capaz de liberar adipocinas de ação pró-inflamatória, consideradas um elo entre adiposidade, síndrome metabólica (SM) e doenças cardiovasculares.

O tecido adiposo hiperplásico libera citocinas inflamatórias (TNF-α, IL-1, IL-6), TGF-b, adipocinas (leptina, resistina, adiponectina), MCP-1 (quimioatraente monócito proteína-1), CXCL5 (ligante 5 de quimiocina com motivo CXC), proteínas hemostáticas (inibidor de ativador do plasminogênio-1; PAI-1), proteínas que afetam a pressão arterial (angiotensinogênio) e moléculas angiogênicas (fator de crescimento endotelial vascular; VEGF).

As principais citocinas inflamatórias derivadas do tecido adiposo são TNF-α, IL-1 e IL-6, que compreendem uma "tríade inflamatória". Estas ativam células (fagócitos, fibroblastos, linfócitos B e células endoteliais), que vão liberar moléculas pró-oxidantes, principalmente as espécies reativas de oxigênio – EROs.[4,5]

Durante a pandemia de H1N1 em 2009, a obesidade foi considerada um fator independente para hospitalização e óbito por pneumonia viral. Posteriormente, estudos em modelos animais de obesidade infectados pelo H1N1 demostraram que o estado pró-inflamatório sistêmico promovido pela obesidade se estende ao microambiente pulmonar. O processo inflamatório prejudica a migração de macrófagos para os alvéolos pulmonares durante a infecção, o que pode levar à diminuição acentuada na depuração do patógeno invasor. Além disso, os macrófagos mostraram ativação reduzida, conforme medido pela expressão de CD86 antes e após estimulação *in vivo*, prejudicando sua capacidade de ativar células efetoras do sistema imunológico. Em estudos experimentais que induzem pneumonias virais graves, foi observado que os ratos obesos são mais propensos que os magros a aumentarem a permeabilidade pulmonar durante a infecção. Fato esse confirmado pelo aumento dos níveis de albumina no líquido do lavado broncoalveolar. O aumento da permeabilidade pulmonar está associado a aumento no edema pulmonar e no estresse oxidativo durante a infecção pulmonar viral.[6]

No início da atual pandemia, entre 20 de janeiro e 15 de fevereiro de 2020, em hospital distrital de Wuhan, Peng *et al.* (2020) publicaram uma análise retrospectiva de 112 pacientes com infecção por COVID-19. Neste estudo os pacientes foram divididos em dois grupos, sobreviventes (84,8%) e não sobreviventes (15,18%). Entre os não sobreviventes, 88,2% dos pacientes tinham IMC > 25 kg/m$^2$, que é uma proporção significativamente maior ($P < 0,001$) que nos sobreviventes (18,9%).[7]

Recentemente, Cai *et al.* (2020) avaliaram 383 pacientes hospitalizados com COVID-19 no início da pandemia na China, em um hospital em Shenzhen, e constataram que 32% dos pacientes apresentavam sobrepeso e 10,7% eram obesos na admissão. Durante a evolução desses pacientes, aqueles que estavam com sobrepeso e obesidade tiveram chances de 86 e 142%, respectivamente, de desenvolver COVID-19 grave (pneumonia), independentemente de idade, sexo, presença de hipertensão arterial, diabetes, câncer e doença cardiovascular, pulmonar e hepática. Portanto, é possível que a obesidade também seja um grande fator de risco para complicações na COVID-19.[8]

A enzima de conversão da angiotensina II (ACE2) é o receptor hospedeiro do SARS-CoV-2 para infectar células humanas. A interação entre os vírus do SARS-CoV-2 e a ACE2 tem sido proposta como um fator potencial em sua infectividade e virulência. Embora seja relatado que a ACE2 seja expressa no pulmão, fígado, estômago, íleo, cólon, rins e células adiposas, o nível de expressão da ACE2 no tecido adiposo é superior ao do tecido pulmonar, um dos principais tecidos afetados pela COVID-19. Dessa forma, o tecido adiposo pode ser potencialmente vulnerável à COVID-19 e ser o principal elo inflamatório entre a obesidade e a gravidade da doença.[9]

Recentemente, estudos vêm correlacionando quadros mais graves de COVID-19 a linfopenia, hiperferritinemia, hipoalbuminemia, elevação de transaminases, lactato desidrogenase, D-Dímero e proteína C reativa (PCR), tudo associado a níveis comparativamente mais elevados de algumas citocinas (IL-2R, IL-6, IL-10 e TNF-$\alpha$), denominando-o de "tempestade de citocinas". Contudo, os mecanismos envolvidos na superprodução de citocinas e o seu papel como biomarcador imunológico de prognóstico ainda são desconhecidos. Disfunção do sistema imunológico e hipercitonemia durante a COVID-19 podem acelerar a progressão e a gravidade da doença.[10]

A "tempestade de citocinas" promove a apoptose das células endoteliais vasculares, promovendo as condições para disfunção microvascular pulmonar, extravasamento vascular, edema alveolar e, finalmente, hipóxia. As citocinas pró-inflamatórias também aumentam a expressão de moléculas de adesão, resultando em ativação endotelial e alterações pró-coagulantes, piorando o fluxo microvascular e a perfusão tecidual. Nesse contexto, recentemente foi sugerido o acrônimo "MicroCLOTS" (*microvascular, COVID-19, lung, vessels obstructive, thromboinflammatory syndrome*) para descrever uma síndrome pulmonar endotelial progressiva com trombose microvascular associada à COVID-19.[11]

As principais disfunções respiratórias da obesidade são caracterizadas por redução do volume de reserva expiratória, da capacidade funcional e complacência respiratória, aumento da resistência das vias aéreas e diminuição da força muscular, em decorrência de sarcopenia relacionada com a obesidade, promovendo alterações das trocas gasosas. Pacientes com obesidade comumente desenvolvem síndromes de hipoventilação com resposta ventilatória hipóxica e hipercápnica atenuada. A hipóxia resultante pode levar à vasoconstrição e, consequentemente, hipertensão pulmonar. Além da hipoventilação, os pacientes podem exibir episódios apneicos ou hipopneicos periódicos durante o sono, conhecidos como síndrome da apneia do sono (SAO), que é uma doença sistêmica que causa aumento do TNF-α, IL-6, resistência à insulina e intolerância à glicose; essas citocinas inflamatórias também foram implicadas nos mecanismos imunológicos da obesidade e, coincidentemente, das formas graves de COVID-19.[12]

Em aproximadamente 20% dos pacientes internados em unidades de terapia intensiva (UTI) em todo o mundo, a obesidade é diagnosticada como uma comorbidade. Vários estudos sobre a resposta ventilatória e a evolução clínica em pacientes obesos criticamente enfermos ou necessitando de ventilação mecânica (VM) indicam que obesidade, especialmente em homens, associa-se a um prognóstico desfavorável e maior risco de desenvolvimento de pneumonia severa. Entretanto, recentemente, Ni *et al.*, em estudo de metanálise envolvendo 5 ensaios com um total de 6.268 pacientes, observaram que, comparado ao peso normal, o baixo peso esteve associado à maior mortalidade (OR 1,59, (IC95%) 1,22-2,08, P = 0,0006), enquanto obesidade e obesidade mórbida apresentaram menor mortalidade (OR 0,68, (IC95%) 0,57-0,80, P < 0,00001; OR 0,72, (IC95%) 0,56-0,93, P = 0,01), respectivamente. No entanto, estudos específicos ainda são necessários em pacientes com COVID-19.[13,14]

Diabetes melito (DM) é um distúrbio metabólico caracterizado pela presença de hiperglicemia crônica associada a várias complicações macro e microvasculares, que acabam impactando a sobrevida geral do paciente, sendo uma das principais causas de morbimortalidade em todo o mundo (Fig. 12-1).

A prevalência global de diabetes em 2019, segundo as estatísticas da Federação Internacional de Diabetes (IDF), foi estimada em 9,3% da população mundial, padronizada para a faixa etária de 20 a 79 anos.[15] O Brasil apresenta uma das maiores prevalências de diabetes do mundo.

Ainda que não disponhamos de estudos de prevalência atualizados e abrangentes da doença no país, os resultados do inquérito domiciliar de Vigitel, 2018, apontaram uma prevalência de 7,7% nas 27 capitais brasileiras, sendo maior entre mulheres (8,1%) que entre homens (7,7%). O número de pessoas com diabetes, porém, ainda não diagnosticadas, é estimado em 5,7 milhões no Brasil, o que leva a uma taxa de subdiagnóstico de 46%. Em ambos os sexos, a frequência dessa condição aumentou intensamente com a idade e diminuiu com o aumento da escolaridade.[3]

Uma relação entre diabetes e infecção é reconhecida clinicamente há décadas. Várias infecções virais, bacterianas e fúngicas são frequentemente comuns e mais graves em pacientes diabéticos. Diabetes e estados hiperglicêmicos não controlados foram relatados

```
┌─────────────────────────────────────────────────────────────────────┐
│                    Disfunção imunológica                            │
│        • ↑ Citocinas inflamatórias (TNF-α, IL-1, IL-6)              │
│        • ↑ Moléculas angiogênicas (VEGF)                            │
│        • ↓ Migração de macrófagos para os alvéolos pulmonares       │
│        • ↓ Ativação de macrófagos pulmonares                        │
│                                                                     │
│                    Disfunção metabólica                             │
│        • ↑ Resistência à insulina                                   │
│        • Hiperglicemia e dislipidemia            ↑ Gravidade da     │
│        • Hiperestimulação do sistema RAA com      apresentação      │
│          consequente aumento dos receptores ECA2  da COVID-19       │
│        • Estado pró-trombótico e estresse oxidativo                 │
│        • Disfunção endotelial                                       │
│  Obesidade                                                          │
│                    Disfunção respiratória                           │
│        • ↓ Volume de reserva expiratória                            │
│        • ↓ Capacidade e complacência respiratória                   │
│        • ↑ Resistência das vias aéreas                              │
│        • ↓ Força muscular respiratória (sarcopenia)                 │
│        • Síndrome da apneia do sono                                 │
└─────────────────────────────────────────────────────────────────────┘
```

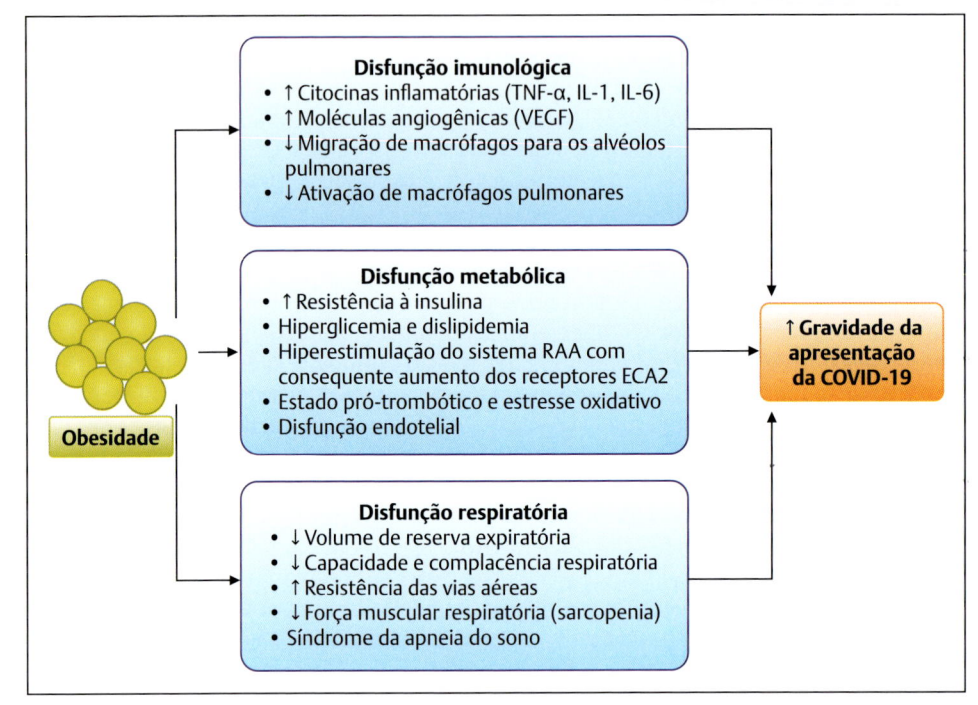

**Fig. 12-1.** Disfunções relacionados com a obesidade que podem estar associadas à gravidade da apresentação clínica da COVID-19.

como preditores significativos de gravidade e mortes em pacientes infectados em diferentes pandemias virais, incluindo a *influenza* pandêmico A (H1N1) 2009, SARS-CoV e MERS-CoV.[16,17]

Na nova epidemia de SARS-CoV-2, a taxa de mortalidade geral é variável, oscilando de 6,32 óbitos por 100.000 habitantes no Brasil, a 77,42 por 100.000 habitantes na Itália; no entanto, idosos e pessoas com comorbidades subjacentes, invariavelmente, apresentam pior prognóstico. Consequentemente, o DM emergiu como uma comorbidade distinta, associada a doença grave, síndrome do desconforto respiratório agudo (SDRA) e aumento da mortalidade na COVID-19.

Estudos chineses, italianos e americanos também mostraram que o diabetes está entre as comorbidades mais frequentemente relatadas em pacientes infectados com SARS-CoV-2, com uma prevalência variando de 3 a 25% nas formas não críticas da infecção. Em estudos chineses, a prevalência média de diabetes entre os pacientes com COVID-19 foi de 8 a 10%. Na Europa, uma equipe italiana de Pádua relatou uma prevalência de 8,9% em pacientes hospitalizados com COVID-19. Esses resultados são comparáveis, geralmente, àqueles observados na população geral dessas regiões, o que sugere que pacientes diabéticos não apresentam risco aumentado de contrair COVID-19. Entretanto, a presença de DM vem sendo associada à uma maior mortalidade. Na maior série relatada na China, composta por 72.314 pacientes, a mortalidade de COVID-19 em DM foi de 7,3%, dramaticamente maior que naquele grupo sem DM (0,9%). Na Itália, 20,3% dos pacientes com COVID-19 que morreram tinham DM.[18,19]

Pacientes com diabetes apresentam resposta imune prejudicada à infecção, tanto em relação ao perfil de citocinas quanto a alterações na ativação de células T e macrófagos. Guan *et al.* (2019) avaliaram 174 pacientes com COVID-19 na China e constataram que os níveis séricos de biomarcadores relacionados com a inflamação, como IL-6, proteína C reativa, ferritina, D-Dímero foram significativamente maiores em pacientes com DM do que naqueles sem DM.[20]

Alguns estudos vêm propondo mecanismos específicos responsáveis pelo aumento do risco e gravidade da infecção pelo SARS-CoV-2 no paciente com diabetes. Em seguida, explicamos alguns desses mecanismos:

A) *Disfunção das células T:* a linfocitopenia foi observada em 83,2% dos pacientes diabéticos internados com COVID-19 e correlacionou com o prognóstico.[1]
B) *Elevação das citocinas inflamatórias:* a IL-6 e o TNF-α estão aumentadas no DM e pode desempenhar um papel mais deletério na infecção por COVID-19. Ensaios com anticorpo monoclonal contra o receptor da IL-6 (Tocilizumabe) e anticorpos anti-TNF-α (adalimumabe) foram testados na pneumonia grave por COVID-19 com bons resultados.[21]
C) *Expressão aumentada da ACE2:* recentemente, um estudo de randomização mendeliana de amplo espectro associou aumento da expressão da ACE2 a vários conjuntos de dados e métodos analíticos de DM. Embora o significado dessas observações não esteja claro no momento, o aumento da expressão da ACE2 pode predispor as pessoas com diabetes à infecção por SARS-CoV-2.[22]

Com relação ao tratamento em pacientes com diabetes tipo 2 e COVID-19, os hipoglicemiantes orais como a metformina e os inibidores da SGLT-2 (cotransportador 2 de sódio-glicose) devem ser interrompidos durante a infecção, em virtude do risco de complicações metabólicas importantes como a acidose láctica relacionada com metformina, com alta mortalidade e risco maior de cetoacidose normoglicêmica no uso dos inibidores da SGLT-2. As sulfonilureias podem induzir hipoglicemia em pacientes com baixa ingesta calórica e aumento do consumo de oxigênio no miocárdio, aumentando disfunção cardíaca. Os inibidores da dipeptidil-peptidase-4 (IDPP-4) e os agonistas do receptor de peptídeo 1 semelhante ao glucagon (GLP-1) podem continuar sendo administrados, com este último geralmente podendo ser usado em pacientes com insuficiência renal sem risco de hipoglicemia. Entretanto, existem estudos clínicos associando os IDPP-4 a maior risco de infecções, principalmente de vias respiratórias superiores.[23]

Estudos sugerem que as tiazolinedionas, assim como os anti-hipertensivos inibidores da angiotensina II (IECA-s) e os bloqueadores da angiotensina (BRAs) podem provocar um *upregulation* dos receptores de ACE2 e, assim, aumentar o risco de infecção por SARS-CoV-2. Entretanto, não há qualquer evidência científica concreta sobre esse risco. O uso de estatinas deve ser mantido em decorrência de sua ação anti-inflamatória e o risco de aumento rebote nas interleucinas IL-6 e IL-1β na suspensão da medicação, favorecendo a "tempestade de citocinas" durante a COVID-19.[23]

A hiperglicemia hospitalar causa disfunção endotelial e dos neutrófilos, distúrbios hidroeletrolíticos e trombóticos e aumenta a inflamação sistêmica e o estresse oxidativo. Estados hiperglicêmicos e a hipoglicemia intra-hospitalares aumentam a mortalidade de pacientes críticos e não críticos, com ou sem DM, e os protocolos atuais recomendam a meta glicêmica entre 140 e 180 mg/dL. Em pacientes hospitalizados não críticos com doença moderada, o tratamento preferencial é a insulina basal de longa duração em esquema basal-*bolus*. Em pacientes críticos, com indicação para tratamento em unidade de terapia intensiva (UTI), a infusão intravenosa contínua de insulina é a terapia de escolha para esses pacientes. A meia-vida curta da insulina regular intravenosa permite o rápido controle da hiperglicemia e da hipoglicemia. A hipoglicemia é considerada a principal complicação associada à infusão de insulina na terapia intensiva e deve ser evitada ao máximo com o intuito de diminuir morbimortalidade e o tempo de internação.[24]

Até o momento, nenhum medicamento ou vacina anti-SARS-CoV-2 foi oficialmente aprovado para o tratamento da COVID-19. Vários ensaios clínicos estão em andamento para avaliar a segurança e eficácia de possíveis alternativas, incluindo hidroxicloroquina ou fosfato de cloroquina, ivermectina, nitazoxanida, remdesivir, lopinavir, interferon, entre outros.[25]

Em relação, especificamente, à hidroxicloroquina, estudos demonstraram que a mesma melhora o controle glicêmico em pacientes diabéticos descompensados e refratários ao tratamento, inclusive com redução na hemoglobina glicada, superior a outros hipoglicemiantes orais. Na Índia, a medicação é usada como terapia complementar para pacientes que não atingem alvos glicêmicos com outros dois hipoglicemiantes orais.[26]

Infecção em diabéticos pode desencadear estresse e aumento da secreção de hormônios contrarreguladores com ação hiperglicemiante (glicocorticoide, hormônio do crescimento e catecolaminas), resultando em glicemias mais elevadas, maior variabilidade glicêmica e complicações agudas do DM descompensado (coma hiperosmolar e cetoacidose diabética). Dessa forma, precisamos compreender melhor se o descontrole da doença (hiperglicemia) exerce pior prognóstico na evolução do COVID-19 e se o rápido controle glicêmico ajuda a diminuir os efeitos deletérios da hiperinflamação desencadeada pelo SARS-CoV-2.

## REFERÊNCIAS BIBLIOGRÁFICAS

1. Zhu N, Zhang D, Wang W, Li X, Yang B, Song J. A novel coronavirus from patients with pneumonia in China. NEJM. 2019;382(8):727-33.
2. Chooi YC, Ding C, Magkos F. The epidemiology of obesity. Metabolism. 2019 Mar;92:6-10.
3. Brasil. Ministério da Saúde. Vigilância de fatores de risco e proteção para doenças crônicas por inquérito telefônico. Brasília: Ministério da Saúde, Agência Nacional de Saúde Suplementar. 2018.
4. Divella R, De Luca R, Abbate I, Naglieri E, Daniele A. Obesity and cancer: the role of adipose tissue and adipo-cytokines-induced chronic inflammation. J Cancer. 2016 Nov;7(15):2346-59.
5. Liu R, Nikolajczyk BS. Tissue immune cells fuel obesity-associated inflammation in adipose tissue and beyond. Front Immunol. 2019 July;10:1-16.
6. Honce R, Schultz-Cherry S. Impact of obesity on influenza A virus pathogenesis, immune response, and evolution. Front. Immunol. 2019 May;10(1071):1-15.
7. Peng YD, Meng K, Guan QH, Leng L, Zhu RR, Wang YB, et al. Clinical characteristics and outcomes of 112 cardiovascular disease patients infected by 2019-nCoV. Zhonghua Xin Xue Guan Bing Za Zhi. 2020 Mar;2(48):1-4.
8. Cai Q, Chen F, Wang T, Luo F, Liu X, Wu Q, et al. Obesity and COVID-19 severity in a designated hospital in Shenzhen, China. Diabetes Care. 2020 May:1-7.
9. Zheng KI, Gao F, Wang XB, Sun QF, Pan KH, Wang TY, et al. Obesity as a risk factor for greater severity of COVID-19 in patients with metabolic associated fatty liver disease. Metabolism. 2020 Apr;19(108):1-3.
10. Chen G, Wu D, Guo W, Cao Y, Huang D, Wang H, et al. Clinical and immunological features of severe and moderate coronavirus disease 2019. J Clin Invest. 2020 May;130(5):2620-9.
11. Ciceri F, Beretta L, Scandroglio AM, Colombo S, Landoni G, Ruggeri A, et al. Microvascular COVID-19 lung vessels obstructive thromboinflammatory syndrome (MicroCLOTS): an atypical acute respiratory distress syndrome working hypothesis. Crit Care Resusc. 2020 Apr 1-3;21(1).

12. Mafort TT, Rufino R, Costa CH, Lopes AJ. Obesity: systemic and pulmonary complications, biochemical abnormalities, and impairment of lung function. Multidisciplinary Respiratory Medicine. 2016;11(28):1-11.
13. Fischer AJ, Kaese S, Lebiedz P. Management of obese patients with respiratory failure – A practical approach to a health care issue of increasing significance. Respiratory Medicine. 2016 Aug;117:174-8.
14. Ni Y, Luo J, Yu H, Wang Y, Hu Y, Liu D, et al. Can body mass index predict clinical outcomes for patients with acute lung injury/acute respiratory distress syndrome? A meta-analysis. Crit Care. 2017 Feb;21(36):1-10.
15. Saeedi P, Petersohn I, Salpea P, Malanda B, Karuranga S, Unwin N, et al. Global and regional diabetes prevalence estimates for 2019 and projections for 2030 and 2045: Results from the International Diabetes Federation Diabetes Atlas, 9th edition. Diabetes Research and Clinical Practice. 2019 Sep;I57:1-10.
16. Park J, Jung S, Kim A. MERS transmission and risk factors: a systematic review. BMC Public Health. 2018 May;18(1):1-15.
17. Schoen K, Horvat N, Guerreiro N, Castro I, Giassi K. Spectrum of clinical and radiographic findings in patients with diagnosis of H1N1 and correlation with clinical severity. BMC Infectious Diseases. 2019 Dec;19(964):1-8.
18. Wu Z, McGoogan JM. Characteristics of and important lessons from the Coronavirus Disease 2019 (COVID-19) outbreak in China: summary of a report of 72.314 cases from the Chinese Center for Disease Control and Prevention. JAMA. 2020 Fev.
19. Onder G, Rezza G, Brusafe S. Case-Fatality Rate and Characteristics of Patients Dying in Relation to COVID-19 in Italy. JAMA. 2020 Mar.
20. Guan W, Ni Z, Hu Y, Liang W, Ou C, He J, et al. Clinical characteristics of Coronavirus Disease 2019 in China. N Engl J Med. 2020 Apr;382:1708-20.
21. Perricone C, Triggianese P, Bartoloni E, Cafaro G, Bonifacio AF, Bursi R, et al. The anti-viral facet of anti-rheumatic drugs: Lessons from COVID-19. J Autoimmun. 2020 Apr:1-19.
22. Rao S, Lau A, So H. Exploring diseases/traits and blood proteins causally related to expression of ACE2, the putative receptor of SARS-CoV-2: A Mendelian Randomization analysis highlights tentative relevance of diabetes-related traits. medRxiv. 2020.
23. Bornstein RS, Rubino F, Khunti K, Mingrone G, Hopkins D, Birkenfeld AL, et al. Practical recommendations for the management of diabetes in patients with COVID-19. Lancet Diabetes Endocrinol. 2020 Apr:1-5.
24. Diabetes SBd. Posicionamento Oficial SBD n° 03/2015. Controle da glicemia no paciente hospitalizado. 2015.
25. Li H, Zhou Y, Zhang M, Wang H, Zhao Q, Liu J. Updated approaches against SARS-CoV-2. Antimicrob Agents Chemother. 2020 Mar:1-25.
26. Gerstein HC, Thorpe KE, Taylor DW, Haynes RB. The Effectiveness of hydroxychloroquine in patients with type 2 diabetes mellitus who are refractory to sulfonylureas--a randomized trial. Diabetes Res Clin Pract. 2002 Mar;55(3):209-19.

# COVID-19 E IDOSOS

CAPÍTULO 13

Daniel Kitner
Karla Regina Soares Campos
Gabriela Gomes Baldasso

## INTRODUÇÃO

A doença causada pelo novo coronavírus humano (SARS-CoV-2) é responsável pela terceira pandemia associada ao coronavírus na história recente da humanidade. O primeiro caso de síndrome respiratória aguda associada ao SARS-CoV-2 num paciente humano foi relatado em Wuhan, província de Hubei, na China, em dezembro de 2019.[1] Dados acessados em 20 de maio de 2020 registram 4.789.205 casos confirmados, com 318.789 vidas ceifadas no mundo. No Brasil, nessa mesma data, são 291.579 casos confirmados e 18.859 mortes. Os números são atualizados diariamente. Nos últimos dias, o Brasil tem apresentado, ao menos, 20.000 novos casos e 1.000 novos óbitos a cada novo boletim diário.[2,3]

Com o decorrer da pandemia tem sido notável o impacto assimétrico da doença nas diferentes faixas etárias. Em estudos realizados em diversos países, observa-se que a doença causada pelo SARS-CoV-2 (COVID-19) tem maior morbimortalidade nos indivíduos acima de 60 anos, com taxa de mortalidade exponencialmente maior com o avançar da idade, principalmente naqueles com comorbidades.[4,5] Dados americanos publicados por pesquisadores do Texas mostram que 80% das mortes naquele estado foram em pacientes acima de 65 anos.[6] Wang *et al.* avaliaram 138 pacientes hospitalizados em Wuhan, dos quais 26% necessitaram de cuidados intensivos, e a idade média desses pacientes foi de 66 anos, enquanto a idade média dos que não requereram cuidados de terapia intensiva foi de 51 anos. Além disso, dentre os pacientes mais velhos observou-se que 58,3% tinham hipertensão arterial sistêmica, 21,6% diabetes, 25% doenças cardiovasculares e 16,7% doenças cerebrovasculares, contra, respectivamente, 21,6%, 5,9%, 10,8% e 1% de prevalência das mesmas doenças nos pacientes mais jovens.[7]

Notou-se, ainda, maior incidência em homens do que em mulheres, supostamente pela maior exposição a hábitos de vida menos saudáveis e desatenção aos cuidados regulares de saúde, o que pode estar associado a aumento na prevalência de comorbidades e menor capacidade de mostrar resposta imunológica adequada, quando comparado às mulheres.[8]

Sendo a COVID-19 uma doença viral apenas recentemente reconhecida, e ainda sem possibilidade de prevenção com vacinas ou mesmo opções terapêuticas eficazes na erradicação do vírus naqueles já infectados, a grande chave para a recuperação dos que desenvolvem a doença reside na capacidade biológica de cada indivíduo em combater o vírus.[9]

Já é sabido que o processo do envelhecer envolve deterioração da grande maioria dos sistemas orgânicos, particularmente cardiovascular, cerebral, pulmonar e renal, afetando também, de forma significante, a capacidade imunológica, tanto adaptativa como inata.[10]

Comorbidades mais prevalentes na população geriátrica, como hipertensão arterial sistêmica, diabetes melito, insuficiência cardíaca, doença renal crônica e doença pulmonar obstrutiva crônica parecem estar mais associadas aos quadros graves da COVID-19.

Os pulmões são os órgãos geralmente mais afetados na doença. Particularmente em relação aos idosos, os desfechos mais desfavoráveis parecem estar relacionados, justamente, com a senescência deste sistema. A diminuição da complacência pulmonar, do *clearance* das secreções das vias aéreas, além da menor reserva pulmonar e diminuição dos mecanismos de barreiras de proteção contra agentes patógenos parecem corroborar para desfechos menos favoráveis.[4]

## QUADRO CLÍNICO

Os sintomas mais comuns entre os idosos são também os mais prevalentes na população jovem. Um estudo realizado na China, com 203 pacientes, mostrou que, no subgrupo da população idosa, 94,5% apresentou febre, 69,1% tosse seca e 63,6% desconforto torácico. Os idosos foram mais afetados que os jovens por desconforto respiratório, sendo que aproximadamente 87,3% deles foram admitidos com quadro clínico mais crítico, enquanto nos mais jovens essa taxa foi de 39,9%.[11] Estes dados estão alinhados com a maior parte dos demais estudos realizados, que também têm mostrado que o número de indivíduos infectados que desenvolveram formas graves da COVID-19, principalmente Síndrome Respiratória Aguda Grave (SRAG) e morte, são consideravelmente maiores na população geriátrica em comparação aos indivíduos mais jovens.[1,12-14]

Em outro estudo com 339 pacientes, com idade acima de 60 anos, os sintomas mais comumente apresentados foram febre (92%), tosse (53%), dispneia (40,8%) e fadiga (39,9%). Este mesmo estudo mostrou mortalidade nesta população de 19,2%.[15] Apesar de os pacientes acima dos 65 anos manifestarem também, assim como os mais jovens, os sintomas mais clássicos da doença, como febre, tosse, desconforto respiratório, mialgia e fadiga, é necessário estar atento que há grande variabilidade no espectro clínico, mesmo dentro da população idosa, haja vista ser um grupo muito heterogêneo.[4,16] Diante disso, é preciso compreender que há possibilidade de apresentações atípicas. Alguns destes sintomas podem-se mostrar apenas como exacerbação de doença de base, como descompensação de insuficiência cardíaca ou doença pulmonar obstrutiva crônica, ou mesmo quadro de *delirium*. Faz-se necessário considerar um diferente limiar para se identificar caso suspeito e prosseguir investigação de infecção pelo novo coronavírus em idosos.[17]

A Organização Mundial da Saúde tem alertado acerca de sintomas atípicos em idosos com COVID-19, incluindo alteração do estado mental, embora sem explicitar o termo *delirium*. A maior parte dos *guidelines* americanos também não inclui sequer alteração do estado mental em idosos como manifestação da COVID-19. *Delirium* pode ser considerado um "sinal vital" para doença severa em idosos. Importante também adicionar que, embora alguns estudos descrevam elevada prevalência de febre em pacientes idosos, esse grupo populacional, mais frequentemente do que o grupo jovem, mostra-se incapaz de montar uma resposta febril frente a quadros infecciosos.[18]

## DIAGNÓSTICO E EXAMES COMPLEMENTARES

A opção diagnóstica com melhor sensibilidade e especificidade em idosos, assim como em jovens, é a detecção do ácido nucleico do SARS-CoV-2 por reação em cadeia da polimerase com transcrição reversa (RT-PCR), por meio da coleta de amostras de secreção da naso ou orofaringe. Adicionalmente, podem ser utilizados saliva, aspirado e lavado broncoalveolar, escarro, secreção traqueal ou sangue. Essas amostras podem ser armazenadas por até 72 horas em temperatura a 4 graus Celsius, ou por períodos mais longos, em temperatura a -70 graus Celsius. A taxa de detecção para cada um desses sítios varia e pode mudar durante o curso da doença. A sensibilidade observada na fase inicial foi em torno de 60% nas amostras de naso e/ou orofaringe, enquanto a amostra de escarro apresentou maior sensibilidade, tanto em pacientes com sintomas leves (82%) como graves (89%).[19]

Os exames de imagem como radiografia de tórax e tomografia computadorizada (TC) são amplamente utilizados para o diagnóstico de pneumonia. A TC de tórax apoia o diagnóstico de pneumonia por COVID-19 quando encontrados achados de áreas subpleurais bilaterais de opacidade em vidro fosco, com ou sem consolidações que afetam os lobos inferiores. Na fase intermediária da infecção (4-14 dias após o início dos sintomas), pode ser observado o chamado *crazy paving* que, em tradução livre, seria "padrão de pavimentação maluca". Em um estudo retrospectivo usando testes de *swab* na orofaringe como padrão de referência, em 1.014 pacientes chineses consecutivos com suspeita de COVID-19 (idade média de 51 ± 15 anos), foram descritas uma sensibilidade de 97% e uma especificidade de 25% para TC de tórax. A prevalência da doença foi notavelmente alta, 59%. Se esse mesmo estudo tivesse sido realizado na Itália, com população mais idosa e maior espectro de condições comórbidas, a prevalência e, portanto, a precisão da TC seriam diferentes.[20]

Em relação aos exames laboratoriais, a linfopenia, o aumento do D-Dímero e do tempo de protrombina foram achados mais prevalentes nos casos fatais em relação aos sobreviventes, sendo os maiores valores diretamente proporcionais a um pior prognóstico, geralmente descritos em pacientes admitidos em ambiente de terapia intensiva.[4,21] Proteína C reativa elevada também está relacionada a pior prognóstico, sendo alteração frequentemente encontrada nos idosos.[4]

## TRATAMENTO

Ainda não existem comprovações científicas sólidas de medicações que influenciam a cura da COVID-19, ou mesmo de vacinas para a sua prevenção, seja na população jovem ou idosa.[22] O objetivo terapêutico primordial é o tratamento de suporte durante o tempo necessário para a recuperação biológica e subsequente reabilitação funcional. A estratégia básica de suporte é a mesma disponível para os mais jovens, incluindo a oxigenoterapia suplementar, os cuidados intensivos, o controle de sintomas e das complicações.[23]

Há de se considerar a importância de envolver paliativistas durante o tratamento dos pacientes mais graves, particularmente se já possuem comorbidades importantes e qualidade de vida previamente comprometida. Discussões acerca de perspectivas de sobrevida devem ser implementadas, incluindo decisões acerca da efetividade de potenciais procedimentos invasivos e indicação de admissão em unidade de terapia intensiva.[24]

As medidas farmacológicas devem ser adaptadas às possibilidades do ambiente de cuidado em questão, e a conciliação farmacológica deve ser feita cuidadosamente a fim de evitar suspensão de medicações que possam levar à descompensação de doenças de base, e analisar quais medicações não trariam benefícios, piorando o contexto da polifarmácia com medicações potencialmente fúteis. Estas também precisam ser avaliadas de forma dinâmica, em vista da velocidade com a qual o quadro pode se deteriorar. Portanto, tantos os medicamentos de uso contínuo como os novos ainda em estudo, sempre devem ser revistos constantemente. Os pacientes, principalmente os mais frágeis e/ou residentes de instituições de cuidado, devem ter um acompanhamento geriátrico, multidisciplinar, centrado no paciente com diretrizes e metas bem estabelecidas.[20]

Algumas evidências sugerem a extrapolação e o uso *off-label* de algumas drogas previamente existentes. A cloroquina ou a hidroxicloroquina mostraram eficácia *in vitro*, pois interferem na glicosilação dos receptores celulares e do inibidor de protease TMPRSS2 que bloqueia o vírus. Apesar do efeito *in vitro* e de alguns estudos observacionais publicados mostrando possível benefício da medicação,[25] estudos *in vivo* têm apontado em direção contrária.

Um estudo publicado no *BMJ* em maio de 2020 sugeriu que, em pacientes com doença leve a moderada persistente, a hidroxicloroquina não aumentou a probabilidade de negativar a carga viral, quando comparada aos cuidados usuais, em pacientes hospitalizados com a COVID-19. Houve mais eventos adversos no grupo hidroxicloroquina. Não houve estudo de subgrupos.[26] Vários outros estudos foram analisados e compilados, incluindo aqueles em que a azitromicina foi adicionada à cloroquina/hidroxicloroquina, e não houve evidência de benefício das medicações, independentemente da fase da doença.[27]

A ivermectina, droga anti-helmíntica, também tem sido colocada como uma possibilidade terapêutica por Patel *et al.* Foi realizado um estudo observacional multinacional com 1.408 pacientes de 169 hospitais em três diferentes países, distribuídos igualmente em grupo-intervenção e grupo-controle. Observou-se que, no grupo intervenção, a taxa de mortalidade foi de 1,4% *versus* 8,5% para o grupo-controle, sem que efeitos colaterais importantes tenham sido relatados. Em estudos *in vitro*, a droga já havia se mostrado eficaz em reduzir a replicação viral do SARS-CoV-2, ao desestabilizar o heterodímero Impα/β1, evitando assim a proteína viral de entrar no núcleo celular.[28]

O remdesivir, análogo nucleosídico previamente estudado para o tratamento do Ebola, ainda que sem resultados encorajadores, bloqueia a infecção pelo coronavírus *in vitro*. Contudo, outros estudos durante a pandemia do SARS-CoV-2 não mostraram resultados tão encorajadores. O favipiravir, que é um inibidor da RNA polimerase dependente de RNA, foi projetado para tratar infecção pelo vírus *influenza* e tem alguma atividade antiviral contra o novo vírus, mas sem qualquer evidência de que possa, nesse momento, tomar parte no arsenal terapêutico para tratar COVID-19.[25]

A escolha de quaisquer destas terapias deve ser individualizada de acordo com as comorbidades, interações medicamentosas, eventos adversos e considerações acerca das limitadas evidências científicas. Não há estudos sólidos acerca do uso destas drogas na população geriátrica, assim como não há na população jovem. Diante da falta de medicações eficazes, a melhor estratégia é a prevenção com o distanciamento social e os cuidados de higiene. A única opção de proteção dos grupos de riscos, sobretudo da população idosa, são medidas para mitigar a transmissão viral, como o isolamento social e sua forma extrema, o *lockdown,* que é a restrição absoluta às movimentações e aglomerações da comunidade, com bloqueios em estradas, toques de recolher, fechamento de serviços não essenciais e até mesmo uso de equipes de policiamento para o controle, entre outros.[29]

O manejo clínico dos idosos doentes deve levar em consideração a funcionalidade, a cultura do próprio paciente e dos seus familiares acerca das expectativas frente aos diferentes desfechos da doença, os objetivos de cuidado e a qualidade de vida. Em contexto de pandemia com limitações de leitos e recursos, a discussão sobre cuidados paliativos ainda deve ser intensificada. Se possível, essa decisão deve estar oficialmente documentada com diretrizes antecipadas e plano de atendimento de emergência, porém, é necessário cuidado com a avaliação que leva em conta apenas a idade, posto que envelhecimento e fragilidade não são sinônimos. O processo de envelhecer é extremamente heterogêneo.[30]

Como exemplo de sistemas de saúde que possuem foco importante nos cuidados paliativos podemos citar o sistema de saúde britânico (*NHS – United Kingdom National Health Service*), que encoraja em seus *guidelines* o uso da Escala de Fragilidade Clínica no atendimento clínico do paciente crítico para ajudar na melhor tomada de decisão em relação às possibilidades e limitações terapêuticas. Isso é feito em detrimento da avaliação isolada da idade, evitando-se assim não apenas a distanásia, mas também racionalizando as possibilidades terapêuticas a quem teria melhor benefício. Indubitavelmente, trata-se de exemplo que deveria ser encorajado nos demais países.[31] Ainda que houvesse maior volume de recursos e possibilidade de hospitalização em ambiente de terapia intensiva para a população idosa em tempos da COVID-19, faz-se necessário considerar que a mortalidade nesse grupo é potencialmente muito elevada.[32]

Um estudo epidemiológico recente, publicado em maio de 2020, observou que em países com ampla vacinação contra sarampo e rubéola há menor mortalidade em comparação àqueles que não as realizam de forma abrangente. Do ponto de vista da plausibilidade biológica, um possível efeito protetor foi aventado por pesquisadores de Cambridge, o que poderia explicar, em parte, os motivos de a doença ser mais branda e, às vezes, assintomática em crianças e adultos jovens que têm maior probabilidade de vacinação recente, muitas vezes com duas doses – reforço vacinal. Novas publicações deverão se apresentar brevemente, confirmando ou refutando essa hipótese inicial.[33]

## SAÚDE MENTAL DO IDOSO EM TEMPOS DE PANDEMIA

O impacto do isolamento social em idosos é uma preocupação de saúde pública, pois aumenta o risco de exacerbação ou surgimento de problemas cardiovasculares, neurocognitivos e de saúde mental, posto que a desconexão social dos idosos desfavorece amplamente os hábitos saudáveis como a atividade física, alimentação equilibrada, atividades laborais e de terapia ocupacional.[34]

Os idosos que dependem de suporte social fora do domicílio, como em centros comunitários e locais de culto, ou, ainda, que dependem do trabalho voluntário, são colocados em risco ainda maior. Os idosos, com mais frequência do que os indivíduos mais jovens, apresentam maior dificuldade para manuseio e inserção nos aplicativos de mensagens e uso das redes sociais. Além disso, têm sido observados, em alguns países, movimentos de discriminação de idosos, o chamado "ageísmo", o que pode corroborar ainda mais para sensação de fardo para a sociedade e incapacidade que um idoso pode vir a ter, particularmente em tempos de pandemia.[35]

Ainda não temos dados definitivos sobre o impacto da pandemia na taxa de suicídio, em jovens ou idosos, mas os efeitos adversos da quarentena deverão ser mais impactantes nos mais velhos. O suicídio pode ser o resultado da frustração e sobrecarga emocional, sendo os idosos especialmente mais vulneráveis. A sensação frequente de desvalia, somada à percepção de serem onerosos para a sociedade e um fardo para seus familiares, contribuem para um risco maior à saúde mental dos idosos. Há de se ressaltar que as constantes notícias nas mídias de que os idosos podem não receber os cuidados de saúde adequados em razão do direcionamento dos parcos recursos para os mais jovens, reforçam as ideias de desvalorização e fardo.

Idosos com doenças psiquiátricas prévias ou iniciadas durante a pandemia encontram barreiras ao acesso a tratamento adequado e compõem risco aumentado para o suicídio, sobretudo os idosos moradores de lares de longa permanência. Esse grupo, particularmente, está em risco iminente de negligência por recursos escassos, funcionários sobrecarregados com o bloqueio da equipe de serviços voluntários e o cancelamento de serviços médicos psiquiátricos por não serem considerados essenciais.

O isolamento social reduz a transmissão viral e minimiza a disseminação para os grupos de risco, porém, a adesão da população vai diminuindo com o tempo, e a desmobilização deve ser muito bem planejada a fim de evitar novas ondas de contágio que venham a ceifar a vida do grupo mais vulnerável, sendo ele a população idosa.[33,36]

## REFERÊNCIAS BIBLIOGRÁFICAS

1. Huang C, Wang Y, Li X, et al. Clinical features of patients infected with 2019 novel coronavirus in Wuhan, China. Lancet. 2020;395(10223):497-506.
2. "Coronavirus disease (COVID-19) Situation Report – 123 Data as received by WHO from national authorities by 10:00 CEST, 22 May 2020". [acesso em 23 maio].
3. Ministério da Saúde. Secretaria de Vigilância à Saúde (SVS): Guia de vigilância Epidemiológica. [acesso em 23 maio].
4. Liu K, Chen Y, Lin R, Han K. Clinical features of COVID-19 in elderly patients: A comparison with young and middle-aged patients. J Infect. 2020;80(6):e14-e18.
5. Lian J, Jin X, Hao S, et al. Analysis of epidemiological and clinical features in older patients with Coronavirus Disease 2019 (COVID-19) outside Wuhan. Clin Infect Dis. 2020 Mar 25;ciaa242.
6. Nikolich-Zugich J, Knox KS, Rios CT, et al. SARS-CoV-2 and COVID-19 in older adults: what we may expect regarding pathogenesis, immune responses, and outcomes. GeroScience. 2020;42:505-14.
7. Wang D, Hu B, Hu C, et al. Clinical Characteristics of 138 Hospitalized Patients With 2019 Novel Coronavirus–Infected Pneumonia in Wuhan, China. JAMA. 2020;323(11):1061-9.
8. Chen N, Zhou M, Dong X, Qu J, Gong F, Han Y, et al. Epidemiological and clinical characteristics of 99 cases of 2019 novel coronavirus pneumonia in Wuhan, China: a descriptive study. Lancet. 2020;395:507-13.
9. Prompetchara E, Ketloy C, Palaga T. Immune responses in COVID-19 and potential vaccines: Lessons learned from SARS and MERS epidemic. Asian Pac J Allergy Immunol 2020. Potential Rapid Diagnostics, Vaccine and Therapeutics for 2019 Novel Coronavirus (2019-nCoV): A Systematic Review. J Clin Med. 2020;
10. Nikolich-Zugich J, Knox KS, Rios CT, et al. SARS-CoV-2 and COVID-19 in older adults: what we may expect regarding pathogenesis, immune responses, and outcomes. GeroScience. 2020;42:505-14.
11. Chen T, Dai Z, Mo P, et al. Clinical characteristics and outcomes of older patients with coronavirus disease 2019 (COVID-19) in Wuhan, China (2019): a single-centered, retrospective study [published online ahead of print, 2020 Apr 11]. J Gerontol A Biol Sci Med Sci. 2020;glaa089.
12. Yang X, Yu Y, Xu J, et al. Clinical course and outcomes of critically ill patients with SARS-CoV-2 pneumonia in Wuhan, China: a single-centered, retrospective, observational study[J]. Lancet Respir Med. 2020.
13. Wu C, Chen X, Cai Y, et al. Risk factors associated with acute respiratory distress syndrome and death in patients with coronavirus disease 2019 pneumonia in Wuhan, China[J]. JAMA Intern Med. 2020.
14. Liu K, Chen Y, Lin R et al. Clinical features of COVID-19 in elderly patients: A comparison with young and middle-aged patients - Review Article. J Infect. 2020;80:e14-e18.
15. Wanga L, Hea W, Yua X, Hud D, Baoa M, Liua H, et al. Coronavirus disease 2019 in elderly patients: Characteristics and prognostic factors based on 4-week follow-up. J Infect. 2020;80:639-45.

16. Chen T, Dai Z, Mo P, et al. Clinical characteristics and outcomes of older patients with coronavirus disease 2019 (COVID-19) in Wuhan, China (2019): a single-centered, retrospective study [published online ahead of print, 2020 Apr 11]. J Gerontol A Biol Sci Med Sci. 2020;glaa089.
17. Bonanad C, García-Blas S, Tarazona-Santabalbina FJ, et al. Coronavirus: la emergencia geriátrica de 2020. Documento conjunto de la Sección de Cardiología Geriátrica de la Sociedad Española de Cardiología y la Sociedad Española de Geriatría y Gerontología. Rev Esp Cardiol. 2020 Apr 3.
18. O'Hanlon S, Inouye SK. Delirium: a missing piece in the COVID-19 pandemic puzzle. Age and Ageing. 2020 May 6;afaa094.
19. Li T, Wei C, Li W, Hongwei F, Shi J. Beijing Union Medical College Hospital on "pneumonia of novel coronavirus infection" diagnosis and treatment proposal (V2.0). Med J Peking Union Med Coll Hosp. 2020.
20. Lithander FE, Neumann S, Tenison E, Lloyd K, Welsh TJ, Rodrigues JCL, et al. COVID-19 in older people: a rapid clinical review, Age and Ageing. 2020 May 6;afaa093.
21. Huang C, Wang Y. Clinical features of patients infected with 2019 novel coronavirus in Wuhan, China Lancet 2020;395:497-506.
22. Wang D, Hu B, Hu C, Zhu F, Liu X, Zhang J, et al. Clinical characteristics of 138 hospitalized patients with 2019 novel coronavirus-infected pneumonia in Wuhan, China. JAMA. 2020;323:1061-9.
23. Nikolich-Zugich J, Knox KS, Rios CT, Natt B, Bhattacharya D, Fain MJ. SARS-CoV-2 and COVID-19 in older adults: what we may expect regarding pathogenesis, immune responses, and outcomes. GeroScience. 2020 Apr;42(2):505-14.
24. Kunz R, Minder M. COVID-19 pandemic: palliative care for elderly and frail patients at home and in residential and nursing homes. Swiss Med Wkly. 2020;150:w20235.
25. Phua J, Weng L, Ling L, et al. Intensive care management of coronavirus disease 2019 (COVID-19): challenges and recommendations [published correction appears in Lancet Respir Med. 2020 May;8(5):e42]. Lancet Respir Med. 2020;8(5):506-517.
26. Tang W, Cao Z, Han M, et al. Hydroxychloroquine in patients with mainly mild to moderate coronavirus disease 2019: open label, randomised controlled trial. BMJ. 2020;369:m1849.
27. Sun JK, Chen YT, Fan XD, Wang XY, Han QY, Liu ZW. Advances in the use of chloroquine and hydroxychloroquine for the treatment of COVID-19. Postgrad Med. 2020 Jun 21;1-10
28. Patel A. Usefulness of Ivermectin in COVID-19 Illness (April 19, 2020). Available at SSRN: https://ssrn.com/abstract=3580524 [Access in may 22, 2020].
29. Wilder-Smith A, Freedman DO. Isolation, quarantine, social distancing and community containment: pivotal role for old-style public health measures in the novel coronavirus (2019-nCoV) outbreak. J Travel Med. 2020;27:1-4.
30. Boreskie K, Boreskie P, Melady D. Age is just a number – And so is frailty: Strategies to inform resource allocation during the COVID-19 pandemic. CJEM. 2020;1-3.
31. COVID-19 rapid guideline: critical care in adults NICE guideline [NG159]. Published date: 20 March 2020 Last updated: 29 April 2020. [acesso em 22 maio 2020]. Disponível em: https://www.nice.org.uk/guidance/ng159.
32. Kunz R, Minder M. COVID-19 pandemic: palliative care for elderly and frail patients at home and in residential and nursing homes. Swiss Med Wkly. 2020;150:w20235.
33. Gold J. MMR Vaccine Appears to Confer Strong Protection from COVID-19: Few Deaths from SARS-CoV-2 in Highly Vaccinated Populations. 2020;10.13140/RG.2.2.32128.25607.
34. Armitage R, Nellums LB. COVID-19 and the consequences of isolating the elderly. Lancet Public Health. 2020;5(5):e256.
35. Brooke J, Jackson D. Older people and COVID-19: Isolation, risk and ageism. J Clin Nurs. 2020 July;29(13-4):2044-6.
36. Policy Brief: The Impact of COVID-19 on older person - United Nation. [acesso em 10 meio 2020]. Disponível em: https://unsdg.un.org/resources/policy-brief-impact-covid-19-older-persons.

# COVID-19 EM PEDIATRIA

Lucilia Santana Faria

## INTRODUÇÃO

Em dezembro de 2019, surgiu na China uma nova infecção respiratória levando muitos pacientes a um quadro de Síndrome Respiratória Aguda Grave, posteriormente denominada COVID-19, causada por um novo vírus da família dos coronavírus que passou a ser denominado SARS-CoV-2. Em poucos meses esta infecção se espalhou pelo mundo todo e, atualmente, já acometeu 188 países, mais de 5 milhões de pessoas no mundo, com mais de 340 mil óbitos, até a segunda quinzena de maio de 2020.[1] As crianças correspondem a uma pequena proporção dos doentes com COVID-19 e, também, parecem ser relativamente poupadas das formas mais graves desta doença.[2]

## EPIDEMIOLOGIA

No início da pandemia pelo SARS-CoV-2, o acometimento de crianças era relativamente raro, pensando-se até que as crianças não seriam susceptíveis a esta infecção. Entretanto, com o isolamento social e o aparecimento de grupos familiares com COVID-19, começou a se observar crianças acometidas.[3] A prevalência da COVID-19 nas crianças variou nos diferentes estudos, nos diferentes países (China, Itália e Coreia), de 1,2 a 4,8% dos casos confirmados.[2,4]

Gotículas respiratórias e o contato próximo são as principais vias de transmissão para a aquisição desta infecção. Se houver exposição a altas concentrações de aerossol, por um tempo longo e num ambiente fechado, a transmissão por aerossol pode ocorrer. Já se detectou a presença do vírus SARS-CoV-2 vivo nas fezes e na urina, levando à possibilidade de uma rota de transmissão oral-fecal. Até o momento não há evidência direta de transmissão vertical mãe-bebê, ou de contaminação pelo leite materno, mas os bebês podem-se infectar pelo contato próximo com um infectado.[4]

Em muitas publicações as crianças aparecem com sintomatologia mais leve do que os adultos, o que poderia levar à menor testagem destas crianças. Por outro lado, muito se mencionou que estas crianças, assintomáticas ou pouco sintomáticas, seriam uma fonte importante para transmissão da doença, entretanto, algumas publicações relatam que as crianças infectadas aparecem em *clusters* familiares onde outro membro da família apresentava os sintomas antes das crianças.[5]

A taxa de fatalidade na população geral, estimada para a infecção pelo SARS-CoV-2, tem variado de 0,9 a 3%, muito menor do que a do SARS-CoV, de 6 a 17%, e do MERS-CoV, de 20 a 40%,[5] porém, com potencial de transmissibilidade muito alto, variando dependendo do grau de isolamento social com o R0 estimado no Brasil, atualmente, oscilando de 1,4 a 5,5.

## QUADRO CLÍNICO

O período de incubação varia de 1 a 14 dias, mais comumente de 3 a 7 dias.[6] Alguns autores relatam, em média, 5 dias.[7]

O quadro clínico nas crianças pode ser desde assintomático até quadros críticos, evoluindo a óbito. Segundo uma das primeiras publicações chinesas relatando o acometimento pediátrico, uma série de casos com 2.143 crianças, sendo 731 confirmadas, a maior parte delas (94,1%) era assintomática; com quadros leves ou moderados, sendo assintomáticos (4,4%), sintomas leves (50,8%) e quadros moderados (38,8%). Apenas 5,8% das crianças desenvolveram quadro grave e crítico. Nesta série de casos apenas 1 adolescente de 14 anos evoluiu a óbito.[8]

Os principais sintomas no início do quadro são, principalmente, febre, tosse e fadiga, que podem ser ou não acompanhados de congestão nasal, coriza, secreção pulmonar, cefaleia e diarreia. Com relação à febre, nas crianças ela pode ser baixa ou mesmo não aparecer. Com a progressão da doença podem aparecer, em geral, após a primeira semana, dispneia, queda de saturação de oxigênio, toxemia, mal-estar, baixa aceitação alimentar e hipoatividade. Algumas crianças infectadas apresentam sintomas abdominais mais exuberantes, com desconforto e dor abdominal, náuseas, vômitos e diarreia.[4] Recentemente tratamos uma criança de 11 anos de idade com abdome agudo por trombose de omento, com PCR positivo para SARS-CoV-2.

Algumas crianças podem evoluir mais rapidamente para um quadro de insuficiência respiratória, entre 1 a 3 dias, com resposta inadequada à oferta de oxigênio por meio de máscara ou cateter nasal de baixo fluxo. A presença de uma frequência respiratória elevada, com estertoração pulmonar na ausculta, geralmente indica pneumonia. Nestes casos, frequentemente, também se observam uso de musculatura acessória, com retrações intercostais e subdiafragmáticas, batimento de aleta nasal, gemência e cianose. Considera-se frequência respiratória elevada:

- FR ≥ 60 rpm para menores de 2 meses de idade.
- FR ≥ 50 rpm para crianças entre 2 e 12 meses de idade.
- FR ≥ 40 rpm para crianças entre 1 e 5 anos de idade.
- FR ≥ 30 rpm para crianças maiores do que 5 anos de idade.

Os casos mais graves podem evoluir com choque séptico, acidose metabólica e presença de sangramentos em decorrência de distúrbios de coagulação.[9]

A maior parte das crianças tem manifestações clínicas leves e se recuperam após 1 a 2 semanas do início da sintomatologia.

Em gestantes, a hipoxemia materna causada pela infecção grave pode levar à asfixia intrauterina, parto prematuro e outros riscos.

Os neonatos, especialmente os prematuros, apresentam-se com sintomas insidiosos e inespecíficos e necessitam de acompanhamento de perto.[9]

Uma criança de alto risco para COVID-19 deve ser considerada na presença de qualquer um dos fatores abaixo:

- História de contato com casos graves de COVID-19.
- Presença de doença de base como cardiopatia congênita, doença pulmonar ou de vias aéreas, doenças cardíacas crônicas e doenças renais crônicas, desnutrição, tumores, diabetes, imunodeficiências, doenças metabólicas hereditárias, imunossuprimidos.
- Lactentes com menos de 3 meses de vida.

Alguns estudos apresentam uma classificação para a apresentação clínica da COVID-19 em pediatria, como:

- *Assintomático:* ausência de sinais e sintomas clínicos com radiografia de tórax ou tomografia computadorizada de tórax normais, associada a um teste positivo para SARS-CoV-2.
- *Leve:* sintomas de via aérea superior como febre, mialgia, tosse, dor de garganta, fadiga e coriza. Exame pulmonar específico normal. Alguns casos podem não ter febre e outros podem-se apresentar com sintomas gastrointestinais, como náuseas, vômitos, dor abdominal e diarreia.
- *Moderado:* sinais clínicos de pneumonia. Febre persistente, tosse seca no início, mas que na evolução fica produtiva, chiado ou estertoração pulmonar na ausculta, porém, sem desconforto respiratório. Presença de lesões em tomografia computadorizada de tórax.
- *Grave:* sintomas respiratórios iniciais, podendo-se associar à diarreia. Deterioração clínica ocorre em uma semana, com o aparecimento de dispneia e hipoxemia com saturação de oxigênio < 94%.
- *Crítico:* pacientes que se deterioram rapidamente para síndrome de desconforto respiratório agudo ou falência respiratória, podendo-se apresentar com choque, encefalopatia, lesão miocárdica ou falência cardíaca, coagulopatia, falência renal e disfunção de múltiplos órgãos.[7,8]

No início de maio começaram a ser publicados casos de uma síndrome hiperinflamatória com características clínicas semelhantes à doença de Kawasaki típica ou atípica associada a infecções pelo SARS-CoV-2.[10-12]

A doença de Kawasaki é uma doença aguda e geralmente autolimitada. É uma vasculite de vasos de médio calibre, que afeta quase que exclusivamente crianças com idade entre 6 meses e 5 anos. Na fase aguda da doença as crianças podem ter instabilidade hemodinâmica. A causa da doença de Kawasaki permanece desconhecida, no entanto, evidências anteriores sugerem ser uma resposta imunológica após uma infecção viral. Clinicamente as crianças se apresentam com febre prolongada (por mais de 5 dias), conjuntivite, acometimento de mucosa oral, exantema e linfonodomegalia. Os exames laboratoriais mostram aumento de provas inflamatórias (VHS ou PCR), anemia, plaquetose, aumento de transaminases hepáticas, hipoalbuminemia e ecocardiograma com dilatação coronariana e/ou disfunção miocárdica.[11]

Na Inglaterra foram relatados 8 casos em crianças entre 4 e 14 anos de idade, todas com comprometimento hemodinâmico e necessidade de drogas vasoativas e com 1 óbito. Cinquenta por centro (50%) tinham contato familiar com adultos com COVID-19, embora apresentassem, inicialmente, PCR negativo; 2 tiveram PCR positivo na evolução.[12]

Na Itália foram descritos 10 casos em crianças entre 2 e 16 anos; 50% delas tiveram comprometimento hemodinâmico, com necessidade de drogas vasoativas, mas nenhum óbito. Oitenta por centro (80%) apresentaram sorologia positiva para SARS-CoV-2.[11]

Na França foram descritos 21 casos em crianças entre 3 e 16 anos, com 80% delas apresentando comprometimento hemodinâmico e 71% necessitando de drogas vasoativas ou inotrópicas, mas nenhum óbito. Cerca de 90% apresentaram sorologia positiva (IgG) para SARS-CoV-2. As principais diferenças entre os casos de Kawasaki pregressos e estes relacionados com a COVID-19 é a faixa etária mais elevada e maior incidência de instabilidade hemodinâmica e acometimento gastrointestinal nos casos associados à COVID-19.[10]

## EXAMES LABORATORIAIS E RADIOLÓGICOS

Com relação aos achados hematológicos, a maior parte das crianças se apresenta com contagem de leucócitos normais. Linfopenia pode estar presente em cerca de 35% dos casos.

As provas inflamatórias podem estar aumentadas. Proteína C reativa geralmente se mostra aumentada em 45% dos casos, mas diferente dos adultos, em pediatria se observou, com maior frequência, aumento da pró-calcitonina em até 80% dos casos.[3]

Outros exames que podem se mostrar aumentados e que devem ser solicitados são as transaminases hepáticas, DHL, CPK, CKMB, mioglobina, troponina e D-Dímero.

Para a confirmação do diagnóstico de COVID-19 deve-se realizar a pesquisa do PCR para o SARS-CoV-2 em secreção de orofaringe e nasofaringe. Após 10 dias de evolução já é possível a detecção de IgM em sorologia, e após 14 dias de IgG.

Na síndrome hiperinflamatória semelhante ao Kawasaki observa-se, também, o aumento da ferritina e dos triglicérides.[12]

Em geral, como muitas crianças se apresentam com quadro de síndrome gripal, habitualmente realizamos a pesquisa de outros vírus por meio da pesquisa do painel de vírus respiratórios. Em uma das séries de casos analisadas, observou-se 40% de coinfecção, incluindo vírus *influenza* A e B, micoplasma, vírus sincicial respiratório e citomegalovírus.[3]

A radiografia de tórax pode-se apresentar normal mesmo quando já se observam alterações na tomografia de tórax; para os adultos recomenda-se a realização da tomografia de tórax como critério de diagnóstico nos pacientes que evoluem com acometimento respiratório. Na China, mesmo nos casos não graves, como a radiografia de tórax se mostrava normal, optou-se pela realização de tomografia de tórax para a obtenção de informação para suporte ao diagnóstico e manuseio das crianças, e se dividiu o acometimento tomográfico em 4 estágios:

- *Estágio precoce:* 30% apresentavam lesões unilaterais, 50% lesões bilaterais e 20% sem anormalidades. Todas que apresentavam alterações tinham infiltrado inflamatório subpleural, 50% de consolidação com sinal de halo circundante, e opacificações em vidro fosco em 60%.
- *Estágio avançado:* expansão da lesão com aumento da densidade. Opacificações em vidro fosco coexistindo com consolidações acompanhadas de espessamento septal interlobular, lesões fibróticas e broncograma aéreo.
- *Estágio crítico:* lesões difusas de consolidação envolvendo ambos os pulmões, "pulmão branco" acompanhado de brocograma aéreo. Densidade da lesão heterogênea, acompanhada de opacificação em vidro fosco e espessamento pleural.
- *Estágio de recuperação:* em alguns casos, absorção total das lesões, redução das consolidações e transformação delas em vidro fosco, algumas traves fibrosas residuais.[3]

No nosso serviço, frente ao risco relacionado à radiação e necessidade de sedação ou anestesia para a realização da tomografia, optamos por, inicialmente, realizar radiografia de tórax e apenas solicitar a tomografia frente à maior gravidade do quadro.

## CRITÉRIOS INDICATIVOS DE GRAVIDADE

Os critérios precoces indicativos para uma evolução para doença grave ou crítica são os seguintes:

- Aumento da frequência respiratória (após excluir febre e choro):
  - FR ≥ 60 rpm para menores de 2 meses de idade.

- FR ≥ 50 rpm para crianças entre 2 e 12 meses de idade.
- FR ≥ 40 rpm para crianças entre 1 e 5 anos de idade.
- FR ≥ 30 rpm para crianças com mais de 5 anos de idade.
- Febre persistente por 3 a 5 dias, um curso da doença superior a uma semana e sem melhora dos sinais e sintomas ou exacerbação progressiva.
- Rebaixamento do nível de consciência, letargia.
- Aumento dos índices enzimáticos, como enzimas miocárdicas, enzimas hepáticas, DHL.
- Acidose metabólica inexplicável.
- Aumento significante do D-Dímero, IL-6, IL-10 e dos níveis de ferritina.
- Saturação de oxigênio menor ou igual a 95% em situação de repouso.
- Complicações extrapulmonares.
- Coinfecção com outros vírus e/ou bactérias.[4]

## POR QUE OS QUADROS NA CRIANÇA SÃO MAIS LEVES?

É importante entender por que o curso do coronavírus iniciado no final de 2019 (COVID-19) está afetando diferentes grupos de indivíduos, com severidade variável, durante o curso global da pandemia e, especialmente, por que as crianças parecem ser menos acometidas e, quando acometidas, apresentam quadros mais leves. Em geral, as crianças são mais vulneráveis a outras infecções. Existem algumas hipóteses para justificar este fato, que serão discutidas a seguir, entretanto, não há ainda comprovação científica para estas justificativas.

Em geral, o sistema imunológico de crianças e adultos são diferentes, tanto no que diz respeito à sua composição quanto, também, à resposta funcional. Além disso, existem diferenças no sistema imunológico das crianças muito pequenas, pré-escolares e adolescentes. Uma diferença entre os recém-nascidos e as crianças mais velhas é a presença de alguns anticorpos maternos durante os primeiros meses de vida. Esses anticorpos não incluem novos vírus como SARS-CoV-2, a não ser que a mãe já tenha sido infectada. Outra possibilidade é que a presença de outros vírus na mucosa dos pulmões e vias aéreas, comuns em crianças pequenas, poderia limitar o crescimento do SARS-CoV-2 em decorrência de interações entre os vírus e concorrência, levando à redução na quantidade de SARS-CoV-2. Alguns dados da pandemia atual indicam uma relação entre quantidade de cópias virais e gravidade da COVID-19. Assim sendo, se a criança tem menos SARS-CoV-2 na via aérea, decorrente da concorrência, apresentaria uma doença mais leve. Outra teoria possível para as infecções mais leves por COVID-19 em crianças está relacionada com diferenças na expressão do receptor da enzima de conversão angiotensina (ACE2) necessária para a ligação e infecção do SARS-CoV-2. Este receptor é expresso nas vias aéreas, no pulmão e no intestino, mas não nas células imunes. O tratamento com inibidores da ECA ou bloqueadores dos receptores da angiotensina induzem expressão do ACE2. Ambas as terapias são comuns em adultos com hipertensão e muito menos comuns em crianças.[13]

Todos os microrganismos são novos para uma criança. As infecções frequentes que ocorrem nos primeiros anos de vida servem para construir um *pool* de memória de células T e B para prevenir reinfecção ou desenvolvimento de doenças por patógenos encontrados mais frequentemente. Assim, o sistema imune da criança está preparado para reagir ao novo, função esta que pode estar reduzida em adultos e idosos.[14]

## TRATAMENTO

Os quatro princípios para o manejo terapêutico adequado de uma criança com COVID-19 são: identificação precoce, isolamento precoce, diagnóstico precoce e tratamento precoce.[7]

Casos suspeitos devem ser alocados em um quarto isolado, se possível com pressão negativa, mas se não houver um quarto com pressão negativa, colocar em quarto em isolamento de gotículas e respiratório, bem arejado.

Todos os pacientes que sejam internados, mesmo que o quadro clínico não seja sugestivo de COVID-19, devem realizar a coleta do PCR para SARS-CoV-2, e até que se tenha o resultado, ficam isolados gotículas e respiratório. Se possível, as crianças com quadro gripal ou qualquer sintomatologia sugestiva de COVID-19 devem ser internadas em uma área específica para COVID, de preferência em leitos agrupados, com funcionários restritos a estes leitos e totalmente paramentados, também em isolamento de gotículas e respiratório, e coletado o PCR para o SARS-CoV-2, a fim de alocar adequadamente este paciente após o resultado do exame.

A base do tratamento é o suporte clínico com manutenção do repouso, do aporte hídrico e calórico e o tratamento dos sintomas com antitérmicos, de preferência paracetamol ou dipirona e oferta de oxigênio.

Não há evidencia médica de que drogas antivirais sejam efetivas no tratamento das crianças com COVID-19.

O uso de antibioticoterapia deve ser racional e utilizado na suspeita de infecção bacteriana associada. Frequentemente tem-se associado o uso de azitromicina.

O uso de corticosteroides é controverso, entretanto, alguns autores recomendam na dose de 1 a 2 mg/kg/dia do 3º ao 5º dia de evolução.[9]

Nos casos de síndrome hiperinflamatória semelhante à Kawasaki está indicado o tratamento específico com gamaglobulina 2 g/kg EV, em dose única, preferencialmente, indicado nos primeiros 7 a 10 dias de evolução do quadro. Uma segunda dose de gamaglobulina (2 g/kg) pode ser indicada se houver manutenção da febre após 48 horas do término da infusão da primeira dose. Doses anti-inflamatórias de AAS (60 a 80 mg/kg/dia) são recomendadas do momento do diagnóstico até 48 horas após a cessação da febre. Na fase subaguda da doença, o AAS deve ser prescrito em dose antiagregante plaquetária (3 a 5 mg/kg/dia) e mantido até a normalização das plaquetas e das provas inflamatórias, desde que o ecocardiograma esteja normal. Em casos nos quais há manutenção de evidência ecocardiográfica de alterações coronarianas, o uso do AAS em dose antiagregante deve ser mantido. Os corticosteroides são uma opção terapêutica na forma de pulso de metilprednisolona em casos refratários a duas doses de gamaglobulina endovenosa. Pode, também, ser utilizado em associação ao uso da gamaglobulina como primeira linha de tratamento nos casos graves ou considerados como de pior prognóstico.[15]

Com relação ao suporte de oxigênio, inicialmente dá-se preferência ao cateter nasal de baixo fluxo ou máscara não reinalante com reservatório, dependendo da necessidade de oxigênio da criança. Inicialmente se falava em não utilizar cateter nasal de alto fluxo, pelo risco de aerolização, entretanto, um estudo recente demonstra produção de aerossol semelhante entre o cateter de alto fluxo e a máscara não reinalante com reservatório.[16] Como as crianças com síndromes gripais se beneficiam muito do uso do cateter nasal de alto fluxo, é importante utilizá-lo se for necessário e, se possível, em leito de pressão negativa ou quarto de isolamento com janelas abertas, bem arejado e profissionais de saúde protegidos. O mesmo eu diria sobre o uso da ventilação não invasiva; se necessário devemos utilizá-la com proteção da equipe de profissionais de saúde e uso de filtros HME junto à máscara do paciente e filtro HEPA no ramo expiratório do ventilador, se possível em leitos de pressão negativa. Se for necessária intubação, deve-se realizar em sequência rápida de intubação. Utilizar cânula com balonete e sistema de aspiração fechado.

Utilizar ventilação mecânica protetora, volume corrente 6 mL/kg, pressão inspiratória inferior a 30 cmH$_2$O, gradiente de pressão menor ou igual a 15 cmH$_2$O, com PEEP inicial de 6 a 8 cmH$_2$O, chegando até 12 a 14 cmH$_2$O, titulado individualmente e sempre avaliando a complacência do paciente; se complacência pulmonar normal, provavelmente a criança não necessita de PEEP muito elevado e tentar manter FiO$_2$ abaixo de 60%. Se Relação PaO$_2$/FiO$_2$ menor que 150, colocar em posição PRONA e manter por pelo menos 18 horas, protegendo áreas de contato para prevenir lesões de pele.[7] Nos casos de choque deve-se administrar suporte inotrópico e de drogas vasoativas.

## REFERÊNCIAS BIBLIOGRÁFICAS

1. Johns Hopkins Coronavirus COVID-19 Resource Center. Disponível em: https://coronavirus.jhu.edu2020.
2. Ong JSM, Tosoni A, Kim Y, Kissoon N, Murthy S. Coronavirus Disease 2019 in critically ill children: a narrative review of the literature. Pediatr Crit Care Med. 2020.
3. Xia W, Shao J, Guo Y, Peng X, Li Z, Hu D. Clinical and CT features in pediatric patients with COVID-19 infection: Different points from adults. Pediatr Pulmonol. 2020;55(5):1169-74.
4. Shen KL, Yang YH, Jiang RM, Wang TY, Zhao DC, Jiang Y, et al. Updated diagnosis, treatment and prevention of COVID-19 in children: experts' consensus statement (condensed version of the second edition). World J Pediatr. 2020.
5. Zimmermann P, Curtis N. Coronavirus Infections in Children Including COVID-19: An Overview of the Epidemiology, Clinical Features, Diagnosis, Treatment and Prevention Options in Children. Pediatr Infect Dis J. 2020;39(5):355-68.
6. Shen K, Yang Y, Wang T, Zhao D, Jiang Y, Jin R, et al. Diagnosis, treatment, and prevention of 2019 novel coronavirus infection in children: experts' consensus statement. World J Pediatr. 2020.
7. Carlotti APCP, Carvalho WB, Johnston C, Rodriguez IS, Delgado AF. COVID-19 Diagnostic and Management Protocol for Pediatric Patients. Clinics (São Paulo). 2020;75:e1894.
8. Dong Y, Mo X, Hu Y, Qi X, Jiang F, Jiang Z, et al. Epidemiology of COVID-19 Among Children in China. Pediatrics. 2020.
9. Chen ZM, Fu JF, Shu Q, Chen YH, Hua CZ, Li FB, et al. Diagnosis and treatment recommendations for pediatric respiratory infection caused by the 2019 novel coronavirus. World J Pediatr. 2020.
10. Toubiana J, Poirault C, Corsia A, Bajolle F, Fourgeaud J, Angoulvant F, et al. Kawasaki-like multisystem inflammatory syndrome in children during the covid-19 pandemic in Paris, France: prospective observational study. BMJ. 2020;369:m2094.
11. Verdoni L, Mazza A, Gervasoni A, Martelli L, Ruggeri M, Ciuffreda M, et al. An outbreak of severe Kawasaki-like disease at the Italian epicentre of the SARS-CoV-2 epidemic: an observational cohort study. Lancet [Internet]. 2020;395:[1771-8 pp.].
12. Riphagen S, Gomez X, Gonzalez-Martinez C, Wilkinson N, Theocharis P. Hyperinflammatory shock in children during COVID-19 pandemic. Lancet. 2020;395(10237):1607-8.
13. Brodin P. Why is COVID-19 so mild in children? Acta Paediatr. 2020;109(6):1082-3.
14. Carsetti R, Quintarelli C, Quinti I, Piano Mortari E, Zumla A, Ippolito G, et al. The immune system of children: the key to understanding SARS-CoV-2 susceptibility? Lancet Child Adolesc Health. 2020;4(6):414-6.
15. Gamez-Gonzalez LB, Moribe-Quintero I, Cisneros-Castolo M, Varela-Ortiz J, Muñoz-Ramírez M, Garrido-García M, et al. Kawasaki disease shock syndrome: Unique and severe subtype of Kawasaki disease. Pediatr Int. 2018;60(9):781-90.
16. Li J, Fink JB, Ehrmann S. High-flow nasal cannula for COVID-19 patients: low risk of bio-aerosol dispersion. Eur Respir J. 2020;55(5).

# MATERNIDADE E AMAMENTAÇÃO

**CAPÍTULO 15**

Eduardo Sérgio Soares Sousa
Gabriel Rodrigues Martins de Freitas
Rilva Lopes de Sousa Munoz

## INTRODUÇÃO

O SARS-CoV-2, agente etiológico da atual pandemia de COVID-19, é um novo coronavírus e, portanto, as evidências atualmente disponíveis para orientar a prática clínica nesta situação específica são de força de evidência baixa, conforme diretrizes baseadas em evidências. A determinação das melhores evidências requer identificação seletiva e análise crítica. Muito do que se dispõe atualmente são estudos não analíticos, classificados como de força de evidência 4 ou 5 (sistema Oxford), o que qualificaria a tomada de decisão, a partir destes estudos, como de graus de recomendação C e D no sistema Grade. Portanto, são estudos de baixa ou muito baixa qualidade de evidência, como estudos observacionais não controlados, opiniões desprovidas de avaliação crítica e consensos.[1]

Observado isso, é necessário ter em mente que este texto poderá requerer atualizações em virtude dos rápidos avanços obtidos com novas evidências sobre o novo coronavírus da emergente COVID-19. Os demais autores de capítulos prévios do presente trabalho já abordaram a classificação, origem e epidemiologia do novo vírus. Cabe no escopo deste capítulo abordar o que diz respeito à infecção pelo SARS-CoV-2 relacionada com a gravidez e com o puerpério e, neste, com a amamentação.

## COVID-19 EM GESTANTES

A maioria dos casos de COVID-19 em todo o mundo tem evidências de transmissão de pessoa para pessoa. O novo coronavírus SARS-CoV-2 pode ser facilmente isolado de secreções respiratórias, fezes e fômites.[1,2] É importante relembrar que o SARS-CoV-2 pode ser propagado e infectar as pessoas por duas maneiras: a primeira é por meio do contato direto com uma pessoa infectada, que ao expelir gotículas contaminadas para os seus contactantes, estes podem ser atingidos em suas mucosas (nasal, oral e ocular). O risco desta contaminação aumenta com o maior tempo de contato e com a magnitude da carga viral, mesmo que a pessoa infectada esteja assintomática. A segunda rota para a contaminação ocorre de forma indireta, quando uma pessoa, por meio do toque em uma superfície, um objeto ou uma mão contendo o vírus viável, subsequentemente toca a própria boca, nariz ou olhos.[2] Menos claro é se alguém infectado precisa, necessariamente, tossir ou espirrar para expelir gotículas suficientes para infectar outra pessoa, ou se a fala e outras atividades também espalham a doença, porém, há evidências incipientes que mostram que também a fala humana normal é emissora de gotículas capazes de transportar o novo coronavírus.[3]

Entrando no foco do que se pretende apresentar neste capítulo, a consideração de populações especiais é um componente chave da resposta a infecções emergentes, incluindo mulheres grávidas. Epidemias anteriores, de muitas destas novas infecções virais, geralmente, resultaram em maus resultados obstétricos, incluindo morbimortalidade materna, transmissão materno-fetal do vírus e infecções perinatais. O SARS-CoV-2, o agente da COVID-19, é semelhante a outros dois coronavírus, SARS-CoV e MERS-CoV, por causar infecções respiratórias maternas com risco de vida e complicações sistêmicas. Assim, há a preocupação global com a potencial transmissão intrauterina de SARS-CoV-2 de mulheres grávidas para seus bebês. Contudo, até este momento, apesar do grande e rápido aumento do número de casos de doença por coronavírus 2019 e das mortes resultantes, existem dados limitados sobre as características clínicas de mulheres gestantes com a doença.

As mulheres grávidas devem seguir as mesmas recomendações que as pessoas não grávidas para evitar a exposição ao vírus (p. ex., distanciamento social, higiene das mãos, desinfecção de superfícies, uso de máscara em público). Mulheres com histórico epidemiológico de contato devem ser monitoradas. Quanto às grávidas que trabalham em ambientes de exposição a alto risco (salas de parto, salas de cirurgia, enfermarias, unidades de terapia intensiva ou alta dependência), a transferência para ambientes de exposição a baixo risco é preferida. A avaliação do risco de exposição deve ser feita por cada grupo profissional, individualmente, e dependendo das estatísticas locais.

As clínicas pré-natais devem garantir que todas as mulheres grávidas e seus visitantes sejam rastreados quanto a febre e sintomas respiratórios, e as mulheres sintomáticas devem ser isoladas de mulheres saudáveis e devem usar máscaras. A hipertermia, comum na COVID-19 é, a princípio, uma preocupação, considerando que a elevação da temperatura materna no primeiro trimestre pode estar associada a risco aumentado de anomalias congênitas, principalmente defeitos do tubo neural ou aborto espontâneo. À medida que a situação com o COVID-19 se desenrola rapidamente, é fundamental que os obstetras se mantenham atualizados.

Não existem evidências de que mulheres grávidas possam ser mais propensas a contrair a infecção do que a população geral.[3] As evidências disponíveis sugerem que as gestantes não correm maior risco de ficar gravemente doentes do que outros adultos saudáveis se desenvolverem a COVID-19.[4] Não há casos de transmissão materno-fetal intrauterina, mas os casos de recém-nascidos infectados precocemente sugerem que pode haver transmissão vertical do parto ou neonatal apresentados no referido estudo retrospectivo chinês. Prematuridade induzida e casos de dificuldade respiratória em recém-nascidos de mães infectadas foram descritos em poucos casos na China.[5] Um caso, uma mulher de 31 anos de idade em idade gestacional de 34 semanas, apresentou insuficiência de múltiplos órgãos e necessitou de intubação e ventilação mecânica.[6]

A gravidez é conhecida como um período de maior risco para as consequências de infecções respiratórias, como para a gripe, por isso parece importante rastrear a COVID-19 na presença de sintomas e monitorar de perto as mulheres grávidas. Assim, a grande maioria das mulheres grávidas apresenta apenas sintomas leves ou moderados do tipo resfriado/gripe. No entanto, considerando os dados iniciais e a falta de conhecimento abrangente sobre a patogênese do SARS-CoV-2 durante a gravidez, há necessidade de mais tempo de observação para a obtenção de conclusões circunstanciadas. Novas evidências devem ser cuidadosamente consideradas a fim de ajustar essas recomendações a qualquer momento.[7]

As mulheres grávidas não são imunocomprometidas no sentido clássico, mas as alterações imunológicas da gravidez podem induzir um estado de suscetibilidade aumentada a certos patógenos intracelulares, especialmente vírus, bactérias intracelulares e parasitas.[8] As mulheres grávidas infectadas pela COVID-19 parecem não apresentar maior risco ou maior necessidade de hospitalização quando comparadas às mulheres não grávidas, também infectadas. Um estudo recém-publicado demonstrou que o número de mulheres grávidas hospitalizadas era de aproximadamente 6%, e cuja evolução foi semelhante à proporção na população geral. Este mesmo estudo também evidenciou que a gravidez não estava associada a aumento da mortalidade vinculada à infecção.[1,3]

A maior coorte populacional de mulheres grávidas internadas em hospital é do Reino Unido, contendo 427 participantes, todas com diagnóstico de COVID-19. A motivação das internações variou desde sintomas graves relacionados com a infecção pelo coronavírus, até outros motivos associados à gestação em que a COVID-19 coexistiu, porém, menos grave. Em resultado preliminar, evidenciou-se taxa de admissão de 4,9 pacientes a cada 1.000 gestantes (IC95%: 4,5-5,4). De todas as participantes, 9% necessitaram de cuidados intensivos, sendo que menos de 1% necessitou de ventilação mecânica. A taxa de mortalidade das mulheres incluídas no estudo foi de 1,2% (IC95%: 0,4-2,7%), quando observadas apenas as mulheres grávidas com COVID-19. Quando foi considerada a mortalidade materna geral do Reino Unido, a mortalidade representou 5,6 (IC95%: 1,8 a 13,1) a cada 100.000 gestantes.[9]

Ainda sobre essa coorte do Reino Unido, a idade gestacional na admissão hospitalar teve como mediana 34 semanas (IQ 29-38). A maioria das mulheres foi hospitalizada no terceiro trimestre de gravidez ou no periparto (81%), das quais 59% foram submetidas à cesariana, e aproximadamente metade deste número de partos cirúrgicos ocorreu por doenças maternas ou comprometimento fetal. O restante foi por razões obstétricas ou solicitação materna (6%), enquanto 20% das mulheres que tiveram parto cesáreo foram submetidas à anestesia geral em razão de sintomas graves de COVID-19 ou urgência do nascimento.[10] Em uma revisão foram identificados 10 estudos que avaliaram a saúde materna e neonatal após a infecção materna por COVID-19, mostrando que as mulheres grávidas não tiveram sintomas graves, mas os neonatos pareciam ser afetados em maior medida. Foi relatada uma morte em um recém-nascido prematuro cuja mãe teve pneumonia por COVID-19.[11]

Uma questão clínica importante a ser observada é o estado hipercoagulável que a gravidez induz. As evidências emergentes sugerem que também indivíduos internados com COVID-19 têm hipercoagulabilidade, provavelmente associada a risco aumentado de doenças venosas. A mobilidade reduzida resultante do autoisolamento em casa ou a hospitalização, provavelmente, aumentam ainda mais esse risco.[12]

Diante de uma situação de pandemia e isolamento social, muito se fala ainda sobre a questão da saúde mental e bem-estar psicossocial das pessoas. As famílias sofrem com esse processo e durante a gestação e o nascimento também passam por esses transtornos. Um estudo irlandês analisou essa questão com 71 mulheres, evidenciando que elas ficaram preocupadas com o bem-estar e a situação financeira familiar.[13]

Nesse contexto da epidemia de COVID-19, as sociedades de ginecologia-obstetrícia, doenças infecciosas e neonatologia propuseram um protocolo francês para o gerenciamento de casos possíveis e comprovados de SARS-CoV-2 em mulheres grávidas. Essas propostas podem evoluir diariamente com o avanço da epidemia e do conhecimento em mulheres grávidas. Posteriormente, será necessária uma análise aprofundada dos casos em gestantes, a fim de aprimorar o conhecimento sobre o assunto e, por isso, parece importante rastrear a COVID-19 na presença de sintomas e monitorar de perto as mulheres grávidas.[5] Essas propostas podem evoluir diariamente com o avanço da epidemia e do conhecimento da patogênese do SARS-CoV-2 durante a gestação.

## TRANSMISSÃO VERTICAL DO SARS-CoV-2

Ainda não houve casos publicados de evidência clínica de transmissão vertical. A transmissão vertical da passagem pelo canal de parto é improvável, mas os dados são limitados. Portanto, se a condição materna é estável e o monitoramento fetal adequado pode ser assegurado, o parto vaginal é o preferido.[8] As evidências estão se acumulando rapidamente, portanto, esses dados precisarão ser atualizados em breve. As evidências quanto à transmissão vertical do novo coronavírus são incipientes. Entretanto serão mencionadas referências importantes para a presente discussão. Os médicos devem continuar a seguir o site do *Centers for Disease Control and Prevention* para se manterem atualizados com as informações mais recentes (https://www.cdc.gov/coronavirus/2019-nCoV/hcp/index.html).

Em estudos de relatos de casos chineses não foram encontrados SARS-CoV-2 no líquido amniótico, sangue do cordão umbilical, material das vias aéreas de neonatos e no leite materno.[14,15] Todavia, em outras duas publicações evidenciou-se a presença de IgM para o vírus no soro de neonatos ao nascimento. Como a IgM, por ser uma estrutura tetramérica, não atravessaria a placenta e isso representaria uma resposta imune do neonato à infecção desenvolvida ainda como feto.[16,17] Em outro relatório preliminar do Sistema de Vigilância Obstétrica do Reino Unido, um estudo com 240 neonatos, 2,5% dos bebês tiveram *swab* positivo dentro de 12 horas após o nascimento.[9] Todas as evidências supracitadas possuem amostras pequenas e necessitam de maior ampliação dos estudos.

Em revisão sistemática sobre a gravidez e os resultados perinatais de infecções do espectro de Coronavírus e, principalmente, a doença COVID-19 em decorrência de infecção por SARS-CoV-2 durante a gravidez, revelou-se que nas mães infectadas com infecções por coronavírus, incluindo COVID-19, mais de 90% das quais também tiveram pneumonia, o trabalho de parto prematuro foi o resultado adverso mais frequente da gravidez. Abortamento, pré-eclâmpsia, cesariana e morte perinatal (7-11%) também foram mais comuns do que na população de grávidas em geral. Não houve casos de evidência clínica de transmissão vertical.[18]

## RISCO PARA O FETO E PARA O NEONATO

As características clínicas da pneumonia por COVID-19 em mulheres grávidas têm sido semelhantes às relatadas para pacientes adultas não grávidas que desenvolveram pneumonia por COVID-19. Os resultados de um pequeno grupo de casos sugerem que, atualmente, não há evidências de infecção intrauterina causada por transmissão vertical em mulheres que desenvolvem pneumonia por COVID-19 no final da gravidez.[4]

Quanto ao risco para o feto, não existem dados que sugiram risco de abortamento espontâneo ou interrupção precoce da gravidez em relação à infecção materna pela COVID-19.[1] Relatos de casos de grávidas com Síndrome Respiratória do Oriente Médio (MERS) ou a Síndrome Respiratória Aguda Grave (SARS) não demonstraram relação entre infecção e aumento do risco de abortamento espontâneo ou interrupção da gravidez no segundo trimestre.[17]

A frequência de abortamento espontâneo não parece aumentar, mas os dados sobre infecções no primeiro trimestre ainda são limitados. Existem investigações em andamento para a obtenção de mais evidências. Esta é uma situação em rápida evolução e muitos estudos trarão elucidação a esta questão. Contudo, sabe-se que mais de 95% dos recém-nascidos estão em boas condições ao nascer; as complicações neonatais têm sido amplamente relacionadas com o nascimento prematuro e com ambientes uterinos adversos resultantes de doença materna crítica.[18-20]

Em estudo de infecção neonatal precoce com SARS-CoV-2 em 33 recém-nascidos de mães com COVID-19 em Wuhan, China, os sintomas clínicos foram leves e os resultados favoráveis.[21] Dos três recém-nascidos com COVID-19 sintomáticos, o mais grave pode ter apresentado os sintomas por prematuridade, asfixia e sepse, ao invés de infecção por SARS-CoV-2. Como procedimentos rígidos de controle e prevenção de infecção foram implementados durante o parto na referida casuística, é provável que as fontes de SARS-CoV-2 nas vias respiratórias superiores ou no ânus dos neonatos tenham origem materna. É importante rastrear as gestantes e programar medidas rigorosas de controle de infecção, quarentena de mães infectadas e monitoramento rigoroso de recém-nascidos com risco de COVID-19.

Em revisões narrativas,[11] descrevem-se, em um dos trabalhos, três recém-nascidos positivos para COVID-19 com febre, tosse, vômito de leite, e em dois casos dispneia, mas sinais vitais estáveis. Outro recém-nascido positivo para COVID-19 mostrou sinais vitais estáveis, sem febre ou tosse, mas dispneia juntamente com radiografias torácicas anormais e anormalidades da função hepática. Considerando que a infecção intrauterina vertical é improvável, a gotícula pós-parto ou a transmissão de contato dos pais ou de outros cuidadores para o recém-nascido é a explicação mais plausível.

Ainda não existem evidências de teratogenia associada à infecção pelo SARS-CoV-2. A idade média gestacional ao nascimento foi de 38 semanas (IQ 36-39), 27% das mulheres tiveram partos prematuros, 47% destas por comprometimento materno e 15% por comprometimento fetal. Além disso, 10% dos bebês a termo necessitaram de internação na unidade neonatal, enquanto 2,5% destes testaram positivo para SARS-CoV-2 durante as primeiras 12 horas após o nascimento. Apenas um bebê que testou positivo precisou de internação na unidade neonatal.[17]

## ALEITAMENTO MATERNO, CUIDADOS PÓS-NATAIS E CORONAVÍRUS

Existem poucos dados para orientar os cuidados pós-natais de bebês de mulheres que tiveram COVID-19 no terceiro trimestre de gravidez. Inicialmente, tomava-se por base uma literatura chinesa, que recomendava o isolamento da mulher e do bebê por 14 dias, caso um deles testasse positivo. No entanto, a recomendação atual é da individualização do cuidado para bebês que possam ser mais suscetíveis à infecção (baixo-peso, prematuros e com malformações),[22] pois se podem gerar efeitos prejudiciais para a alimentação e o vínculo mãe-bebê, caso os dois estejam saudáveis, sem sintomas. Por isso, deve-se discutir cada caso, ponderando-se riscos e benefícios para a tomada de decisão.[23]

Em uma revisão sistemática sobre a detecção do vírus no leite materno, 13 casos foram negativos.[24] Entretanto, dado o número pequeno de casos, essa evidência deve ser interpretada com cautela.[1] Considera-se hoje que, à luz das evidências mais recentes, os benefícios da amamentação superam os riscos potenciais de transmissão do vírus através do aleitamento. Existe um consenso geral de que a amamentação deve ser incentivada em decorrência de seus muitos benefícios maternos e infantis. No cenário da infecção materna por COVID-19, a criança pode receber proteção passiva de anticorpos contra o vírus, uma vez que o leite materno é uma fonte de anticorpos e outros fatores anti-infecciosos.[24,25] Essa visão é, inclusive, fomentada pela UNICEF, amplamente difundida em vários países.[26] Toda essa discussão deve incluir os pais, de modo a muni-los de informações e tomar a decisão de forma compartilhada.

**Quadro 15-1.** Orientações Gerais sobre Precauções durante a Amamentação para Diminuir o Risco de Infecção do Bebê

1. Lavar sempre as mãos antes de tocar no bebê, copinhos, mamadeiras, no seio e também antes de ordenhar o leite
2. Higienizar os seios antes da amamentação ou ordenha
2. Considerar usar máscara cirúrgica enquanto estiver alimentando, cuidando do bebê ou quando for ordenhar o leite
3. Evitar tossir ou espirrar enquanto estiver alimentando, cuidando do bebê ou quando for ordenhar o leite
4. Considerar a possibilidade de pedir a alguém saudável para alimentar o bebê
5. Ao ordenhar o leite por meio de bomba manual extratora de leite, seguir diretrizes de esterilização
6. Em caso de impossibilidade de amamentação (mãe em estado grave ou decisão de isolamento do binômio) e/ou escolha do uso de fórmula, optar por cuidador saudável para alimentar o bebê

Fonte: UNICEF.[25]

Publicaram-se evidências de que amostras de leite materno de seis mães positivas para COVID-19 após o parto revelaram resultados negativos por exame de *polymerase chain reaction* (PCR), considerado o padrão-ouro no diagnóstico da COVID-19.[8] As diretrizes são controversas, entretanto, tendo em vista a relação custo-benefício, existe indicação para que o processo do aleitamento ocorra, desde que sejam tomadas medidas de precaução adequadas. Como alternativa, considerando o sistema imunológico imaturo, preconiza-se o isolamento do neonato por 14 dias em uma enfermaria de neonatologia separada até que a doença materna seja controlada, a fim de proteger o neonato contra a transmissão vertical pós-parto, segundo orientações do *Center of Disease Control* (CDC, Atlanta) e diretrizes chinesas.

O Quadro 15-1 mostra precauções que devem ser tomadas para reduzir o risco da propagação viral ao bebê, com base nas medidas orientadas pela UNICEF.[25]

## COMPLICAÇÕES EM GRÁVIDAS

Dados limitados estão disponíveis sobre os resultados da gravidez nos casos de infecção por COVID-19. Durante as epidemias de SARS, em 2003, foi relatado aumento do risco de aborto espontâneo durante o primeiro trimestre em sete casos comprovados de infecção (4/7 abortos espontâneos). Não existem complicações no primeiro trimestre e dados teratogênicos. Até o momento, para a COVID-19, nenhum caso de primeiro trimestre foi publicado, mas outras pesquisas são aguardadas.[8] Com base no pressuposto de que as células na interface feto-materna são menos suscetíveis à infecção por COVID-19, o risco de complicações no primeiro trimestre é, provavelmente, baixo.

Como é possível que a COVID-19 possa aumentar o risco de complicações na gravidez, o gerenciamento deve estar idealmente em um estabelecimento de saúde com monitoramento materno e fetal próximo. Os princípios do manejo da doença na gravidez incluem isolamento precoce, procedimentos agressivos de controle de infecções, oxigenoterapia, prevenção de sobrecarga de líquidos, consideração de antibióticos empíricos (secundários ao risco de infecção bacteriana), testes de laboratório para vírus e coinfecção, monitoramento de contratilidade uterina, ventilação mecânica precoce para insuficiência respiratória progressiva, planejamento de parto individualizado e uma abordagem em equipe com consultas multiespecializadas.[7] Embora uma revisão sistemática com 51 pacientes grávidas com COVID-19 tenha relatado que 39% pariram antes de 37 semanas de gestação, destas, 96% por cesárea, uma revisão sistemática maior subsequente, incluindo 252 pacientes com COVID-19, relatou que apenas 15% dos partos foram antes de 37 semanas e 70% por cesariana.[26]

É importante enfatizar novamente que os dados disponíveis geralmente são de baixa qualidade, refletindo pequeno número de casos e número desproporcional de pacientes intubados com pneumonia por COVID-19. Febre e hipoxemia por pneumonia grave podem aumentar os riscos de trabalho de parto prematuro, bolsa rota precoce e padrões anormais da frequência cardíaca fetal, mas também podem ocorrer partos prematuros em pacientes sem doença respiratória grave. Parece que muitos dos casos iniciais do terceiro trimestre foram submetidos, eletivamente, à cesariana por causa de um viés de intervenção catalisado pela crença de que o tratamento da doença respiratória materna grave seria melhorado pelo parto. No entanto, essa hipótese não está comprovada.[20]

## MANEJO DO PARTO

Mesmo antes da pandemia da COVID-19, cerca de 2,8 milhões de mulheres grávidas e recém-nascidos morriam a cada ano, ou 1 a cada 11 segundos, principalmente por causas evitáveis.[25] A UNICEF alerta, entretanto, que, embora evidências de que mulheres grávidas não sejam mais afetadas pela COVID-19 do que outras pessoas tenham surgido, os governos de todos os países precisam garantir que elas ainda tenham acesso aos serviços de pré-natal, parto e pós-parto durante esta época em que os centros de saúde estão sobrecarregados com os esforços da resposta à pandemia.[25]

O manejo do trabalho de parto em mulheres com COVID-19 confirmada ou suspeita não é alterado.[26] O contato pele a pele, o tempo do trabalho de parto e no hospital devem ser limitados, sendo o mais rápido e seguro possível. O trabalho de parto deve correr bem, sem intercorrências, em um ambiente seguro e confortável para a mãe e o bebê.[27] A ingestão e a saída de líquidos devem ser cuidadosamente monitoradas, além do que a hidratação agressiva deve ser evitada, pois pode levar a aumento de secreções respiratórias, edema pulmonar e redução da oxigenação materna, que já pode estar comprometida.[28] O monitoramento contínuo da frequência cardíaca fetal é recomendado em mulheres com suspeita ou confirmação de COVID-19.

O SARS-CoV-2 não foi detectado em secreções vaginais ou no líquido amniótico, como foi destacado anteriormente. Logo, a ruptura das membranas não parece oferecer riscos.[23] O uso de oxigenoterapia deve ser, sempre que possível, abandonado, pois aumenta a exposição e o risco de contaminação.[29]

## TRATAMENTO DE GESTANTES COM COVID-19

Fornecer diretrizes aos profissionais de saúde durante um período de infecções pandêmicas virais em rápida evolução não é uma tarefa fácil, mas é necessária para coordenar as ações apropriadas para que todos os pacientes obtenham o melhor atendimento possível dadas as circunstâncias em que estão. Seguiremos agora, com base na literatura mundial, uma série de recomendações para o tratamento de gestantes infectadas pelo SARS-CoV-2 de modo a auxiliar nos cuidados clínicos com as pacientes.

A maioria das pacientes grávidas com COVID-19 conhecida ou suspeita tem doença leve (sem falta de ar), o que não justifica atendimento em âmbito hospitalar na ausência de problemas obstétricos (p. ex., trabalho de parto prematuro). As instruções para estas pacientes são as mesmas para as mulheres não grávidas, exceto pelo fato de que, as grávidas, no terceiro trimestre, devem ficar atentas e relatarem quando notarem diminuição do movimento fetal.[30]

Gestantes com doença leve associada a comorbidades, ou doença moderada a crítica, devem ser hospitalizadas. Pacientes grávidas hospitalizadas com doença grave, em que exista a necessidade de oxigênio, devem ser atendidas por uma equipe multiespecializada em um hospital com serviços obstétricos e uma unidade de terapia intensiva para adultos. O *status* COVID-19 por si só não é necessariamente um motivo para transferir mulheres grávidas não críticas com suspeita ou confirmação da infecção.[31]

Entre pacientes gravemente enfermas com COVID-19, a insuficiência respiratória hipoxêmica aguda profunda da Síndrome do Desconforto Respiratório Agudo (SARS, em inglês) é o achado dominante. O cuidado geral de suporte ao paciente crítico com pneumonia por COVID-19 é semelhante ao de pacientes com SARS em decorrência de outras causas.

As complicações comuns da SARS relacionadas à COVID-19 incluem lesão renal aguda, enzimas hepáticas elevadas e lesão cardíaca (p. ex., miocardiopatia, pericardite, derrame pericárdico, arritmia, morte súbita cardíaca). Durante a gravidez, a saturação periférica de oxigênio materno ($SpO_2$) deve ser mantida em ≥ 95%. Se a $SpO_2$ cair abaixo de 95%, deve-se colher uma gasometria no sangue arterial para medir a pressão parcial de oxigênio ($PaO_2$): é desejável uma $PaO_2$ materna superior a 70 mmHg para manter um gradiente de difusão de oxigênio favorável do lado materno para o fetal da placenta.[30-32] Apesar da boa resposta dos protocolos de posição prona na SARS, reconhece-se a impossibilidade do uso em gestantes, principalmente nas que possuem idade gestacional avançada. A literatura mostra, no entanto, a tentativa do uso de uma posição semipronada.[30]

As evidências sobre risco tromboembólico no acometimento pela COVID-19 são ainda limitadas, entretanto, como já citado neste capítulo, sugerem risco aumentado. Algumas evidências recomendam profilaxia farmacológica de tromboembolismo venoso de rotina em pacientes hospitalizados com COVID-19, a menos que haja uma contraindicação (p. ex., sangramento, grave trombocitopenia).[33-37] Orienta-se iniciar a profilaxia em todas as mulheres grávidas e puérperas com COVID-19 internadas no hospital para tratamento de um distúrbio obstétrico ou médico pré ou pós-parto da COVID-19 isolada. Para a profilaxia pré-parto em mulheres que não estão em condição grave de saúde e que podem parir em poucos dias, a heparina não fracionada 5.000 unidades por via subcutânea a cada 12 horas é uma dose razoável. A heparina não fracionada geralmente é preferida em mulheres grávidas que podem estar próximas do parto, porque é mais facilmente revertida do que a heparina de baixo peso molecular. A heparina de baixo peso molecular é razoável em mulheres com poucas chances de parir em alguns dias e naquelas que estão no pós-parto.

## TERAPIA MEDICAMENTOSA PARA INFECÇÃO PELO SARS-CoV-2 EM GESTANTES

A questão da terapia medicamentosa para a infecção pelo SARS-CoV-2 na população geral é ainda muito controversa e possui poucas evidências sólidas. Aqui foram colhidos os dados mais atuais da literatura sobre tal tomada de decisão clínica para apresentar aos leitores. Entretanto, é preciso destacar que podem surgir novas evidências das quais não se tem acesso na presente data.

São opções terapêuticas apresentadas em seguida, como componentes de diversos protocolos ou como medicamento de uso compassivo, ou seja, quando um medicamento novo, ainda sem registro na Agência Nacional de Vigilância em Saúde (Anvisa), pode ser prescrito para pacientes com doenças graves e sem alternativa terapêutica satisfatória com produtos registrados no país.

## Remdesivir
Em alguns hospitais, mulheres grávidas com COVID-19 grave recebem remdesivir em um protocolo de uso compassivo. O remdesivir é um novo análogo de nucleotídeo que possui atividade contra SARS-CoV-2 e outros coronavírus relacionados com a Síndrome Respiratória Aguda Grave (SARS) e à Síndrome Respiratória do Oriente Médio (MERS-CoV), tanto *in vitro* quanto em estudos com animais. Foi usado sem toxicidade fetal relatada em algumas mulheres grávidas infectadas com o vírus Ebola e está sendo usado para tratar, também com base no uso compassivo, em pacientes grávidas com COVID-19 grave. Ensaios randomizados do medicamento durante a pandemia de COVID-19 excluíram mulheres grávidas e que amamentavam. No Brasil, tal medicamento não está disponível ainda apesar das boas evidências.[28-30]

## Lopinavir/Ritonavir
Tais medicamentos são usados, principalmente, para o tratamento da infecção pelo HIV, inclusive durante a gravidez. Atravessa a placenta e pode aumentar o risco de parto prematuro, mas um risco aumentado de efeitos teratogênicos não foi observado em humanos. Os medicamentos em investigação para COVID-19 que são conhecidos por serem teratogênicos incluem ribavirina e baricitinibe.[30-32]

## Hidroxicloroquina/Cloroquina
Os dados de estudos randomizados precoces geralmente sugerem nenhum benefício com a administração de hidroxicloroquina ou cloroquina. Além disso, os efeitos maternos adversos incluem ritmos cardíacos anormais (prolongamento do intervalo QT e taquicardia ventricular), especialmente em pacientes que tomam outros medicamentos associados ao prolongamento do QTc. Portanto, esses medicamentos não devem ser usados para o tratamento de COVID-19 fora dos estudos randomizados em andamento. A hidroxicloroquina atravessa a placenta. A acumulação no tecido ocular fetal foi observada em estudos com animais, mas um risco aumentado de anormalidades oculares fetais não foi observado em humanos, o que é tranquilizador, pois o medicamento foi usado por mulheres grávidas no tratamento de lúpus eritematoso sistêmico ou na prevenção de malária. Os dados disponíveis são limitados, no entanto, é um risco para o feto que não pode ser descartado quando usado em doses diferentes para outras indicações.[38,39]

## Betametasona Pré-Natal
Para a população em geral, o *Centers for Disease Control and Prevention* recomenda evitar glicocorticoides em pessoas positivas para COVID-19, porque elas estão associadas a risco aumentado de mortalidade em pacientes com *influenza* e atraso na eliminação viral em pacientes com MERS-CoV. No entanto, o CDC não abordou o uso de glicocorticoides no período pré-natal para reduzir a morbimortalidade neonatal, após o nascimento prematuro em partos de pacientes grávidas com COVID-19. Essas decisões devem ser individualizadas, ponderando-se os benefícios neonatais com os riscos de possíveis danos à paciente grávida.[40]

## Aspirina em Baixas Doses
Para mulheres grávidas sem COVID-19, a ACOG afirmou que a aspirina em baixa dose deve continuar a ser oferecida conforme indicado clinicamente (p. ex., prevenção de pré-eclâmpsia). Para aqueles com suspeita ou confirmação de COVID-19 para as quais seria

indicada uma dose baixa de aspirina, a decisão de continuar o medicamento deve ser individualizada. Por exemplo, a profilaxia contínua para pré-eclâmpsia provavelmente não vale a pena em pacientes graves ou gravemente doentes ou a curto prazo. Um painel do *National Institutes of Health* declarou que pessoas com COVID-19 que estão tomando AINEs para alguma outra condição de saúde devem continuar a terapia conforme previamente indicada por seu médico.[39,41]

A preocupação com os possíveis efeitos negativos dos AINEs foi levantada por relatos anedóticos de alguns pacientes jovens e não gestantes que receberam AINEs (ibuprofeno) no início do curso da infecção e sofreram doença grave. No entanto, não existem dados clínicos ou populacionais que abordem diretamente o risco de AINEs. Dada a ausência de dados, a Agência Europeia de Medicamentos e a Organização Mundial da Saúde não recomendam evitar AINEs em pacientes com COVID-19 quando clinicamente indicado.[30,41]

## Tocolíticos

Em mulheres com COVID-19 conhecida ou suspeita, o tocolítico preferido é o nifedipino. É uma alternativa adequada para a indometacina, que está sujeita a preocupações, e para os beta-simpatomiméticos, que podem aumentar ainda mais a frequência cardíaca materna.[38-42]

## RECOMENDAÇÕES GERAIS

O Quadro 15-2 apresenta um quadro sinóptico sobre recomendações gerais a partir da base de dados *UpToDate*, base de informações médicas, baseada em evidências, revisada por pares, sobre a infecção do SARS-CoV-2 e os tópicos tratados neste capítulo.

**Quadro 15-2.** Sinopse sobre Recomendações a Partir da Base *UpToDate* (Desafios da Covid-19 para as Gestantes)

- As mulheres grávidas devem seguir as mesmas recomendações gerais para evitar a exposição ao SARS-CoV-2
- As manifestações clínicas de COVID-19 em mulheres grávidas são semelhantes às de mulheres não grávidas. Um teste positivo para SARS-CoV-2 geralmente confirma o diagnóstico de COVID-19, embora testes falso-positivos e falso-negativos sejam possíveis
- A gravidez não parece aumentar a suscetibilidade à infecção ou piorar o curso clínico, e a maioria das mães infectadas se recupera antes de realizar o parto. No entanto, doenças graves que requerem admissão na unidade de terapia intensiva materna e necessidade de ventilação mecânica podem ocorrer. Mortes maternas foram relatadas
- As mulheres infectadas, especialmente as que desenvolvem pneumonia, parecem ter mais partos prematuros e partos cesáreos. Estas complicações provavelmente estão relacionadas com as doenças maternas graves, pois a infecção intrauterina parece não ocorrer, mas isso ainda está sob investigação. Foram relatadas algumas possíveis infecções precoces dos recém-nascidos e possível infecção placentária
- Geralmente o trabalho de parto não é alterado em mulheres que dão a luz durante a pandemia de COVID-19 ou em mulheres com COVID-19 confirmada ou suspeita. O SARS-CoV-2 não foi detectado nas secreções vaginais ou no líquido amniótico; portanto, a ruptura das membranas fetais e o monitoramento interno da frequência cardíaca fetal podem ser realizados para indicações usuais, mas os dados são limitados. COVID-19 não é uma indicação para alterar a via do parto. O parceiro/cônjuge deve ser rastreado de acordo com as políticas do hospital, e aqueles com sintomas consistentes com COVID-19, exposição a um caso confirmado em 14 dias ou teste positivo para COVID-19 em 14 dias não devem participar do parto

*Continua.*

**Quadro 15-2.** *(Cont.)* Sinopse sobre Recomendações a Partir da Base *UpToDate* (Desafios da Covid-19 para as Gestantes)

- Em pacientes com COVID-19 confirmada ou suspeita, o anestésico neuroaxial não está contraindicado e apresenta várias vantagens em pacientes em trabalho de parto. *A Society of Obstetric Anesthesia and Perinatology* sugere a suspensão do uso de óxido nitroso para analgesia durante o parto nesses pacientes, em decorrência de dados insuficientes sobre a aerossolização deste fármaco nos sistemas de administração de medicamentos
- No parto de pacientes com COVID-19 conhecida ou suspeita, algumas instituições optaram por evitar o clampeamento tardio do cordão umbilical, em que os benefícios são modestos, a fim de minimizar a exposição do recém-nascido a qualquer vírus no ambiente imediato e reduzir as chances de que o recém-nascido necessite de fototerapia para icterícia
- Os anti-inflamatórios não esteroidais (AINEs) são comumente usados no tratamento da dor pós-parto; no entanto, há relatos de possíveis efeitos negativos dos AINEs em pacientes com COVID-19. Dada a incerteza, recomenda-se paracetamol como o agente analgésico preferido, se possível, e se os AINEs forem necessários, a menor dose eficaz deve ser usada
- Bebês nascidos de mães com COVID-19 são suspeitos de COVID-19 e devem ser testados, isolados de outros bebês saudáveis e tratados de acordo com as precauções de controle de infecção de pacientes com COVID-19 confirmada ou suspeita
- A separação de uma mãe com COVID-19 conhecida ou suspeita e seu bebê é determinada caso a caso. Se o bebê for positivo, a separação é desnecessária. Quando a separação for indicada (a mãe toma precauções com base na transmissão), mas não é implementada, outras medidas podem ser utilizadas para reduzir a transmissão potencial de mãe para filho, incluindo barreiras físicas e separação de aproximadamente 2 metros, equipamento de proteção individual e higiene das mãos e utilização de outros adultos saudáveis para cuidados infantis (alimentação, fraldas, banho)
- O vírus foi encontrado apenas em uma amostra de leite materno, mas os dados são limitados. A transmissão de gotículas para o recém-nascido pode ocorrer pelo contato próximo durante a alimentação. Em mães com COVID-19 confirmada ou mães sintomáticas com suspeita de COVID-19, de maneira ideal, para minimizar o contato direto, o bebê é alimentado com leite materno expresso por outro cuidador até que a mãe se recupere ou se mostre não infectada, desde que o outro cuidador esteja saudável e siga as precauções de higiene. Nesses casos, a mãe deve usar uma máscara e limpar bem as mãos e os seios antes de bombear; as peças da bomba, as mamadeiras e os bicos artificiais também devem ser limpos. Se ela amamentar o bebê diretamente, devem ser tomadas precauções pessoais de higiene semelhantes
- Vários agentes estão sendo avaliados para o tratamento do COVID-19. O remdesivir é o mais promissor e foi usado sem toxicidade fetal relatada em algumas mulheres gravemente doentes

Fonte: UpToDate, 2020.[28]

## REFERÊNCIAS BIBLIOGRÁFICAS

1. Royal College of Obstetricians & Gynaecologists (RCOG). Advice for services caring for pregnant women following isolation for symptoms, or recovery from confirmed COVID-19. RCOG, 13 de maio de 2020. Disponível em: https://www.rcog.org.uk/en/guidelines-research-services/guidelines/coronavirus-pregnancy/covid-19-virus-infection-and-pregnancy.
2. Zhou P, Yang X-L, Wang X-G, Hu B, Zhang L, Zhang W, et al. A Pneumonia Outbreak Associated with a New Coronavirus of Probable Bat Origin. Nature. 2020.
3. Bourouiba L. Turbulent gas clouds and respiratory pathogen emissions: potential implications for reducing transmission of COVID-19. JAMA. 2020;323(18):1837-8.
4. Chen H, Guo J, Wang C, et al. Clinical characteristics and intrauterine vertical transmission potential of COVID-19 infection in nine pregnant women: a retrospective review of medical records. Lancet. 2020.

5. Peyronnet V, Sibiude J, Deruelle P, Houissoud C, Lescure X, Lusset J-C, et al. SARS-CoV-2 Infection During Pregnancy. Information and Proposal of Management Care. CNGOF. Gynecol Obstet Fertil Senol. 2020;48(5):436-43.
6. Wu Z, McGoogan JM. Characteristics of and Important Lessons From the Coronavirus Disease 2019 (COVID-19) Outbreak in China: Summary of a Report of 72 314 Cases From the Chinese Center for Disease Control and Prevention. JAMA. 2020;323(13):1239-42.
7. Rasmussen SA, Smulian JC, Lednicky JA, Wen TS, Jamieson DJ. Coronavirus Disease 2019 (COVID-19) and pregnancy: what obstetricians need to know. Am J Obstet Gynecol. 2020;222(5):415-26.
8. Donders F, Lonnée-Hoffmann R, Tsiakalos A, Mendling W, Martinez de Oliveira J, Judlin P, et al. ISIDOG COVID-19 Guideline Workgroup. ISIDOG Recommendations Concerning COVID-19 and Pregnancy. diagnostics. 2020;10:243.
9. Docherty AB, Harrison EM, Green CA, et al. Features of 16,749 hospitalised UK patients with COVID-19 using the ISARIC WHO Clinical Characterisation Protocol. medRxiv, 23 de abril de 2020.
10. Knight M, Bunch K, Vousden N, et al. Characteristics and outcomes of pregnant women hospitalised with confirmed SARS-CoV-2 infection in the UK: a national cohort study using the UK Obstetric Surveillance System (UKOSS).
11. Caparros-Gonzalez RA. Consecuencias maternas y neonatales de la infección por coronavirus COVID-19 durante el embarazo: una scoping review. Rev Esp Salud Publica. 2020;94:e202004033.
12. Hunt B, Retter A, McKlintock A. Practical guidance for the prevention of thrombosis and management of coagulopathy and disseminated intravascular coagulation of patients infected with COVID-19.
13. Corbett GA, Milne SJ, Hehir MP, et al. Health anxiety and behavioural changes of pregnant women during the COVID-19 pandemic. Eur J Obstet Gynecol Reprod Biol. 2020.
14. Zhu H, Wang L, Fang C, et al. Clinical analysis of 10 neonates born to mothers with 2019-nCoV pneumonia. Transl Pediatr. 2020.
15. Wang C, Zhou Y-H, Yang H-X, et al. Intrauterine vertical transmission of SARS-CoV-2: what we know so far. Ultrasound Obstet Gynecol. 2020.
16. Schwartz DA, Dhaliwal A. Infections in pregnancy with covid-19 and other respiratory rna virus diseases are rarely, if ever, transmitted to the fetus: experiences with coronaviruses, HPIV, hMPV RSV, and influenza. Archives of Pathology & Laboratory Medicine. 2020.
17. Zhang J, Wang Y, Chen L, et al. Clinical analysis of pregnancy in second and third trimesters complicated severe acute respiratory syndrome. Zhonghua Fu Chan Ke Za Zhi. 2003;38:516-20.
18. Di Mascio D, Khalil A, Saccone G, et al. Outcome of Coronavirus spectrum infections (SARS, MERS, COVID 1-19) during pregnancy: a systematic review and meta-analysis. Am J Obstet Gynecol MFM. 2020;100107.
19. Elshafeey F, Magdi R, Hindi N, Elshebiny M, Farrag N, Mahdy S, et al. A systematic scoping review of COVID-19 during pregnancy and childbirth. Int J Gynaecol Obstet. 2020.
20. Yan J, Guo J, Fan C, Juan J, Yu X, Li J, et al. Coronavirus disease 2019 (COVID-19) in pregnant women: A report based on 116 cases. Am J Obstet Gynecol. 2020.
21. Zeng L, Xia S, Yuan W, et al. Neonatal Early-Onset Infection With SARS-CoV-2 in 33 Neonates Born to Mothers With COVID-19 in Wuhan, China. JAMA Pediatr. 2020; 200878.
22. Royal College of Paediatrics and Child Health. COVID-19 - Guidance for paediatric services, 2020. Disponível em: https://www.rcpch.ac.uk/resources/covid-19-guidance-paediatric-services.
23. Rodrigues C, Baia I, Domingues R, et al. Pregnancy and breastfeeding during COVID-19 pandemic: A systematic review of published pregnancy cases. medRxiv, 25 de abril de 2020. Disponível em: https://www.medrxiv.org/content/10.1101/2020.04.25.20079509v2
24. CDC. Interim Considerations for Infection Prevention and Control of Coronavirus Disease 2019 (COVID-19) in Inpatient Obstetric Healthcare Settings. Disponível em: https://www.cdc.gov/coronavirus/2019-ncov/hcp/inpatient-obstetric-healthcare-guidance.html

25. UNICEF. Baby Friendly Initiative. Statements on supporting infant feeding during the coronavirus (Covid-19) outbreak. 2020. Disponível em: https://www.unicef.org.uk/babyfriendly/infant-feeding-during-the-covid-19- outbreak/
26. Della Gatta AN, Rizzo R, Pilu G, Simonazzi G. COVID19 during pregnancy: a systematic review of reported cases. Am J Obstet Gynecol, 2020.
27. Boelig RC, Oliver EA, Di Mascio D, et al. Labor and Delivery Guidance for COVID-19. Am J Obstet Gynecol MFM. 2020.
28. UpToDate. Coronavirus disease 2019 (COVID-19): Pregnancy issues. Disponível em: https://www.uptodate.com/contents/coronavirus-disease-2019-covid-19-pregnancy-issues?csi=cd0167c6-4203-4b6f-8040-4429411f1cce&source=contentShare#H2765950429.
29. Stephens AJ, Barton JR, Bentum NA, Blackwell SC, Sibai BM. General Guidelines in the management of an obstetrical patient on the labor and delivery unit during the COVID-19 pandemic. Am J Perinatol. 2020.
30. Schwartz DA. An analysis of 38 pregnant women with COVID-19, their newborn infants, and maternal-fetal transmission of SARS-CoV-2: maternal coronavirus infections and pregnancy outcomes. Arch Pathol Lab Med. 2020.
31. Donders F, Risa L-H, Tsiakalos A, Mendling W, Martinez de Oliveira J, Judlin P, et al. ISIDOG Recommendations Concerning COVID-19 and Pregnancy. Diagnostics (Basel). 2020 Apr 22;10(4):243.
32. Thachil J, Tang N, Gando S, Falanga A, Cattaneo M, Levi M, et al. ISTH interim guidance on recognition and management of coagulopathy in COVID-19. J Thromb Haemost. 2020;18(5):1023.
33. American Society of Hematology. COVID-19 and VTE/Anticoagulation: Frequently Asked Questions. Disponível em: https://www.hematology.org/covid-19/covid-19-and-vte-anticoagulation
34. Society of Critical Care Medicine. COVID-19 Guidelines. Disponível em: https://www.sccm.org/SurvivingSepsisCampaign/Guidelines/COVID-19
35. Wang M, Cao R, Zhang L, Yang X, Liu J, Xu M, et al. Remdesivir and chloroquine effectively inhibit the recently emerged novel coronavirus (2019-nCoV) in vitro. Cell Res. 2020;30(3):269.
36. Sheahan TP, Sims AC, Graham RL, Menachery VD, Gralinski LE, Case JB, et al. Broad-spectrum antiviral GS-5734 inhibits both epidemic and zoonotic coronaviruses. Sci Transl Med. 2017;9(396).
37. Mulangu S, Dodd LE, Davey RT Jr, Tshiani Mbaya O, Proschan M, Mukadi D, et al. A randomized, controlled trial of ebola virus disease therapeutics. N Engl J Med. 2019;381(24):2293.
38. Lacroix I, Bénévent J, Damase-Michel C. Chloroquine and hydroxychloroquine during pregnancy: What do we know? Therapie. 2020.
39. ACOG - American College of Obstetricians and Gynecologists COVID-19 FAQs for Obstetrician-Gynecologists. Disponível em: https://www.acog.org/clinical-information/physician-faqs/covid-19-faqs-for-ob-gyns-obstetrics
40. European Medicines Agency. EMA gives advice on the use of non-steroidal anti-inflammatories for COVID-19 Disponível em: https://www.ema.europa.eu/en/news/ema-gives-advice-use-non-steroidal-anti-inflammatories-covid-19
41. NIH COVID-19 Treatment Guidelines. Disponível em: https://covid19treatmentguidelines.nih.gov/overview/management-of-covid-19
42. Day M. Covid-19: ibuprofen should not be used for managing symptoms, say doctors and scientists. BMJ. 2020;368:m1086. Disponível em: https://www.bmj.com/content/368/bmj.m1086

# PACIENTES CIRÚRGICOS E OS RISCOS DA COVID-19

CAPÍTULO 16

Zailton Bezerra de Lima Junior

## INTRODUÇÃO

Certamente o ano de 2020 ficará marcado na história pelo desafio mundial da humanidade frente à pandemia global da COVID-19. Impossível mensurar o real impacto às populações, no que tange aos aspectos econômicos, sociais, psicológicos e morais induzidos por esta realidade. Tal imprevisibilidade é agravada pelo crescimento astronômico dos casos percebidos nos mais variados cenários mundiais, assumindo uma progressão geométrica brutal, confrontada com o conhecimento, ainda incipiente, dos variados aspectos biológicos da doença, o que gera um cenário de ansiedade, dúvidas e incertezas ao redor do mundo.

A comunidade cirúrgica mundial foi surpreendida por um inimigo invisível e letal, às vezes até maior do que as patologias cirúrgicas de fato. A alta infectividade do vírus causador da COVID-19 adiciona dois aspectos a mais que merecem ser levados em conta na decisão pré-operatória em pacientes eletivos: o contágio dos pacientes pelo vírus, tanto no transoperatório como na recuperação pós-operatória, bem como o crescente risco de contágio dos profissionais envolvidos no ato operatório. A real taxa de letalidade permanece indeterminada e influenciada por inúmeros fatores.

Analisando uma série inicial de casos com 138 pacientes, publicada no *Journal of the American Medical Association*, em fevereiro de 2020, estabeleceu-se uma taxa de mortalidade média de cerca de 4,3%.[1] Os cenários do dia a dia em diversos países e no Brasil retratam realidades diversas, com vários casos documentados de transmissão de pessoa para pessoa.[2,3] Não restam dúvidas de que a COVID-19 representa alto risco para todos os profissionais de saúde no ambiente perioperatório.

Em resposta à pandemia mundial da COVID-19, médicos estão sendo forçados a mudar da conduta focada no paciente para uma centrada na coletividade. A perfeita compreensão desta atual realidade se faz mister para que assimilemos as diversas realidades que ocorrem no cenário nacional e internacional, motivadas pela pandemia. O que se vê em alguns países é um racionamento brutal de recursos e, por vezes, até de novas estratégias sanitárias, que resultam em cenários inóspitos para os profissionais de saúde, que necessitam navegar nessas águas tão revoltas.

Na tentativa de auxiliar nestas e em outras decisões, a literatura médica mundial fornece, diariamente, várias recomendações de sociedades médicas, protocolos de instituições de ensino, compilações de rotinas de atendimento em emergências, publicações científicas preliminares, numa velocidade talvez nunca vista em outros tempos. O desejo de solucionar estas questões é o objetivo maior da Medicina nos dias atuais. Porém, dado o momento de incerteza sobre esta pandemia, tal objetivo encontra-se em constante transformação.

## ASPECTOS BIOLÓGICOS DA COVID-19 E O PACIENTE CIRÚRGICO

Os conhecimentos sobre a fisiopatologia da doença nos permitem, até o momento, compreender que a COVID-19 (doença causada pelo SARS-CoV-2) é baseada em dois processos fisiopatológicos correlacionados:[4]

A) Agressão celular direta, decorrente da infecção viral e intensa replicação do vírus, mais comum nos estágios precoces da doença.
B) Resposta inflamatória e imunológica exacerbada e descontrolada do hospedeiro, predominante nos estágios tardios, associada, ainda, a fenômenos trombóticos e vaso-oclusivos sistêmicos.

O estudo dos fenômenos adaptativos da fisiologia celular em situações de estresse é uma interessante área do conhecimento médico, que tem nos pacientes submetidos às cirurgias de grande porte, um dos seus modelos mais completos e reprodutíveis de estudo. Diante de uma agressão ao organismo humano, uma série de respostas fisiológicas é iniciada, imediatamente, por vias metabólicas e endócrinas, todas com o objetivo final de garantir a homeostase e otimizar o reparo tecidual.[5,6]

Tais respostas fisiológicas promovem reações adaptativas, privilegiando o suprimento sanguíneo e de oxigênio para determinados órgãos e sistemas, mantendo o funcionamento dos chamados órgãos teciduais vitais, como cérebro e coração, por exemplo. Porém, o paciente em pós-operatório apresenta sabidamente uma redução transitória da imunidade celular e humoral, com diminuição de linfócitos T e B e menores taxas de anticorpos circulantes. Apenas tal fato já o torna mais susceptível às infecções oportunistas neste período. Não é incomum, por exemplo, a presença de pneumonias ou infecções do trato urinário em pacientes em período pós-operatório. Contudo, tais infecções são, em geral, facilmente debeladas pelo restabelecimento das defesas corporais com o avançar do curso normal de um período pós-operatório.[6-8]

Porém, trabalhos recentes na literatura demonstram um cenário adverso no pós-operatório de pacientes portadores de COVID-19. Um deles, realizado em Wuhan, berço do surgimento da COVID-19 no mundo, utilizou uma casuística de 34 pacientes que se submeteram a procedimentos cirúrgicos de complexidades variáveis, em quatro hospitais da cidade. Em que pesem os inúmeros vieses desta análise, tal estudo revelou uma taxa de mortalidade de até 20% em pacientes que adquiriram COVID-19 no período pós-operatório, números bem mais elevados do que os geralmente obtidos no pós-operatório de cirurgias semelhantes na população geral, ou naqueles que possuem comorbidades compensadas, como diabetes ou hipertensão arterial. Todos os pacientes do estudo desenvolveram pneumonia por COVID-19 logo após a cirurgia, com achados anormais nos exames tomográficos computadorizados. Quinze pacientes necessitaram de internação em unidade de terapia intensiva (UTI) durante a progressão da doença e sete pacientes morreram após a admissão na UTI.[9]

## CIRURGIAS ELETIVAS × CIRURGIAS DE EMERGÊNCIA

A pandemia por COVID-19 promoveu um verdadeiro blecaute na maioria das estruturas hospitalares por todo o mundo. A necessidade de leitos hospitalares, cuidados de UTI e respiradores artificiais, itens escassos para o cuidado da população, tornaram-se ainda mais difíceis nesses tempos. Soma-se a estes aspectos, o fato do aumento da morbimortalidade induzido pela infecção pela COVID-19 em pacientes no pós-operatório de cirurgias eletivas.[10,11]

Isto posto, várias comunidades médicas e sociedades cirúrgicas pelo mundo publicaram recomendações que sugerem fortemente o adiamento de procedimentos cirúrgicos eletivos para patologias benignas de evolução favorável. Em situações especiais, como pacientes portadores de neoplasias, cada caso deve ser avaliado com extremo rigor e critério, sob pena de perdermos o *timing* da cura de alguns casos. Para estes pacientes, sabidamente imunocomprometidos, critérios rigorosos técnicos e de prevenção se fazem necessários, o que torna esta decisão ainda mais espinhosa para todos os envolvidos no tratamento.[11]

Pacientes confirmados e suspeitos têm maior risco de eventos severos, que podem requerer admissão na unidade de tratamento intensivo, com suporte ventilatório, podendo, no entanto, evoluir para o óbito. Nestes pacientes, as cirurgias eletivas devem ser remarcadas, com reavaliação diária do quadro. Já especificamente para pacientes com câncer, em que se decidam por adiamento da cirurgia, abordagens alternativas de tratamento para postergar a cirurgia podem ser consideradas, como quimioterapia neoadjuvante ou quimioterapia auxiliar.[12]

O nível de risco de todos os pacientes cirúrgicos deve ser avaliado antes ou imediatamente após a admissão no hospital. Pacientes de alto risco, confirmados e suspeitos devem ser mantidos em um quarto individual e toda a desinfecção necessária e medidas de isolamento devem ser implementadas.[12]

No que tange às cirurgias em caráter de emergência, as patologias que demandam tratamentos emergenciais merecem ser tratadas como tal, sem grandes questionamentos, desde que os cuidados técnicos e de proteção não se afastem da equipe técnica durante este processo. Todos os pacientes suspeitos devem ser submetidos aos exames de PCR e sorologia para COVID-19 e, se possível, tomografia computadorizada do tórax antes da admissão no bloco cirúrgico.[13] Já para pacientes confirmados e suspeitos, os cirurgiões precisam notificar o caso e reportá-los ao departamento de gerenciamento de epidemias do hospital (se houver), e para o departamento de controle de infecção, antes de encaminhá-lo ao bloco cirúrgico. Após a operação, os pacientes são transferidos para áreas específicas do cuidado pós-operatório, preparadas para o manuseio de pacientes com COVID-19.[13]

## ASPECTOS TÉCNICOS CIRÚRGICOS NOS TEMPOS DE PANDEMIA

O vírus RNA SARS-CoV-2 possui alta taxa de infectividade e agressividade, já tendo sido identificado no trato respiratório, no sangue, nas fezes e, mais recentemente, no líquido peritoneal de pacientes com COVID-19.[14] Tais características transformam o manuseio cirúrgico de pacientes com COVID-19 em um algoritmo complexo de variáveis do cuidado. Algumas destas são:

A) *Treinamento da equipe cirúrgica no uso dos EPI's:*[15] em primeira mão, há a necessidade de uma mudança de cultura, hábitos e paradigmas em equipes teoricamente preparadas para tais situações. Programas de treinamento por equipes especializadas em pandemias são ferramentas fundamentais nesta realidade. Em cenários como esse é comum vivenciarmos situações nas quais a capacidade de atendimento e de insumos seja inferior à necessidade do momento. Cada EPI e cada profissional capacitado são, ambos, fatores cruciais em momento de racionamento de insumos.
B) *Criação de área cirúrgica específica, com fluxos bem determinados de materiais limpos e contaminados, com alas específicas para pacientes COVID-19:* para reduzir o contágio, há a necessidade de se criar nos hospitais uma "Unidade Cirúrgica para Pacientes

COVID-19", composta por centro cirúrgico específico, sala de recuperação específica, fluxo isolado para a UTI, expurgo e sala de limpeza de materiais reesterilizados, além do fluxo limitado de profissionais.[15]

C) *Triagem rigorosa pré-operatória dos pacientes candidatos aos procedimentos operatórios:*[15] além de todos os exames pré-operatórios envolvidos nos casos, há a necessidade da testagem da COVID-19 em todos os pacientes que se submeterão a qualquer procedimento invasivo (PCR e sorologia IgM e IgG). Nos casos em que há indisponibilidade imediata dos testes diagnósticos para COVID-19, todos os pacientes devem ser considerados positivos para a doença.

D) *Uso específico do EPI:*[15,16] em todos os procedimentos devem ser usados roupas estéreis impermeáveis e descartáveis, óculos protetores, além de dispositivos de proteção facial (*face shields*) e máscaras do tipo PFF2/N95; estas últimas conferem cerca de 95% de eficácia como barreira protetora para o contágio na COVID-19.

E) *Uso de dispositivos de energia:*[17] a eletrocirurgia (uso de bisturis elétricos, *lasers*, bisturi ultrassônico) promove a formação de fumaça e tal situação configura uma possibilidade maior de dispersão de partículas pelo ar, aumentando o risco de contágio da equipe cirúrgica neste cenário.

F) *Aspectos técnicos:*[15,17] em relação à utilização de drenos intracavitários, os mesmos devem ser usados quando estritamente necessários e removidos assim que possível. Todo o manuseio dos mesmos deve ser feito com equipamento de proteção individual completo. Ostomias devem ser desencorajadas, pois as mesmas são emissoras de gases intestinais que, sabidamente, podem, por dispersão em aerossol, contaminar ambientes. Extrações de espécimes cirúrgicos devem ser realizadas envolvendo-os em sacos plásticos estéreis, na tentativa de se reduzir a contaminação do ambiente cirúrgico.

G) *Considerações sobre a laparoscopia:*[15,17] estudos recomendaram fortemente o máximo cuidado no manejo do pneumoperitônio e utilização dos trocateres em tratamentos cirúrgicos em outras viremias já existentes, o que nos permite extrapolar tais cuidados para a COVID-19. A pressão do pneumoperitônio, se possível, deve ser reduzida a valores de 10 cm $H_2O$ em média, com insuflação lenta e progressiva, sendo importante o uso de mecanismos de filtragem do ar (Filtro Hepa, por exemplo) tanto na insuflação como na desinsuflação do pneumoperitônio. Cuidados adicionais de vedação devem ser dispensados no manejo dos trocateres pois, pelo mecanismo valvular dos mesmos, há o risco de escape de gás supostamente contaminado em altas concentrações e sob pressão, permitindo a formação de uma área extensa de aerossol. Tais variáveis devem ser pesadas na escolha do método laparoscópico *versus* o método convencional na realização de determinados procedimentos cirúrgicos. Em que pese a favor da laparoscopia o fato da menor agressão cirúrgica, recuperação pós-operatória em geral mais rápida e alta hospitalar mais precoce, os tempos de pandemia surgem como mais uma variável a ser posta em xeque na escolha da via cirúrgica mais recomendável em cada caso.

Os cuidados peculiares à cirurgia laparoscópica se estendem também à técnica por robótica.

## IMPRESSÕES FINAIS

Diante dessa avalanche de informações que diariamente inunda a literatura médica, estamos certos de que todas as considerações aqui refletidas carecem de sustentações científicas mais robustas, mas esta é a característica da maioria das informações médicas fornecidas na literatura mundial em cenários de pandemia. O cirurgião é mais um dos profissionais de saúde no *front* de batalha que, incansavelmente, tenta combater este mais recente inimigo, por vezes tão nefasto e cruel.

Nosso juramento, nossa ciência e nosso desejo indissociável de cuidar do próximo nos permitem acreditar que é possível sim vencer essa batalha, apesar de todos os nossos medos, angústias e anseios humanos.

Decidir pelo melhor tratamento para os nossos pacientes frente a esta inédita situação é o que nos move e nos faz ir em frente, dia após dia, sempre acreditando em dias melhores.

Que não tardem em chegar.

## REFERÊNCIAS BIBLIOGRÁFICAS

1. Wang D, Hu B, Hu C, et al. Clinical characteristics of 138 hospitalized patients with 2019 novel coronavirus-infected pneumonia in Wuhan, China. J Am Med Assoc. 2020.
2. Fuk-Woo Chan J, Yuan S, Kok K-H, et al. A familial cluster of pneumonia associated with the 2019 novel coronavirus indicating person-to-person transmission: a study of a family cluster. Lancet. 2020;6736(20):1-10.
3. CDC: Centers for Disease Control and Prevention. 2019 Novel coronavirus, Wuhan, China: 2019-nCoV situation summary. January 28 2020. [acesso em 1 fev 2019]. Disponível em: https://www.cdc.gov/coronavirus/2019-ncov/index.html (Accessed February, 1 2019).
4. Siddiqi HK, Mehra MR. COVID-19 illness in native and immunosuppressed states: a clinical-therapeutic staging proposal. J Heart Lung Transplant. 2020.
5. Kim PK, Deutschman CS. Inflammatory responses and mediators. Surg Cl North Am. 2000;80:885-94.
6. Molina PA, Ajmal M, Abumrad NN. Energy metabolism and fuel mobilization: from the perioperative period to recovery. Shock. 1998;9:241-8.
7. Jess P, Schultz K, Bendtzen K, Nielsen OH. Systemic inflammatory responses during laparoscopic and open inguinal hernia repair: a randomized prospective study. Eur J Surg. 2000;166:540-4.
8. Rixen D, Siegel JH. Metabolic correlates of oxygen debt predict posttrauma early acute respiratory distress syndrome and the related cytokine response. J Trauma. 2000;49:392-403.
9. Streat SJ, Plank LD, Hill GL. Overview of modern management of patients withcritical injury and severe sepsis. World J Surg. 2000 June;24(6):655-63.
10. Shaoqing L, Jiang F, Su W, et al. Clinical characteristics and outcomes of patients undergoing surgeries during the incubation period of COVID-19 infection. EClinicalMedicine. 2020 Apr 5;21:100331.
11. COVID-19: guidance for triage of non-emergent surgical procedures. American College of Surgeons. https://www.facs.org/about-acs/covid-19/information-for-surgeons/triage 24 March 2020.
12. Liu Z, Zhang Y ,Wang X, et al. Recommendations for surgery during the novel coronavirus (COVID-19) epidemic. Indian J Surg. 2020 11;1-5.
13. Ribeiro Junior MAF, Campos T, Lima DS, et al. O cirurgião de trauma e emergência na era da pandemia de COVID-19. Revista do Colégio Brasileiro de Cirurgiões. 2020;47.
14. Coccolini F, Tartaglia D, Puglisi A. SARS-CoV-2 is present in peritoneal fluid in COVID-19 patients. Ann Surg. 2020.
15. Ramos RF, Lima DL, Benevenuto DS. Recomendações do Colégio Brasileiro de Cirurgiões para cirurgia videolaparoscópica durante a pandemia por COVID-19. Rev Col Bras Cir. 2020;47.
16. Xiangdong Chen, You Shang, Shanglong Yao. Perioperative Care Provider's Considerations in Managing Patients with the COVID-19 Infections. Translat Perioper Pain Med. 2020.
17. Min Hua Zheng, Luigi Boni, Abe Fingerhut. Minimally invasive surgery and the novel coronavirus outbreak: lessons learned in China and Italy. Ann Surg. 2020.

# MANEJO DOS PACIENTES ONCOLÓGICOS NA PANDEMIA

Breno Moreno de Gusmão
Lucas Vieira dos Santos
Natalia Pin Chuen Zing

## INTRODUÇÃO

Poucos eventos deixaram um impacto tão marcante em nossa sociedade quanto a infecção pelo novo coronavírus. Reflexos da disseminação da COVID-19 moldam e moldarão nosso futuro, e o cuidado dos pacientes com câncer não seria exceção. As neoplasias são a segunda maior causa de óbito globalmente, e a magnitude deste grupo de doenças faz com que devamos dedicar um olhar especial a toda cadeia de cuidado em oncologia.[1]

Embora a COVID-19 geralmente seja mais grave e letal entre os idosos, pessoas de qualquer idade, com condições médicas subjacentes, apresentam maior propensão a esta infecção.[2,3] Essas condições incluem história prévia ou atual de câncer, principalmente se estiverem em vigência de tratamento ou se o receberam recentemente.[3]

Os pacientes com câncer apresentam risco maior, até cinco vezes mais, de se infectarem pelo novo coronavírus (SARS-CoV-2), com manifestações graves, como a síndrome respiratória aguda relacionada com o mesmo e, consequentemente, maior letalidade.[4-6] Lembrando que outras variáveis, como comorbidades e idade, continuam a valer neste cenário, somando pontos à doença oncológica de base, e que acabam interferindo na análise dos estudos de pacientes oncológicos e COVID-19.[7]

Os pacientes hematológicos frequentemente necessitam de internação hospitalar, e são submetidos a tratamentos mieloablativos, com alto grau de imunossupressão, deixando-os ainda mais suscetíveis.[8-10]

Desta forma, a prestação de cuidados a pacientes com câncer durante esta crise é desafiadora. As diretrizes da Sociedade Americana de Oncologia Clínica (ASCO) afirmam que não há evidências que possam comprovar que a COVID-19 interfira no diagnóstico e no estadiamento do câncer. Sendo assim, em pacientes recém-diagnosticados com câncer é razoável limitar procedimentos associados ao estadiamento e à avaliação pré-tratamento, apenas àqueles extremamente necessários. No entanto, vale ressaltar que, até o momento, as evidências relacionadas com os cuidados com os pacientes onco-hematológicos são baseadas na experiência de centros e de especialistas, com dados científicos extremamente limitados, necessitando, assim, de estudos subsequentes.[8-11]

## RECOMENDAÇÕES GERAIS

Toda a linha de cuidado com os pacientes oncológicos será impactada com a pandemia da COVID-19. Há que se considerar, neste momento, antes de decisões oncológicas, o tipo de neoplasia, a agressividade da doença, o estadiamento, a presença ou não de comorbidades e os objetivos do tratamento oncológico, se com intenção curativa ou para alívio de sintomas, para retardamento da progressão de doença, ou até mesmo para cuidados de complicações e sequelas das neoplasias e seus tratamentos.

Sabe-se que, em decorrência da pandemia e das medidas de controle empregadas, muitos procedimentos, como consultas, cirurgias, radioterapia e quimioterapia sofrem atrasos e cancelamentos, em virtude das dificuldades organizacionais dos serviços de saúde neste momento, impactando diretamente no cuidado ao paciente oncológico e em seu prognóstico.[12,13] Ademais, a preocupação existente entre os pacientes de contrair COVID-19 no ambiente hospitalar impede que os mesmos sigam seus tratamentos de forma adequada.[5]

Outro receio é o diagnóstico tardio de algumas patologias oncológicas que possam cursar com sintomatologia semelhante à infecção pela COVID-19. Pacientes com leucemia aguda são febris no diagnóstico em cerca de 50 a 70% dos casos, assim como as doenças linfoproliferativas, que, frequentemente, cursam com febre ou, ainda, pacientes com comprometimento pulmonar que se queixam de tosse. Nestes casos é possível ocorrer atraso no diagnóstico, por serem primeiramente catalogados como suspeitos de infecção por COVID-19.[14]

Nos casos de rastreio em pacientes assintomáticos, onde sabemos que o diagnóstico precoce interfere direta e positivamente no desfecho clínico, também acreditamos que o atraso em exames impactará nestes diagnósticos e, consequentemente, na evolução tumoral, a exemplo dos cânceres de mama, colorretal, pulmão e colo uterino.

Frente ao cenário atual, dentre as recomendações ao paciente onco-hematológico durante a pandemia, recomendam-se cuidados gerais visando a reduzir a exposição do mesmo, que também são atribuídos aos demais grupos de pacientes, e cuidados específicos relacionados com o tratamento que possam minimizar a imunossupressão e a exposição também. Desta forma, acredita-se que se pode reduzir o número de infecções comunitárias e nosocomiais dentre esta população.[3,10] Além do mais, recomenda-se que os casos sejam discutidos individualmente, entre grupos multidisciplinares, em cada serviço, de acordo com a sua realidade.[15] Nestas reuniões, ponderam-se as opções de cuidados e intervenções diagnósticas, bem como as adaptações, nesta época de risco de infecção pela COVID-19 e de limitações de recursos de saúde.

Quando entramos no assunto COVID-19 e câncer, devemos ter cuidado em aprofundar as recomendações e o manejo nas peculiaridades de cada doença (oncológica e onco-hematológica), considerando o acometimento orgânico e a imunossupressão causada pela doença/tratamento.[11,16,17] Com esse objetivo, dividimos o capítulo em doenças onco-hematológicas e oncológicas.

# MANEJO DOS PACIENTES ONCOLÓGICOS NA PANDEMIA

## Recomendações Gerais

- Máscaras, lavatórios e agentes desinfetantes para mãos devem estar à disposição de todos que frequentam o departamento oncológico, incluindo clínicas, consultórios, centros de infusão ou setores de internação
- Processos de triagem, incluindo inquérito sobre sintomas e aferição de temperatura para todos que adentram as unidades
- Reduzir o número de acessos aos centros
- Realizar triagem de todos aqueles que entram e direcionar os sintomáticos para áreas específicas de COVID-19
- Realizar escalas específicas de funcionários, limitando o número dos mesmos na unidade, estimulando o trabalho remoto
- Intensificar a higienização de superfícies dos ambientes
- Organizar reuniões por meio de plataformas digitais a fim de manter o contato e a interação da equipe de cuidados, promovendo também educação e treinamento voltado à pandemia
- Promover informações sobre COVID-19 aos pacientes e familiares
- Não suspender tratamentos de forma arbitrária

## Aos Pacientes Ambulatoriais

- Primeiramente, por representar um grupo de maior risco, deve-se vigiar de forma intensa, com atenção especial aos sintomas da COVID-19, detectando e tratando precocemente esta população. Quando possível realizar busca ativa, entrando em contato com os pacientes para questionar sobre sintomas. Aqueles que deverão comparecer para consultas ou tratamentos devem ser questionados sobre sintomas, e aqueles sintomáticos devem ser reagendados
- Limitar o número de acompanhantes às consultas, mantendo somente para aqueles pacientes que realmente necessitam de suporte
- Estender os horários entre as consultas, objetivando reduzir o número de pacientes na recepção e o tempo de espera
- Postergar, quando possível, as consultas de rotina daqueles que estão em acompanhamento, sem tratamento ativo e assintomáticos, ou realizar via telemedicina
- Exames laboratoriais necessários para avaliação, quando possível, devem ser realizados por meio de coleta domiciliar

## Aos Pacientes Internados

- Um percentual considerável dos pacientes se infecta durante o período de internação, o que nos leva a estabelecer que medidas que mitiguem a exposição dos pacientes enquanto internados devam ser consideradas. Além das medidas gerais, como distanciamento social, recomenda-se limitação de acompanhantes, visitas hospitalares e isolamento em áreas livres de COVID-19 para aqueles que necessitam permanecer internados para tratamento, chegando à proibição completa à unidade de transplante
- Realizar pesquisa por PCR no paciente e, em casos de transplante de medula óssea, no doador também, antes da internação hospitalar
- Redução do número de frações, ou hipofracionamento, para aqueles em radioterapia
- Cirurgias a curto prazo, reduzindo-se o uso de eletrocautérios

### Rastreamento

Pessoas em programa de rastreamento e assintomáticas podem ter seu programa postergado, com boa segurança, por 3 a 6 meses, da seguinte maneira:

- Mama: mamografia e ultrassonografia
- Colorretal: colonoscopia
- Pulmão (tabagista): tomografia de tórax de baixa dose
- Próstata: exame clínico digital e dosagem de antígeno prostático específico
- Colo uterino: citologia cervical e captura de vírus do papiloma humano

### Acompanhamento

Aqueles pacientes com histórico de neoplasias, já tratadas, e em estado de remissão, ou sem evidência de doença, podem ter seu programa de monitoramento adaptado de acordo com o risco individual de cada paciente. Esta tomada de decisão deverá levar em conta inúmeros fatores, incluindo o tipo de neoplasia, o estágio da doença, o tempo de acompanhamento, ou tempo desde o último tratamento, além de fatores inerentes ao próprio paciente, como a idade e a presença de comorbidades

### Tratamento

No que tange ao tratamento de pacientes onco-hematológicos, seja de primeira linha ou subsequentes, deve-se ter um cuidado especial na decisão terapêutica, balanceando riscos e benefícios, que devem ser sempre expostos e discutidos com os pacientes. Quando necessário, é possível mudar a estratégia terapêutica, personalizando o tratamento para aquele indivíduo neste momento específico. A suspensão do tratamento, a rigor, não é recomendada, a não ser nos casos de infecção pelo SARS-CoV-2, em que deve ser avaliada caso a caso[3]

- Em pacientes que se encontram em terapia de manutenção, na ausência de sintomas clínicos e/ou com pequeno volume de doença, é possível considerar interrupção de tratamento
- Para aqueles com diagnóstico recente devemos levar em consideração a histologia da doença, estadiamento, intenção terapêutica (curativa *vs.* paliativa) e desempenho do paciente
- Em linhas gerais, recomendamos:
  - Dar preferência aos tratamentos orais a parenterais
  - Optar por tratamentos com menor mielotoxicidade
  - Optar por tratamentos que necessitam de menor frequência de idas aos centros
  - Adotar limiares transfusionais mais estritos

## MANEJO EM DOENÇAS ONCO-HEMATOLÓGICAS
### Mieloma Múltiplo

O mieloma múltiplo (MM) é caracterizado pela proliferação neoplásica de células plasmáticas clonais que sintetizam uma imunoglobulina monoclonal. Essas células se proliferam na medula óssea, e, clinicamente, apresentam-se com anemia, insuficiência renal, hipercalcemia e comprometimento ósseo (lesões osteolíticas, osteopenia e/ou fraturas patológicas), de acordo com o acrônimo CRAB: hiperCalcemia, insuficiência Renal, Anemia, lesões ósseas (Bone).[18]

De forma resumida, o diagnóstico de MM se faz pela avaliação medular (infiltração de medula óssea por plasmócitos > 10% monoclonais) associado ao quadro clínico, e então classificado como: MM assintomático, quando não apresenta CRAB, e MM sintomático, sendo este com indicação de tratamento. A estratégia terapêutica é baseada na elegibilidade do paciente ao transplante de células-tronco hematopoiéticas (TCTH).[18] Atualmente, no contexto da pandemia, devemos ter um olhar mais fino e crítico, minimizando a exposição do paciente. No grupo de pacientes elegíveis ao TCTH, a estratégia padrão é o tratamento quimioterápico por 4-6 ciclos, seguido por TCTH e manutenção. Dentre as opções terapêuticas de primeira linha há uma série de fatores a serem considerados, como acessibilidade a novas drogas, ao TCTH, além do perfil individual do paciente, incluindo questões sociais. Estas necessidades podem variar entre as regiões e entre o contexto público-privado, porém, damos preferência a combinações envolvendo drogas orais e subcutâneas, reduzindo o tempo de permanência do paciente no centro. Naqueles não elegíveis, seguimos com o mesmo raciocínio, indicando tratamentos com melhores posologias e que exponham menos o paciente.

Da mesma forma que no diagnóstico, na recaída também devemos estabelecer estratégias terapêuticas. Antes disso, o IMWG (*International Myeloma Working Group*) definiu dois tipos de recaídas: bioquímica (apenas alterações do componente monoclonal envolvido) e clínica (onde o paciente apresenta dados de CRAB). Na conjuntura atual, recomenda-se manter acompanhamento clínico, observacional, rigoroso, aos pacientes com recaída bioquímica, com exames mensais, evitando iniciar o tratamento durante esta fase, quando possível. Por outro lado, para aqueles que apresentam recaída clínica não é possível postergar o tratamento. Novamente, dentre as opções terapêuticas, optamos por combinações com drogas orais principalmente para o grupo de maior fragilidade.[19,20]

### Recomendações MM

- Não postergar tratamento dos pacientes sintomáticos, seja de primeira linha ou terapias subsequentes
- Postergar o início naqueles com progressão biológica, porém, manter acompanhamento a curto prazo
- Dar preferência para tratamentos com drogas orais/subcutâneas
- Não suspender tratamentos de manutenção

## Leucemias Agudas

1. *Leucemia mieloide aguda (LMA):* a LMA compreende um grupo heterogêneo de cânceres agressivos de células sanguíneas que surgem da expansão clonal de células precursoras hematopoiéticas malignas na medula óssea. A infiltração neoplásica medular interfere em sua produção normal, desencadeando complicações com alta letalidade. A pancitopenia resultante da própria leucemia ou de seu tratamento culmina com maior necessidade de transfusão, risco aumentado de sangramento e infecções. Em outro espectro, alguns se apresentam com aumento da leucometria, que também resulta em complicações como leucostase.

Por conta da pandemia, pelo receio de o paciente buscar o sistema de saúde, com hospitais sobrecarregados e profissionais voltados apenas para atender COVID-19, o diagnóstico das leucemias pode ser prejudicado, uma vez que 50 a 70% dos pacientes se apresentam, inicialmente, com febre, assim como os pacientes infectados pelo vírus. Além do retardo diagnóstico, acredita-se que alguns ainda sofrerão com escassez de leitos e produtos sanguíneos (concentrado de hemácias, plaquetas e plasma), impactando diretamente no tratamento e no prognóstico. Frente a este cenário, pacientes antes classificados com risco favorável/intermediário, podem progredir para doenças de alto risco, após aquisição de alterações genéticas e aumento da quantidade de blastos.[21,22]

2. *Leucemia Linfoide Aguda (LLA)*: as neoplasias linfoblásticas são classificadas com base na linhagem de células B *versus* linhagem de células T. A incidência anual estimada de LLA em todo o mundo é de 1 a 5 casos/100.000 habitantes, e mais de dois terços dos casos de LLA são fenótipos de células B.[23,24] O tratamento se baseia em quimioterapia associada a corticoide, cursando com imunossupressão profunda e alto risco infeccioso. Da mesma forma que na LMA, faz-se necessária uma estrutura de alta complexidade para o tratamento quimioterápico, incluindo, por vezes, o TCTH. Uma peculiaridade nesse contexto é a presença do cromossomo Filadélfia (t9;22), alvo para o uso de inibidores de tirosina quinase (ITK), que melhoraram a sobrevida nestes casos.[25] A adição de um ITK à quimioterapia geralmente não adiciona toxicidade maior ao tratamento. No entanto, o uso de dasatinibe em situações pós-TCTH pode aumentar o risco de reativação do citomegalovírus (CMV), além de outros eventos adversos, como derrame pleural e infiltrado pulmonar, exigindo cautela durante a pandemia de COVID-19.[26]

## Doenças Mieloproliferativas Crônicas (DMPC)

Dentro deste grupo, englobamos diversas patologias como leucemia mieloide crônica (LMC), policitemia vera (PV), trombocitemia essencial (TE) e mielofibrose primária (MF). São distúrbios clonais da hematopoiese que surgem em uma célula-tronco hematopoiética ou célula progenitora precoce, culminando na produção desregulada de células mieloides maduras com tendência variável de progressão para leucemia aguda. A LMC, principal doença, está diretamente associada ao cromossomo Filadélfia t (9;22) (q34; q11), que resulta na fusão gênica BCR-ABL1, uma tirosina quinase constitutivamente ativa. A desregulação desta proteína implica o desenvolvimento da LMC e tornou-se alvo primário para o tratamento da mesma. É importante ressaltar que os ITK podem prolongar o intervalo QT, aumentando o risco de arritmia grave. No contexto de COVID-19, com uso de drogas como cloroquina ou remdesivir, este risco pode ser potencializado. Para pacientes com PV e TE sabemos que não ocorre redução significativa da imunidade; já em casos de MF avançada existe maior potencial de gravidade relacionado com a COVID-19.

### Recomendações DMPC
- Manter tratamento
- Atenção especial a citopenias, principalmente neutropenia
- Atenção a drogas com maior potencial imunossupressor

Quanto ao tratamento, não existe evidêcia suficiente na literatura que demonstre maior risco naqueles em uso de hidroxiureia, interferon-alfa e anagrelide, exceto nos casos de neutropenia associada. Sabe-se que o inibidor da via JAK/STAT (via de sinalização alvo de tratamento nas SMPc), ruxolitinibe, aumenta o risco de infecções por agentes oportunistas, como tuberculose, citomegalovírus e vírus JC. É factível acreditar, portanto, que pacientes em uso deste estejam mais susceptíveis a formas graves de infecção pelo novo coronavírus. Por outro lado, o medicamento ruxolitinibe tem efeito anti-inflamatório potente e está sendo estudado como potencial auxiliador a formas graves de COVID-19.[27]

## Doença Linfoproliferativa

1. *Linfoma difuso de grandes células B, linfoma primário de mediastino e linfoma de Burkitt:* dentre os linfomas não Hodgkin, o linfoma difuso de grandes células B é o mais prevalente e, considerando sua agressividade, seu tratamento deve ser imediato.[28] O protocolo RCHOP é considerado a terapia padrão deste subtipo, de fácil manejo ambulatorial. Porém, devem-se considerar alguns pontos, como redução de dose para aqueles mais vulneráveis, minimizando toxicidade, principalmente citopenias, e, consequente, neutropenia febril e infecção pelo novo coronavírus neste momento. Para aqueles com maior risco de infiltração do sistema nervoso central recomenda-se avaliar criteriosamente aqueles que se beneficiam de profilaxia, por meio do CNS-IPI, e então realizá-lo seguindo as recomendações gerais que visam à redução de infecção nosocomial.[29,30]
Para outros subtipos, como primário de mediastino, linfoma de Burkitt e *double-hit*, já foi demonstrada a superioridade do esquema RDAEPOCH ao RCHOP. Apesar de ser possível realizá-lo de forma ambulatorial, sabe-se que em nosso país, na grande maioria dos centros, não é viável, havendo necessidade de internação destes pacientes para o tratamento infusional contínuo.[31] Além do risco de infecção nosocomial, este grupo também apresenta maior risco de infecção pela COVID-19 em decorrência de imunossupressão secundária ao tratamento mais mieloablativo.
2. *Linfoma do manto e linfoma folicular:* o linfoma folicular (LF), segundo mais prevalente dentre os LNH, apresenta grande heterogeneidade clínica, e, consequentemente, terapêutica.
Nem todos os pacientes diagnosticados com LF devem ser submetidos a tratamento. Os critérios de GELF corroboram para esta estratificação. Aqueles sem critérios de tratamento devem seguir em acompanhamento, com exames periódicos, enquanto aqueles com doença em atividade se beneficiam de tratamento imediato. Dentre as opções terapêuticas devemos considerar aqueles com menor toxicidade, imunossupressão e melhor posologia neste momento, como por exemplo, o uso de rituximabe semanal.[32]
Assim como o linfoma folicular, o linfoma do manto possui espectros distintos. Uma parte destes pacientes apresenta doença de curso indolente, geralmente apenas com linfocitose, e nesses casos o indicado é o acompanhamento clínico sem necessidade de tratamento, uma vez demonstrado que não há benefício em iniciar tratamento de modo precoce, enquanto aqueles com doença sintomática deverão recebê-lo de imediato.[33]
Em ambos os casos há benefício em manutenção com anti-CD20, que deve ser discutido caso a caso, considerando-se idade do paciente, histórico de infecção, dosagem de imunoglobulinas, leucometria, comorbidades associadas, perfil de doença e doses já realizadas.[32,34,35]
3. *Leucemia Linfocítica Crônica:* leucemia mais prevalente no mundo ocidental, com maior incidência na 6ª década, em geral diagnosticada acidentalmente, com pacientes assintomáticos na maioria das vezes, e sem necessidade de tratamento, sendo esses

pacientes geralmente mantidos em observação.[36] Por outro lado, aqueles com critérios de tratamento, seguindo as recomendações do IWCLL (*International Workshop on Chronic Lymphocytic Leucemia*), não é possível postergar o tratamento.[37]

Com os diversos avanços científicos nos últimos anos, a LLC aumentou seu arsenal de opções terapêuticas, incluindo drogas orais como ibrutinibe e venetoclax em primeira linha.[38,39] Vale ressaltar que os tratamentos infusionais ainda são indicados, mas, no momento atual, quando possível, devemos dar preferência às drogas orais, reduzindo as idas aos centros.

Para os mais vulneráveis, monoterapia com clorambucil por poucos meses é uma opção razoável, até o melhor controle da pandemia.[34]

4. *Linfoma de Hodgkin:* atualmente há disponibilidade de três opções de tratamento de primeira linha para o LH: o protocolo ABVD, BEA-COPP ou o mais recentemente incorporado, o BV-AVD, que está indicado somente nos casos com estádio IV por Ann Arbor.[40,41] O tradicional esquema ABVD, utilizado há anos, cursa com menor risco infeccioso e pouca mielotoxicidade durante o tratamento, raramente sendo necessário o uso de fator de crescimento (GCSF), diferentemente dos demais protocolos, em que, apesar de também não haver forte recomendação, atualmente consideramos a utilização de GCSF como profilaxia primária, reduzindo a incidência de neutropenia e consequente risco infeccioso.[34,42]

5. *Linfomas de células T periféricos:* apesar de se tratar de um grupo heterogêneo, na grande maioria dos casos as doenças apresentam cursos mais agressivos, em que o TCTH como consolidação após primeira remissão é indicado, com exceção dos ALK+.[43] Os tratamentos de primeira linha são baseados no CHOP, ou asparginase e metotrexato nos casos de células NK, consequentemente, com maior taxa de neutropenia.[34]

## Transplante de Células-Tronco Hematopoiéticas

O TCTH foi particularmente afetado pela pandemia da COVID-19. De forma resumida, os TCTH se dividem em AUTÓLOGOS (provenientes do próprio paciente) e ALÓGENOS (proveniente de doadores – aparentados ou não aparentados). As infecções respiratórias se apresentam com um comportamento específico neste grupo, caracterizadas por quadros clínicos mais graves, prolongados e com mais complicações.[44-46] Na atualidade, há poucos dados publicados sobre o SARS-CoV-2 em pacientes imunodeprimidos, e espera-se maior agressividade do novo coronavírus nos pacientes imunodeprimidos, especialmente nos submetidos a transplante.

1. *TCTH autólogo:* as células coletadas previamente do próprio paciente são infundidas após quimioterapia em altas doses para rápida recuperação da hematopoiese. A despeito do curto período de neutropenia, a imunossupressão celular e humoral, seja pela doença ou pelo tratamento, deixa o paciente com maior fragilidade e, consequentemente, maior propensão à infecção grave. Este tipo de transplante é indicado como consolidação de primeira linha em pacientes com MM e linfomas agressivos, ou em casos de recaída e refratariedade, não sendo possível postergá-lo devido à agressividade da doença.

2. *TCTH alógeno:* esse tipo de TCTH apresenta maior complexidade por envolver células provenientes de um doador, e, consequentemente, manejo de rejeição e doenças do enxerto contra hospedeiro (DECH). A pandemia impacta em sua indicação, tanto pelos riscos diretamente relacionados com o paciente, como também com a disponibilidade

do doador. Nesse sentido, podem ocorrer atrasos na identificação de doadores compatíveis, por motivos logísticos.

Além de maior período de neutropenia, o TCTH alógeno envolve o uso de imunossupressores que aumentam o risco infeccioso. O adiamento de seu processo pode ser possível ou necessário, no entanto, seu atraso facilita o reaparecimento da doença residual mínima (DRM), impactando negativamente na sobrevida do paciente.[47]

3. *Fatores de risco:* atualmente são bem descritos os fatores de gravidade e mortalidade dos vírus respiratórios em pacientes com alo-TCTH. Em particular, a linfopenia < 500 células/microL, a neutropenia < 500 células/microL, a utilização de fármacos imunossupressores (especialmente o uso de corticoides), a presença de sinais e/ou sintomas de DECH aguda ou crônica no momento da infecção, assim como hipogamaglobulinemia, idade avançada e tempo transcorrido desde o transplante, que são dados extremamente úteis para predizer o risco de gravidade e a mortalidade dos vírus respiratórios em pacientes transplantados.[48] Neste sentido, a escala de índice de pontuação de imunodeficiência calculada por investigadores do MD Anderson de Houston (USA) demonstrou diversas variáveis e tipos diferentes de vírus respiratórios (incluindo HCOV estacionais), com capacidade preditiva de progressão a TRI e mortalidade em receptores de alo-TCTH.[49-52]

### Recomendações em transplante de medula

- Não postergar tratamento dos pacientes
- Cuidado especial com acompanhantes na unidade de transplantes, sendo proibitivo quando possível
- Realizar PCR para COVID-19 previamente à coleta de medula e internação, tanto do paciente quando do doador
- Atenção especial ao diagnóstico diferencial a outras doenças virais respiratórias

## CÂNCER DE MAMA

1. Para pacientes com doença localizada ou localmente avançada, considerar tratamento neoadjuvante, notadamente os tratamentos hormonais para neoplasias sem expressão de receptor do fator de crescimento epidérmico-2 (HER-2). Isso pode nos ajudar a postergar o tratamento cirúrgico.
2. Considerar o emprego de hipofracionamento em pacientes com indicação de radioterapia pós-operatória. Eventualmente, o tratamento pode até mesmo ser dispensado em situações em que a magnitude do benefício é pequena.
3. Havendo necessidade de quimioterapia neoadjuvante, considerar regimes com menor intensidade, evitando-se, por exemplo, os regimes de alta densidade de dose. O uso de fatores de crescimento de granulócitos, como profilaxia primária, parece bastante interessante neste sentido.
4. Testes diagnósticos que permitem a redução da intensidade do tratamento podem ser encorajados.
5. Toda atenção deve ser dada a eventos adversos que possam mimetizar achados clínicos e radiológicos da COVID-19. Destacam-se, neste ínterim, os inibidores da mTOR, PI3KCA e as imunoterapias.

6. Pacientes com doença metastática e sem necessidade de resposta para alívio de sintomas devem ser tratados com os regimes de melhor perfil de segurança e posologia.

## CÂNCER DE PULMÃO
1. Discutir a incorporação de técnicas ablativas, como a radioterapia ablativa em altas doses, para lesões de pequeno volume, em detrimento de procedimento cirúrgico.
2. Considerar a omissão de quimioterapia adjuvante quando a magnitude do benefício for pequena.
3. O uso de fatores de crescimento de granulócitos como profilaxia primária.
4. Pacientes com doença metastática e sem necessidade de resposta para alívio dos sintomas devem ser tratados com os regimes de melhor perfil de segurança. Todo esforço deve ser realizado para se aumentar o intervalo de infusões das medicações, notadamente das imunoterapias, de acordo com as aprovações regulatórias.

## CÂNCER COLORRETAL
1. Preferir sempre o menor número de modalidades de tratamento possível para situações com possibilidade de cura.
2. O tratamento cirúrgico é a matriz do tratamento curativo, entretanto, pode ser postergado em algumas semanas, a depender das características de cada situação.
3. Considerar o ganho incremental de quimioterapia adjuvante (duração, número de drogas) nas diversas situações clínicas antes de prosseguir com o planejamento do tratamento.
4. Considerar a incorporação de regimes de radioterapia de curta duração (hipofracionamento).
5. A avaliação molecular diagnóstica pode permitir a desintensificação ou até mesmo a omissão do tratamento, como escolha de imunoterapia em detrimento de quimioterapia, bem como na redução do número de drogas do regime de tratamento.

## CÂNCER DE PÂNCREAS
1. Para doença localizada, considerar a realização de quimioterapia no período pré-operatório.
2. O tratamento cirúrgico, quando indicado, não deve ser postergado.
3. Métodos diagnósticos não invasivos devem ser esgotados para não prosseguirmos com a indicação de um procedimento cirúrgico fútil.
4. Considerar a avaliação de mutações germinativas como BRCA1 e BRCA2. Estes pacientes podem receber regimes menos intensos, com menor dose de platinas.
5. O uso de radioterapia de consolidação, em especial regimes de menor duração, deve ser encorajado.

## CÂNCER DE ESTÔMAGO
1. Naqueles com indicação de quimioterapia perioperatória, considerar a realização de todo o tratamento antes do tratamento cirúrgico.
2. Considerar o uso de duas drogas na quimioterapia perioperatória, em lugar das três drogas tradicionais.
3. Avaliação molecular é recomendável, e em pacientes com instabilidade de microssatélites e doença curável, a quimioterapia neo ou adjuvante pode ser omitida.

4. O uso de três drogas em regimes de tratamento de doença metastática deve ser desencorajado.
5. A substituição da quimioterapia por imunoterapia deve ser encorajada naqueles casos apropriados. Para tanto, uma boa avaliação de marcadores moleculares sempre deve ser realizada.

## CÂNCER DE BEXIGA
1. Evitar o uso de três drogas em tratamentos neoadjuvantes ou paliativos.
2. Favorecer a incorporação de tratamentos com menor toxicidade, como as imunoterapias, quando a doença for incurável.

## CÂNCER DE PRÓSTATA
1. Considerar vigilância ativa de acordo com o risco-benefício. Neste sentido, os tratamentos definitivos com prostatectomia radical e radioterapia podem ser postergados com relativa segurança.
2. O emprego de métodos diagnósticos muito sensíveis, como o PET PSMA, pode impedir a realização de tratamentos agressivos, como a prostatectomia ou radioterapia.
3. Na terapia antiandrogênica devem ser priorizados regimes com longos intervalos de aplicações em combinação com antiandrogênicos orais.
4. Em diversas situações, o uso de antiandrogênicos orais deve ter preferência sobre a quimioterapia citotóxica.

## CÂNCER DE OVÁRIO
1. Pacientes com doença avançada podem receber todos os seis ciclos de quimioterapia antes da cirurgia citorredutora.
2. A testagem de mutações dos genes de reparo de DNA é encorajada, pois pode permitir o emprego precoce de inibidores da PARP, que são medicações orais.

## IMPACTO EM PESQUISA CLÍNICA
Um dos possíveis impactos desta pandemia consiste no atraso no desenvolvimento de novas estratégias de tratamento. A rede de fornecimento de materiais e suprimentos pode inviabilizar a realização de pesquisa clínica em algumas localidades, bem como reduzir ou dificultar a inclusão de pacientes em diversos projetos de pesquisa. Outro efeito é a não realização de procedimentos de estudos em andamento, eventualmente comprometendo a segurança dos pacientes bem como a geração de dados primários.

## REFERÊNCIAS BIBLIOGRÁFICAS
1. Bray F, Ferlay J, Soerjomataram I, Siegel RL, Torre LA, Jemal A. Global cancer statistics 2018: GLOBOCAN estimates of incidence and mortality worldwide for 36 cancers in 185 countries. CA Cancer J Clin. 2018;68(6):394-424.
2. Verity R, Okell LC, Dorigatti I, Winskill P, Whittaker C, Imai N, et al. Estimates of the severity of coronavirus disease 2019: a model-based analysis. Lancet Infect Dis. 2020.
3. Weinkove R, McQuilten ZK, Adler J, Agar MR, Blyth E, Cheng AC, et al. Managing haematology and oncology patients during the COVID-19 pandemic: interim consensus guidance. Med J Aust. 2020.
4. Team CC-R. Preliminary Estimates of the Prevalence of Selected Underlying Health Conditions Among Patients with Coronavirus Disease 2019 - United States, February 12-March 28, 2020. MMWR Morb Mortal Wkly Rep. 2020;69(13):382-6.

5. Yu J, Ouyang W, Chua MLK, Xie C. SARS-CoV-2 Transmission in Patients With Cancer at a Tertiary Care Hospital in Wuhan, China. JAMA Oncol. 2020.
6. Liang W, Guan W, Chen R, Wang W, Li J, Xu K, et al. Cancer patients in SARS-CoV-2 infection: a nationwide analysis in China. Lancet Oncol. 2020;21(3):335-7.
7. Zhang L, Zhu F, Xie L, Wang C, Wang J, Chen R, et al. Clinical characteristics of COVID-19-infected cancer patients: a retrospective case study in three hospitals within Wuhan, China. Ann Oncol. 2020.
8. He W, Chen L, Yuan G, Fang Y, Chen W, Wu D, et al. COVID-19 in persons with haematological cancers. Leukemia. 2020.
9. Malard F, Genthon A, Brissot E, van de Wyngaert Z, Marjanovic Z, Ikhlef S, et al. COVID-19 outcomes in patients with hematologic disease. Bone Marrow Transplant. 2020.
10. Omarini C, Maur M, Luppi G, Narni F, Luppi M, Dominici M, et al. Cancer treatment during the coronavirus disease 2019 pandemic: Do not postpone, do it! Eur J Cancer. 2020;133:29-32.
11. ASCO Special Report: Guide to Cancer Care Delivery during the COVID-19 Pandemic. 2020 [Disponível em: https://www.asco.org/sites/new-www.asco.org/files/content-files/2020-ASCO-Guide-Cancer-COVID19.pdf.
12. Prasanna T, Karapetis CS, Roder D, Tie J, Padbury R, Price T, et al. The survival outcome of patients with metastatic colorectal cancer based on the site of metastases and the impact of molecular markers and site of primary cancer on metastatic pattern. Acta Oncol. 2018;57(11):1438-44.
13. Dos Santos LV, Faria TM, Lima AB, Abdalla KC, de Moraes ED, Cruz MR, et al. Timing of adjuvant chemotherapy in colorectal cancer. Colorectal Dis. 2016;18(9):871-6.
14. Burke PJ, Braine HG, Rathbun HK, Owens AH. The clinical significance and management of fever in acute myelocytic leukemia. Johns Hopkins Med J. 1976;139(1):1-12.
15. Spicer J, Chamberlain C, Papa S. Provision of cancer care during the COVID-19 pandemic. Nat Rev Clin Oncol. 2020;17(6):329-31.
16. Lewis MA. Between Scylla and Charybdis - Oncologic Decision Making in the Time of Covid-19. N Engl J Med. 2020.
17. Agarwal SK, Salem AH, Danilov AV, Hu B, Puvvada S, Gutierrez M, et al. Effect of ketoconazole, a strong CYP3A inhibitor, on the pharmacokinetics of venetoclax, a BCL-2 inhibitor, in patients with non-Hodgkin lymphoma. Br J Clin Pharmacol. 2016.
18. Rajkumar SV, Dimopoulos MA, Palumbo A, Blade J, Merlini G, Mateos MV, et al. International Myeloma Working Group updated criteria for the diagnosis of multiple myeloma. Lancet Oncol. 2014;15(12):e538-48.
19. Rajkumar SV. Multiple myeloma: 2020 update on diagnosis, risk-stratification and management. Am J Hematol. 2020;95(5):548-67.
20. Al Saleh AS, Sher T, Gertz MA. Multiple Myeloma in the Time of COVID-19. Acta Haematol. 2020:1-7.
21. Gavillet M, Carr Klappert J, Spertini O, Blum S. Acute leukemia in the time of COVID-19. Leuk Res. 2020;92:106353.
22. Döhner H, Estey E, Grimwade D, Amadori S, Appelbaum FR, Büchner T, et al. Diagnosis and management of AML in adults: 2017 ELN recommendations from an international expert panel. Blood. 2017;129(4):424-47.
23. Dores GM, Devesa SS, Curtis RE, Linet MS, Morton LM. Acute leukemia incidence and patient survival among children and adults in the United States, 2001-2007. Blood. 2012;119(1):34-43.
24. Redaelli A, Laskin BL, Stephens JM, Botteman MF, Pashos CL. A systematic literature review of the clinical and epidemiological burden of acute lymphoblastic leukaemia (ALL). Eur J Cancer Care (Engl). 2005;14(1):53-62.
25. Gruber F, Mustjoki S, Porkka K. Impact of tyrosine kinase inhibitors on patient outcomes in Philadelphia chromosome-positive acute lymphoblastic leukaemia. Br J Haematol. 2009;145(5):581-97.

26. Prestes DP, Arbona E, Nevett-Fernandez A, Woolley AE, Ho VT, Koo S, et al. Dasatinib Use and Risk of Cytomegalovirus Reactivation After Allogeneic Hematopoietic-Cell Transplantation. Clin Infect Dis. 2017;65(3):510-3.
27. Recomendações para Manejo de Pacientes com Neoplasias Mieloproliferativas Crônicas Philadelfia-Negativo. 2020.
28. Grimm KE, O'Malley DP. Aggressive B cell lymphomas in the 2017 revised WHO classification of tumors of hematopoietic and lymphoid tissues. Ann Diagn Pathol. 2019;38:6-10.
29. Hall KH, Panjic EH, Valla K, Flowers CR, Cohen JB. How to Decide Which DLBCL Patients Should Receive CNS Prophylaxis. Oncology (Williston Park). 2018;32(6):303-9.
30. Parrilla Castellar ER, Jaffe ES, Said JW, Swerdlow SH, Ketterling RP, Knudson RA, et al. ALK-negative anaplastic large cell lymphoma is a genetically heterogeneous disease with widely disparate clinical outcomes. Blood. 2014;124(9):1473-80.
31. Wilson WH, Jung SH, Porcu P, Hurd D, Johnson J, Martin SE, et al. A Cancer and Leukemia Group B multi-center study of DA-EPOCH-rituximab in untreated diffuse large B-cell lymphoma with analysis of outcome by molecular subtype. Haematologica. 2012;97(5):758-65.
32. Carbone A, Roulland S, Gloghini A, Younes A, von Keudell G, López-Guillermo A, et al. Follicular lymphoma. Nat Rev Dis Primers. 2019;5(1):83.
33. Jain P, Wang M. Mantle cell lymphoma: 2019 update on the diagnosis, pathogenesis, prognostication, and management. Am J Hematol. 2019;94(6):710-25.
34. Perini GF, Fischer T, Gaiolla RD, Rocha TB, Bellesso M, Teixeira LLC, et al. How to manage lymphoid malignancies during novel 2019 coronavirus (CoVid-19) outbreak: a Brazilian task force recommendation. Hematol Transfus Cell Ther. 2020;42(2):103-10.
35. Bachy E, Seymour JF, Feugier P, Offner F, López-Guillermo A, Belada D, et al. Sustained Progression-Free Survival Benefit of Rituximab Maintenance in Patients With Follicular Lymphoma: Long-Term Results of the PRIMA Study. J Clin Oncol. 2019;37(31):2815-24.
36. Parikh SA, Shanafelt TD. Prognostic factors and risk stratification in chronic lymphocytic leukemia. Semin Oncol. 2016;43(2):233-40.
37. Hallek M, Cheson BD, Catovsky D, Caligaris-Cappio F, Dighiero G, Döhner H, et al. Guidelines for diagnosis, indications for treatment, response assessment and supportive management of chronic lymphocytic leukemia. Blood. 2018.
38. O'Brien S, Furman RR, Coutre S, Flinn IW, Burger JA, Blum K, et al. Single-agent ibrutinib in treatment-naïve and relapsed/refractory chronic lymphocytic leukemia: a 5-year experience. Blood. 2018;131(17):1910-9.
39. Fischer K, Al-Sawaf O, Bahlo J, Fink AM, Tandon M, Dixon M, et al. Venetoclax and Obinutuzumab in Patients with CLL and Coexisting Conditions. N Engl J Med. 2019;380(23):2225-36.
40. Longley J, Johnson PWM. Options for first line therapy of Hodgkin lymphoma. Hematol Oncol. 2019;37 Suppl 1:82-6.
41. Connors JM, Jurczak W, Straus DJ, Ansell SM, Kim WS, Gallamini A, et al. Brentuximab Vedotin with Chemotherapy for Stage III or IV Hodgkin's Lymphoma. N Engl J Med. 2018;378(4):331-44.
42. Boleti E, Mead GM. ABVD for Hodgkin's lymphoma: full-dose chemotherapy without dose reductions or growth factors. Ann Oncol. 2007;18(2):376-80.
43. Zing NPC, Fischer T, Zain J, Federico M, Rosen ST. Peripheral T-Cell Lymphomas: Incorporating New Developments in Diagnostics, Prognostication, and Treatment Into Clinical Practice-PART 2: ENKTL, EATL, Indolent T-Cell LDP of the GI Tract, ATLL, and Hepatosplenic T-Cell Lymphoma. Oncology (Williston Park). 2018;32(8):e83-e9.
44. Chemaly RF, Shah DP, Boeckh MJ. Management of respiratory viral infections in hematopoietic cell transplant recipients and patients with hematologic malignancies. Clin Infect Dis. 2014;59 Suppl 5:S344-51.
45. de Lima CR, Mirandolli TB, Carneiro LC, Tusset C, Romer CM, Andreolla HF, et al. Prolonged respiratory viral shedding in transplant patients. Transpl Infect Dis. 2014;16(1):165-9.

46. Kim YJ, Guthrie KA, Waghmare A, Walsh EE, Falsey AR, Kuypers J, et al. Respiratory syncytial virus in hematopoietic cell transplant recipients: factors determining progression to lower respiratory tract disease. J Infect Dis. 2014;209(8):1195-204.
47. Buckley SA, Wood BL, Othus M, Hourigan CS, Ustun C, Linden MA, et al. Minimal residual disease prior to allogeneic hematopoietic cell transplantation in acute myeloid leukemia: a meta-analysis. Haematologica. 2017;102(5):865-73.
48. Hirsch HH, Martino R, Ward KN, Boeckh M, Einsele H, Ljungman P. Fourth European Conference on Infections in Leukaemia (ECIL-4): guidelines for diagnosis and treatment of human respiratory syncytial virus, parainfluenza virus, metapneumovirus, rhinovirus, and coronavirus. Clin Infect Dis. 2013;56(2):258-66.
49. Kmeid J, Vanichanan J, Shah DP, El Chaer F, Azzi J, Ariza-Heredia EJ, et al. Outcomes of Influenza Infections in Hematopoietic Cell Transplant Recipients: Application of an Immunodeficiency Scoring Index. Biol Blood Marrow Transplant. 2016;22(3):542-8.
50. Shah DP, Ghantoji SS, Ariza-Heredia EJ, Shah JN, El Taoum KK, Shah PK, et al. Immunodeficiency scoring index to predict poor outcomes in hematopoietic cell transplant recipients with RSV infections. Blood. 2014;123(21):3263-8.
51. Wang L, Allen J, Diong C, Goh YT, Gopalakrishnan S, Ho A, et al. Respiratory virus infection after allogeneic hematopoietic stem cell transplant in a tropical center: Predictive value of the immunodeficiency scoring index. Transpl Infect Dis. 2017;19(3).
52. Piñana JL, Pérez A, Montoro J, Hernani R, Lorenzo I, Giménez E, et al. The effect of timing on community acquired respiratory virus infection mortality during the first year after allogeneic hematopoietic stem cell transplantation: a prospective epidemiological survey. Bone Marrow Transplant. 2020;55(2):431-40.

# TRANSPLANTE HEPÁTICO

CAPÍTULO 18

José Eymard Moraes de Medeiros Filho
Cássio Virgílio Cavalcante de Oliveira

## INTRODUÇÃO

O transplante ortotópico de fígado, ou transplante hepático (TxH), é um procedimento de alta complexidade pelas especificidades técnicas que o envolvem, assim como pela complexidade do receptor do órgão, muitas vezes em avançado estado de desnutrição e disfunção de outros órgãos e sistemas. Complexas questões éticas envolvidas no processo de doação e alocação do órgão, assim como o conjunto de recursos financeiros e operacionais necessários à sua adequada e eficiente realização e posterior acompanhamento, fazem com que toda a cadeia envolvida na doação de órgãos e transplantes precise funcionar com políticas e estratégias a médio e longo prazos. A estruturação de redes locais e regionais que aumentem o diagnóstico e suporte de pacientes em morte encefálica, o reforço da confiança da população na lisura e justiça do processo, a mudança na cultura do entendimento do processo de morte encefálica e o estímulo à doação de órgãos, assim como a acessibilidade dos potenciais receptores a unidades de saúde especializadas nas consultas multiprofissionais pré-transplante, na realização de exames laboratoriais e de imagem, são elos de uma única e vitoriosa engrenagem que vem, ao longo da última década, obtendo significativo aumento do número de transplantes, incluindo fígado, no Brasil.[1]

Entretanto, muitas dessas atividades essenciais aos programas de transplante foram duramente impactadas nesse início de 2020 em todo o mundo, incluindo o Brasil, independente de região, levando à expressiva redução na doação de órgãos e consequente queda na realização de transplantes.[1-3]

A doença causada pelo coronavírus 2019 (COVID-19), um RNA-vírus de cadeia simples de polaridade positiva, que acomete predominantemente o sistema respiratório e leva, em casos graves, à Síndrome Respiratória Aguda Grave, com disfunção alveolar, hipoxemia, insuficiência respiratória e fenômenos trombóticos intrapulmonares e sistêmicos, seguida de choque cardiocirculatório, disfunção renal e de outros órgãos e sistemas, trouxe vários questionamentos aos envolvidos na assistência e gestão das políticas de transplante.

Ao lado das questões óbvias decorrentes da redução na doação de órgãos e realização de transplantes, com aumento de espera em fila, risco de mortalidade e *drop-out* da fila de transplantes por mudança do *status* clínico (exemplo, progressão dos carcinomas hepatocelulares para além dos critérios de Milão), situações não vivenciadas previamente, como: o risco de exposição de pacientes e profissionais à infecção pela COVID-19 em ambiente de saúde e seu impacto na mortalidade e na capacidade de funcionamento dos recursos humanos envolvidos; a melhor conduta acerca de como proceder na continuidade ou suspensão de exames de rastreio de avaliações para inclusão em lista; deslocamentos dos pacientes ao longo das cidades e regiões, assim como as questões clínicas relacionadas com a necessidade de modificação de esquemas de imunossupressão e de aceitação de órgãos de potenciais doadores, dentre outras, impuseram-se de forma súbita na rotina de todos nós. Acerca desses temas, das manifestações de lesão do fígado (clínicas e laboratoriais) e das principais recomendações **que todo médico precisa saber,** é que iremos discorrer ao longo desse capítulo.

## O FÍGADO E A COVID-19

Apesar de os principais órgãos envolvidos na COVID-19 serem, à luz dos conhecimentos atuais, os pulmões e as vias aéreas, o acometimento de outros órgãos aumenta de modo significativo a mortalidade, podendo ocorrer como consequência de resposta imune sistêmica, secundária à toxicidade medicamentosa, microtrombos e consequente isquemia local e/ou hipoxemia.[4-6]

O acometimento do fígado é habitualmente leve e transitório nos casos não complicados, manifesto por elevação de aminotransferases, notadamente a aspartato-aminotransferase (AST), associada a elevações de outras enzimas canaliculares, e, mais raramente, elevação de bilirrubinas e alterações em marcadores de função hepatocelular. Estudo realizado em mais de 5.700 pacientes no epicentro da infecção da China, em Wuhan, identificou, dentre as alterações laboratoriais relacionadas com o fígado, que a AST foi relacionada ao maior risco de mortalidade. O acometimento hepático foi mais comum em pacientes masculinos, cursando com linfocitopenia e neutropenia.[7]

Os achados de esteatose hepática microvesicular moderada, com lesão portal e lobular leve, foram observados à histologia hepática,[6] compatíveis com o observado laboratorialmente, onde as alterações em enzimas canaliculares são pouco proeminentes, não se correlacionando a fatores prognósticos. Esse fato tem relevância, considerando que o mecanismo de entrada do vírus na célula pulmonar é pelo receptor da enzima conversora da angiotensina 2 (ACE2). Este receptor, pouco expresso no hepatócito, está presente em colangiócitos, o que poderia sugerir maior lesão de canalículos biliares, que não foi evidenciada nem à histologia nem em alterações bioquímicas mais prevalentes.

Deste modo, entendendo que o fígado pode ser lesionado não apenas pelo vírus, mas também por medicações e por complicações clínicas decorrentes da gravidade da doença, a recomendação de acompanhamento laboratorial com realização seriada de marcadores de lesão hepatocelular, canalicular, bem como de provas de enzimas hepáticas, deve ser recomendada em pacientes infectados com COVID-19, notadamente em pacientes já com disfunção hepática avançada em lista de transplante, ou pacientes transplantados, onde a imunossupressão poderia agravar o quadro infeccioso, além da maior probabilidade de interações adversas medicamentosas com os imunossupressores que poderiam ser observadas.

Nesse aspecto, um dos pontos ainda controversos é o papel da doença hepática crônica e sua disfunção imune associada como fator de risco para formas graves de COVID-19.[8,9] Sexo masculino, idade superior a 65 anos, portadores de doença cardiovascular, diabetes melito, obesidade mórbida e doença pulmonar obstrutiva crônica são fatores de risco para evoluções com maior gravidade e mortalidade.[10] Portadores de hepatopatia crônica foram incluídos nesse grupo, existindo ainda dúvidas acerca do real impacto da doença hepática crônica. Estudo realizado com mais de 5.700 pacientes em Wuhan, China, identificou apenas 81 casos de doença hepática crônica, proporção muito inferior à da população chinesa em geral.[7] Em análise parcial de dados americanos de mais de 7.000 casos em que comorbidades foram avaliadas, menos de 0,7% apresentavam doença hepática crônica, e deste subgrupo menos de 15% desenvolveram doença grave.[11,12]

Infecção crônica pelo vírus B ou C não aparenta afetar a evolução da COVID-19 em pacientes orientais ou ocidentais, o mesmo sendo observado em pacientes com doenças hepáticas colestáticas compensadas.[4,8,13]

Por outro lado, portadores de doença hepática gordurosa não alcoólica podem ser mais suscetíveis às formas graves da doença, sendo ainda incerto se esse risco se deve à própria doença hepática ou aos mecanismos fisiopatológicos e fatores de risco compartilhados (obesidade, resistência insulínica/diabetes melito, risco cardiovascular).[14,15]

O papel da imunossupressão na hepatite autoimune não aparenta acarretar maior risco para a infecção ou para formas graves da COVID-19. Recomenda-se a manutenção das doses habituais de imunossupressores, e em pacientes em tratamento com elevação de enzimas deve ser considerada a realização de biópsia hepática para exclusão de agudização da doença antes de se modificar/reduzir a imunossupressão.

Apesar de doenças neoplásicas malignas terem sido relacionadas com pior evolução da COVID-19, principalmente se submetidos à quimioterapia recente,[11,16] não está definido o impacto da presença do carcinoma hepatocelular (CHC) no desfecho de pacientes com COVID-19. Considerando que a pandemia por COVID-19 é autolimitada, e considerando o risco de surgimento e progressão do CHC *versus* o risco de infecção, a possibilidade de retardar em alguns meses o rastreio desses pacientes deve ser considerada.[11]

## MANEJO DOS PACIENTES EM LISTA DE TRANSPLANTE

Além das questões clínicas envolvidas no tratamento da doença hepática crônica e no uso de medicações de resultado ainda incerto e potencial toxicidade hepática (discutidos em outras partes deste livro), o cuidado com o paciente ultrapassa apenas a prescrição.

A possibilidade de infecção ocorrer é reduzida quando do isolamento dos pacientes, tanto de outros pacientes infectados como de indivíduos assintomáticos, incluindo crianças, muitas vezes portadoras assintomáticas. Assim, a exposição dos pacientes ao ambiente hospitalar, a sua locomoção local/regional, muitas vezes em transporte público, seja para realização de procedimentos, consultas ou exames, seja para internações, são condutas que devem ser desestimuladas, considerando o maior risco de contaminação. Mudanças culturais na assistência e na interação entre médico e pacientes, já lenta e timidamente em curso, serão aceleradas pela pandemia da COVID-19. O seu impacto será não apenas físico mas também psicológico, decorrentes do pânico instalado em todo o mundo pelos impressionantes números de mortos e infectados.

A modificação do ambiente físico dos ambulatórios e enfermarias, reduzindo o número de indivíduos, ampliando o espaço entre eles, promovendo o distanciamento social e facilitando a ventilação para remoção de aerossóis são medidas simples e de potencial eficácia.

A redução do tempo de espera em ambientes com outros pacientes, modificando a agenda com redução do número de casos atendidos, e/ou estimulando a espera em ambiente externo à clínica, são medidas que devem ser utilizadas, assim como triagem de sintomas dos pacientes agendados antes da sua vinda para a clínica (por telefone), além da verificação de temperatura e dos sintomas gripais que devem ser rotineiramente implementados. A ampliação da validade das receitas (ou fornecimento de medicações suficientes para dois a três meses) é medida útil para reduzir a necessidade de apresentação dos pacientes no serviço.

Reduzir o número de consultas ambulatoriais, priorizando o atendimento para pacientes mais graves ou que não possam retardar avaliação para inclusão posterior em fila de transplante, com descompensações clínicas (*acute-on-chronic liver failure* – ACLF, CHC no limite dos critérios de Milão, pacientes com MELD elevados), e para aqueles mais estáveis, manutenção de contato por via telemedicina ou contato telefônico reduzem o risco não apenas para o paciente, mas também para a equipe, garantindo assim a preservação dos recursos humanos (equipes disponíveis) para eventual transplante, posto que haja grande probabilidade de ocorrer baixas nas equipes transplantadoras por infecção pela COVID-19.

A realização de testes laboratoriais, exames de avaliação para inclusão em fila de transplante e/ou priorização devem ser ponderados com a necessidade clínica individualizada (Fig. 18-1).

## TRANSPLANTE DE FÍGADO

Em razão da heterogeneidade dos centros de transplante hepático e das situações específicas de cada país, a recomendação acerca da condução do programa de transplante de órgãos pode variar, desde a manutenção das atividades (ainda que com provável redução do número e, apesar de testagem de doadores e receptores, maior risco de transmissão perioperatória da COVID-19 ao receptor), até a completa suspensão do programa durante o período mais crítico da pandemia no local em questão. Nesta última situação, a interrupção das atividades pode ser decorrente de questões clínicas associadas à infecção do doador/receptor, à carência de leitos em Unidades Intensivas (para suporte de doadores ou pós-operatório de receptores), ao comprometimento da equipe por afastamento por infecção, bem como à escassez de produtos farmacêuticos e hemoderivados, dentre outros fatores.

Especial atenção deve ser dada à triagem do receptor e dos potenciais doadores, realizando não apenas testagem sorológica ou por amplificação de carga viral, mas considerando para diagnósticos dados clínicos, radiológicos e laboratoriais. Seleção criteriosa do par doador-receptor pode evitar longas permanências hospitalares, reduzindo o risco de transmissão intra-hospitalar. Apesar da testagem, é importante ter em mente e explicar aos familiares e ao paciente que não se pode excluir a possibilidade de janela de detecção nesses casos, levando à modificação dos termos de consentimento informados quanto ao risco de aquisição de COVID-19 (Quadros 18-1 a 18-3).[1,17,18]

## MANEJO DOS PACIENTES TRANSPLANTADOS

Apesar do grande interesse e atenção ao tema em decorrência de sua recente ocorrência e relativa baixa incidência na população de transplantados (recentes ou antigos), o real papel da infecção pela COVID-19 em pacientes transplantados de fígado é ainda desconhecido. Apesar de a imunossupressão provavelmente se relacionar com maior carga viral e maior infectividade decorrente da maior viremia e maior permanência do vírus no organismo,[19] nas secreções respiratórias e até mesmo nas fezes, pode existir um papel protetor da imunossupressão, conforme sugerido por alguns estudos.[20-22] A imunossupressão pode estar relacionada com a modulação da resposta imune inflamatória, devendo-se evitar modificações preventivas tanto no esquema quanto nas doses de imunossupressores.

Quando diante de paciente infectado com COVID-19, o uso de doses mais baixas de prednisona, se possível, deve ser realizado, com a redução de antimetabólitos (azatioprina ou micofenolato de mofetila), principalmente se houver evolução clínica grave, febre persistente ou alterações de leucometria. Essa mesma conduta pode ser realizada nos inibidores de calcineurina.

# TRANSPLANTE HEPÁTICO

**Todos os pacientes com doença hepática crônica devem seguir regras comuns de distanciamento físico**

## Pacientes com doença hepática crônica (incluindo cirrose compensada)

- Visitas a centros especializados podem ser adiadas
- Testes laboratoriais de rotina podem ser adiados ou realizados fora do local de atendimento (drive-thru)
- Use telemedicina / visitas por telefone sempre que possível

**Considerações específicas para pacientes com hepatite viral:**
- Não há risco aumentado de uma evolução mais grave da COVID-19
- Envie prescrições de acompanhamento para pacientes em terapia antiviral por correio eletrônico

**Pacientes com DHGNA ou NASH:**
- Pode sofrer de diabetes, hipertensão e obesidade, colocando-os em maior risco de curso severo de COVID-19

**Pacientes com doença hepática autoimune:**
- Atualmente, desaconselhamos a redução da terapia imunossupressora
- Redução só pode ser considerada em circunstâncias especiais após consulta com um especialista
- Ênfase na importância da vacinação para *Streptococcus pneumoniae* e influenza

**Pacientes com cirrose compensada:**
- Considere atrasar vigilância e triagem de varizes. Avaliação de risco individualizada e não invasiva deve ser aplicada para estratificação

## Pacientes com doença hepática descompensada (incluindo carcinoma hepatocelular)

- Os cuidados devem ser mantidos de acordo com as diretrizes atuais
- Exposição mínima à equipe médica, usando telemedicina/visitas por telefone sempre que possível/necessário
- A listagem para transplante deve ser restrita a pacientes com mau prognóstico a curto prazo
- Atividades de transplante/doação de órgãos provavelmente reduzidas em muitos países e áreas
- Redução da avaliação hospitalar de transplante de fígado: programa estritamente necessário, é recomendado para reduzir as internações hospitalares
- Ênfase na importância da vacinação para *Streptococcus pneumoniae* e influenza
- Diretrizes sobre profilaxia de complicações (peritonite bacteriana espontânea e encefalopatia hepática) devem ser observadas para evitar/reduzir a admissão hospitalar.
- Incluir teste para SARS-CoV-2 em pacientes com quadros agudos

**Considerações específicas para pacientes listados ativamente para transplante:**

- O teste de rotina SARS-CoV-2 deve ser realizado antes do transplante em doadores e receptores, reconhecendo que testes negativos não podem descartar completamente a infecção
- Consentimento para procedimentos diagnósticos e terapêuticos relacionados ao transplante deve incluir o risco potencial para COVID-19 nosocomial
- Os transplantes de doadores vivos devem ser considerados caso a caso

## Pacientes com carcinoma hepatocelular

- Cuidados devem ser mantidos de acordo com diretrizes, incluindo tratamentos sistêmicos contínuos e avaliação do fígado para transplante
- Exposição mínima à equipe médica, usando telemedicina / visitas por telefone onde quer que possível/necessário para evitar a admissão
- A listagem para transplante deve ser restrita a pacientes com mau prognóstico a curto prazo
- Atividades de transplante/doação de órgãos provavelmente estarão reduzidas em muitos países e áreas
- Redução da avaliação hospitalar de transplante de fígado: programa estritamente necessário é recomendado para reduzir as internações hospitalares
- Ênfase na importância da vacinação para *Streptococcus pneumoniae* e influenza
- Diretrizes sobre profilaxia de complicações (peritonite bacteriana espontânea e encefalopatia hepática) devem ser observadas para evitar/reduzir a admissão hospitalar
- Incluir teste para SARS-CoV-2 em pacientes com quadros agudos

### Pacientes após transplante de fígado

Manter os cuidados de acordo com as diretrizes

- Exposição mínima à equipe médica, usando telemedicina/visitas por telefone quando possível/necessário
- Ênfase na importância da vacinação para *Streptococcus pneumoniae* e influenza
- Em pacientes estáveis, realize testes de laboratórios locais (incluindo níveis de drogas)
- Atualmente, desaconselhamos a redução terapia imunossupressora
- Redução só deve ser considerada sob circunstâncias especiais, após consulta a especialista

**Fig. 18-1.** Fluxograma para a priorização da assistência aos pacientes com doença hepática crônica. O manejo individual desses pacientes depende muito do ônus local da COVID-19; implementaram-se, oficialmente, regras e regulamentos. Em alguns países e áreas, a manutenção do atendimento padrão pode não ser possível, e as atividades de transplante podem ser reduzidas. COVID-19: Doença de coronavírus 2019; CHC: carcinoma hepatocelular; DHGNA: doença hepática gordurosa não alcoólica; NASH: esteato-hepatite não alcoólica; SARS-CoV-2: coronavírus 2 da síndrome respiratória aguda grave. (Adaptada de Boetler T, *et al.* 2020.)[8]

**Quadro 18-1.** Recomendações Preliminares para Utilização de Órgãos de Doadores Falecidos

| Doador | Recomendação |
|---|---|
| ■ Doador com COVID-19 ativa<br>■ Doador com teste para SARS-CoV-2 positivo<br>■ Doador com Síndrome Respiratória Aguda Grave (SARS) sem etiologia definida e teste laboratorial não disponível | Não utilizar |
| ■ Doador em contato com casos suspeitos ou confirmados de COVID-19<br>■ Doador com suspeita epidemiológica ou clínica, mas com teste laboratorial negativo | Considerar utilizar, conforme urgência do transplante (ao utilizar, considerar colocar o receptor em isolamento respiratório e de contato após o transplante) |
| ■ Doador sem suspeita clínica ou epidemiológica | Utilizar |
| ■ Doador que teve COVID-19, com regressão completa dos sintomas há mais de 28 dias e novo teste laboratorial negativo | Considerar utilizar |

Reproduzido de: Novo Coronavírus – SARS-CoV-2. Recomendações no Cenário de Transplantes de Órgãos Sólidos Atualização em 16/03/2020 – Comissão de Infecção em Transplantes – Associação Brasileira de Transplantes de Órgãos (ABTO).

**Quadro 18-2.** Recomendações Preliminares para Utilização de Órgãos de Doadores Vivos

| Doador | Recomendação |
|---|---|
| ■ Doador com COVID-19 ativa | Não utilizar |
| ■ Doador com suspeita epidemiológica e clínica | Utilizar apenas depois de 28 dias de resolução completa dos sintomas e teste laboratorial negativo |
| ■ Doador com suspeita epidemiológica, sem clínica | Considerar utilizar apenas após 14 dias da exposição. Se disponível, pode-se realizar teste laboratorial o mais próximo do transplante para confirmar resultado negativo |
| Durante o período de transmissão comunitária, considerar suspender todos os transplantes com doadores vivos eletivos para proteção tanto do receptor quanto do doador | |

Reproduzido de: Novo Coronavírus – SARS-CoV-2. Recomendações no Cenário de Transplantes de Órgãos Sólidos Atualização em 16/03/2020 – Comissão De Infecção em Transplantes – Associação Brasileira de Transplantes de Órgãos (ABTO).

**Quadro 18-3.** Recomendações Preliminares para Realização do Transplante conforme Situação do Receptor

| Receptor | Recomendação |
|---|---|
| ■ Receptor com COVID-19 ativa | Realizar apenas transplante de emergência<br>Apto após 28 dias |
| ■ Receptor com suspeita epidemiológica e/ou clínica:<br>• Suspeita epidemiológica assintomática: realizar tx<br>• Suspeita clínica: adiar por 28 dias | Realizar teste laboratorial:<br>■ Teste positivo – realizar apenas transplantes de emergência. Apto após 28 dias<br>■ Teste negativo – considerar urgência do transplante para realização |

Reproduzido de: Novo Coronavírus – SARS-CoV-2. Recomendações no Cenário de Transplantes de Órgãos Sólidos Atualização em 16/03/2020 – Comissão de Infecção em Transplantes – Associação Brasileira de Transplantes de Órgãos (ABTO).

Apesar de seu enorme impacto na saúde pública mundial, das perdas de vidas e mudanças na rotina das mais diversas sociedades em todo o globo, do interesse, atenção e recursos dispendidos para o acompanhamento dos pacientes com COVID-19, enormes lacunas ainda persistem no conhecimento desta nova patologia e dos mecanismos de doença e de suas interações com as peculiaridades dos pacientes com doença hepática crônica e transplantados de fígado. A análise de dados ainda hoje sendo obtidos para estudo futuro poderá lançar luz sobre inúmeras dúvidas que hoje persistem no diagnóstico e no manejo de pacientes infectados pela COVID-19.

## REFERÊNCIAS BIBLIOGRÁFICAS

1. Associação Brasileira de Transplante de Órgãos (ABTO). Coronavírus – SARS-CoV-2. Disponível em: http://http://www.abto.org.br/abtov03/
2. Agopian V, Verna E, Goldberg D. Changes in liver transplant center practice in response to COVID-19: Unmasking dramatic center-level variability. Liver Transpl. 2020 May 5.
3. Agnes S, Andorno E, Avolio AW, Baccarani U, Carraro A, Cesco M, for the I-BELT Study Group. Preliminary Analysis of the Impact of COVID-19 Outbreak on Italian Liver Transplant Programs. Liver Transpl. 2020 May.
4. Guan WJ, Ni ZY, Hu Y, Liang WH, Ou CQ, He JX, et al. Clinical characteristics of coronavirus disease 2019 in China. N Engl J Med. 2020.
5. Zhang P, Zhu L, Cai J, Lei F, Qin JJ, Xie J, et al. Association of inpatient use of angiotensin converting enzyme inhibitors and angiotensin II receptor blockers with mortality among patients with hypertension hospitalized with COVID-19. Circ Res. 2020.
6. Xu Z, Shi L, Wang Y, Zhang J, Huang L, Zhang C, et al. Pathological findings of COVID-19 associated with acute respiratory distress syndrome. Lancet Respir Med. 2020;8:420-2.
7. Lei F, Liu Y-M, Zhou F, Qin J-J, Zhang P, Zhu L, Zhang X-J. Longitudinal association between markers of liver injury and mortality in COVID-19 in China.. Hepatology. 2020 May 2.
8. Boetler T, Newsome PN, Mondlli UM, Maticic M, Cordeiro E, Cornberg M, et al. Care of patients with liver disease during the COVID-19 pandemic: EASL-ESCMID position paper. JHEP Reports. 2020;2:j100113.
9. Albillos A, Lario M, Álvarez-Mon M. Cirrhosis-associated imune dysfunction: distinctive features and clinical relevance. J Hepatol. 2014;61:1385-96.
10. Centers for Disease Control and Prevention. Coronavirus Disease 2019 (COVID-19): Cleaning and disinfection for community facilities. Published February 11, 2020. [acesso em 1 abr 2020]. Disponível em: https://www.cdc.gov/coronavirus/2019-ncov/community/organizations/cleaning-disinfection.html.
11. Fix OK, Hameed B, Fontana RJ, Kwok RM, McGUire BM, Mulligan DC, et al. Clinical best practice advice for hepatology and liver transplant providers during the COVID-19 pandemic: AASLD Expert Panel Consensus Statement. Hepatology. 2020 Apr.
12. Centers for Medicare and Medicaid Services. Non-emergent, elective medical services, and treatment recommendations. [acesso em 4 mar 2020]. Disponível em: https://www.cms.gov/files/document/31820-cms-adult-elective-surgery-andprocedures-recommendations.pdf.
13. Zhang C, Shi L, Wang F-S. Liver injury in COVID-19: Management and challenges. Lancet. Gastroenterol Hepatol 2020 Mar 4.
14. Ji D, c E, Xu J, Zhang D, Cheng G, Wang Y, et al. Implication of non-alcoholic fatty liver diseases (NAFLD) in patients with COVID-19: A preliminary analysis. J Hepatol. 2020 Apr.
15. Centers for Disease Control and Prevention. Coronavirus Disease 2019 (COVID-19): Groups at higher risk for severe illness. Published 11 Feb, 2020. [acesso em 1 abr 2020]. Disponível em: https://www.cdc.gov/coronavirus/2019-ncov/need-extraprecautions/groups-at-higher-risk.html.
16. Liang W, Guan W, Chen R, Wang W, Li J, Xu K, et al. Cancer patients in SARS-CoV-2 infection: A nationwide analysis in China. Lancet Oncol. 2020 Mar;21:335-7.

17. Ministério da Saúde (Brasil). Central Nacional de Transplantes. Nota Técnica: 0013365691. Coronavírus e Transplantes: orientação da Comissão de Infecção em Transplante. CNT-Brasil. Janeiro de 2020.
18. Ministério da Saúde (Brasil). Nota Técnica nº 34/2020 - CGSNT/DAET/SAES/MS. Atualiza as orientações da Nota Técnica Nº 25/2020-CGSNT/DAET/SAES/MS (0014073431) alterando os critérios técnicos para triagem de candidatos à doação de órgãos e tecidos e para manejo do paciente em lista de espera, frente à pandemia de coronavírus (SARSCoV-2). Abril de 2020. http://portal.anvisa.gov.br/documents/4048533/4920270
19. Qin J, Wang H, Qin X, Zhang P, Zhu L, Cai J, et al. Perioperative presentation of COVID-19 disease in a liver transplant recipient. Hepatology. 2020 Mar.
20. Huang C, Wang Y, Li X, Ren L, Zhao J, Hu Y, et al. Clinical features of patients infected with 2019 novel coronavirus in Wuhan, China. Lancet. 2020 15;395:497-506.
21. Lu X, Zhang L, Du H, Zhang J, Li YY, Qu J, et al. SARS-CoV-2 infection in children. N Engl J Med. 2020 March 18.
22. D'Antiga L. Coronaviruses and immunosuppressed patients. The facts during the third epidemic. Liver Transpl. 2020 Mar 20.

# COVID-19 (SARS-CoV-2) EM ODONTOLOGIA: MANIFESTAÇÕES CLÍNICAS E DIRETRIZES NO MANEJO DOS RISCOS OPERACIONAIS

**CAPÍTULO 19**

Rodrigo Guerreiro Bueno de Moraes
Thais Staut Zukeran
Luiz Sylvestre Galhardo Egreja
Mariana Staut Zukeran
Ana Patrícia Carneiro Gonçalves Bezerra

*"Ciência sem consciência não passa de ruína da alma"*
*François Rabelais (sacerdote, escritor e médico Renascentista)*

## INTRODUÇÃO

A história da humanidade reforça a influência das pandemias no estímulo e no impacto para a adoção (ou readequação) das condutas úteis para a atenção com a saúde pública.

Desde os tempos da pandemia de cólera, passando pelas gripes e a síndrome da imunodeficiência adquirida (SIDA ou AIDS), entre outras, tornaram-se frequentes as revisões nos hábitos de vida e nas rotinas de atenção com a biossegurança para as atividades profissionais. Uma vez incorporadas, essas atitudes passaram a receber destacada importância na busca pelo bem-estar, na oferta de segurança e na prevenção das doenças infectocontagiosas pela população.[1,2]

A inclusão ou incremento de hábitos como a lavagem regular das mãos, o uso regular das escovas dentárias, o uso dos preservativos, dos géis para a desinfecção das mãos, das máscaras, entre outros, mostram o quanto a humanidade evoluiu no conceito de proteção e de autopreservação quando comparado ao que se via em nossa ancestralidade.[3]

Nas áreas da saúde e afins, essa constatação é tão ou mais evidente. Basta considerar o crescente embasamento técnico e científico obtido a partir das ciências básicas – como a epidemiologia, a biologia, a microbiologia, a imunologia, a patologia e a farmacologia – para citar algumas das mais fundamentais ao sustento de todas as rotinas profissionais da saúde, no que tange às práticas e às condutas.[4,5]

A valorização e o incremento (embasado pela ciência) dos fundamentos para a desinfecção, a esterilização e a utilização de barreiras de proteção para o manuseio dos equipamentos de trabalho contribuem e seguem evoluindo na busca pelo controle da infecção cruzada. Isso é de fundamental importância para preservar os cirurgiões-dentistas, as equipes auxiliares e os pacientes de um risco mais elevado para morbidades e mortalidades indesejadas, cabendo destacar, para o momento, as advindas do contágio pelo SARS-CoV-2.[6,7]

Cabe à Odontologia, enquanto atividade reconhecida como fundamental aos serviços de assistência em saúde, para a fase de enfrentamento da pandemia pelo SARS-CoV-2,[8] discutir e reforçar seu compromisso de: a) atuar de forma ética e embasada nas atividades práticas de atenção com a saúde; b) educar e orientar sobre os cuidados bucais e de higiene pessoal; c) avaliar as possibilidades para sinais e sintomas bucais, eventualmente, relacionados com a infecção pelo SARS-CoV-2; d) integrar a equipe de atuação multidisciplinar para a promoção de saúde e no combate integrado à pandemia.

## ACOLHIMENTO ODONTOLÓGICO DURANTE A PANDEMIA POR SARS-CoV-2

A estreita cronologia iniciada pelos primeiros relatos advindos da província de Hubei, na China (na transição do ano de 2019 para 2020),[9] chegando à Declaração Oficial de Pandemia pela OMS,[10] passando pelas sucessivas medidas de isolamento social e restrição das rotinas de vida em vários países do mundo, por influência da rápida disseminação e a relevante virulência do SARS-CoV-2 – prosseguem impactando na vida do cidadão comum e, principalmente, na rotina das profissões de saúde altamente expostas ao risco de contágio - como no caso dos que atuam pela Odontologia.[11,12]

Diferente de outros segmentos da saúde, o exercício ético e embasado da Odontologia, nestes tempos, pressupõe condições de conexão com os pacientes bastante peculiares.

A começar pela inviabilidade legal para a prática e o acesso das oportunidades para o teleatendimento em saúde (ou teleodontologia), que apesar de regulamentado (para o período dessa pandemia) pelos órgãos regulamentadores de profissões similares: - como a Medicina, a Nutrição e a Psicologia;[13-15] segue (até o instante da redação desse texto) restrito de acesso legal aos que praticam e necessitam da Odontologia, conforme entendimento da Autarquia Federal que a regulamenta e fiscaliza.[16]

Além disso, a base da atividade ambulatorial da odontologia – seja na consulta inicial, nas tomadas para o diagnóstico e/ou registro de imagens (pelo cirurgião-dentista ou por integrantes da equipe auxiliar) ou na acolhida para o tratamento das urgências e emergências odontológicas (conforme a recomendação para o momento), pressupõe contato direto e próximo com a face do paciente, destacando as estruturas da cavidade bucal e do fluido salivar (reconhecido como de potencial à disseminação do SARS-CoV-2 a partir de infectados).[12,17]

Associado a isto, temos como agravante a possibilidade de transmissão a partir de pacientes assintomáticos. Isso faz da logística e do fluxo de biossegurança na clínica odontológica, algo bastante detalhado e fundamentado por critérios técnicos dos órgãos de vigilância em saúde, que buscam espelhar as melhores evidências científicas disponíveis no momento.[18]

Algumas premissas regulam as rotinas do controle da biossegurança e a logística para a acolhida no atendimento odontológico (enfatizando o viés do momento que enfrentamos de combate a uma pandemia com as dimensões da gerada pelo SARS-CoV-2):

- A insegurança quanto ao mapeamento correto dos acometidos, seja pelos limites de precisão na avaliação e/ou indisponibilidade de exames regulares para aferição do contágio pelos pacientes e pela equipe profissional da Odontologia.[19]
- A prevalência da subnotificação de casos, que permite cogitar a existência de um número potencialmente relevante de assintomáticos, embora capazes de contribuir para a disseminação da pandemia nos ambientes de convívio e trocas.[20]

- O princípio da dúvida que projeta uma realidade para o exercício da Odontologia, nesta fase, "como se todos representassem potenciais focos de disseminação do SARS-CoV-2." Com essa mentalidade favorecemos a busca pelo máximo rigor nas atitudes para o controle da potencial transmissibilidade desse vírus no ambiente profissional, contradizendo informações desprovidas do real embasamento e que desconsideram a capacidade e o preparo da Odontologia para o enfrentamento de situações desse perfil.[21]
- A cogitada possibilidade do SARS-CoV-2 em resistir sobre diferentes condições, tecidos, texturas e superfícies – uma vez disseminado pelo ambiente de trabalho, apesar de alguns apontamentos contraditórios a essa plausibilidade biológica.[22,23]
- A realidade que afeta a produção, a comercialização, a insalubridade e o mais amplo acesso aos equipamentos de proteção individual (EPI's).[24]
- O preparo e o treinamento da equipe profissional de atendimento em Odontologia, considerando as revisões das medidas de proteção para o ambiente profissional dessa atividade, que se mostram em constante ajuste, conforme as novas evidências são apresentadas e compiladas pelas normas técnicas dos órgãos de fiscalização e vigilância em saúde.[6,7,18,25]

Com base nessas premissas, uma organização plausível para a atuação clínica da Odontologia deve considerar o seguinte fluxo para a acolhida dos pacientes:

### Da Chegada ao Consultório

Na busca por contribuir para a manutenção do local de trabalho e o controle da disseminação de patógenos no ambiente, além das constantes incursões de limpeza do ambiente, algumas medidas protetivas como: o uso de tapetes sanitizantes (embebidos em solução de hipoclorito de sódio, para a higiene do solado dos calçados), a oferta de barreiras protetoras aos cabelos e calçados (gorros e propés) ou a opção de uso dos calçados para o ambiente interno (sapatos técnicos ou de segurança hospitalar) – seja para a equipe profissional de atendimento, como para os que adentram o ambiente de trabalho, foram cogitados por citações, referências e pelas normativas técnicas disponíveis.[7,25-27]

Ainda dentro desta mesma premissa, a insistência para desinfecção e lavagem constante das mãos, desde o contato preliminar com o paciente e sua acolhida logo à chegada. Bem como, a orientação sobre os seus cuidados no trânsito de casa, até o ambiente profissional de trabalho do cirurgião-dentista e atenção na sua logística de retorno após a consulta – fazem parte de uma atitude condizente com a nossa função de "atendente e educador da saúde", seguindo o conceito da equipe multiprofissional de saúde, que assiste a esses pacientes e se preocupa em assegurar o máximo de condições favoráveis aos mesmos.[7,21]

### Da Acolhida ao Paciente

Ainda na fase de pré-atendimento (em uma antessala ou ponto de acolhida ao paciente), algumas medidas recomendáveis incluem um sequenciamento das ações para a triagem do atendimento: 1. aferição da temperatura e desinfecção das mãos (lavagem com água e sabão ou disponibilização de géis antissépticos recomendados; 2. resposta a um questionário dirigido de pré-consulta para SARS-CoV-2; 3. avaliação dos níveis de oxigenação/frequência cardíaca (sugere-se que o profissional disponha de um oxímetro que o ajude neste intento e assegure a melhor condição para o paciente, no correr do ato clínico). Cumpridas estas etapas, o paciente estará qualificado para adentrar a sala de atendimento odontológico.[25,28]

## Da Paramentação ao Manuseio dos Materiais de Trabalho pela Equipe Profissional de Atendimento Odontológico

O rigor da normatização para o uso dos EPI's e para a prática das ações voltadas à implementação de medidas de biossegurança e controle da disseminação de patógenos no consultório Odontológico precedem o surgimento da pandemia pelo SARS-CoV-2.[6]

Tanto o cirurgião-dentista como os integrantes da equipe auxiliar devem ser orientados e treinados para o cumprimento das normas de biossegurança, voltadas à proteção de todos os agentes envolvidos no desenvolvimento dos protocolos de intervenção odontológica, respeitando a sequência lógica prevista pelos manuais de orientação do tema.[18]

De acordo com as informações atualmente disponíveis, uma das principais vias de transmissão do SARS-CoV-2 advém das gotículas de saliva expelidas durante a fala, tosse ou espirro. O contágio também parece decorrer do contato direto com pessoas infectadas, ou indireto, por meio do toque em objetos contendo a presença do vírus. No caso do contágio indireto, o patógeno é levado às vias de acesso (olhos, nariz e boca) de forma carreada pelas mãos contaminadas ou por fluidos e partículas infectadas, provenientes das secreções de acometidos.[12,22,29]

Um protocolo de atendimento sugerido, com base na literatura sobre o tema, inclui os seguintes aspectos:[12,18,21]

- Recomendações ao paciente:
  - Abordar o paciente previamente ao atendimento, a fim de confirmar a inexistência de sintomas gripais compatíveis com os do SARS-CoV-2, conforme o proposto em descrição anterior.
  - Solicitar que, ao início do atendimento, o celular seja desligado e guardado no bolso ou bolsa (se possível em compartimento isolado do ambiente de trabalho), evitando adentrar a sala de atendimento com objetos pessoais. Caso necessário, entregar um saco plástico para guardar os pertences.
  - O paciente deverá chegar ao recinto usando máscara, que deverá ser retirada somente na hora do atendimento e ser guardada em recipiente plástico ou de papel durante o atendimento.
  - O paciente deverá (preferencialmente) vir sozinho à consulta. Caso necessite de um acompanhante, recomenda-se que o mesmo permaneça na sala de espera ou em ambiente distante do contato com a sala de atendimento e com a equipe de trabalho.
  - Tanto o paciente como eventuais acompanhantes serão orientados a realizarem todos os cuidados inerentes à chegada ao ambiente de acolhida profissional da Odontologia.
  - Para ter acesso ao ambiente da sala de atendimento é indispensável a lavagem das mãos pelo paciente, com água e sabão. Também se pode optar pela desinfecção das mesmas, com álcool gel a 70%, por 1 minuto.
  - Após a limpeza das mãos, o paciente deve realizar bochechos com soluções antissépticas apropriadas, conforme o preconizado em item específico desse texto, que trata desse cuidado.
- Durante o atendimento odontológico:
  - Realizar a assepsia extrabucal com solução de clorexidina a 2%.
  - Fornecer gorro descartável e óculos de proteção ao paciente.
  - Utilizar um campo protetor apropriado sobre o tórax do paciente.
  - Realizar o atendimento, na medida das possibilidades, com o apoio do isolamento absoluto.
  - Restringir ou reduzir ao máximo o uso da cuspideira.

- Trabalhar constantemente com sugadores de alta potência e/ou coletores de aerossóis acoplados à bomba a vácuo que deve seguir ativa por toda a etapa de intervenção.
- Evitar objetos, equipamentos e medicamentos expostos sobre a bancada de trabalho, desnecessariamente, principalmente durante procedimentos que possam gerar aerossóis.
- Utilizar, rotineiramente, as barreiras mecânicas para a proteção das estruturas e equipamentos que não sejam passíveis de esterilização, mas que possibilitem contato manual pela equipe de trabalho.

■ Desinfecção da área de trabalho após atendimento:
- Encerrado um atendimento, especialmente após o uso de equipamentos que tenham gerado aerossóis, a sala de atendimento deverá permanecer ventilada, com janelas abertas e o sistema de sucção ligado por período mínimo de 15 minutos (apesar de alguns apontamentos cogitarem 30 minutos e outros para um extremo de 3 horas, o que demanda mais investigações comparativas acerca das diferenças para situações envolvendo o SARS-CoV-2).
- Os cuidados e os direcionamentos para o lixo de descarte especial e o manuseio de materiais perfurocortantes devem seguir o mesmo ritual preconizado pelos protocolos anteriores à existência da pandemia pelo SARS-CoV-2.
- A pausa é sugerida para a sedimentação das partículas em suspensão e deve ser seguida da mais adequada prática de higienização da sala de atendimento, para a sequência das atividades.
- A desinfecção das superfícies de contato deverá ser realizada com a fricção de tecido de limpeza com álcool a 70% ou com solução de hipoclorito de sódio a 1%, sendo que este último não deverá ser utilizado em superfícies metálicas.
- O agente desinfetante deverá ser acondicionado em um borrifador, aspergindo o mesmo sobre o tecido de limpeza para superfície e aplicado sob fricção, iniciando pelas áreas potencialmente menos contaminadas, seguindo para as mais contaminadas.
- O profissional deverá estar com EPI completo para realização destes procedimentos.
- As peças de mão deverão, após esta desinfecção, ser levadas à sala apropriada e passar por processo de esterilização em autoclave, seguindo as orientações de lubrificação do fabricante.
- Após estes procedimentos de desinfecção da sala de atendimento e equipamentos deverá ocorrer o preparo da mesma para o próximo atendimento.

■ Utilização das barreiras mecânicas:
- Não é de hoje que a Odontologia se ocupa do rigor com o uso de barreiras que auxiliem o controle da disseminação de patógenos pelo ambiente de trabalho com os pacientes. Em tempos de SARS-CoV-2, estas ações devem ser reforçadas, seja lançando mão do envolvimento das bases de contato direto com filmes de PVC ou com saquinhos plásticos descartáveis. Essas são algumas opções básicas para envelopar as peças de mão, o corpo da seringa tríplice, a alça do refletor, a alça de tracionamento do equipo ou *cart* ou as pontas da unidade auxiliar de sucção, por exemplo. Na ponteira da seringa tríplice deverá ser colocada uma ponteira plástica descartável ou canudo.

■ Paramentação das equipes de atendimento: "A sequência de Montar e Desmontar".
- As Figuras 19-1 a 19-2 consideram os preceitos de paramentação e desparamentação, conforme recomendação para as fases de abertura e encerramento das etapas de atendimento e de cuidados com o ambiente de trabalho, conforme o supracitado.[18,26]

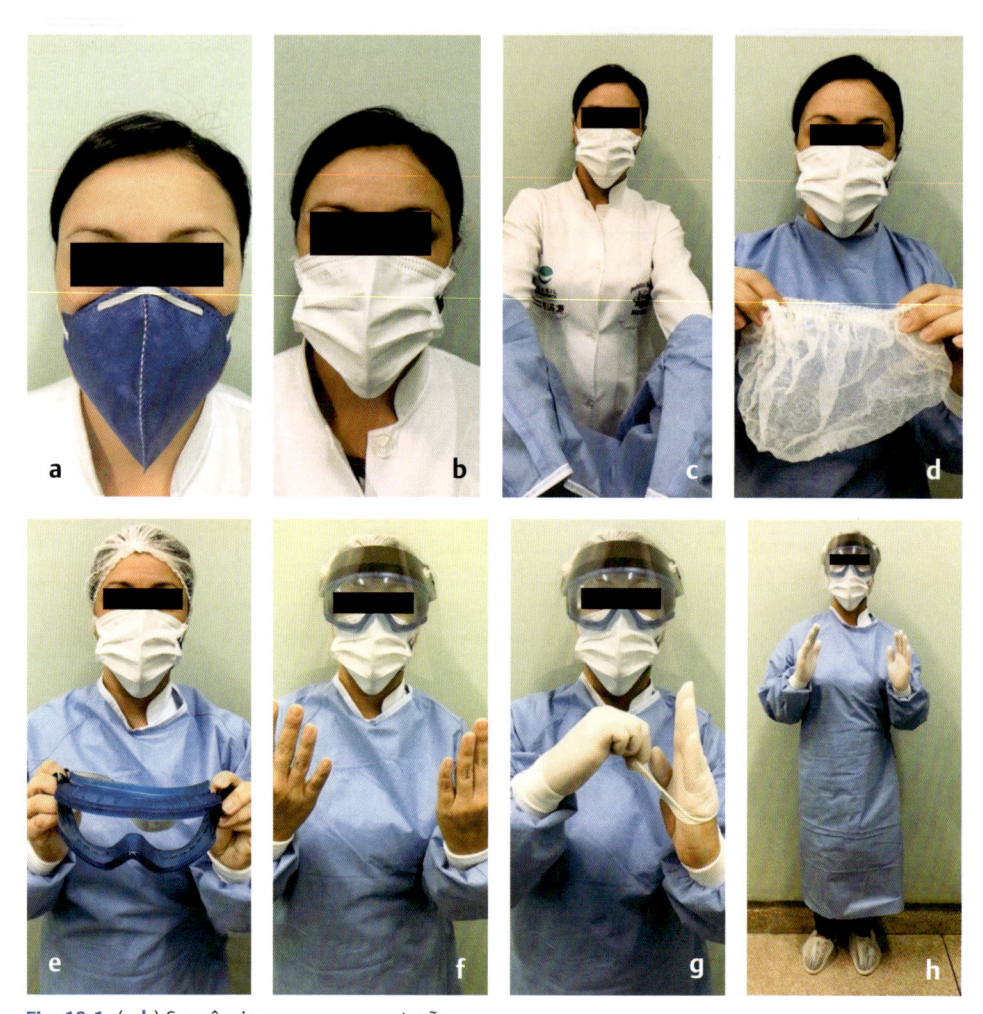

**Fig. 19-1.** (a-h) Sequência para a paramentação.

Considerando que os itens de Paramentação em Odontologia, envolvem o uso de Propés, Máscara N95/PFF2, máscara cirúrgica, gorro descartável, óculos de proteção com barreiras fixas de proteção lateral, protetor facial (*face shield*), capote ou avental de mangas longas e luvas – algumas premissas não podem ser desconsideradas (especialmente em tempos de pandemia pelo SARS-CoV-2):

A) Usar capote ou avental de mangas longas (impermeável – gramatura mínima variando de 30 a 50 g/m²).[7]
B) Em Odontologia desconsidera-se o uso da máscara N95, com dispositivo ou válvula expiratória.[7]

# COVID-19 (SARS-CoV-2) EM ODONTOLOGIA

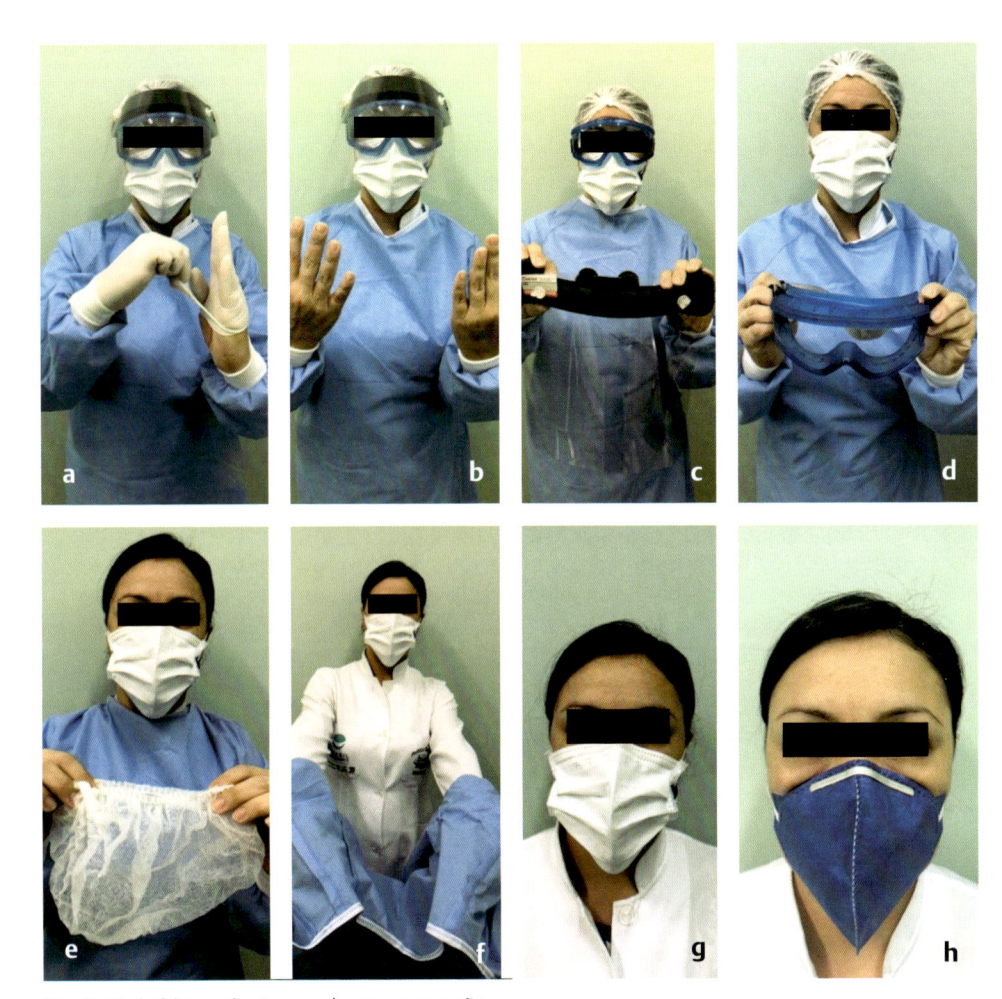

Fig. 19-2. (a-h) Sequência para desparamentação.

## Do Atendimento Odontológico

A assistência odontológica, no contexto da pandemia do SARS-CoV-2, apresenta considerável risco ocupacional para os cirurgiões dentistas, auxiliares e técnicos em saúde bucal, pelas características particulares do ambiente de trabalho.[26]

Associado ao alto grau de transmissibilidade e infectividade do vírus, estudos mostram que os indivíduos sintomáticos e assintomáticos possuem carga viral digna de registro e passível de identificação por meio de coleta advinda das vias aéreas superiores – o que justificaria o risco da disseminação dos patógenos desta morbidade, pelo ambiente de trabalho, pela geração de aerossóis produzidos por alguns procedimentos odontológicos que requisitam o uso de instrumentos irrigados – caso do ultrassom, dos jatos de bicarbonato de sódio ou das peças de turbina em alta rotação, aonde se acoplam algumas pontas e as brocas de uso odontológico.[6,18,26]

Apesar de controverso, existem evidências que mostram a capacidade dos microrganismos em permanecer suspensos, na sala de atendimento, após o uso de instrumentos com aerossóis. Essas mesmas investigações citam que, apesar disso, a disseminação dos patógenos poderia ser mais bem controlada e reduzida pelo uso de soluções antissépticas pré-operatórias.[30] Finalmente, cabe a ressalva de que a maioria das investigações que verificaram alguma condição de controle na proliferação indesejada de patógenos pelo ambiente de trabalho avaliou a redução na disseminação bacteriana pelo ambiente clínico a partir do uso de um antisséptico bucal específico – reduzindo a contagem dos mesmos nas gotículas e aerossóis estimulados pelo tratamento odontológico.[29]

Dada a plausibilidade biológica e com base na disponibilidade de uma evidência correlata,[29] por ocasião da pandemia pelo SARS-CoV-2, as adequações na indicação dos bochechos pré-procedimentos pela Odontologia passaram a incluir a recomendação ao uso de duas soluções distintas (ainda na fase do pré-procedimento), de forma combinada e sequencial: 1. bochechos com solução de água oxigenada, variando de 1 a 1,5% ou de povidona a 0,2% (como opções postuladas desde os primeiros apontamentos sobre o preparo do paciente para as condutas odontológicas na pandemia) e 2. bochechos com solução de clorexidina a 0,2% ou 0,12% – como opção complementar ao protocolo inicialmente proposto, conforme sugere a notificação recente da ANVISA – atualizada em 08.05.2020.[7,31]

## MANIFESTAÇÕES BUCAIS DE INTERESSE À SAÚDE EM TEMPOS DE SARS-CoV-2

Além dos dados sistêmicos, frequentemente divulgados pelos informativos públicos dos órgãos de vigilância em saúde, algumas manifestações teciduais parecem sinalizar para aspectos mais específicos e compatíveis com evoluções que, embora indesejadas, permitiriam ao profissional da Odontologia dispor de alguma capacidade de leitura para um diagnóstico diferencial que, pelo menos, permitisse a atitude de orientar e encaminhar esse paciente para a avaliação médica e testagem. Tal atitude é necessária para confirmação da hipótese de acometimento pela infecção pelo SARS-CoV-2 e para o devido equacionamento do quadro postulado, com potencial repercussão sistêmica.[12,19]

Estima-se que o tempo médio de incubação do SARS-CoV-2 varia entre 5 a 6 dias, podendo ocorrer no prazo de 0 a 14 dias. Até o momento, a maioria dos infectados desenvolve sintomas como boca seca, tosse, dor de garganta e febre, sendo espontaneamente resolvidos.[7,11]

Existe uma imensa variedade de citações bucais nos relatos da literatura sobre alterações em pacientes acometidos pelo SARS-CoV-2. Já foram identificadas: vesículas, úlceras pequenas e múltiplas em palato "semelhantes às da gengivoestomatite herpética recorrente", lesões ulceradas ao redor dos lábios e bochechas e sinais de vermelhidão na gengiva marginal.[12,32,33]

Os sinais clínicos mais observados nos pacientes acometidos pela infecção pelo SARS-CoV-2 são a febre, a cefaleia, a tosse seca, a fadiga, a dispneia e a mialgia.[34,35] Outros sintomas descritos, embora menos comuns, são a diarreia, a dor de garganta e a dor abdominal – podendo chegar, nos casos mais graves, a quadros compatíveis com os de uma pneumonia, choque séptico, falência de órgãos e óbito. Além desses registros, no monitoramento dos acometidos (destacando os de perfil mais sintomático) foram relatados os sintomas de disgeusia e hiposmia.[19,36]

No entanto, estes sinais e sintomas não ocorrem, necessariamente, juntos e nem de forma exclusiva. Existem relatos de casos em que, além das manifestações citadas, também se observam algumas alterações que acometem a pele e a mucosa bucal.[37]

As lesões cutâneas descritas se assemelham a vasculites. Elas podem ocorrer, principalmente, nas mãos e pés. Alguns relatos de pacientes sintomáticos incluem a observação de exantemas, urticárias e lesões semelhantes às da varicela.[38]

Os primeiros relatos que associam manifestações bucais com o SARS-CoV-2 foram obtidos a partir de teleconsultas de pacientes espanhóis, que reportaram aos seus cirurgiões-dentistas durante o isolamento social, que notavam a presença de sintomatologia dolorosa intensa na cavidade bucal.[33]

Foram descritos três casos, sendo dois de suspeita da infecção e um caso confirmado para o SARS-CoV-2. As lesões se apresentaram como múltiplas úlceras disseminadas na mucosa bucal, associadas a quadros dolorosos. O aspecto era semelhante ao de uma lesão associada à infecção pelo vírus do herpes simples. Esse aspecto foi o mais comum para dois dos casos citados (Fig. 19-3). Já no terceiro caso, o aspecto era mais condizente com lesões bolhosas, semelhantes àquelas observadas nas manifestações de gengivite descamativa (Fig. 19-4).[33]

As ulcerações observadas nas imagens representam uma exposição do tecido conjuntivo adjacente. Isso faz crescer os relatos de sensibilidade dolorosa (que pode variar de intensidade leve a severa) dependendo da extensão e da localização desse acometimento.[33]

Como dito, a observação da recorrência desses relatos de sinais e sintomas para acometidos pela infecção por SARS-CoV-2 são muito importantes para o cirurgião-dentista. Funcionariam como auxiliar na busca por um eventual instrumento de diagnóstico diferencial para a morbidade em questão, considerando a indisponibilidade para a testagem geral da população que observamos até o momento. Para o melhor equacionamento do impacto desse "olhar diagnóstico" a partir das lesões bucais, torna-se importante pesquisar o tempo de duração destas, possibilitando ao profissional classificá-las como agudas, crônicas e/ou recidivantes.[12,32,39]

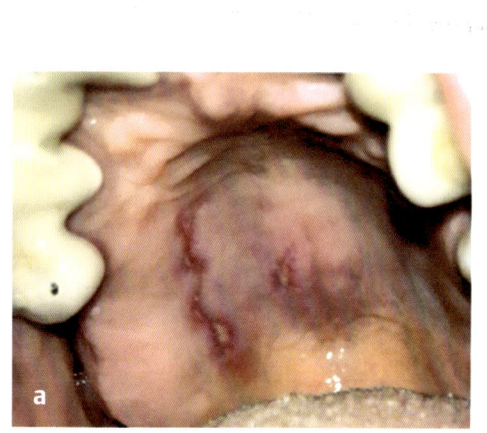

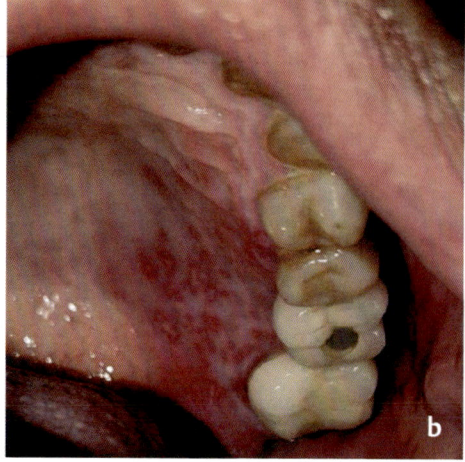

**Fig. 19-3. (a, b)** Aspectos de lesão em palato de pacientes suspeitos de acometimento pelo SARS-CoV-2. Sinais que rememoram o herpes bucal.[33]

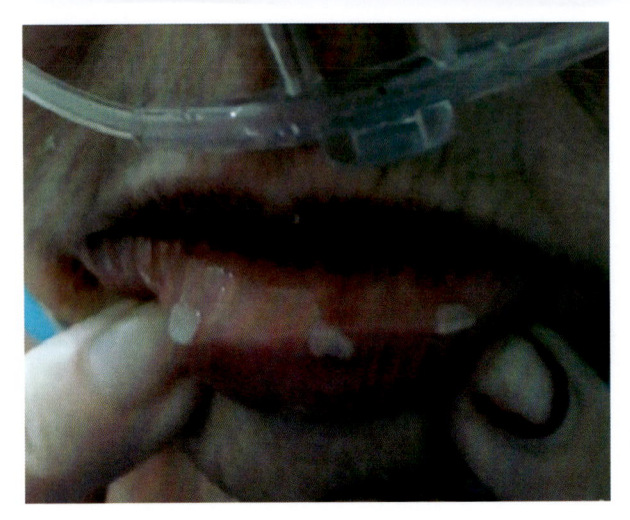

**Fig. 19-4.** Aspecto de lesões vesicobolhosas em lábio de paciente acometido pelo SARS-CoV-2.[33]

A partir deste primeiro raciocínio se inicia a formulação dos possíveis diagnósticos diferenciais, começando pela possibilidade do trauma, se for uma lesão única, de contorno irregular e que se observe a presença de um fator causal claro. No caso de múltiplas lesões, conforme o descrito nos achados dos pacientes suspeitos ou acometido pelo SARS-CoV-2, devemos continuar a anamnese para obter outros dados relevantes à elaboração da hipótese diagnóstica.[32]

A próxima pergunta que deve ser formulada é se o paciente apresenta outras lesões semelhantes às observadas na mucosa bucal em outras regiões do corpo. Em caso afirmativo podemos pensar em outras patologias como a varicela, doença mão-pé-boca ou o eritema multiforme.[32]

A varicela é uma infecção causada pelo vírus varicela-zóster, que acomete principalmente crianças. A manifestação envolve lesões cutâneas e, algumas vezes, lesões em boca que geralmente precedem as lesões em pele. As lesões bucais iniciam como pequenas vesículas que evoluem para ulcerações principalmente no palato e na mucosa jugal, geralmente indolores. Já as manifestações da doença mão-pé-boca estão relacionadas com um enterovírus que acomete, predominantemente, as crianças. Estas apresentam sintomas como dor de garganta, febre e disfagia – juntamente com o aparecimento das lesões cutâneas e da boca. As lesões bucais, como ocorrem na varicela, geralmente precedem os sintomas sistêmicos e as lesões cutâneas associadas a esta outra manifestação, que não o SARS-CoV-2.[32,33,39]

O eritema multiforme é uma condição mucocutânea bolhosa e ulcerativa de etiopatogenia incerta. Provavelmente trata-se de um processo imunomediado e, na maioria dos casos, é possível identificar uma infecção precedente, como o herpes simples ou a exposição a diversos medicamentos como analgésicos e antibióticos. Contrastando com as patologias anteriormente citadas, o eritema multiforme acomete, principalmente, adultos e usualmente ocorre associado à febre, à cefaleia, à tosse e à dor de garganta. As lesões bucais são múltiplas e evoluem de lesões eritematosas para ulceradas, podendo acometer toda mucosa bucal, mas com menor frequência em palato duro e nas gengivas. As lesões cutâneas acometem, inicialmente, as extremidades, como mãos e pés, e apresentam uma característica de padrão concêntrico, também chamadas de lesões em alvo.[31]

Portanto, retornando aos casos clínicos descritos, as lesões bucais dos primeiros dois pacientes ocorreram em palato, mucosa queratinizada, com características semelhantes ao herpes simples, enquanto no último caso as lesões acometeram as mucosas queratinizadas e não queratinizadas, com aspecto semelhante ao eritema multiforme.[32,40,41]

Para o primeiro caso, a terapêutica instituída foi o antiviral e o bochecho com clorexedina e ácido hialurônico para a rotina do paciente (conforme o relato do responsável clínico pela condução daquele caso). Para o segundo caso, apenas foi utilizado o bochecho antisséptico supracitado e no outro caso, além da indicação do mesmo bochecho, foi indicada a utilização de corticoterapia. Todos apresentaram remissão das lesões bucais em um período de 3 a 10 dias.

No terceiro caso foi realizado exame anatomopatológico onde foram observados achados morfológicos inespecíficos, com alguns critérios sugestivos de exantema viral ou dermatite. Portanto, para os autores, o vírus SARS-CoV-2 poderia ter a capacidade de estimular algumas lesões exantemáticas, que podem se assemelhar a outras infecções virais observadas na clínica odontológica.[32,33]

Os pacientes apresentaram úlceras e bolhas bucais, lesões comumente observadas em outras patologias virais como a febre aftosa, doença mão-pé-boca e gengivoestomatite herpética.[39]

## RELATO DE CASO CLÍNICO DE UMA PACIENTE BRASILEIRA, COM SUSPEITA DE ACOMETIMENTO PELO SARS-CoV-2

Durante o período de isolamento social ocorrido no Brasil, os autores deste capítulo tiveram acesso a uma paciente com um conjunto de sinais e sintomas compatíveis com os da infecção pelo SARS-CoV-2, apesar da ausência dos resultados de diagnóstico por exames (em tempo para a inclusão nesta publicação) que possibilitem tal afirmação.

Os autores entenderam que a lógica para a manutenção deste relato, no texto do capítulo sobre Odontologia para tempos de pandemia pelo SARS-CoV-2 em uma obra de relevância à saúde, se justificava pela similaridade dos apontamentos e achados produzidos por outros estudos referenciados.[33]

A referida paciente buscou um serviço médico de acolhida de pacientes, com queixas de dor e desconforto corporal e bucal. Na visão médica, os sintomas recomendavam a confirmação, por meio de exame, para um quadro compatível com o da infecção pelo SARS-CoV-2.

Uma vez postos diante da queixa bucal da referida paciente, entenderam por encaminhar a avaliação da equipe de assistência do Centro de Especialidades Odontológicas da LAPA (da Prefeitura do Município de São Paulo) – para a verificação de condutas e procedimentos possíveis ao caso.

Na ocasião, a equipe médica sugeriu tal ponderação da Odontologia, em razão da queixa de sensibilidade dolorosa em palato duro e lábio inferior, com o aparecimento de bolhas nesta última região.

A paciente, do sexo feminino, aos 43 anos, sem comorbidades, encontrava-se em isolamento espontâneo, há cerca de 3 dias, pela suspeita de acometimento pelo SARS-CoV-2. Relatou que os primeiros sintomas foram os de dor na garganta, de cefaleia, de febre e de sensação de calafrio. Dois dias depois começou a apresentar dor abdominal e mialgia. Não apresentou outras lesões em pele, salvo as demonstradas neste texto.

Passou por consulta médica em uma Unidade de Saúde, no 3º dia após o início dos sintomas. Na ocasião foi orientada quanto ao uso de analgésicos e encaminhada para a coleta dos exames. Relatou que a mucosa bucal começou a incomodar, dois dias após o surgimento dos primeiros sintomas, quando notou o surgimento de uma lesão avermelhada no lábio inferior, "que logo evoluiu para uma bolha", conforme observado na Figura 19-5.

A citada "bolha labial" rompeu posteriormente, dando lugar a uma erosão que despertou para uma intensa sensibilidade dolorosa no local.

Concomitante ao aparecimento da bolha, a paciente começou a sentir uma dor no palato e uma ligeira sensação de perda de sensibilidade. Em pouco tempo, segundo relatos da própria paciente, surgiram áreas avermelhadas na região, conforme demonstra a Figura 19-6. Até o fechamento desse relato, a paciente ainda aguardava pelos resultados dos exames realizados.

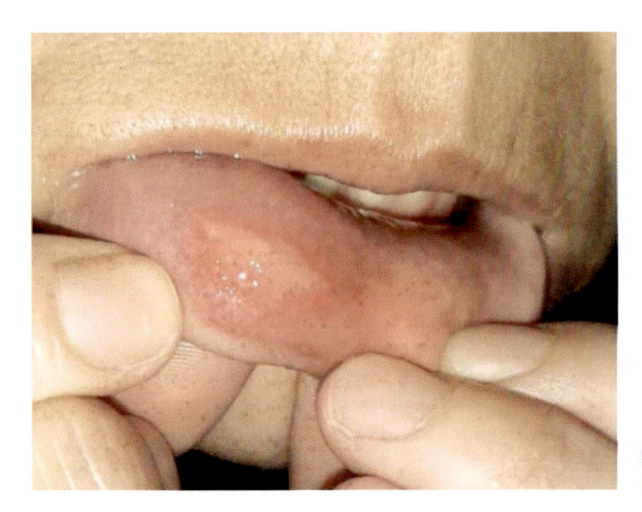

**Fig. 19-5.** Lesão bolhosa em lábio inferior.

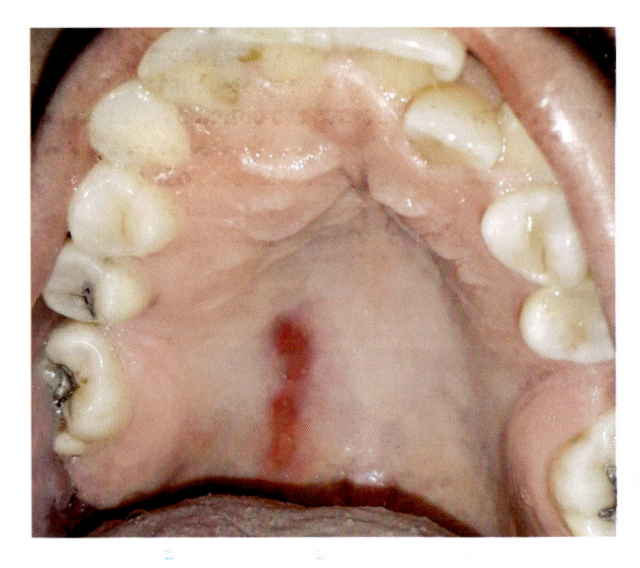

**Fig. 19-6.** Lesão ulcerada com áreas de vesículas e sinais de vermelhidão em palato duro.

Com base neste relato de caso, podemos afirmar que, apesar dos achados e do aspecto comparativo (compatível com os relatos de outros pesquisadores, afeitos ao tema das possíveis manifestações bucais pelo SARS-CoV-2), torna-se necessário o incremento de esforços nas investigações de casos do SARS-CoV-2 e nas pesquisas científicas - para o melhor esclarecimento sobre a pertinência e o real significado dessas lesões aferidas. O fato é que, ainda não se pode afirmar que as imagens referentes às lesões bucais encontradas nos pacientes acometidos pelo SARS-CoV-2, são decorrentes da interação direta com esse vírus ou representariam ocorrências secundárias em decorrência de infecção oportunista, decorrentes de outros agentes – como o vírus do herpes simples. Sem falar que não se pode descartar, inclusive, a hipótese de essas lesões se associarem a efeitos decorrentes do estresse, em razão do período de isolamento e das suas consequências para as populações.[42,43]

## ORIENTAÇÕES PARA OS CUIDADOS BUCAIS ROTINEIROS E PARA A INTEGRAÇÃO DAS EQUIPES DE ATUAÇÃO MULTIDISCIPLINAR NO ENFRENTAMENTO DA PANDEMIA PELO SARS-CoV-2, COM BASE NAS PREMISSAS DA ODONTOLOGIA

A importância do bom estado bucal para a saúde do indivíduo é fato destacado por citações relevantes.[44] Nesse contexto, a sistematização da higiene bucal torna-se uma ferramenta de suma importância para a atenção com a saúde através da boca.

Diante da crise pela pandemia do SARS-CoV-2 e da ausência de evidências capazes de suportar todas as recomendações e prescrições, ora avalizadas pelos órgãos de vigilância em saúde, não se pode desconsiderar o **Princípio da Precaução** que fundamenta o uso de **Evidências Colaterais** para um enfrentamento (sob premissas biológicas factíveis) dos quadros relacionados com alta concentração viral a partir da boca nos potencialmente acometidos por esta morbidade infecciosa.[12,45,46]

Considerando que:

- Esse tipo de vírus já foi identificado em concentrações representativas – na saliva, nas glândulas salivares, no dorso da língua – onde os receptores ACE2 disponíveis facilitam o "plugar do vírus a essas estruturas bucais"; fica evidente a capacidade de adaptação e de estabelecimento dos patógenos do SARS-CoV-2 ao ambiente citado. Cabe mencionar que o próprio tecido periodontal dispõe desses mesmos receptores, que servem à conexão desse tipo de vírus envelopado com a intimidade dos nossos tecidos.[19,47,48]
- As citações sobre a prescrição do uso de antissépticos bucais, ora cogitados por conta da Pandemia do SARS-CoV-2 (peróxido de hidrogênio, iodo povidona e/ou povidona), estão orientadas para a **busca de controle na disseminação de patógenos por meio de gotículas e aerossóis infectados** pela clínica odontológica/ambiente hospitalar (guardadas as devidas precauções) e não para o cuidado caseiro de rotina.[22,29,49,50]
- A recomendação de atenção com a rotina da higiene bucal, por escovação dentária regular, devidamente associada ao uso de cremes dentais que disponham de agentes detergentes.[44,51]
- Novas postulações e investigações estão em curso, na busca por novos antissépticos ou para novas avaliações, dentre os atualmente disponíveis, em concentrações viáveis ao uso diário pelos pacientes – seja pela inocuidade, bem como para ofertarem comprovada eficácia na redução da carga desses patógenos – nos tecidos humanos e na cavidade bucal.[22,48]

- A consideração da hipótese para o eventual apoio da higiene bucal (incluindo a limpeza diária do dorso da língua); na redução da "carga viral depositada nesta superfície bucal" ou no auxílio do enfrentamento da disgeusia, que prejudica o consumo alimentar dos acometidos pelo SARS-CoV-2, de forma a, eventualmente, colaborar para o estímulo da palatabilidade na ingestão dos alimentos desses pacientes.[47,51,52]
- Atenção especial com a desinfecção, o acondicionamento individualizado da escova de uso pessoal, com o não compartilhamento dos recursos de higiene bucal e com a troca (com maior periodicidade) das escovas dentárias de uso rotineiro (Fig. 19-7), como medidas recomendáveis para a atenção com a saúde (especialmente aos acometidos por quaisquer sintomas de gripes e resfriados, incluindo os casos acometidos e comprovados como positivos para o SARS-CoV-2).[44,53]

Parece legítimo, com base nas postulações e nas evidências cogitadas – que os profissionais da saúde e da Odontologia comuniquem ao grande público sobre os benefícios da mais adequada higiene bucal diária e a sua relevância para a atenção com a saúde e promoção do bem-estar.

Informar os pacientes sobre o ato indispensável de higiene bucal diária é uma tarefa que transcende os limites da Odontologia e nos coloca ao lado dos demais profissionais de saúde, no sentido da propagação de uma informação de utilidade pública.

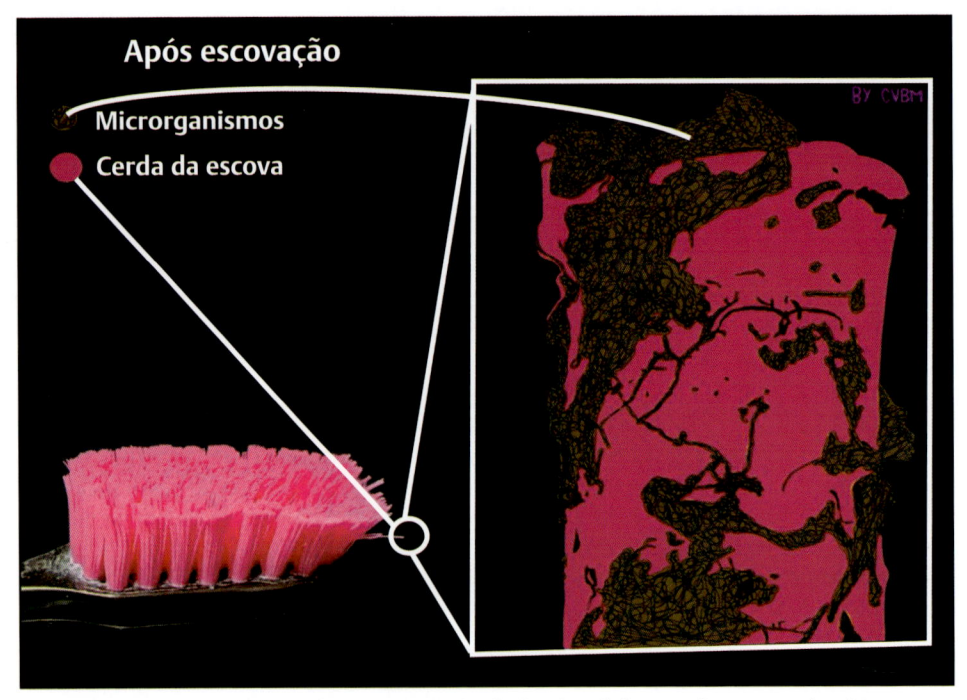

**Fig. 19-7.** A importância do acondicionamento individualizado e da higiene das escovas dentárias. Estudos cogitam que os microrganismos bucais conectados às cerdas e estrutura plástica das escovas possam permanecer viáveis por até 72 horas.[22] (Adaptada de fotomicrografia da cerda da escova dentária, imediatamente após o uso em boca).

## REFERÊNCIAS BIBLIOGRÁFICAS

1. Milanesi R, Caregnato RCA, Wachholz NIR. Pandemia de Influenza A (H1N1): mudança nos hábitos de saúde da população, Cachoeira do Sul, Rio Grande do Sul, Brasil, 2010. Cad Saúde Pública. 2010;27(4):723-32.
2. Ministério da Saúde. Diretrizes para o enfrentamento à pandemia de Influenza A (H1N1): ações de atenção primária à saúde. Brasilia: Ministério da Saúde; 2009.
3. Harari YN. Sapiens-uma breve história da humanidade. 44. ed. Porto Alegre, RS: L&PM; 2019. 464 p.
4. Pennesi R. Pandemias no antropoceno. REL. 2020;2(3. edição especial 2):56-63.
5. Ministério da Saúde. Painel Coronavírus. Brasília, DF: O Ministério; 2020.
6. Campos MdGCM, Becker MCA, da Silva AMR, Salvado JB, Bastos FdS, Sother CAR, et al. Manual de biossegurança em odontologia. In: Janeiro (Ed.). Escola Nacional de Saúde Pública Sergio Arouca.
7. Agência Nacional de Vigilância Sanitária (ANVISA). Nota técnica nº 04/2020 – GVIM/GGTES/ANVISA. Orientações para Serviços de Saúde: Medidas de Prevenção e Controle que devem ser Adotadas durante a Assistência aos Casos suspeitos ou confirmados de Infecção pelo Novo Coronavírus (SARS-CoV-2). Disponível em: http://portal.anvisa.gov.br/documents/33852/271858/Nota+T%C3%A9cnica+n+04-2020+GVIMS-GGTES-ANVISA-ATUALIZADA/ab598660-3de4-4f14-8e6f-b9341c196b28.
8. Covas B, dos Santos EA, de Faria OL, Duchateau PV, Rizek Júnior RN, Costa MRM. Decreto no. 59.349: Horário de funcionamento das atividades industriais, comerciais e de serviços durante o estado de calamidade publica para enfrentamento da pandemia do coronavirus. Diário Oficial da Cidade de São Paulo 2020. p. 2-3.
9. Scher I. The first COVID-19 case originated on November127, according to the chineses officials searching for "Patient Zero" MSN 2020. Disponível em: www.msn.com.
10. UNA-SUS. Organização Mundial de Saúde declara Pandemia do novo Coronavírus UNA-SUS: MINISTÉRIO DA SAÚDE; 2020. Disponível em: www.unasus.gov.br.
11. Wilder-Smith A, Freedman DO. Isolation, quarantine, social distancing and community containment: pivotal role for old-style public health measures in the novel coronavirus (2019-nCoV) outbreak. J Travel Med. 2020;27(2).
12. Baghizadeh Fini M. What dentists need to know about COVID-19. Oral Oncol. 2020;105:104741.
13. Lei 13989. uso da telemedicina durante a crise causada pelo coronavírus (SARS-Cov-2), 1389. Sect. 1 (2020).
14. Conselho Federal de Nutricionistas. Suspende até o dia 31 de agosto de 2020 o disposto no artigo 36 da Resolução CFN nº 599, de 25 de fevereiro de 2018, que aprova o Código de Ética e de Conduta dos Nutricionistas. Conselho Federal de Nutricionistas 2020.
15. Conselho Feredal de Psicologia. Resolução 11. Prestação de serviços psicológicos realizados por meios de tecnologias da informação e da comunicação. 2018;11.
16. Monteiro L. Teleodontologia: histórico e potencialidades em época de pandemia SANAR SAÚDE 2020. Disponível em: www.sanarsaude.com.
17. Gamio L. The workers who face the greatest Coronavirus risk. New York Times: New York Times; 2020. Disponível em: www.nytimes.com/interactive/2020/03/15/business/economy/coronavirus-worker-risk.html.
18. Orientação sobre biossegurança: adequações técnicas em tempos de COVID-19, 2020. Disponível em: http://www.crosp.org.br/uploads/arquivo/747df5ff505e7beff33c1a5ff5d6f12a.pdf
19. Wang J, Zhou M, Liu F. Reasons for healthcare workers becoming infected with novel coronavirus disease 2019 (COVID-19) in China. J Hosp Infect. 2020;105(1):100-1.
20. Gaete R. COVID-19 Brasil: análise e Subnotificação Faculdade de Medicina de Ribeirão Preto 2020.

21. Montalli VAM, Iago F, Czezacki AS, Garcia A, Raeder MTL, Garcez A, et al. Orientações em odontologia sobre proteção respiratória em tempos de COVID-19. São Leopoldo Mandic. 2020.
22. Kampf G, Todt D, Pfaender S, Steinmann E. Persistence of coronaviruses on inanimate surfaces and their inactivation with biocidal agents. J Hosp Infect. 2020;104(3):246-51.
23. EUA mudam recomendação sobre transmissão de COVID-19 por objetos. UOL: UOL; 2020.
24. The L. COVID-19: protecting health-care workers. Lancet. 2020;395(10228):922.
25. Centro de Vigilância Sanitária (CVS). Nota informativa aos Estabelecimentos de Assistência Odontológica (EAO). Disponível em: http://cvs.saude.sp.gov.br/up/E_NI%20-%20SERSA%20-%20Assist_Odont_200320%20-%20REP%20080420.pdf
26. Franco JB, de Camargo AR, Peres mPSdM. Cuidados odontológicos na era do COVID-19: recomendações para procedimentos odontológicos e profissionais. Rev Assoc Paul Cir Dent. 2020;74(1):18-21.
27. Ministério do Trabalho. NR 32 - Segurança e saúde no trabalho em serviços de saúde, 32.
28. Monitorização da Oximetria de Pulso na APS. Governo do Estado do Paraná. Secretaria de Saúde. Diretoria de Atenção e Vigilância em Saúde. Nota Orientativa 45/2020. Disponível em: http://www.saude.pr.gov.br/sites/default/arquivos_restritos/files/documento/2020-08/NO_45_MONITORIZACAO_DA_OXIMETRIA_DE_PULSO_NA_APS_V1.pdf.
29. Xu R, Cui B, Duan X, Zhang P, Zhou X, Yuan Q. Saliva: potential diagnostic value and transmission of 2019-nCoV. Int J Oral Sci. 2020;12(1):11.
30. Gonçalves LB, Ramos AL, Gasparetto A. Avaliação do efeito da clorexidina 0,12% na redução de bactérias viáveis em aerosóis gerados em procedimentos de profilaxia. Rev Dent Press Ortodon Ortop Facial. 2006;11(3):88-92.
31. Tuñas ITdC, da Silva ET, Santiago SBS, Maia KD, Silva-Júnior GO. Doença pelo coronavírus 2019 (COVID-19): uma abordagem preventiva para odontologia. Rev Bras Odontol. 2020;77.
32. Neville B, Damm DD, Bouquot JE, Allen C. Patologia oral e maxilofacial. 4. ed: Elsevier; 2009.
33. Martín Carreras-Presas C, Amaro Sánchez J, López-Sánchez AF, Jané-Salas E, Somacarrera Pérez ML. Oral vesiculobullous lesions associated with SARS-CoV-2 infection. Oral Dis. 2020.
34. Zhou F, Yu T, Du R, Fan G, Liu Y, Liu Z, et al. Clinical course and risk factors for mortality of adult inpatients with COVID-19 in Wuhan, China: a retrospective cohort study. Lancet. 2020;395(10229):1054-62.
35. Chen N, Zhou M, Dong X, Qu J, Gong F, Han Y, et al. Epidemiological and clinical characteristics of 99 cases of 2019 novel coronavirus pneumonia in Wuhan, China: a descriptive study. Lancet. 2020;395(10223):507-13.
36. Del Rio C, Malani PN. COVID-19-New Insights on a Rapidly Changing Epidemic. JAMA. 2020.
37. Recalcati S. Cutaneous manifestations in COVID-19: a first perspective. J Eur Acad Dermatol Venereol. 2020.
38. Estébanez A, Pérez-Santiago L, Silva E, Guillen-Climent S, García-Vázquez A, Ramón MD. Cutaneous manifestations in COVID-19: a new contribution. J Eur Acad Dermatol Venereol. 2020.
39. Scully C, Samaranayake LP. Emerging and changing viral diseases in the new millennium. Oral Dis. 2016;22(3):171-9.
40. Schwartz RA, Janniger CK. Generalized pustular figurate erythema: A newly delineated severe cutaneous drug reaction linked with hydroxychloroquine. Dermatol Ther. 2020:e13380.
41. Trayes KP, Love G, Studdiford JS. Erythema Multiforme: Recognition and Management. Am Fam Physician. 2019;100(2):82-8.
42. Chida Y, Mao X. Does psychosocial stress predict symptomatic herpes simplex virus recurrence? A meta-analytic investigation on prospective studies. Brain Behav Immun. 2009;23(7):917-25.
43. Suzich JB, Cliffe AR. Strength in diversity: Understanding the pathways to herpes simplex virus reactivation. Virology. 2018;522:81-91.
44. Addy M. Oral hygiene products: potential for harm to oral and systemic health? Periodontol 2000. 2008;48:54-65.
45. Ministério do Meio Ambiente. Princípio da precaução Ministério do Meio Ambiente – Biossegurança. Brasília, DF: O Ministério; 2020.

46. Yuh B, Tate J, Butt AA, Crothers K, Freiberg M, Leaf D, et al. Weight change after antiretroviral therapy and mortality. Clin Infect Dis. 2015;60(12):1852-9.
47. Practitioners specialized in oral health and coronavirus disease 2019: Professional guidelines from the French society of stomatology, maxillofacial surgery and oral surgery, to form a common front against the infectious risk. J Stomatol Oral Maxillofac Surg. 2020;121(2):155-8.
48. Oliveira SHP, Brito VGB, Frasnelli SCT, Ribeiro BDS, Ferreira MN, Queiroz DP, et al. Aliskiren attenuates the inflammatory response and wound healing process in diabetic mice with periodontal disease. Front Pharmacol. 2019;10:708.
49. Eggers M, Eickmann M, Zorn J. Rapid and effective virucidal activity of povidone-iodine products against Middle East Respiratory Syndrome Coronavirus (MERS-CoV) and Modified Vaccinia Virus Ankara (MVA). Infect Dis Ther. 2015;4(4):491-501.
50. Consolaro A. Mouthwashes with hydrogen peroxide are carcinogenic, but are freely indicated on the Internet: warn your patients! Dental Press J Orthod. 2013;18(6):5-12.
51. Addy M. Toothbrushing against coronavirus. Br Dent J. 2020 Apr;228(7): 487.
52. Sumi Y, Ozawa N, Miura H, Michiwaki Y, Umemura O. Oral care help to maintain nutritional status in frail older people. Arch Gerontol Geriatr. 2010;51(2):125-8.
53. Okuda K, Kimizuka R, Abe S, Kato T, Ishihara K. Involvement of periodontopathic anaerobes in aspiration pneumonia. J Periodontol. 2005;76(11 Suppl):2154-60.

# SAÚDE MENTAL E PANDEMIAS

Alfredo José Minervino
Marina Barbosa de Oliveira

## SAÚDE MENTAL E PANDEMIAS

Apesar de as pandemias ocorrerem em períodos regulares ao longo da história da humanidade, a psiquiatria moderna, bem como a era da medicina baseada em evidências jamais vivenciaram cenário semelhante à atual pandemia pelo SARS-CoV-2 (COVID-19). Embora a abordagem em saúde mental durante os surtos epidêmicos necessite de um maior embasamento teórico, experiências recentes com outros vírus causadores de síndromes gripais (SARS e MERS), o HIV, o ZIKA e o vírus Ebola têm mostrado a ocorrência de transtornos mentais associados a estes surtos, reforçando a necessidade de tornar a psiquiatria especialidade indispensável nos períodos pandêmicos.[1,2]

Inúmeros aspectos relacionados com a saúde mental durante pandemias podem ser previstos e manejados de maneira racional para prevenção do adoecimento. O isolamento social e a quarentena, por exemplo, são medidas que reduzem a transmissão das doenças, porém, podem ser causa ou fator agravante de diversos transtornos mentais.

No tocante à quarentena, definida como separação e restrição de contato de pessoas potencialmente expostas às doenças contagiosas, com o intuito de reduzir o risco de infectar outros indivíduos, além de ser uma experiência desagradável para quem a vive, o distanciamento da família e de entes queridos, o cerceamento da liberdade e a incerteza com relação a estar ou não doente, favorecem o surgimento de sofrimento mental.[1,3]

Desde a identificação do novo coronavírus, grande parte da produção científica se voltou para os cuidados em terapia intensiva e o atendimento de emergência, perdendo assim a janela de oportunidade para adoção de medidas que visem à prevenção do adoecimento mental, bem como de intervenções precoces da população.

Os sobreviventes da doença, os profissionais de saúde e as populações especiais necessitam de acompanhamento por parte de uma equipe de saúde mental qualificada, pois apresentam maior risco de desenvolver Transtorno de Estresse Agudo (TEA), Transtorno de Estresse Pós-Traumático (TEPT), quadros graves de ansiedade e depressão, distúrbios do sono, além de possível aumento do risco de suicídio.[4]

A pandemia por COVID-19 tem trazido consequências em escala global, sejam elas econômicas ou sociais. Países com poucos recursos financeiros têm pautado suas ações, preferencialmente, na redução da transmissão da doença e no manejo das formas graves, em detrimento das medidas de prevenção em longo prazo. Além do estigma vivido pelo portador do transtorno mental, fatores como acesso aos serviços especializados dificultam a assistência neste período pandêmico. Esta realidade favorece o surgimento de uma epidemia de transtornos mentais subsequente a da COVID-19.[5]

## TRANSTORNOS MENTAIS E PANDEMIA

A teoria do contágio é uma teoria do comportamento coletivo que explica como uma multidão pode influenciar o indivíduo, e engloba os aspectos emocionais e comportamentais.

O contágio emocional seria a disseminação do humor e do afeto entre a população, por meio da exposição simples, enquanto o componente comportamental pode ser repetido por pessoas que estão próximas ao ator do comportamento original, ou podem ter sido expostos pela mídia ou redes sociais, por exemplo.

À medida que o número de infecções aumenta, a falta de informações precisas acerca da fisiopatologia e do tratamento da doença, a forma alarmista como a mídia expõe os dados, a sobrecarga nos serviços de saúde, a escassez de recursos básicos como máscaras e suprimentos de proteção no mercado intensificam, no conjunto, o estresse e o surgimento dos sintomas psicológicos.[1,6]

Não só o isolamento predispõe ao surgimento de transtornos psiquiátricos, mas os danos advindos da própria doença podem estar relacionados. Ansiedade, depressão, TEPT, alterações do sono e *delirium* são os transtornos mais relatados durante epidemias. Sintomas depressivos e ansiosos podem surgir em inúmeras pessoas durante as pandemias, e devem ser entendidos como reações normais ao estresse, que tendem a se resolver com medidas de apoio psicológico e com acesso a informações reais, e não alarmistas, acerca dos fatos relacionados com a doença.

Em situações de crise, como em epidemias e catástrofes, voluntários, que não necessariamente precisam ser profissionais de saúde, podem ser treinados para ofertar os Primeiros Cuidados Psicológicos (PCP) para a população exposta a eventos traumáticos.[2,7]

No tocante aos grupos de riscos para desenvolvimento das formas graves da síndrome gripal pela COVID-19, tem-se observado, nestes indivíduos, maior prevalência de TEPT (73,4%), depressão (50,7%), ansiedade generalizada (44,7%) e de insônia (36,1%).

Entre pacientes acometidos pela doença, além da estigmatização, muitos experimentam situações de risco iminente de morte, passam por procedimentos invasivos traumáticos, além de permanecerem isolados da família e da sociedade por longos períodos, situações que predispõem ao surgimento de transtornos mentais.

O TEPT pode surgir após a exposição a eventos traumáticos, e caracteriza-se pelo surgimento de sintomas intrusivos, comportamento de evitação persistente associado à situação aversiva, sintomas cognitivos e do humor, além da marcante reatividade associada ao evento traumático, tornando o indivíduo hipervigilante, com problemas de concentração e sono, que compromete o funcionamento global do indivíduo.[8,9]

Estima-se que a prevalência do TEPT gire em tono de 3,5% em 12 meses. Durante o surto de SARS, a ocorrência de sintomas relacionados com o TEPT na população mais impactada pela doença chegou a 40%. Alguns dados chineses sobre a ocorrência de TEPT, um mês após a pandemia por COVID-19, mostram uma incidência de 7% na população geral, sendo a existência concomitante de alterações do sono um fator agravante do quadro. Além disso, foi também observado que as mulheres foram mais acometidas que homens. Neste grupo, houve também mais relatos de memórias intrusivas e maior frequência de alterações cognitivas negativas e do humor. A maior prevalência na população feminina corrobora os dados previamente encontrados na literatura, e pode ser explicada por características inerentes ao sexo, como a flutuação dos hormônios ovarianos durante o ciclo menstrual e suas repercussões nas vias monoaminérgicas.[8-10]

Embora ainda não se tenham dados que demonstrem aumento nas taxas de suicídio após o surgimento do novo coronavírus, experiências pregressas, como a ocorrida em 2003 durante o surto epidêmico de SARS, demonstraram que o suicídio pode-se tornar uma preocupação à medida que a pandemia se espalhe, causando efeitos imediatos e em longo prazo na saúde mental da população, em especial nas populações economicamente desfavorecidas ou vulneráveis.

Ressalta-se, ainda, que a pandemia pode afetar diretamente fatores precipitantes do suicídio, como a violência doméstica e o consumo de álcool, em virtude do isolamento social adotado. Além disso, as pessoas que padecem de distúrbios psiquiátricos podem experimentar agravamento dos sintomas ou desenvolver transtornos psiquiátricos comórbidos, elevando o risco de suicídio.[11,12]

## GRUPOS ESPECIAIS

A equipe de saúde envolvida diretamente nos cuidados aos pacientes infectados por COVID-19, além do risco elevado de contrair a doença, está mais sujeita a desenvolver transtornos mentais do que a população em geral. A necessidade de reestruturação do funcionamento da saúde com o aumento na jornada de trabalho, a incerteza quanto ao desenvolvimento de medicamentos eficazes para tratar o agravo, atrelada à escassez de equipamentos de proteção individual, favorecem, no conjunto, o surgimento do esgotamento psicológico entre os profissionais envolvidos. Estes profissionais também estão sujeitos ao estigma da população em geral que teme ser contaminada. Adicionalmente, a necessidade de se isolar de familiares e entes queridos, como medida de proteção para terceiros, gera ainda mais angústia e sofrimento.[13]

Dados de epidemias anteriores evidenciam que os profissionais de saúde podem desenvolver sintomas de TEPT e transtornos psicológicos por uso de substâncias. Durante a pandemia por COVID-19 tem-se observado que o grupo apresenta elevada incidência de sintomas de depressão (50,4%), ansiedade (44,6%), insônia (34,0%) e angústia (71,5%). Os médicos e enfermeiros são os profissionais mais afetados, especialmente os que trabalham na linha de frente, havendo maior gravidade dos sintomas ansiosos e depressivos entre mulheres e trabalhadores do nível secundário de assistência. Por outro lado, o acesso ao apoio psicológico, em especial aos PCP, a garantia de descanso adequado e a disponibilidade de EPI se mostraram como medidas eficazes para atenuar os sintomas e para prevenir, em longo prazo, o surgimento de transtornos mentais.[14,15]

Embora a COVID-19 possa afetar indivíduos em qualquer fase da vida, os idosos são particularmente vulneráveis à infecção e à morte, em virtude do declínio da resposta imunológica e da maior probabilidade de terem comorbidades, como diabetes e hipertensão, que elevam ainda mais o risco de desenvolverem formas graves da doença.

A população idosa foi extremamente orientada a adotar medidas de distanciamento social, que, apesar de eficaz em reduzir a transmissão viral, acarreta grande perda na rede de suporte familiar, de acesso aos ambientes comunitários e também aos serviços de saúde especializados.

Medidas emergenciais como a telemedicina são menos acessíveis à população geriátrica, especialmente em virtude da limitação do uso, o que dificulta ainda mais a possibilidade de reconhecer e tratar precocemente transtornos mentais que possam surgir, ou quando há agravamento de um quadro preexistente.[16,17]

Em uma revisão da literatura realizada em 2009, através de análise dos prontuários, observou-se que durante o surto de H1N1, crianças que recebiam assistência em saúde mental e também adultos com transtornos do humor e somatoformes, pareceram ser mais vulneráveis aos efeitos psicológicos ocasionados pelas pandemias, sobretudo as infecciosas.[18]

Os transtornos mentais mais associados a essa população, especialmente quando são adotadas medidas de isolamento, são ansiedade, depressão e *delirium*, com atenção especial ao possível aumento nas taxas de suicídio.

Durante situações de catástrofes ou de pandemias, nas quais há um colapso entre a necessidade e a disponibilidade de recursos em saúde, o atendimento se torna prioritário aos indivíduos com melhores chances de responder ao tratamento. Neste sentido, a população idosa sofre ainda mais com a possibilidade de não receber os suportes avançados de vida, caso desenvolva formas graves da doença. Portanto, além do suporte psicológico, faz-se necessária a implementação de cuidados paliativos.[19]

## RISCO E PREVENÇÃO DE SUICÍDIO DURANTE A PANDEMIA DE COVID-19

A pandemia de COVID-19 deve ter muitos efeitos no que diz respeito à saúde mental. Sugere-se que taxas de suicídio e tentativas de suicídio possam aumentar, e serão um problema a longo e médio prazos, sobretudo para os economicamente vulneráveis e aos grupos de padecentes de doença mental. Portanto, faz-se necessário que os serviços de saúde pública estabeleçam medidas de proteção de forma urgente.[12]

O medo, o isolamento e o distanciamento social obrigatório podem promover exacerbação de sintomatologia psiquiátrica preexistente, agravando os sintomas e aumentando o risco de suicídio. A necessidade de se tratar pacientes com quadros psiquiátricos e outros grupos vulneráveis, como os profissionais de saúde, já vem sendo observada nos dias de hoje, inclusive, tem-se feito necessário o uso dos recursos *on-line* para benefícios dessas populações.[7,12]

## ABORDAGEM FARMACOLÓGICA E NÃO FARMACOLÓGICA

Na vigência da pandemia, os primeiros cuidados psicológicos podem ser usados como ferramenta de prevenção ao adoecimento mental, em pessoas que sobreviveram à doença e entre os profissionais de saúde. Têm como principal finalidade a redução do estresse inicial causado pelos eventos potencialmente traumáticos, e a inserção do sujeito em estratégias de enfrentamento em curto e longo prazos. Várias estruturas e modelos de PCP estão disponíveis para diferentes realidades.

Em se tratando do atendimento a profissionais expostos ou pacientes que vivenciaram a situação traumática no contexto hospitalar, algumas particularidades precisam ser abordadas, especialmente quando o atendimento é feito à distância (Fig. 20-1).[19,20]

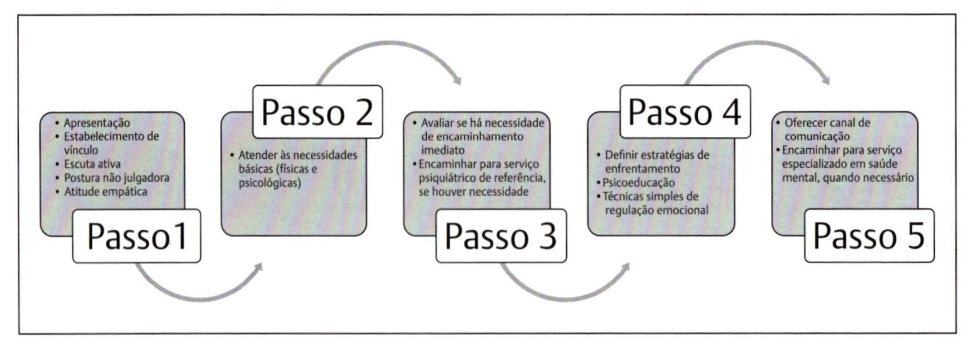

**Passo 1**
- Apresentação
- Estabelecimento de vínculo
- Escuta ativa
- Postura não julgadora
- Atitude empática

**Passo 2**
- Atender às necessidades básicas (físicas e psicológicas)

**Passo 3**
- Avaliar se há necessidade de encaminhamento imediato
- Encaminhar para serviço psiquiátrico de referência, se houver necessidade

**Passo 4**
- Definir estratégias de enfrentamento
- Psicoeducação
- Técnicas simples de regulação emocional

**Passo 5**
- Oferecer canal de comunicação
- Encaminhar para serviço especializado em saúde mental, quando necessário

**Fig. 20-1.** Etapas e princípios dos Primeiros Cuidados Psicológicos: Observar, Escutar e Conectar (*Look, Listen and Link*). (Adaptada de *Psychosocial Centre, International Federation of Red Cross and Red Crescent Societies*; 2020.[20])

Independente da modalidade do atendimento, presencial ou à distância, os princípios são os mesmos: **observar, escutar e conectar**. O princípio do **observar** contempla as necessidades emocionais (angústias, preocupações, violência, medo de perder a vida), situação (isolamento, distanciamento social ou quarentena), e os riscos reais e imaginários que enfrentam. Já ao **escutar,** o prestador dos cuidados, além de ouvir atentamente, deve iniciar a conversa, apresentar-se, aceitar e validar os sentimentos do outro, manter atitude empática, perguntar sobre necessidades e preocupações imediatas, e ajudar a encontrar soluções para elas. O princípio de **conectar** refere-se à busca de informações, contato com familiares e rede de apoio social, resolução de problemas práticos e contato com serviço de saúde mental.[20,21]

## USO DE PSICOFÁRMACOS

Ao se prescrever psicofármacos para pacientes que estão em tratamento para a COVID-19, o médico deve estar atento para as condições clínicas de base (função renal, tireoidiana, hepática e metabólica), possíveis interações medicamentosas, idade, impossibilidade de realização de exames periódicos e a capacidade para gerir o uso e risco de intoxicação por erro ou risco de suicídio. Deve considerar também possíveis influências da doença na resposta ao fármaco, que ainda são desconhecidas ou não foram relatadas, bem como da possibilidade de escassez de medicamentos em virtude da crise global.[22]

Os antidepressivos são medicamentos largamente prescritos para tratamento dos transtornos depressivos, de ansiedade e no tratamento de doenças clínicas, independente da presença de comorbidades psiquiátricas, como também no tratamento da dor crônica. A escolha do antidepressivo deve ser individualizada, porém, os preferidos em pacientes portadores de COVID-19 que estejam fazendo tratamento experimental para a doença são: agomelatina, bupropiona, duloxetina, fluoxetina, fluvoxamina, paroxetina e a sertralina. Os antidepressivos que devem ser evitados pelo risco de aumento do intervalo QT/PR no eletrocardiograma (ECG) são os tricíclicos, o citalopram, mirtazapina e venlafaxina. O risco se torna ainda mais elevado caso o paciente esteja em uso de lopinavir/ritonavir ou hidroxicloroquina. A erva-de-são-joão, por ser inibidora da CYP3A4, também deve ser evitada caso essa tenha sido a terapia de escolha para a COVID-19 (Quadro 20-1).[22]

Os antipsicóticos de escolha para este grupo são: a amisulprida, o aripiprazol, a lurasidona e a olanzapina. Destes, o aripiprazol e a lurasidona apresentam menor risco de prolongamento do intervalo QT/PR no ECG. A quetiapina e a pimozida devem ser evitadas pelo maior

**Quadro 20-1.** Antidepressivos[23]

| Droga | Classe | Dose inicial | Dose padrão | Dose máxima |
|---|---|---|---|---|
| Agomelatina | MEL-MM | 25 mg | 25 mg | 50 mg |
| Bupropiona | IRND | 150 mg | 300 mg | 450 mg |
| Duloxetina | IRSN | 30 mg | 60 mg | 120 mg |
| Fluoxetina | ISRS | 20 mg | 30 mg | 80 mg |
| Fluvoxamina | ISRS | 50 mg | 100 mg | 300 mg |
| Paroxetina | ISRS | 20 mg | 30 mg | 50 mg |
| Sertralina | ISRS | 50 mg | 50 mg | 200 mg |

risco de interações medicamentosas. O lítio e o valproato podem ser usados com a função de estabilizador do humor, já a carbamazepina deve ser evitada pelo grande potencial de interação com outras drogas. Quando for necessária a prescrição de benzodiazepínicos o de escolha é o lorazepam, evitando-se o uso do midazolam pelo perfil de interação medicamentosa.[22]

## TRATAMENTO DO TEPT (QUADRO 20-2)

Em adultos com TEPT o tratamento de primeira linha é a psicoterapia focada no trauma. As psicoterapias consideradas eficazes incluem terapia de exposição, a combinação de exposição com terapia cognitiva (também conhecida como terapia cognitivo-comportamental

**Quadro 20-2.** Critérios Diagnósticos de Estresse Pós-Traumático

Transtorno de estresse pós-traumático (TEPT)
**Nota:** Os critérios a seguir aplicam-se a adultos, adolescentes e crianças acima de 6 anos de idade. Para crianças com menos de 6 anos, consulte os critérios correspondentes

A) Exposição a episódio concreto ou ameaça de morte, lesão grave ou violência sexual, em uma (ou mais) das seguintes formas:
1. Vivenciar diretamente o evento traumático
2. Testemunhar pessoalmente o evento traumático ocorrido com outras pessoas
3. Saber que o evento traumático ocorreu com familiar ou amigo próximo. Nos casos de episódio concreto ou ameaça de morte envolvendo um familiar ou amigo, é preciso que o evento tenha sido violento ou acidental
4. Ser exposto, de forma repetida ou extrema, a detalhes aversivos do evento traumático (p. ex., socorristas que recolhem restos de corpos humanos; policiais repetidamente expostos a detalhes de abuso infantil)
**Nota:** O critério A4 não se aplica à exposição por meio de mídia eletrônica, televisão, filmes ou fotografias, a menos que tal exposição esteja relacionada com o trabalho

B) Presença de um (ou mais) dos seguintes sintomas intrusivos associados ao evento traumático, começando depois de sua ocorrência:
1. Lembranças intrusivas angustiantes, recorrentes e involuntárias do evento traumático
   **Nota:** Em crianças acima de 6 anos de idade pode ocorrer brincadeira repetitiva na qual temas ou aspectos do evento traumático são expressos
2. Sonhos angustiantes recorrentes nos quais o conteúdo e/ou o sentimento do sonho estão relacionados com o evento traumático
   **Nota:** Em crianças pode haver pesadelos sem conteúdo identificável
3. Reações dissociativas (p. ex., *flashbacks*) nas quais o indivíduo sente ou age como se o evento traumático estivesse ocorrendo novamente. (Essas reações podem ocorrer em um *continuum*, com a expressão mais extrema na forma de uma perda completa de percepção do ambiente ao redor.)
   **Nota:** Em crianças, a reencenação específica do trauma pode ocorrer na brincadeira
4. Sofrimento psicológico intenso ou prolongado ante a exposição a sinais internos ou externos que simbolizem ou se assemelhem a algum aspecto do evento traumático
5. Reações fisiológicas intensas a sinais internos ou externos que simbolizem ou se assemelhem a algum aspecto do evento traumático

C) Evitação persistente de estímulos associados ao evento traumático, começando após a ocorrência do evento, conforme evidenciado por um ou ambos dos seguintes aspectos:
1. Evitação ou esforços para evitar recordações, pensamentos ou sentimentos angustiantes acerca de/ ou associados de perto ao evento traumático
2. Evitação ou esforços para evitar lembranças externas (pessoas, lugares, conversas, atividades, objetos, situações) que despertem recordações, pensamentos ou sentimentos angustiantes acerca de/ou associados de perto ao evento traumático

**Quadro 20-2.** *(Cont.)* Critérios Diagnósticos de Estresse Pós-Traumático

D) Alterações negativas em cognições e no humor associadas ao evento traumático, começando ou piorando depois da ocorrência de tal evento, conforme evidenciado por dois (ou mais) dos seguintes aspectos:
1. Incapacidade de recordar alguns aspectos importantes do evento traumático (geralmente em razão de amnésia dissociativa, e não de outros fatores como traumatismo craniano, álcool ou drogas)
2. Crenças ou expectativas negativas persistentes e exageradas a respeito de si mesmo, dos outros e do mundo (p. ex., "Sou mau", "Não se deve confiar em ninguém", "O mundo é perigoso", "Todo o meu sistema nervoso está arruinado para sempre")
3. Cognições distorcidas persistentes a respeito da causa ou das consequências do evento traumático que levam o indivíduo a culpar a si mesmo ou aos outros
4. Estado emocional negativo persistente (p. ex., medo, pavor, raiva, culpa ou vergonha)
5. Interesse ou participação bastante diminuída em atividades significativas
6. Sentimentos de distanciamento e alienação em relação aos outros
7. Incapacidade persistente de sentir emoções positivas (p. ex., incapacidade de vivenciar sentimentos de felicidade, satisfação ou amor)

E) Alterações marcantes na excitação e na reatividade associadas ao evento traumático, começando ou piorando após o evento, conforme evidenciado por dois (ou mais) dos seguintes aspectos:
1. Comportamento irritadiço e surtos de raiva (com pouca ou nenhuma provocação), geralmente expressos sob a forma de agressão verbal ou física em relação a pessoas e objetos
2. Comportamento imprudente ou autodestrutivo
3. Hipervigilância
4. Resposta de sobressalto exagerada
5. Problemas de concentração
6. Perturbação do sono (p. ex., dificuldade para iniciar ou manter o sono, ou sono agitado)

F) A perturbação (critérios B, C, D e E) dura mais de 1 mês

G) A perturbação causa sofrimento clinicamente significativo e prejuízo social, profissional ou em outras áreas importantes da vida do indivíduo

H) A perturbação não se deve aos efeitos fisiológicos de uma substância (p. ex., medicamento, álcool) ou a outra condição médica

**Determinar o subtipo:**
Com sintomas dissociativos: os sintomas do indivíduo satisfazem os critérios de transtorno de estresse pós-traumático e, além disso, em resposta ao estressor, o indivíduo tem sintomas persistentes ou recorrentes de:
1. Despersonalização: experiências persistentes ou recorrentes de sentir-se separado e como se fosse um observador externo dos processos mentais ou do corpo (p. ex., sensação de estar em um sonho; sensação de irrealidade de si mesmo ou do corpo, ou como se estivesse em câmera lenta)
2. Desrealização: experiências persistentes ou recorrentes de irrealidade e do ambiente ao redor (p. ex., o mundo ao redor do indivíduo é sentido como irreal, onírico, distante ou distorcido)
**Nota:** para usar esse subtipo, os sintomas dissociativos não podem ser atribuíveis aos efeitos fisiológicos de uma substância (p. ex., apagões, comportamento durante intoxicação alcoólica) ou a outra condição médica (p. ex., convulsões parciais complexas)
**Com expressão tardia:** se todos os critérios diagnósticos não forem atendidos até pelo menos 6 meses depois do evento (embora a manifestação inicial e a expressão de alguns sintomas possam ser imediatas)

Adaptado de DSM-5.[10]

focada no trauma; terapia de processamento cognitivo) ou dessensibilização e reprocessamento dos movimentos oculares. Para pacientes com TEPT que não estão dispostos a aceitar uma terapia baseada em exposição, pode-se optar pela terapia interpessoal como segunda opção.[24]

Para pacientes que têm uma resposta ruim ou parcial à psicoterapia, sugere-se o uso de ISRS, sendo a sertralina e a paroxetina as drogas mais utilizadas, ou pode-se lançar mão da venlafaxina (verificar se há interação medicamentosa em caso de pacientes tratados com terapia experimental para COVID-19). Com base na ausência de benefício claro e na possibilidade de agravamento do TEPT, o uso de benzodiazepínicos deve ser evitado. Antipsicóticos atípicos também podem ser utilizados em monoterapia ou em associação; os mais estudados são a quetiapina e a risperidona. A prazosina parece reduzir os sintomas gerais do TEPT, pesadelos e distúrbios do sono.[25]

## APOIO AO LUTO

Embora o luto seja esperado em situações de perdas, circunstâncias em torno da morte podem afetar o processo natural em que ele se dá. Estar envolvido nas discussões e tomadas de decisão é elemento importante para ajudar as famílias e os cuidadores a se prepararem para o fim da vida. Sentir-se despreparado para a perda de um ente querido está associado a níveis mais altos de luto complicado. Durante a pandemia, cuidadores e familiares podem não ter tempo suficiente para processar as informações que lhes são dadas, ou oportunidade de discutir decisões com outros membros da família. Para muitos, essas decisões geram angústia, ansiedade e culpa.[26]

Uma abordagem para reduzir o estresse do cuidador ou familiar durante a tomada de decisão é incentivar que ele descreva os valores do doente, como preferências culturais, religiosas ou pessoais, relacionamentos importantes e quem eles gostariam que tomassem as decisões. O profissional de saúde deve apresentar informações reais sobre as circunstâncias clínicas e, em seguida, em conjunto com o que foi exposto acerca dos valores da pessoa, compartilhar e individualizar a decisão. É importante, também, educar quanto ao fato de que a oferta de tratamento paliativo não significa negligência de cuidados, e que, nestas circunstâncias, o paciente receberá conforto para garantir uma boa morte.[25]

## PERSPECTIVAS DE FUTURO

Faz-se necessária uma intervenção em saúde pública para que as pessoas sejam avaliadas quanto à manutenção de uso dos psicofármacos, para garantia de um atendimento por meio de serviços públicos especializados em saúde mental, seja por meio da telemedicina ou de outro modelo mais moderno, para que se alcancem estas comunidades trazendo tratamento de qualidade e excelência no uso de recursos terapêuticos, atendimento multiprofissional e interdisciplinar.

É importante, também, o estabelecimento de um fluxo regular de ambulatórios específicos, além de melhor aparelhamento e treinamento profissional às equipes de urgência e emergência nos hospitais gerais, sobretudo nos de referência em pandemias, com disponibilidade de equipes multiprofissionais em saúde mental, em regime de plantão ou interconsultas, para que se diminuam as consequências das pandemias em padecentes ou não de transtornos mentais.

## REFERÊNCIAS BIBLIOGRÁFICAS

1. Silva FOC, Minayo MCS, Huremović D. Psychiatry of pandemics: a mental health response to infection outbreak. Gewerbestrasse: Springer Nature; 2019. Ciênc. Saúde Coletiva. 2020 June. 06;25(1):2499-500.
2. Duan C, L Howard, Huremović D. Societal, public, and [emotional] epidemiological aspects of a pandemic. In: Huremović D (Ed). Psychiatry of Pandemics, Gewerbestrasse: Springer Nature; 2019. p. 45-55.
3. Brooks SK, Webster RK, Smith LE, Woodland L, Wessely S, Greenberg N, Rubin GJ. The psychological impact of quarantine and how to reduce it: rapid review of the evidence. Lancet. 2020;395:912-2.
4. Shalev D, Shapiro PA. Epidemic psychiatry: the opportunities and challenges of COVID-19. Gen Hosp Psychiatry. 2020;64:68-71.
5. Shuja KH, Aqeel M, Jaffar A, Ahmed A. COVID-19 pandemic and impending global mental health implications. Psychiatr Danub. 2020;32(1):32-35.
6. Schmidt B, Crepaldi MA, Bolze SDA, Neiva-Silva L, Demenech LM. Saúde mental e intervenções psicológicas diante da pandemia do novo coronavírus (COVID-19). Stud. Psicol. (Campinas). 2020 June;37:200037-63.
7. Ćosić K, Popović S, Šarlija M, Kesedžić I. Impact of human disasters and COVID-19 pandemic on mental health: potential of digital psychiatry. Psychiatr Danub. 2020;32(1):25-31.
8. Liu N, Zhang F, Wei C, Jiaa Y, Shanga Z, Suna L, et al. Prevalence and predictors of PTSS during COVID-19 outbreak in China hardest-hit areas: gender differences matter. Psychiatry Res. 2020; 287:112921.
9. Lee SA. Coronavirus anxiety scale: a brief mental health screener for COVID-19 related anxiety. Death Stud. 2020;44(7):393-401.
10. American Psychiatry Association. Diagnostic and Statistical Manual of Mental disorders - DSM-5. 5th. ed. Washington: American Psychiatric Association. 2013.
11. Gunnell D, Appleby L, Arensman E, Hawton K, John A, Kapur N, et al. Suicide risk and prevention during the COVID-19 pandemic. Lancet Psychiatry. 2020;7(6):468-71.
12. Xiang YT, Yang Y, Li W, Zhang L, Zhang Q, Cheung T, et al. Timely mental health care for the 2019 novel coronavirus outbreak is urgently needed. Lancet Psychiatry. 2020;7(3):228-9.
13. Lai J, Ma S, Wang Y, Zhongxiang C, Jianbo H, Ning W. Factors associated with mental health outcomes among health care workers exposed to coronavirus disease 2019. JAMA Netw Open. 2020;3(3):e203976.
14. Gold JA. Covid-19: adverse mental health outcomes for healthcare workers. BMJ. 2020;369:m1815.
15. Yang Y, Li W, Zhang Q, Zhang L, Cheung T, Xiang YT. Mental health services for older adults in China during the COVID-19 outbreak. Lancet Psychiatry. 2020;7(4):e19.
16. Flint AJ, Bingham KS, Iaboni A. Effect of COVID-19 on the mental health care older people in Canada [published online ahead of print, 2020 Apr 24]. Int Psychogeriatr. 2020;1-4.
17. Banerjee D. The impact of Covid-19 pandemic on elderly mental health [published online ahead of print, 2020 May 4]. Int J Geriatr Psychiatry. 2020;10.1002/gps.5320.
18. Page LA, Seetharaman S, Suhail I, Wessely S, Pereira J, Rubin GJ. Using electronic patient records to assess the impact of swine flu (influenza H1N1) on mental health patients. J Ment Health. 2011;20(1):60-9.
19. For the Lancet Commission on Palliative Care and Pain Relief (2020). [online]; 2020 [acesso em 5 jun 2020]. Disponível em: https://www.thelancet.com/commissions/palliative-care.
20. Psychosocial Centre, International Federation of Red Cross and Red Crescent Societies (2020). Remote PFA during a COVID-19 Outbreak. Final guidance version. [online]; 2020 [acesso em 5 jun 2020]. Disponível em: https://pscentre.org/?resource=remote-psychological-first-aid-during-the-covid-19-outbreak-interim-guidance-march-2020-portuguese.
21. World Health Organization (2020). COVID-19: operational guidance for maintaining essential health services during an outbreak: interim guidance. [online]; 2020 [acesso em 5 jun 2020]. Disponível em: https://apps.who.int/iris/handle/10665/331561.

22. Luykx JJ, vanVeen SMP, Risselada A, Naarding P, Tijdink JK, Vinkers CH. Safe and informed prescribing of psychotropic medication during the COVID-19 pandemic [published online ahead of print, 2020 May 4]. Br J Psychiatry. 2020;1-4.
23. Stahl SM. Fundamentos de psicofarmacologia de Stahl: guia de prescrição. 6. ed. Porto Alegre: Artmed; 2019.
24. Goodnight JRM, Ragsdale KA, Rauch SAM, Rothbaum BO. Psychotherapy for PTSD: an evidence-based guide to a theranostic approach to treatment. Prog Neuropsychopharmacol Biol Psychiatry. 2019;88:418-26.
25. Stein DJ, Zungu-Dirwayi N, van Der Linden GJ, Seedat S. Pharmacotherapy for post traumatic stress disorder. Cochrane Database Syst Rev. 2000;(4):CD002795.
26. Moore KJ, Sampson EL, Kupeli N, Davies N. Supporting families in end-of-life care and bereavement in the COVID-19 era. Int Psychogeriatr. 2020;1-4.

# DIAGNÓSTICO LABORATORIAL

CAPÍTULO 21

Flávia Cristina Fernandes Pimenta
Nathalia de Alencar Cunha Tavares
Romero Henrique Teixeira Vasconcelos

## INTRODUÇÃO

Em 31 de dezembro de 2019, foi relatado à Organização Mundial da Saúde (OMS) um conjunto de casos de pneumonia de causa desconhecida em Wuhan, na China, o que atraiu grande atenção mundial. Em 07 de janeiro de 2020, pesquisadores e autoridades chinesas confirmaram a causa da pneumonia desses pacientes, por meio do isolamento e sequenciamento do material genético de um vírus, que posteriormente foi nomeado de SARS-CoV-2, um novo tipo de coronavírus.[1,2] No dia 30 de janeiro de 2020, em razão do aumento exponencial dos casos em Wuhan, confirmados por diagnóstico laboratorial, a OMS declarou que o surto do novo coronavírus tratava-se de uma emergência de saúde pública de importância internacional. A doença causada pela infecção do SARS-CoV-2 foi nomeada de COVID-19 em 11 de fevereiro de 2020.[3] Após reconhecer que existiam diversos surtos de COVID-19 em vários países e regiões do mundo, em 11 de março de 2020 a OMS caracterizou a infecção pelo SARS-CoV-2 como uma pandemia.[2,3] Nesse contexto histórico inicial, fica evidente a importância do diagnóstico laboratorial, que desempenha um papel essencial na identificação da etiologia viral, no estadiamento, prognóstico e monitoramento terapêutico de infecções, assim como também na COVID-19.

A análise laboratorial para o SARS-CoV-2 é realizada por diferentes metodologias diagnósticas, sendo os exames baseados na história natural da infecção, e na janela imunológica do hospedeiro que se apresenta infectado pelo vírus. Esses testes são essenciais para se verificar o curso da infecção, a extensão da viremia, a presença de resposta imunológica, além de ajudar a avaliar a gravidade da doença e prever o risco de evolução.[4]

Por se tratar de uma nova doença infecciosa com características bastante variadas e ainda em estudo, a COVID-19 não apresenta marcadores laboratoriais completamente estabelecidos para avaliar a gravidade da doença. Desde sua descoberta, inúmeros achados laboratoriais têm sido evidenciados para caracterizar a COVID-19. Dessa forma, serão abordadas as principais alterações laboratoriais evidenciadas em pacientes portadores dessa doença.[5]

## ALTERAÇÕES HEMATOLÓGICAS NA COVID-19

O hemograma é um exame laboratorial que avalia quantitativa e qualitativamente as células sanguíneas, sendo composto pela avaliação separada das hemácias, leucócitos e plaquetas. Entre todos os exames laboratoriais atualmente solicitados por médicos de todas as especialidades, o hemograma é o mais requerido, sendo considerado um dos principais exames laboratoriais na rotina de diagnóstico.[6] No caso da COVID-19, o hemograma apresenta alterações que já foram verificadas em diversos pacientes portadores dessa infecção, inclusive com alguns achados que podem alertar para uma severidade maior dessa doença.

O principal achado laboratorial hematológico verificado nos pacientes portadores da COVID-19 é a linfopenia, que pode-se apresentar com a presença de linfócitos reativos.[7] Inúmeros estudos demonstram que essa é uma alteração comum nos pacientes portadores da infecção por SARS-CoV-2.[8,9] Outros achados como leucocitose e neutrofilia são preditivos de uma progressão para formas mais graves e críticas da infecção.[9]

Em relação às plaquetas, verifica-se que no início da infecção os indivíduos apresentam um quantitativo normal. Contudo, já foi verificado que muitos pacientes portadores da COVID-19 cursam com uma trombocitopenia. Em uma metanálise realizada para verificar se a trombocitopenia estava relacionada com maior severidade da doença, os autores identificaram que a baixa contagem de plaquetas está associada ao aumento do risco de doença grave e mortalidade em pacientes com COVID-19 e, portanto, deve servir como indicador clínico de agravamento da doença durante a hospitalização.[10]

Outros parâmetros laboratoriais hematológicos que são avaliados em indivíduos com COVID-19 são os testes hemostáticos, como a dosagem de D-Dímero e o tempo de protrombina (TP). O D-Dímero é um produto bioquímico da degradação da fibrina (principal proteína plasmática constituinte de coágulos sanguíneos) pela plasmina (protease atuante na fibrinólise). O tempo de protrombina (TP) avalia a atividade de coagulação das vias extrínseca e comum da coagulação sanguínea.[11] Nos pacientes portadores da COVID-19 observa-se aumento dos valores do D-Dímero, bem como uma prolongação do TP. Essas alterações são significantemente preditivas da gravidade da doença, e a coagulopatia intravascular disseminada pode ser uma das complicações mais graves dos pacientes com COVID-19.[11,12]

Outro exame laboratorial hematológico utilizado no diagnóstico dos portadores da infecção pelo SARS-CoV-2 é a velocidade de sedimentação das hemácias (VHS). Esse exame avalia a velocidade com que os eritrócitos se sedimentam no plasma, dependendo da concentração de fibrinogênio, uma proteína de fase aguda (PFA), cuja concentração plasmática aumenta em resposta à inflamação, sendo uma medida indireta dessa concentração. É uma avaliação que é influenciada por forma, tamanho e número dos eritrócitos, assim como por outros componentes do plasma, como as imunoglobulinas. A VHS encontra-se comumente alterada, com valores aumentados nos pacientes portadores da COVID-19.[7]

## ALTERAÇÕES BIOQUÍMICAS NA COVID-19

Na rotina laboratorial, além da avaliação hematológica, também são analisadas enzimas e outras substâncias presentes no sangue humano para avaliação das funções biológicas do organismo. No caso específico da infecção pelo SARS-CoV-2, estudos demonstraram as principais alterações descritas a seguir.

A proteína C reativa (PCR), sintetizada no fígado, também é considerada uma proteína de fase aguda e, na presença de quadros inflamatórios, suas concentrações séricas alteram-se mais rapidamente e sua variação é mais ampla que a da VHS.[13] Um dos principais achados laboratoriais que auxiliam no diagnóstico da infecção pelo SARS-CoV-2 é o aumento dos valores da PCR. Estudos demonstraram que a PCR é um parâmetro que se encontra alterado na grande maioria dos pacientes portadores da COVID-19.[14,15]

A lactato desidrogenase (LDH) é uma enzima citoplasmática tetramérica bastante útil na investigação de inúmeras doenças que acometem o coração, o fígado, o músculo, os rins, os pulmões e o sangue. O aumento da LDH normalmente é indicativo de lesão em órgãos ou tecidos; isso porque, como consequência do dano celular, a LDH contida dentro das células é liberada e fica circulante na corrente sanguínea. A LDH encontra-se comumente aumentada nos pacientes acometidos pela COVID-19.[14,15]

A aspartato aminotransferase (AST) e a alanina aminotransferase (ALT) são moléculas da família de enzimas transaminases, sendo amplamente distribuídas nas células de todo o corpo. A AST é encontrada, principalmente, no coração, no fígado, na musculatura esquelética e nos rins, enquanto a ALT está presente, sobretudo, no fígado e nos rins.[16] A elevação sanguínea dos níveis de AST e ALT está relacionada com dano tecidual e apresenta correlação com o grau de extensão da lesão nos tecidos acometidos. Essas duas enzimas se apresentam com valores elevados na infecção pelo SARS-CoV-2.[11,17]

A creatinina consiste em um produto residual do metabolismo da creatina e da fosfocreatina presentes, principalmente, na musculatura esquelética. Sua excreção ocorre sobretudo na via renal, e elevações nos níveis séricos da creatinina são sinais indicativos de comprometimento da função renal.[18] Nos pacientes acometidos pela COVID-19 foram identificados aumentos nos valores da creatinina.[4,17]

Outro parâmetro bioquímico que se encontra alterado, com valores elevados, nos pacientes com a COVID-19 é a bilirrubina total.[4,19] A bilirrubina total é a soma da bilirrubina indireta e da direta no sangue. A bilirrubina indireta, ou não conjugada, é produzida diariamente pela destruição de hemácias senescentes. A bilirrubina indireta é conjugada ao ácido glicurônico no fígado, transformando-se em bilirrubina direta ou conjugada. A bilirrubina direta fica guardada dentro da vesícula biliar, formando a bile, e é eliminada, principalmente, nas fezes. A bilirrubina total é uma dosagem comumente realizada para avaliar a função hepática e o monitoramento da icterícia extra-hepática.[16]

A albumina é considerada a proteína sanguínea mais importante, constituindo aproximadamente 55 a 65% das proteínas plasmáticas totais. Sua concentração reflete a velocidade de síntese, sua taxa de degradação e o volume de sua distribuição. Sua dosagem sérica é utilizada na avaliação de doença crônica e hepática, além da determinação do estado nutricional.[18] Na infecção provocada pelo SARS-CoV-2, a dosagem de albumina sérica se encontra com valores reduzidos em grande parte dos pacientes acometidos.[11,19]

Troponina é uma família de proteínas encontradas nas fibras musculares esqueléticas e cardíacas. Dois tipos delas, a troponina I e a troponina T, têm uma forma encontrada apenas no coração e estão presentes em pequenas quantidades no sangue. Quando há lesão do músculo cardíaco, as troponinas cardíacas são liberadas na circulação em quantidade proporcional à extensão da lesão. A dosagem sanguínea da troponina cardíaca é considerada o exame laboratorial padrão-ouro para o diagnóstico de síndrome coronariana aguda.[16] Em indivíduos portadores da COVID-19 verificou-se que a troponina é outro parâmetro laboratorial que se apresenta com dosagem aumentada, e correlaciona-se com o desenvolvimento de lesão cardíaca nesses pacientes.[19,20]

A procalcitonina (PCT) é um pró-hormônio, precursor da calcitonina, encontrado apenas no interior das células C da tireoide. Em condições saudáveis, a PCT não é detectada na circulação sanguínea. Sua dosagem aumentada geralmente está relacionada com uma atividade inflamatória associada à septicemia.[18] Contudo, verificou-se que, na infecção pelo SARS-CoV-2, encontram-se valores elevados de PCT na dosagem sérica de pacientes acometidos por essa infecção.[19] Em dados demonstrados em uma metanálise foi verificado que valores aumentados de PCT estão associados a um risco quase 5 vezes maior de uma infecção grave por SARS-CoV-2.[21]

Em resumo, para fins de prognóstico, são observados valores aumentados de PCT, LDH, AST, ALT, creatinina, bilirrubina total, troponinas cardíacas, juntamente com valores reduzidos de albumina sérica, sendo estes os resultados laboratoriais mais prevalentes na avaliação bioquímica de pacientes com COVID-19.[4,11,19,20]

Em conjunto com os principais achados laboratoriais hematológicos, todos esses parâmetros prognósticos retêm um significado clínico e biológico específico, que, juntos, podem contribuir para refletir a evolução em direção a quadros clínicos mais desfavoráveis. Dessa forma, a fim de otimizar o atendimento e o diagnóstico correto ao paciente, a avaliação desses biomarcadores é urgentemente necessária para estratificar o risco dos pacientes e monitorar, ativamente, a gravidade da doença, sendo essenciais à orientação clínica durante o curso da infecção.

## DIAGNÓSTICO ETIOLÓGICO DA COVID-19

O diagnóstico etiológico é realizado para se determinar o agente causal de uma determinada infecção, a partir da investigação direcionada pelas manifestações clínicas, que, se presentes, permitem suspeitar de determinada infecção, ao lado dos antecedentes epidemiológicos, que também induzem à suspeita etiológica. Os métodos de diagnóstico laboratoriais permitem confirmar ou excluir a suspeita diagnóstica na maioria das situações.[22]

No caso da COVID-19, o diagnóstico etiológico inicialmente foi feito por meio do sequenciamento de material genético, proveniente de amostras clínicas de pacientes com a referida pneumonia, de origem desconhecida, que havia sido informada à OMS. O sequenciamento do material genético encontrado nesses pacientes permitiu determinar que se tratava de um novo agente etiológico, diferenciando geneticamente o novo coronavírus de outros vírus respiratórios.[23]

A partir da determinação da sequência genética do SARS-CoV-2, que foi compartilhada em bancos de dados genéticos internacionais, vários protocolos para o diagnóstico etiológico começaram a ser desenvolvidos em diversos países. O diagnóstico atualmente considerado como referência ou padrão-ouro pela OMS é a detecção de material genético do vírus em amostras clínicas de pacientes suspeitos de COVID-19, por meio de testes moleculares, que apresentam uma capacidade rápida de detecção, além de altas sensibilidade e especificidade diagnósticas.[24]

Apesar de o diagnóstico molecular da COVID-19 apresentar excelente desempenho diagnóstico na comprovação da infecção pelo SARS-CoV-2, ele apresenta como desvantagens a necessidade de estrutura física especializada e de equipe técnica qualificada.[24] Por esse motivo, diversos laboratórios mundiais começaram a desenvolver outros métodos de diagnóstico para a COVID-19, com base em técnicas imunológicas, que podem evidenciar a presença de proteínas do SARS-CoV-2 em amostras biológicas de pacientes suspeitos, ou a presença de resposta imunológica ao vírus, pela detecção de anticorpos específicos contra o SARS-CoV-2 em amostras de sangue. Essas técnicas apresentam como vantagem sua capacidade de automação, fácil manuseio e interpretação por profissionais de saúde, além de permitir o uso em laboratórios com estrutura física simples e até mesmo em ambientes remotos.[25]

No Brasil, o Ministério da Saúde, diretamente ou por intermédio da Agência Nacional de Vigilância Sanitária (ANVISA), rege a legislação sobre boas práticas de fabricação, controle de distribuição e armazenamento de reagentes e produtos biológicos para diagnóstico *in vitro* de diversas infecções. Além disso, é responsável por elaborar normas técnicas e outros documentos que autorizam o uso desses produtos para diagnóstico, e que recomendam seu uso adequado e a interpretação dos resultados. Para a elaboração dessa obra serão descritos os métodos diagnósticos para COVID-19 que estão autorizados para uso no Brasil, de acordo com a legislação específica do país.

O Quadro 21-1 descreve os produtos para diagnóstico *in vitro* de COVID-19, regularizados pela ANVISA, até o momento de elaboração deste capítulo. Portanto, o mesmo poderá estar desatualizado no momento de sua leitura. Orienta-se o leitor que desejar a procurar atualizações sobre os produtos para diagnóstico *in vitro* da COVID-19, ou sobre a legislação que rege o registro e validade desses produtos, que acesse o *site* da ANVISA (http://portal.anvisa.gov.br/) como sua fonte de pesquisa.

O Quadro 21-2 descreve o resumo das recomendações e do período adequado para a solicitação dos exames laboratoriais para diagnóstico da COVID-19.

**Quadro 21-1.** Produtos para Diagnóstico *in vitro* de COVID-19 Regularizados pela ANVISA

| Método de diagnóstico | Moléculas-alvo | Fabricantes disponíveis |
| --- | --- | --- |
| ELISA | Anticorpos (IgM/IgG/IgA) | 6 |
| Imunocromatografia | Anticorpos (IgM/IgG) | 51 |
|  | Antígeno viral | 1 |
| Imunofluorescência | Anticorpos (IgM/IgG) | 2 |
|  | Antígeno viral | 1 |
| Quimioluminescência | Anticorpos (IgM/IgG) | 3 |
| RT-PCR | RNA viral | 21 |

Fonte: Dados extraídos de http://portal.anvisa.gov.br/ em 15 de maio de 2020.
ANVISA: Agência Nacional de Vigilância Sanitária; ELISA: *Enzyme-linked Immunosorbent Assay*; IgM: Imunoglobulina M; IgG: Imunoglobulina G; IgA: Imunoglobulina A; RT-PCR: *Reverse Transcriptase Polymerase Chain Reaction*; RNA: Ácido Ribonucleico.

**Quadro 21-2.** Período Recomendado para Solicitação dos Testes Diagnósticos para COVID-19 Disponíveis e Regularizados pela ANVISA

| Método de diagnóstico | Período de sintomatologia | Amostra biológica |
| --- | --- | --- |
| RT-PCR | 1º ao 7º dia | *Swab* de nasofaringe ou amostra do trato respiratório superior |
| Detecção de antígeno viral | 1º ao 7º dia | *Swab* de nasofaringe ou amostra do trato respiratório superior |
| Detecção de anticorpos (IgA)* | A partir do 8º dia | Sangue total/soro/plasma |
| Detecção de anticorpos (IgM/IgG)* | A partir do 8º dia | Sangue total/soro/plasma |

*Melhor desempenho obtido a partir do 10º dia, independente da técnica utilizada.
IgA: Imunoglobulina A; IgM: Imunoglobulina M; IgG: Imunoglobulina G; RT-PCR: *Reverse Transcriptase Polymerase Chain Reaction*.

## DIAGNÓSTICO MOLECULAR DA COVID-19

A identificação do material genético do SARS-CoV-2, em amostras biológicas de pacientes clinicamente suspeitos, é considerada o melhor método diagnóstico para confirmação laboratorial da COVID-19. O material genético do SARS-CoV-2 é um pequeno ácido ribonucleico (RNA), composto por 30.000 bases nitrogenadas, cujo genoma contém 15 genes. O laboratório que realizar o diagnóstico molecular da COVID-19 deve investigar a presença de genes específicos para o SARS-CoV-2, como os genes E, N e S, que codificam proteínas estruturais do vírus, ou os genes RdRp e ORF1ab, que são responsáveis pela replicação viral.[26]

As amostras biológicas recomendadas para essa análise são aquelas obtidas diretamente do trato respiratório, incluindo escarro, lavado broncoalveolar e aspirado traqueal. Em geral, recomenda-se a coleta combinada de *swabs* nasofaríngeo e orofaríngeo, que são colocadas em tubo apropriado, com reagente para preservação do RNA viral. Idealmente, a coleta dessas amostras deve ser feita entre o 2º e 5º dia de sintomas, podendo ser coletado até o 7º dia de sintomas.[27]

O RNA viral pode, então, ser extraído das amostras mencionadas acima, usando qualquer *kit* ou protocolo-padrão de extração de ácidos nucleicos. Esse procedimento visa purificar e isolar o material genético a ser analisado, eliminando possíveis interferentes celulares. Posteriormente, o RNA extraído da amostra biológica será utilizado para detecção dos genes-alvo por meio da reação em cadeia pela ação da polimerase, ou simplesmente PCR (do inglês, *polimerase chain reaction*). A técnica de PCR desenvolvida por Karry B. Mullis é o ensaio mais sensível para a detecção de ácidos nucleicos. O método se baseia na amplificação enzimática de determinado segmento de DNA. Repetidos ciclos com sucessivas variações de temperatura permitem a desnaturação do DNA alvo, hibridização e extensão pela ação da enzima DNA polimerase. No decorrer de vários ciclos, o segmento de DNA alvo vai sendo amplificado, de modo que passa a existir um acúmulo exponencial dessa região. Assim, a partir de uma única molécula de DNA alvo, após 30 ciclos de desnaturação, hibridização e extensão, será obtido cerca de 1,4 bilhão de cópias da região analisada.[28]

Por se tratar de um vírus de RNA, para a detecção molecular do SARS-CoV-2 é necessário realizar uma variação dessa reação denominada de RT-PCR (do inglês, *reverse transcriptase polymerase chain reaction*). Essa variação consiste num método de amplificação de ácidos nucleicos a partir de moléculas de RNA convertidas em DNA complementar (cDNA). Nesse sistema, o RNA, depois de isolado, é convertido em cDNA, em decorrência da atividade da transcriptase reversa (RT). O cDNA é então utilizado como molde da reação de PCR, que fornece dados quantitativos e/ou qualitativos.[28]

Existem diversos protocolos de RT-PCR atualmente disponíveis, para a detecção do SARS-CoV-2 em amostras biológicas obtidas do trato respiratório. No entanto, a OMS recomenda o uso internacional do protocolo *Charité,* desenvolvido pelo Hospital Charité, em Berlim, na Alemanha. O protocolo baseia-se na detecção de dois alvos no genoma do vírus: o gene E e o gene RdRP, por meio de RT-PCR em tempo real.[26] A PCR em tempo real se trata de uma inovação que permite o acompanhamento do número de cópias feitas numa PCR. Nesse sistema, uma sonda interna ao segmento a ser amplificado também é hibridizada ao DNA-alvo. Essa sonda possui um marcador fluorescente que permanece protegido, sendo liberado quando a sonda é destruída pela ação da enzima polimerase. Assim, quando ocorre a extensão da cadeia de DNA, a polimerase passa pelo local onde a sonda está ligada, promovendo sua desintegração. Esse evento pode ser acompanhado pela liberação da fluorescência, que é captada e processada em computador, gerando gráficos que representam a ausência ou presença da curva de amplificação do material genético alvo.[28]

Antes do primeiro caso notificado da COVID-19 na América Latina, o que ocorreu em 26 de fevereiro de 2020, em São Paulo - Brasil, a Organização Pan-Americana da Saúde (OPAS) organizou, junto com a Fundação Oswaldo Cruz (Fiocruz) e o Ministério da Saúde do Brasil, uma capacitação técnica dos laboratórios de referência em 9 países. Posteriormente a essa capacitação, a Fiocruz começou a produzir os reagentes diagnósticos do protocolo *Charité* em Biomanguinhos, sua unidade de produção de imunobiológicos, vacinas, *kits* para diagnóstico e biofármacos, e distribuir para toda a América Latina, por meio do acordo de cooperação internacional. Desde 18 de março de 2020, após capacitações técnicas e envio regular dos *kits* diagnósticos, no Brasil, os exames moleculares de RT-PCR para diagnóstico da infecção pelo SARS-CoV-2 são realizados de forma descentralizada, nos Laboratórios Centrais de Saúde Pública (LACEN) dos 26 estados brasileiros e do Distrito Federal.

Laboratórios privados localizados na América Latina que desejem utilizar métodos moleculares para o diagnóstico da COVID-19 deverão, antes de iniciar os métodos, solicitar autorização e registro ao Laboratório de Vírus Respiratórios da Fiocruz, no Rio de Janeiro – Brasil, que, juntamente com o Laboratório de Diagnóstico de Vírus Respiratórios do CDC (do inglês, *Centers for Disease Control and Prevention*) em Atlanta – Estados Unidos, são as unidades de referência para a COVID-19 nas Américas, segundo a OMS. Além da autorização e registro para funcionamento, os laboratórios privados que fizerem diagnóstico molecular da COVID-19 passarão por auditoria e controle de qualidade pelos referidos laboratórios.[29]

Geralmente a detecção molecular do vírus COVID-19 é bastante específica. Portanto, um resultado positivo confirma a detecção do vírus. Caso contrário, um resultado negativo pode nem sempre significar a ausência da infecção pelo vírus. Diversos motivos podem explicar um resultado negativo em uma pessoa infectada com o vírus pelo SARS-CoV-2, principalmente, quando são utilizadas amostras com baixa carga viral, em decorrência de a amostra coletada ser pouca ou insuficiente ou coletada após o período recomendado.[30] Nesses casos, quando a suspeita clínica permanecer, mesmo diante da ausência de resultados positivos, poderão ser usados métodos imunológicos para dar suporte ao diagnóstico etiológico da COVID-19.

## DIAGNÓSTICO IMUNOLÓGICO DA COVID-19

Os métodos de diagnóstico imunológico se baseiam na evidência laboratorial da interação antígeno-anticorpo em diferentes amostras biológicas. Antígenos são estruturas moleculares, geralmente de natureza proteica, encontradas em patógenos que são capazes de interagir com células do sistema imune e ativar uma resposta de defesa à sua presença. Os anticorpos ou imunoglobulinas (Ig) são proteínas produzidas por linfócitos B, que atuam como mecanismos efetores da resposta imune ao se ligarem aos antígenos específicos para os quais foram produzidos.[31]

Existem cinco isotipos de Ig descritas, IgM, IgG, IgA, IgE e IgD, sendo cada um deles responsável por uma função imunológica diferente no organismo. Os anticorpos da classe IgM podem ser encontrados nas fases iniciais das infecções. A presença de anticorpos da classe IgG é indicativa de que já decorreu algum tempo desde a infecção, e de que o indivíduo provavelmente desenvolveu imunidade contra a doença. A IgA é a imunoglobulina predominante em secreções como saliva, lágrima, leite e nas mucosas do trato gastrointestinal, respiratório e geniturinário. A IgE tem um papel importante na imunidade ativa contra parasitas, além de ser responsável pelos fenômenos anafiláticos em reações alérgicas. A IgD não apresenta função biológica efetora conhecida, atuando apenas como receptor celular nos linfócitos B.[31]

O uso das técnicas de imunodiagnóstico progrediu bastante nas últimas décadas, com a incorporação de tecnologias de automação, com a produção em larga escala de anticorpos monoclonais, e com possibilidade de uso de compostos químicos definidos e detectáveis que podem ser mensurados quando conjugados a antígenos ou anticorpos. As técnicas de diagnóstico imunológico podem diferir entre si, no entanto, sempre se baseiam na revelação da presença de um antígeno com o uso de um anticorpo conjugado a um sistema de revelação, ou na detecção de anticorpos com o uso de antígenos como reagentes para sua detecção.[32]

A comunidade científica, desde a divulgação da descoberta da COVID-19, vem estudando intensamente o comportamento da dinâmica da infecção pelo SARS-CoV-2, a fim de compreender o melhor momento para cada tipo de diagnóstico laboratorial. Durante os primeiros dias após o início dos sintomas, são geradas proteínas virais (antígenos) aproximadamente do 1º ao 5º dia, que podem ser detectadas em amostras de *swab* nasofarígeno, como diagnóstico complementar ao molecular por RT-PCR. A detecção pode ser realizada por testes de imunofluorescência ou imunocromatográficos. Em geral, esse tipo de ensaio possui especificidade aceitável, portanto, sua detecção pode ser usada como critério de confirmação laboratorial e para tomar decisões de saúde pública, como o isolamento do paciente.[33]

Nos testes de imunofluorescência são empregados conjugados constituídos de anticorpos ou antígenos, ligados a moléculas reveladoras denominadas flurocromos. Os flurocromos são moléculas que absorvem luz em baixo comprimento de onda e de elevada energia, e emitem luz em comprimento de onda maior e de menor energia, fenômeno conhecido como fluorescência. Nos testes de imunofluorescência, a leitura final do ensaio é feita em microscópio de fluorescência, composto por fonte de luz de alta intensidade, filtros de excitação para o fluorocromo e filtros-barreira que removem interferentes e garantem a transmissão eficiente da luz emitida.[32] As técnicas de imunofluorescência, tanto para detecção de antígenos como para detecção de anticorpos, são empregadas na rotina laboratorial, mas vêm sendo gradativamente substituídas por testes imunoenzimáticos e imunocromatográficos, principalmente em decorrência da necessidade de microscopia, subjetividade da leitura e impossibilidade de automação. Considerando essas limitações técnicas, pode-se compreender o pequeno quantitativo de testes de imunofluorescência para detecção da COVID-19 disponíveis atualmente no mercado.

Nos últimos anos tem aumentado o interesse por exames laboratoriais que possam ser realizados de maneira eficaz próximo ao paciente, ou até mesmo em ambientes remotos. Esses exames dispensam o uso de reagentes adicionais, de equipamentos ou de técnico especializado. Popularmente conhecidos como testes rápidos, esses exames são testes de triagem e, portanto, em sua grade maioria, de elevada sensibilidade. São testes imunocromatográficos, que empregam um corante insolúvel (geralmente ouro ou prata coloidal) como revelador da interação antígeno-anticorpo. O corante pode ser usado ligado a um antígeno ou a um anticorpo, a depender do objetivo do teste. A amostra é aplicada numa matriz constituída por uma membrana de nitrocelulose, que irá migrar até a região em que irá se precipitar, caso haja reação antígeno-anticorpo. O resultado é observado pela presença ou ausência de uma linha colorida na membrana.[32]

Estudos científicos têm demonstrado que a partir do 7º dia de sintomas, em amostras sanguíneas de uma pessoa com COVID-19, é possível detectar anticorpos, sendo que, em grande parte dos produtos comercializados, os resultados mais robustos foram obtidos a partir do 10º dia. Portanto, é preciso estar atento às instruções de uso dos testes que estão disponíveis, de acordo com os estudos de validação e recomendação de cada fabricante.[33]

Esses testes imunológicos se baseiam na identificação de anticorpos IgM e IgG contra o SARS-CoV-2. Resultados positivos indicam que a pessoa já teve contato com o vírus e tem anticorpos, não necessariamente indicando infecção ativa.[34] Não há evidência sobre o papel dos testes imunológicos no rastreio de pessoas assintomáticas, ou na identificação de pessoas com anticorpos anti-SARS-CoV-2, com o intuito de presumir imunidade adquirida.[35] A aplicação de testes imunológicos para a testagem da população tem como grupo prioritário as pessoas sintomáticas pertencentes aos acompanhamentos populacionais de profissionais de saúde e segurança pública em atividade, bem como de pessoas que residam no mesmo domicílio de um profissional de saúde e segurança pública em atividade.[34]

Além de serem aplicados como ensaios de imunofluorescência ou imunocromatográficos, há a disponibilidade de uso em testes imunoenzimáticos e quimioluminescência, que apresentam a vantagem do processamento simultâneo de várias amostras, além da possibilidade de automação.

Os ensaios imunoenzimáticos são técnicas que permitem medidas quantitativas diretas da ligação antígeno-anticorpo, por medida da atividade enzimática sobre um substrato. Essa metodologia vem sendo bastante utilizada para a detecção de anticorpos em razão de sua sensibilidade, estabilidade e possibilidade de utilização em grande variedade de sistemas de detecção. O ensaio imunoenzimáticos do tipo ELISA (do inglês, *Enzyme-linked Immunosorbent Assay*) apresenta elevadas sensibilidade e especificidade, rapidez e baixo custo, objetividade da leitura e possibilidade de automação.[32]

A quimioluminescência é a emissão de luz produzida em algumas reações químicas, envolvendo moléculas que emitem luz quando passam do estado de excitação para o basal eletrônico. Os ensaios quimioluminescentes são mais sensíveis do que os ensaios imunoenzimáticos, podendo detectar quantidades muito pequenas de antígenos ou anticorpos.[32]

Considerando as limitações que todos os testes diagnósticos apresentam, a exclusão do diagnóstico de COVID-19 não deve ser feita apenas por avaliação isolada do resultado de um exame laboratorial. No estágio inicial da infecção, por exemplo, resultados falso-negativos são esperados em razão da ausência de RNA viral ou de baixos níveis dos anticorpos e dos antígenos de SARS-CoV-2 nas amostras biológicas. Essa possibilidade justifica a testagem com uso sequencial de diferentes métodos diagnósticos em pacientes com quadro clínico compatível.[34]

Além disso, o transporte e o armazenamento das amostras biológicas influenciam diretamente o resultado de um teste diagnóstico. O efeito da temperatura dentro da embalagem e o tempo entre a coleta e o processamento da amostra podem resultar na deterioração do material biológico e acarretar possíveis erros nas análises.[35] Além da realização de uma correta solicitação de exames laboratoriais, de acordo com a suspeita clínica para COVID-19, seguir as recomendações de cada laboratório para coleta, transporte, processamento e armazenamento adequado das amostras biológicas pode garantir a qualidade do resultado dos testes diagnósticos empregados para confirmar laboratorialmente esta doença.

## REFERÊNCIAS BIBLIOGRÁFICAS

1. Jiang F, Deng L, Zhang L, Cai Y, Cheung CW, Xia Z. Review of the Clinical Characteristics of Coronavirus Disease 2019 (COVID-19). J Gen Intern Med. Journal of General Internal Medicine. 2020;2019:1545-9.
2. Jin Y, Yang H, Ji W, Wu W, Chen S, Zhang W, et al. Virology, epidemiology, pathogenesis, and control of covid-19. Viruses. 2020;12(4):1-17.

3. Yan Y, Shin WI, Pang YX, Meng Y, Lai J, You C, et al. The first 75 days of novel coronavirus (SARS-CoV-2) outbreak: Recent advances, prevention, and treatment. Int J Environ Res Public Health. 2020;17(7).
4. Lippi G, Plebani M. The critical role of laboratory medicine during coronavirus disease 2019 (COVID-19) and other viral outbreaks. Clin Chem Lab Med. 2020;2019:39-45.
5. Rodriguez-Morales AJ, Cardona-Ospina JA, Gutiérrez-Ocampo E, Villamizar-Peña R, Holguin-Rivera Y, Escalera-Antezana JP, et al. Clinical, laboratory and imaging features of COVID-19: A systematic review and meta-analysis. Travel Med Infect Dis. Mar-Apr 2020;34:101623.
6. Grotto HZW. O hemograma: importância para a interpretação da biópsia. Rev Bras Hematol Hemoter. 2009;31(3):178-82.
7. Fan BE, Chong VCL, Chan SSW, Lim GH, Lim KGE, Tan GB, et al. Hematologic parameters in patients with COVID-19 infection. Am J Hematol. 2020;(March):1-4.
8. Connelly TL, Baer SE, Cooper JT, Bronk DA, Wawrik B, Harding K, et al. Importance of validated serum biochemistry and hemogram parameters for rapid diagnosis and prevent false negative results during COVID-19 pandemic. Deep Res Part II Top Stud Oceanogr [Internet]. 2019;118(1):1-13.
9. Sun D, Zhang D, Tian R, Li Y, Wang Y, Cao J, et al. The underlying changes and predicting role of peripheral blood inflammatory cells in severe COVID-19 patients: a sentinel ? Clin Chim Acta [Internet]. Elsevier LTD; 2020.
10. Lippi G, Plebani M, Henry BM. Thrombocytopenia is associated with severe coronavirus disease 2019 (COVID-19) infections: A meta-analysis. Clin Chim Acta [Internet]. Elsevier LTD; 2020;506:145-8.
11. Harenberg J, Favaloro E. COVID-19: progression of disease and intravascular coagulation – present status and future perspectives. Clin Chem Lab Med. 2020 June 25;58(7):1029-36.
12. Tang N, Li D, Wang X, Sun Z. Abnormal coagulation parameters are associated with poor prognosis in patients with novel coronavirus pneumonia. J Thromb Haemost. 2020;18(4):844-7.
13. Moutachakkir M, Hanchi AL, Baraou A, Boukhira A, Chellak S. Caractéristiques immunoanalytiques de la protéine C-réactive et de la protéine C-réactive ultrasensible. Ann Biol Clin (Paris). 2017 Apr 1;75(2):225-9.
14. Lippi G, Plebani M. Laboratory abnormalities in patients with COVID-2019 infection in: Clinical Chemistry and Laboratory Medicine (CCLM) - Ahead of print. De Gruyter [Internet]. 2020.
15. Li L-Q, Huang T, Wang Y-Q, Wang Z-P, Liang Y, Huang T-B, et al. COVID-19 patients' clinical characteristics, discharge rate, and fatality rate of meta-analysis. J Med Virol. 2020;92(6):577-83.
16. Williamson MA, Snyder LM. Wallach - Interpretação de exames laboratoriais, 10th ed. Rio de Janeiro: Gen; 2018. 1244 p.
17. Guan WJ, Ni ZY, Hu Y, Liang WH, Ou CQ, He JX, et al. Clinical Characteristics of Coronavirus Disease 2019 in China. N Engl J Med. 2020:1-13.
18. Caquet R. 250 Exames de Laboratório - Prescrição e Interpretação, 12th ed. Rio de Janeiro: Thieme Revinter; 2017. 552 p.
19. Huang Y, Tu M, Wang S, Chen S, Zhou W, Chen D, et al. Clinical characteristics of laboratory confirmed positive cases of SARS-CoV-2 infection in Wuhan, China: A retrospective single center analysis. Travel Med Infect Dis.  2020 Feb 27;101606.
20. Henry BM, De Oliveira MHS, Benoit S, Plebani M, Lippi G. Hematologic, biochemical and immune biomarker abnormalities associated with severe illness and mortality in coronavirus disease 2019 (COVID-19): A meta-analysis. Clin Chem Lab Med. 2020.
21. Lippi G, Plebani M. Procalcitonin in patients with severe coronavirus disease 2019 (COVID-19): A meta-analysis. Clin Chim Acta. 2020 Mar;505:190-1.
22. Ferreira AW, Moraes SL. Capítulo 1. Sorologia - Importância e Parâmetros. In: Diagnóstico Laboratorial: das Principais Doenças Infecciosas e Auto-Imunes, 3.ed. Rio de Janeiro: Gen; 2013. p. 6-18.

23. OPAS. Diretrizes Laboratoriais para o Diagnóstico e Detecção de Infecção pelo Novo Coronavírus (2019-nCoV) Coleta de amostras e transporte apropriado Algoritmo de teste. Organ Pan-Americana da Saúde. 2020;1-5.
24. Ferreira AW, Moraes SL. Capítulo 3. Diagnóstico Molecular. In: Diagnóstico Laboratorial: das Principais Doenças Infecciosas e Auto-Imunes. 3. ed. Rio de Janeiro: Gen; 2013. p. 56-88.
25. Takei K, RAF da C. Capítulo 9. Automação em imunoensaios. In: Vaz AJ, Takei K, Bueno EC (Eds.). Imunoensaios: Fundamentos e Aplicações. Rio de Janeiro: Gen; 2012. p. 84-98.
26. Corman VM, Landt O, Kaiser M, Molenkamp R, Meijer A, Chu DK, et al. Detection of 2019 -nCoV by RT-PCR. 2019 Dec:1.
27. BRASIL. Ministério da Saúde. Guia de Vigilância Epidemiológica Emergência de Saúde Pública de Importância Nacional pela Doença pelo Coronavírus 2019. 2020;1-37.
28. Almeida ME, Serafim RC. Capítulo 11. Apresentação de algumas técnicas utilizadas na biologia molecular. In: Biologia Molecular – Guia Prático e Didático. Rio de Janeiro: Revinter; 2004. p. 145-76.
29. WHO. Laboratory testing for coronavirus disease 2019 (COVID-19) in suspected human cases. Interim Guid [Internet]. 2020 Mar:1-7.
30. OPAS. Diretrizes para laboratórios sobre detecção e diagnóstico da infecção pelo vírus COVID-19. 2020;(11):1-8.
31. Irene Fernandes NME. Capítulo 2. Imunodiagnóstico: Antígenos, anticorpos e interação antígeno-anticorpo. In. Imunoensaios: Fundamentos e Aplicações. Rio de Janeiro: Gen; 2012. p. 7-23.
32. Vaz AJ. Capítulo 8. Imunoensaios utilizando conjugados. In: Imunoensaios: Fundamentos e Aplicações. Rio de Janeiro: Gen; 2012. p. 67-83.
33. Brasil. Ministério da Saúde. Secretaria de Ciência, Tecnologia I e IE em S-S. Diagnóstico E Covid-19 Covid-19. 2020.
34. Brasil. Ministério da Saúde. SECRETARIA DE CIÊNCIA, TECNOLOGIA IEIEES. Acurácia dos testes diagnósticos registrados na ANVISA para a COVID-19. 2020;1-35.
35. Meneghise CS. Capítulo 10. Desenvolvimento, produção, validação e boas práticas de fabricação de kits imunodiagnósticos. In: Imunoensaios: Fundamentos e Aplicações. Rio de Janeiro: Gen; 2012. p. 99-107.

# DIAGNÓSTICO POR IMAGEM

CAPÍTULO 22

Severino Aires De Araújo Neto

## INTRODUÇÃO

No primeiro trimestre de 2020, a pandemia causada pelo novo coronavírus (SARS-CoV-2) impôs a todos os países do mundo, quase que simultaneamente e de forma muita aguda, o enfrentamento de paradigmas de várias naturezas, sem precedentes na história moderna. A rapidez de propagação do vírus impingiu seu próprio ritmo às pesquisas, cujos resultados são espalhados instantaneamente pelos mais variados meios de comunicação, logo após a sua publicação eletrônica. No momento em que este texto é escrito, até 19 de maio de 2020, uma busca sem filtros na página da PubMed sob os termos "COVID-19" e *Radiology* (*AND*) resultaram em uma lista de 811 textos indexados.[1] Posto que o primeiro deles foi publicado em janeiro de 2020,[2] isso equivale a uma média de 200 artigos/mês, ou mais de 6 artigos ao dia, que tratam de uma única doença, em uma das especialidades médicas.

De fato, logo no início desta corrida, os exames de diagnóstico por imagem assumiram papel essencial no manejo dos doentes. A detecção das alterações e a avaliação do dano pulmonar, principalmente por tomografia computadorizada (TC), passou a ser amplamente aplicada para casos suspeitos e confirmados de COVID-19, sob condições que serão discutidas adiante.

Ao longo deste texto iremos explorar os achados, a acurácia, as indicações e as implicações clínicas dos exames por imagem no âmbito da infecção pelo SARS-CoV-2. Qualquer capítulo de livro escrito em um cenário tão fluido e mutável tem como desafio afastar debris das incertezas para tornar mais claro o campo em torno de pontos convergentes. É, por sua vez, a própria pulverização repentina de tal enormidade de informações que impinge a demanda premente de sedimentá-las de modo organizado em um texto desta natureza. O objetivo final do autor é que o conteúdo aqui disposto possa, efetivamente, servir de suporte para tomada de decisões na prática clínica, mesmo admitindo que é bastante provável que tal *status quo* possa sofrer adaptações em um futuro breve.

## ACHADOS POR IMAGEM

Embora a COVID-19 envolva fenômenos fisiopatológicos sistêmicos, o aparelho respiratório é considerado a principal via de contágio,[3] e não por acaso é a pneumonia a principal morbidade determinada pela infecção.

Classicamente, a propedêutica de investigação imaginológica das doenças pulmonares depende, principalmente, da radiografia e da tomografia computadorizada (TC). Por outro lado, a ultrassonografia (USG) tem indicações bem definidas para complicações pneumônicas, como o derrame pleural.[4] Também tem sido usada mais recentemente para a detecção de lesões pulmonares em unidades de terapia intensiva e na sala de emergência,[5] justificada pela eventual restrição de deslocamento de seus pacientes para o setor de imagem. Alguns autores chegaram a sugerir seu uso também na abordagem da COVID-19, posto que suas alterações pulmonares prevalecem nas regiões periféricas, mas ainda não há conhecimento suficiente para tal.[6] Foi demonstrado, em trabalhos recentes, que a ressonância magnética (RM) pode detectar lesões pulmonares consolidativas com acurácia semelhante à TC e, ainda melhor, o derrame pleural. Todavia, assim como a USG, a RM tem sensibilidade muito baixa para opacidades em vidro fosco (OVF),[7] a principal manifestação imaginológica da COVID-19. Por esses motivos, o presente capítulo terá a discussão concentrada nos métodos de radiografia simples e TC de tórax.

Para melhor entendimento dos termos e das imagens aqui utilizados, o leitor pode remeter-se ao capítulo 3 do livro-texto "Tórax", da série do Colégio Brasileiro de Radiologia, de autoria de Silva e Muller,[4] cujo tema é também encontrado em várias outras publicações com o mesmo escopo.

Todas as figuras aqui apresentadas são provenientes da página da Fleishner Society, dedicada à COVID-19,[8] um anexo eletrônico do consenso sobre o mesmo tema elaborado por esta entidade internacional de radiologia torácica.[6]

## Achados na Radiografia de Tórax

A radiografia pode e tem sido usada como ferramenta de triagem e avaliação da extensão da lesão na COVID-19. Mesmo diante de sua baixa acurácia quando comparada à TC, como será discutido a seguir, ela ainda é útil, principalmente, em condições de restrição e/ou superlotação dos serviços durante a pandemia.

Em uma série de 64 pacientes com COVID-19, a radiografia de tórax mostrou alterações em 69%. O achado radiográfico mais frequente foi a consolidação (47%), seguida de OVF (33%). Derrame pleural foi incomum (3%). A gravidade dos achados foi maior entre o 10º e o 12º dia após o início dos sintomas. A distribuição das anormalidades radiográficas foi preferencialmente periférica (41%) em regiões inferiores (50%), sendo bilateral em metade (50%).[9]

De um modo geral, este é um panorama semelhante àquele descrito para os pacientes na TC, destacando-se que a sensibilidade desta última geralmente é maior. Outra disparidade é o predomínio das consolidações sobre as OVFs nas radiografias de admissão. Na próxima seção será visto que na TC é evidente o predomínio das OVFs sobre as consolidações, que estão ausentes na maioria dos pacientes em sua TC admissional. Isso pode ser explicado pela baixa sensibilidade das radiografias para as OVFs. Alguns autores até alegam que tal termo deveria ser reservado aos relatórios de TC, embora sejam, ainda, atualmente muito usados nas publicações sobre radiografias.

## Achados na Tomografia Computadorizada
### Padrões Tomográficos
Para a devida caracterização dos achados da pneumonia por COVID-19 pela TC, não é necessário o uso de contraste endovenoso. De suma importância, contudo, é que os cortes sejam de "alta resolução", ou seja, finos o suficiente (de preferência com 2 mm de espessura ou menos) para avaliação das OVFs e de estruturas intersticiais. O contraste endovenoso será somente indicado para avaliação de complicações, como o tromboembolismo pulmonar.[4]

O padrão tomográfico típico da COVID-19 é a OVF, com ou sem consolidação, de distribuição difusa, bilateral, predominantemente periférica, posterior, em lobos inferiores (Fig. 22-1), aspecto geral este que se repete em vários trabalhos.[10-16] As OVFs são definidas como aumento tênue da atenuação pulmonar (áreas mais claras na imagem), que não chega a borrar vasos e paredes brônquicas que perpassam a lesão, o que as diferencia da consolidação, cuja densidade mais intensa não permite que estas estruturas sejam individualizadas na área acometida.[4] As OVFs são achados determinantes para o diagnóstico de COVID-19. Na ausência de tal padrão de opacidade, o diagnóstico da doença é, no mínimo, pouco provável.

Uma revisão sistemática que reuniu 919 casos de COVID-19 de variadas fontes constatou que as OVFs eram o achado mais frequente (88%).[11] Na grande maioria dos casos (77%), constituem o único achado, principalmente, no início dos sintomas e nos quadros clínicos mais brandos.[13,14] Na COVID-19 as OVFs são caracteristicamente subsegmentares, esparsas e mal definidas.[11]

As consolidações podem estar presentes na admissão em 20-29% dos casos, quando geralmente são pequenas, subsegmentares e esparsas,[11,13] habitualmente associadas à OVF (Fig. 22-2). São mais comuns e maiores nos quadros clínicos mais severos e/ou em pacientes acima da 6ª década. Predominam nas regiões subpleurais das bases.[10,11] Broncogramas aéreos são encontrados, geralmente, de permeio a lesões consolidativas maiores. Com o agravamento da doença, as consolidações podem aparecer sobre áreas de OVF prévia, tendem a confluir, e podem se tornar o padrão dominante, acometendo, inclusive, porções mais altas e centrais, tomando quase todo o parênquima, o que é comum quando da instalação da síndrome da angústia respiratória aguda (SARA).[11]

Ainda frequentes, mas presentes em uma proporção menor que as OVFs e consolidações, são espessamento de septos interlobulares e das linhas de interstício intralobular (Fig. 22-3), geralmente em permeio às OVFs,[11] associação esta que confere o aspecto descrito como pavimentação em mosaico.[4]

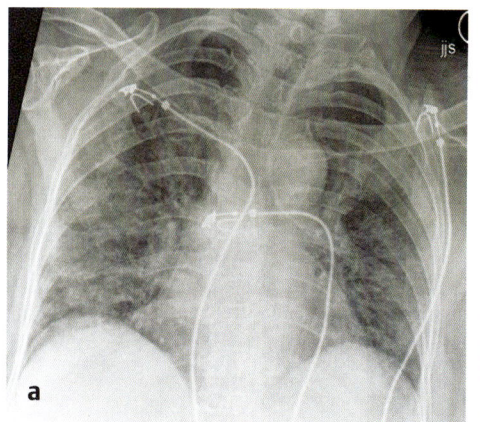

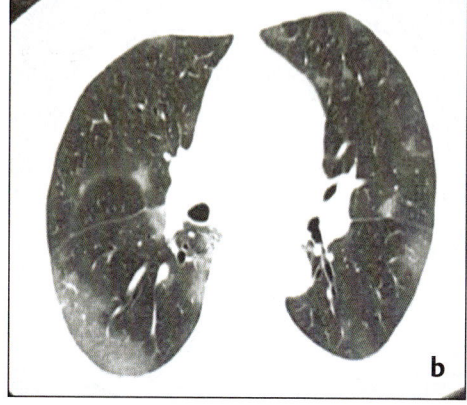

**Fig. 22-1.** Paciente do sexo feminino, 78 anos, COVID-19 positivo, 2 semanas de sintomas. Os achados são típicos para a doença. (**a**) A radiografia mostra tênues opacidades mal definidas bilaterais, predominando nos campos periféricos. (**b**) Na TC, as opacidades em vidro fosco são a única alteração presente, em formas arredondadas e geográficas, bilaterais, de predomínio periférico, tomando menos de 25% do parênquima pulmonar. (Reproduzida sob permissão da página virtual da Fleishner Society homepage.)[8]

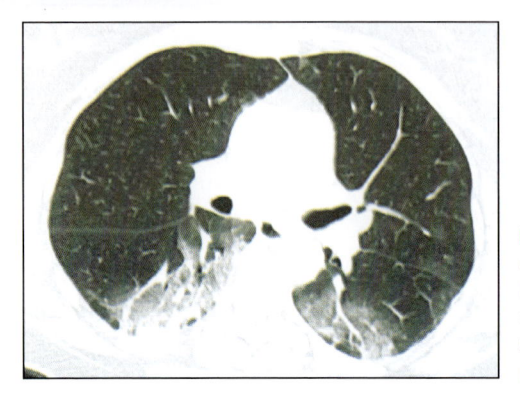

**Fig. 22-2.** Paciente do sexo feminino, 59 anos, COVID-19 positivo, 1 semana de sintomas. Múltiplas OVFs bilaterais com pequenas áreas de consolidação de permeio nas regiões subpleurais. (Reproduzida sob permissão da página virtual da Fleishner Society homepage.)[8]

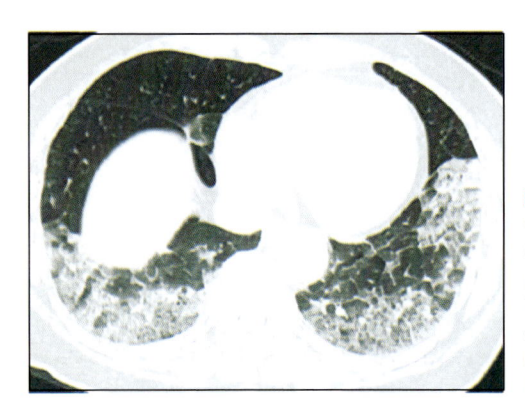

**Fig. 22-3.** Paciente do sexo feminino, 72 anos, COVID-19 positivo, 1 semana de sintomas. OVFs com forte predomínio em lobos inferiores, permeadas com espessamento de septos interlobulares e linhas intralobulares, conferindo o aspecto de pavimentação em mosaico. (Reproduzida sob permissão da página virtual da Fleishner Society homepage.)[8]

Outros padrões, como faveolamento periférico, espessamento peribrônquico, bronquiectasias, bandas parenquimatosas, bandas subpleurais, espessamento pleural e árvore em brotamento (impactação mucoide bronquiolar) são encontrados em menos de 10% dos casos,[15] e por isso são ditos atípicos para COVID-19. Derrame pleural ou pericárdico, cavitações e pneumotórax são incomuns ou raros.[10,11]

Conforme observado, o acometimento pulmonar pela COVID-19 tende a ser difuso, bilateral, em 87% dos casos e multilobar em 80%. A zona periférica dos pulmões concentra a maior parte das lesões em 76%,[11] e esta última pode ser uma característica significativamente mais frequente na COVID-19 do que nas demais pneumonias virais.[17] O lobo inferior direito é o mais acometido, e o menos acometido, o lobo médio.[16]

Enquanto as OVFs predominam em exames admissionais, em pacientes internados em unidade de terapia intensiva (UTI), o quadro tomográfico mostra predomínio de consolidações subsegmentares e lobares,[13] o que parece representar um agravamento evolutivo das lesões com OVFs na progressão da doença.

Também foi mostrado significativo aumento da presença de consolidações em faixas etárias avançadas. Um estudo comparou pacientes até 50 anos e aqueles acima de 50 anos. Verificou-se que no grupo mais jovem as OVFs eram notadas em 77% dos casos, enquanto consolidações, em 23%. Já nos pacientes com mais de 50, essa incidência era de 55 e 45%, respectivamente.[14] Poucos são os trabalhos em crianças com COVID-19, mas o padrão de achados, a princípio, são similares aos descritos em adultos.[18]

## Progressão da Doença

A intensidade da lesão tomográfica por COVID-19 acompanha a evolução clínica, tanto na progressão para quadros mais graves quanto no período de recuperação.[10,15] Observou-se que as OVFs tendem a progredir em número e tamanho, com o passar dos dias, em 85% dos pacientes.[13] Com efeito, os exames por imagem servem ao segmento evolutivo destes pacientes, principalmente em casos de progressão clínica desfavorável.

O padrão de progressão radiográfica pode variar de acordo com a resposta imunológico-inflamatória do doente. Contudo, a partir de trabalhos que realizaram TCs seriadas,[11,15,19] o padrão de evolução radiológica pode ser genericamente resumido nas seguintes fases:

A) *Fase assintomática:* a TC frequentemente é normal. Quando positiva, a grande maioria mostra um único ou poucos focos de OVFs, relativamente pequenos, nodulares ou subsegmentares.

B) *Até 4 dias de instalação dos sintomas:* os casos sem alterações na TC chegam a 17%.[19] Geralmente estes negativos se encontram nos 2 primeiros dias de instalação dos sintomas e tendem a positivar a seguir. Por isso, nestes primeiros dias, uma TC negativa não deve ser usada para excluir a doença. A maioria dos casos nesta fase irá, porém, apresentar focos de OVF, isolados ou múltiplos, geralmente pequenos. Em uma pequena parcela estarão associados a espessamento de septos interlobulares (pavimentação em mosaico). As consolidações são pouco frequentes, principalmente em indivíduos com menos de 50 anos, e quando aparecem são isoladas, em pequeno número, lobulares ou subsegmentares.

C) *De 5 a 8 dias de sintomas:* as OVFs crescem e coalescem em áreas subsegmentares ou lobares. A área total de parênquima acometido aumenta. As consolidações são mais frequentes e podem ser subsegmentares, formando broncogramas aéreos. Também é mais comum o aspecto de pavimentação em mosaico. O predomínio dos lobos inferiores em relação a outras regiões se intensifica.

D) *De 9 a 13 dias de sintomas:* da segunda semana em diante, a fase consolidativa se estabelece e tais lesões podem coalescer para tomar lobos inteiros. Este padrão pode, agora, prevalecer sobre as OVFs. Boa parte dos pacientes mostra acometimento superior a 50% dos pulmões, notadamente aqueles com quadros clínicos moderados a graves e os idosos. O pico de intensidade e extensão das alterações ocorre, em média, no 10º dia,[19] a partir do qual as opacidades tendem a se atenuar e reduzir de número e tamanho (Fig. 22-4). Contudo, pacientes graves podem seguir com avanço das consolidações, principalmente na instalação de SARA, onde vasta área pulmonar é tomada por consolidações, quadro este associado à maioria dos óbitos por COVID-19.

E) *De 14 dias de sintomas em diante:* o processo de melhora imaginológica tende a prosseguir, mas persistem focos esparsos atenuados de consolidação, opacidades reticulares isoladas e espessamento peribrônquico. As OVFs são menos frequentes e a pavimentação em mosaico é praticamente ausente nesta fase. Pan *et al.* salientam que o processo de resolução tende a perdurar além do 26º dia pós-instalação dos sintomas.[19] Para além da 4ª semana da doença, a escassez de dados atualmente ainda não permite delinear um padrão evolutivo do quadro de imagem.[11]

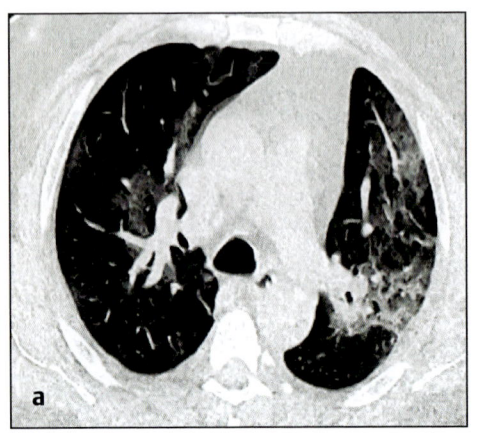

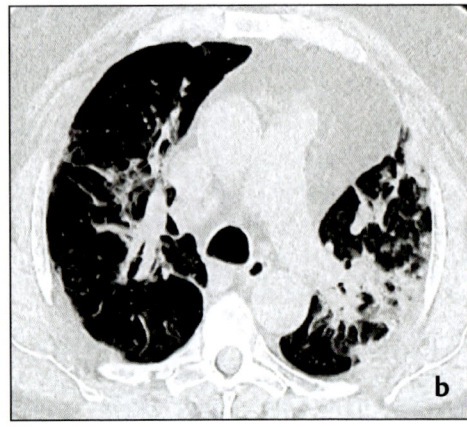

**Fig. 22-4.** Paciente do sexo masculino, 64 anos, COVID-19 positivo, 3 dias de sintomas. TC admissional (**a**) com OVF bilaterais que dá lugar a áreas de consolidação no 12º dia de internação (**b**). (Reproduzida sob permissão da página virtual da Fleishner Society homepage.)[8]

## ACURÁCIA DIAGNÓSTICA DOS EXAMES POR IMAGEM

Diretrizes recentes definem que a confirmação da COVID-19 é efetivada com a positivação laboratorial por teste de RT-PCR (do inglês, *reverse-transcriptase polymerase chain reaction*), considerado o padrão-ouro, preferencialmente de amostra obtida de raspado de nasofaringe.[3]

Algumas limitações relativas à acurácia destes testes, não só no que tange a aspectos tecnológicos, mas também à qualidade, manipulação e armazenamento da amostra, ao estágio da doença em que é coletado e à sua disponibilidade e tempo de espera pelo resultado,[6] podem levar ao retardo de medidas clínicas importantes na conduta dos pacientes. Tais limitações levaram vários serviços a incluir exames de imagem no protocolo de atendimento de pacientes suspeitos de COVID-19, geralmente na admissão, principalmente como parte das ferramentas de triagem e estratificação da gravidade.[10] Daí a importância do conhecimento da sensibilidade e especificidade destes exames por parte dos radiologistas e médicos requisitantes, para auxiliá-los na escolha de indicação, na interpretação dos achados e na repercussão de sua leitura sobre a conduta clínica.

### Acurácia da Radiografia de Tórax

A radiografia de tórax tem-se mostrado pouco sensível à pneumonia por COVID-19, principalmente em estágio inicial da doença.[10] As OVFs, que frequentemente são a única alteração revelada na TC, podem passar despercebidas na maioria dos exames radiográficos (Fig. 22-5).[20]

Uma série de 64 pacientes com COVID-19 mostrou sensibilidade de 69% para as radiografias de tórax de admissão, cujo achado mais frequente foi consolidação (47%). É importante notar que embora sua sensibilidade tenha sido menor quando comparada ao teste de RT-PCR (91%), as anormalidades radiográficas precederam a positivação do RT-PCR em 6 casos (9%). Os achados eram mais graves entre o 10º e o 12º dia após início dos sintomas,[9] compatível com o que foi descrito, também, para a TC.[19]

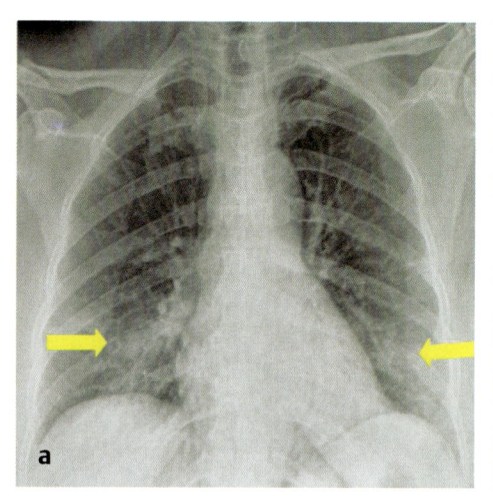

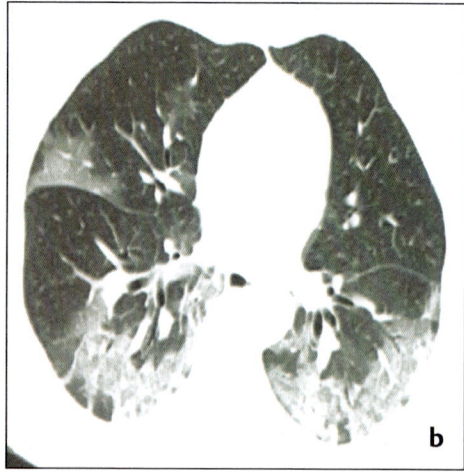

**Fig. 22-5.** Mesma paciente mostrada na Figura 22-2. Radiografia (**a**) e TC (**b**) realizadas na admissão. A maior parte das OVFs mostradas pela TC (acometimento de cerca de 25-30%) não se revelam na radiografia. As setas na radiografia apontam para regiões onde havia associação com focos de consolidações. (Reproduzida sob permissão da página virtual da Fleishner Society homepage.)[8]

A sensibilidade da radiografia parece depender do período de evolução da doença clínica em que ela é realizada, sendo de pouca utilidade naqueles serviços ou países em que os pacientes são atendidos logo no início dos sintomas e, mais frequentemente, anormais a medida que os pacientes recebem atendimento hospitalar mais tardio.[6] Provavelmente isso decorre pela progressão das OVFs para consolidações na evolução natural da doença, e por estas últimas serem mais bem detectadas pelas radiografias do que as primeiras.

## Acurácia da Tomografia Computadorizada

A TC é mais sensível do que a radiografia para as alterações pulmonares na fase inicial da progressão da pneumonia por COVID-19, bem como para o diagnóstico de complicações, como a insuficiência cardíaca por lesão miocárdica e tromboembolia pulmonar, quando realizada com contraste.[6]

Vários relatos de séries de casos demonstraram que a TC foi diagnóstica em um número significativo de pacientes com RT-PRC inicial falso-negativo.[11] A sensibilidade reportada do RT-PCR varia entre 42 e 71%. Após um primeiro teste RT-PCR falso-negativo, sua positivação pode levar até 4 dias.[12] Esses dados podem variar bastante em função da origem do material coletado e do fabricante do teste,[12] por exemplo.

Em um estudo com 167 pacientes com COVID-19, confirmados por RT-PCR seriado, a TC inicial foi positiva em 160 (96% de sensibilidade). Dentre os 160 com TC positiva na admissão, 5 (3%) testaram negativo no primeiro RT-PCR e positivaram posteriormente. Tais pacientes com PCR falso-negativo foram mantidos em isolamento tendo-se em conta os dados clínicos e tomográficos em conjunto.[21] Numa outra série, 51 pacientes com COVID-19 realizaram TC na admissão e tiveram testes de RT-PCR seriados. Os pacientes foram admitidos, em média, no 3º dia de evolução dos sintomas. A TC revelou achados compatíveis com pneumonia viral em 50 deles (98%), enquanto o primeiro RT-PCR em

36 (71%) (p < 0,001%). Alguns destes pacientes com RT-PCR inicial negativo vieram a positivar somente no segundo ou terceiro teste.[22] Estes dois estudos são corroborados por outros semelhantes na literatura, indicando que a sensibilidade da TC se aproxima de 100% e é superior à do primeiro teste de PCR.

A especificidade reportada da TC para COVID-19 é, de um modo geral, baixa, variando de 25-53%,[12] o que é esperado, posto que as alterações descritas na COVID-19, inclusive as OVFs, são comuns a um grande número de outras doenças. Há, porém, relatos de desempenhos melhores. Um grupo de radiologistas atingiu uma especificidade de 93-100% na distinção entre COVID-19 e outras pneumonias virais com base, principalmente, no predomínio periférico (80 vs. 57%) e presença de OVF (91 vs. 68%).[17]

Os valores preditivos positivo e negativo da TC foi estimado em 92 e 42%, respectivamente, em uma população com alta probabilidade pré-teste da doença.[12] Este baixo valor pode indicar que o exame não deve ser usado para excluir a doença, especialmente em sua fase inicial.

## DIAGNÓSTICO DIFERENCIAL DA COVID-19 PELOS EXAMES DE IMAGEM

A maioria das pneumonias virais, como o vírus da *influenza* (incluindo H1N1), o vírus sincicial respiratório, o rinovírus, o adenovírus e as formas anteriores do coronavírus (SARS e MERS) compartilham aspectos radiográficos e tomográficos semelhantes àqueles observados na COVID-19, incluindo as OVFs, espessamento septal e consolidações.[10] É importante notar, porém, que várias destas pneumonias podem ter manifestações por imagens ditas atípicas para a COVID-19, como, por exemplo, a impactação mucosa em brônquios, padrão de árvore em brotamento, micronódulos e espessamento peribrônquico.[12] Ainda, pneumonias atípicas causadas por clamídia e micoplasma podem cursar com OVF.[10,23,24] Em pacientes HIV-positivos, a presença de OVF deve apontar para o diagnóstico diferencial de pneumocitose.[12]

Patologias não infecciosas também podem simular o quadro tomográfico da COVID-19. Exemplos são pneumonia em organização, tanto de origem idiopática quanto associada a colagenoses ou toxicidade por drogas, vasculites, pneumonia intersticial aguda, pneumonia eosinofílica (Fig. 22-6), pneumonia por hipersensibilidade aguda e hemorragia alveolar.[4,8,10,12]

Deduz-se, a partir de tamanha lista, que o relatório radiológico não pode ser interpretado separadamente dos dados clínicos e laboratoriais, sob o risco de implementar tratamentos inadequados numa época em que as suspeitas clínicas convergem quase que por automatismo para a COVID-19.

O outro lado da moeda é que a TC pode ser essencial para rechaçar a hipótese de COVID-19 e reconduzir a investigação em casos de pneumonias por microrganismos que geram padrões distintos, o que pode ser o caso, por exemplo, da consolidação lobar ou segmentar por pneumonia estreptocócica e do padrão de árvore em brotamento, que indica disseminação broncogênica, associada a estrias fibróticas retráteis e cavitações em lobos superiores, típicos da tuberculose pulmonar.[4,12] Semelhantemente, por motivos já expostos, achados como derrame pleural e linfonodomegalias apontam para diagnósticos diversos da COVID-19.

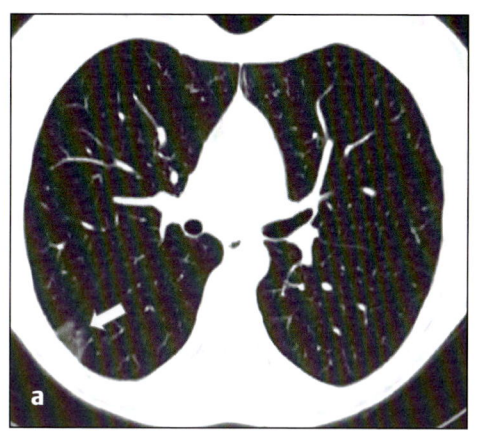

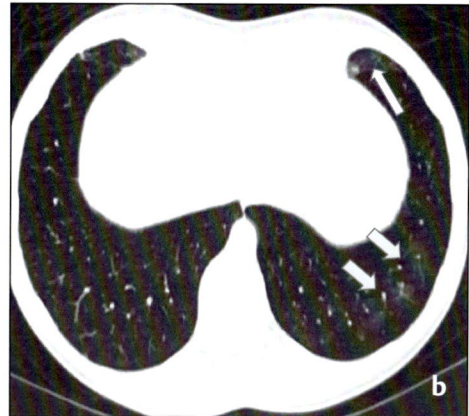

**Fig. 22-6.** Paciente do sexo feminino, com história de tosse há 5 meses, asmática, com eosinofilia. TC mostrando várias pequenas áreas nodulares e segmentares de OVF, bilaterais e periféricas. O laudo poderia referir aspecto típico para COVID-19, se interpretado fora do contexto clínico. A paciente foi diagnosticada com pneumonia eosinofílica e mostrou resolução dos achados tomográficos após corticoterapia. (Reproduzida sob permissão da página virtual da Fleishner Society homepage.)[8]

## LAUDO TOMOGRÁFICO ESTRUTURADO

A utilização de um léxico comum tende a melhorar o entendimento dos termos e suas implicações por parte do médico solicitante, de forma a integrar o resultado do exame no fluxograma de tomada de decisões clínicas.[12,25] O laudo estruturado trata do escopo imaginológico e não deve ser interpretado de modo dissociado dos dados clínicos e laboratoriais. A fórmula proposta para a COVID-19 pelo consenso da RSNA (*Radiological Society of North America*) não pretende implementar um diagnóstico definitivo de COVID-19, mas estabelecer a compatibilidade das alterações tomográficas com os padrões encontrados na literatura.[12] O laudo estruturado para COVID-19 inclui na impressão final/conclusão uma de quatro das possibilidades categóricas:

A) *Achados típicos:* representado, principalmente, pelas OVFs de predomínio periférico, associadas ou não a consolidações ou septos espessados ou sinal do halo reverso. O principal diagnóstico diferencial são as demais pneumonias virais, colagenoses e reações medicamentosas. Na presença de achados típicos, foi sugerido que a impressão/conclusão diagnóstica refira que "os achados são compatíveis com pneumonia viral, devendo-se considerar a COVID-19 dentre as hipóteses diagnósticas".[25]
B) *Aspecto indeterminado:* quando da ausência de achados típicos. Representado, por exemplo, por OVF unilateral ou de predomínio hilar, com ou sem consolidações, que pode ser visto também em pneumocistose, pneumonia por hipersensibilidade e hemorragia alveolar difusa.
C) *Aspecto atípico:* são aqueles incomuns ou raros na COVID-19, como por exemplo, a consolidação lobar (como na pneumonia bacteriana), cavitações, como nas pneumonias necrosantes e tuberculose, micronódulos e árvore em brotamento (como na disseminação broncogênica da tuberculose, aspiração e bronquiolites), espessamento septal difuso irregular (como na linfangite carcinomatosa), nódulos sólidos bem definidos, massas ou pneumotórax.

D) *Negativo para pneumonia:* quando da ausência de qualquer achado atribuível à pneumonia ou em exame normal. Neste caso, a impressão/conclusão do laudo pode referir "ausência de opacidades pulmonares sugestivas de processo infeccioso parenquimatoso em atividade".[25]

Nenhuma destas categorias é determinante para o diagnóstico, seja no sentido da positividade, seja da negatividade. Como se sabe, a especificidade de achados típicos de pneumonia viral não é suficiente para confirmação do agente etiológico. Também se deve lembrar que, com certa frequência, a TC pode ser negativa no curso inicial da doença. Por fim, foi observado que em mais de 20% dos pacientes a COVID-19 pode coexistir com outras infecções, cujas repercussões nos exames de imagem confundem a categorização apropriada, como, por exemplo, a presença de uma pneumonia lobar bacteriana superposta ou de um padrão de opacidades em árvore em brotamento secundárias à aspiração.[12] Ou seja, todo e qualquer resultado radiológico deve ser considerado no contexto de dados clínicos, laboratoriais e epidemiológicos (estado de disseminação comunitária do vírus na região e a história de contato direito com casos confirmados ou suspeitos).

Nos casos de aspecto típico e indeterminado, também é importante referir a quantificação subjetiva (visual) de acometimento pulmonar no laudo, que pode ser estratificada em até 25%, entre 25-50%, e maior que 50%. Vários protocolos têm condicionado condutas clínicas baseadas nesta graduação tomográfica e acometimento maior que 50% frequentemente é usado como critério para internação,[25] em razão de maior risco de agravamento e complicações.

## INDICAÇÃO DOS EXAMES RADIOLÓGICOS NA COVID-19

Segundo recomendações atuais, a caracterização do caso suspeito de COVID-19 se dá pela presença dos seguintes aspectos clínicos: febre, achados de imagem de pneumonia, hemograma mostrando contagem de células brancas normal ou diminuída, ou linfopenia no estágio inicial de instalação de sintomas.[3]

A inclusão de um critério por meio de imagem nesta definição já infere papel crucial dos exames por imagem no diagnóstico da COVID-19. Todavia, para a confirmação definitiva são requeridos testes laboratoriais, sendo atualmente o RT-PCR considerado o padrão-ouro por sua especificidade.[3] Nos primeiros dias de sintomas, sua sensibilidade, contudo, é menor que a da TC, como discutido previamente.[6,9] Além disso, foi demonstrado que a TC pode ser positiva antes da instalação dos sintomas ou mesmo na ausência total deles.[11,26] Por exemplo, 82 indivíduos assintomáticos, mas confirmados para COVID-19, que foram mantidos em confinamento no navio *Diamond Princess*, submeteram-se à TC de tórax, que mostrou achados de pneumonia em 54% deles.[27] Duas outras limitações do RT-PCR é que seu resultado leva ao menos algumas horas para ser concluído e, diferentemente da TC, não adiciona informações sobre a gravidade da doença.[10,28]

Para melhor entender o papel dos exames por imagem, notadamente da TC de tórax, é preciso, ainda, considerar variáveis ambientais e socioeconômicas de cada localidade. Acredita-se que a contenção da disseminação da doença em vários países foi prejudicada por uma série de limitações financeiras, estruturais e logísticas relativas à aplicação dos testes laboratoriais em indivíduos com sintomas leves ou mesmo assintomáticos, importantes carreadores do vírus.[12] Estima-se que cerca de 31-41% dos infectados não apresente sintomas.[29]

Tais dificuldades levaram, precocemente, no avanço da pandemia, alguns médicos da linha de frente do combate à COVID-19 a defenderem o uso de exames radiológicos na admissão de indivíduos com suspeita de COVID-19,[10] sugestão logo adotada por alguns serviços e formalizada por consenso de entidades internacionais.[6,28]

O resultado deste uso pode ter repercussões positivas em âmbito individual do doente e também no plano coletivo da saúde pública, mas deve ser feito de forma racional, pois envolve o risco de exposição à radiação, alto custo operacional, deslocamento do paciente por ambientes comuns dos serviços de saúde, contato do doente com equipe de enfermagem, técnicos e médicos do setor, que demandam uso de EPI e tempo para desinfecção do aparelho e sala de exame, sem falar no risco de esgotamento da capacidade de atendimento destes serviços.

Um grupo italiano passou a rastrear todos os pacientes com sintomas respiratórios ou febre com uma radiografia de tórax, inicialmente. Quando estas resultam em possível falso-negativo ou são inconclusivas, o paciente segue para TC. Em casos de exames de imagem negativos e pacientes clinicamente estáveis, a equipe dá alta para o paciente sem necessidade de aguardar o teste de esfregaço, sob recomendação de quarentena, conduta esta que os autores alegam ter agilizado o manejo dos seus doentes, e ainda sugerem que seja adotada em outros serviços.[28] Naquele serviço, especificamente, um setor de imagem e o trajeto de transporte dos seus pacientes foram isolados exclusivamente para atendimento da COVID-19.

Todavia, em face de sua baixa acurácia, a radiografia do tórax não é recomendada de rotina pela maioria dos autores.[11] A radiografia pode e deve ser usada em situações de restrição de acesso à TC, quando pode servir de ferramenta de triagem. Sua modalidade portátil deverá ser usada em pacientes sem condições de transporte para o serviço de imagem, como no caso de alguns em UTI. Deve ser considerada, ainda, como opção para aqueles em isolamento, a fim de prevenir contaminação em seu transporte e no acompanhamento durante a internação, quando pode servir para acompanhar evolução da doença e também para descartar outros processos associados e complicações, como pneumonias lobares, derrames pleurais e pneumotórax.[6,10]

Pelas vantagens discutidas, a TC de tórax passou a ser recomendada como exame de imagem preferencial, não só na abordagem inicial do paciente suspeito como também no monitoramento de sua evolução.[10]

Um consenso publicado em abril de 2020 pela Sociedade Fleishner, uma entidade multinacional dedicada ao estudo da radiologia torácica,[6] traça parâmetros para a escolha adequada de quem e quando será submetido a um exame de imagem, levando em conta: a) intensidade do quadro clínico na apresentação; b) fatores de risco e comorbidades; c) dados laboratoriais; d) dados epidemiológicos; e e) estrutura logística. A diretriz não define a escolha de qual método de imagem usar (radiografia ou TC de tórax), o que deixa como uma opção de cada serviço, levando-se em conta sua disponibilidade e *expertise*.[6]

A princípio, segundo a diretriz, o uso de exames de imagem é desnecessário em pacientes COVID-19 positivo com quadro clínico leve, sem dispneia ou hipóxia e sem fatores de risco para doença progressiva (idade > 65 anos, hipertensão, doença cardiovascular, diabetes e imunossupressão). Nestes casos não foram observadas vantagens com os resultados de imagem e prefere-se que se mantenha clinicamente monitorada a progressão do quadro.

Abaixo estão resumidas as condições (de "A" a "D") para solicitação racional dos exames por imagem, seja radiogradia ou, idealmente, TC de tórax, extraídas das diretrizes do consenso da Sociedade Fleishner:[6]

A) **Pacientes com fatores de risco**, com probabilidade pré-teste alta, mas ainda sem teste laboratorial, ou naqueles já positivados, mesmo com quadros clínicos leves.
B) **Pacientes que se apresentam com quadros clínicos moderados a grave** (ou seja, com hipoxemia ou dispneia moderada a grave) compatíveis com COVID-19, independente do resultado ou disponibilidade do teste ou da presença de fatores de riscos. Em ambos os cenários acima, os exames por imagem poderão detectar a doença (em casos de resultados laboratoriais não disponíveis), graduar a doença, estratificar o risco de piora, servir de base para o acompanhamento de controle, identificar achados de comorbidades e ditar a necessidade e intensidade de monitoramento.
C) **Pacientes COVID-19 positivos com piora clínica, já submetidos à imagem**. Aqui os exames são necessários para avaliar progressão da doença e identificar complicações como tromboembolismo pulmonar, insuficiência cardíaca congestiva por lesão miocárdica ou pneumonia bacteriana superposta, por exemplo.
D) **Nos casos com teste COVID-19 negativos**, exames de imagem podem ser justificados **para revelar diagnósticos alternativos**; podem, ainda, ser justificados, de modo a redirecionar o paciente para a conduta adequada, ou mesmo **para confrontar testes laboratoriais possivelmente falso-negativos em pacientes com quadro clínico compatível com COVID-19 persistente ou com histórico recente de exposição**, ocasião em que eventual TC ou radiografia alterada muda a conduta de terapia e isolamento e justifica a repetição dos testes laboratoriais.[6,11]

Radiografias diárias não são indicadas nos pacientes com COVID-19 intubados ou estáveis, pois esta conduta não tem influenciado desfechos clínicos como mortalidade, tempo de internação ou de intubação.[6]

A descoberta incidental de alterações pulmonares de possível origem inflamatória em um paciente assintomático ou paucissintomático deve ser seguida de teste de PCR, inclusive, mas não somente, para evitar contágios inadvertidos, tendo em vista também que a taxa de assintomáticos é de cerca de 1/3 da população e, ainda, que alterações tomográficas sem sintomas correlacionados são comuns em populações expostas.[6,27] Não há recomendações no sentido de usar a TC de tórax para rastreamento da COVID-19.[12]

## REFERÊNCIAS BIBLIOGRÁFICAS

1. PubMed.gov [Internet]. Available from: https://www.ncbi.nlm.nih.gov/pubmed?term=(COVID-19) AND Radiology
2. Zhu N, Zhang D, Wang W, Li X, Yang B, Song J, et al. A novel coronavirus from patients with pneumonia in China, 2019. N Engl J Med. 2020 Feb 20;382(8):727–33.
3. Jin Y-H, Cai L, Cheng Z-S, Cheng H, Deng T, Fan Y-P, et al. A rapid advice guideline for the diagnosis and treatment of 2019 novel coronavirus (2019-nCoV) infected pneumonia (standard version). Mil Med Res. 2020 Feb 6;7(1):4.
4. Silva CIS, Muller NL. Tórax - Série Colégio Brasileiro de Radiologia e Diagnóstico por Imagem. Rio de Janeiro: Elsevier; 2010.
5. Francisco MJ, Rahal A, Vieira FAC, Silva PSD da, Funari MB de G. Advances in lung ultrasound. Einstein (São Paulo). 2016 July 1;14(3):443-8.
6. Rubin GD, Ryerson CJ, Haramati LB, Sverzellati N, Kanne JP, Raoof S, et al. The role of chest imaging in patient management during the COVID-19 pandemic: A Multinational Consensus Statement from the Fleischner Society. Radiology. 2020 July;296(1):172-80.

7. Biederer J, Mirsadraee S, Beer M, Molinari F, Hintze C, Bauman G, et al. MRI of the lung (3/3)-current applications and future perspectives. Insights Imaging. 2012 Aug;3(4):373-86.
8. Wong HYF, Lam HYS, Fong AH-T, Leung ST, Chin TW-Y, Lo CSY, et al. Frequency and distribution of chest radiographic findings in COVID-19 positive patients. Radiology. 2019 Mar 27;201160.
9. Yang W, Sirajuddin A, Zhang X, Liu G, Teng Z, Zhao S, et al. The role of imaging in 2019 novel coronavirus pneumonia (COVID-19). Eur Radiol. 2020 Apr 15.
10. Salehi S, Abedi A, Balakrishnan S, Gholamrezanezhad A. Coronavirus disease 2019 (COVID-19): A systematic review of imaging findings in 919 patients. Am J Roentgenol. 2020 Mar 14.
11. Simpson S, Kay FU, Abbara S, Bhalla S, Chung JH, Chung M, et al. Radiological Society of North America Expert Consensus Statement on Reporting Chest CT Findings Related to COVID-19. Endorsed by the Society of Thoracic Radiology, the American College of Radiology, and RSNA. Radiol Cardiothorac Imaging. 2020 Apr 1;2(2):e200152.
12. Pan Y, Guan H, Zhou S, Wang Y, Li Q, Zhu T, et al. Initial CT findings and temporal changes in patients with the novel coronavirus pneumonia (2019-nCoV): a study of 63 patients in Wuhan, China. Eur Radiol. 2020;1.
13. Song F, Shi N, Shan F, Zhang Z, Shen J, Lu H, et al. Emerging 2019 novel coronavirus (2019-NCoV) pneumonia. Radiology. 2020 Feb 6;295(1):210-7.
14. Jin YH, Cai L, Cheng ZS, Cheng H, Deng T, Fan YP, et al. A rapid advice guideline for the diagnosis and treatment of 2019 novel coronavirus (2019-nCoV) infected pneumonia (standard version). Mil Med Res. 2020 Feb 6;7(1):4.
15. Chung M, Bernheim A, Mei X, Zhang N, Huang M, Zeng X, et al. CT imaging features of 2019 novel coronavirus (2019-NCoV). Radiology. 2020 Feb 4;295(1):202-7.
16. Bai HX, Hsieh B, Xiong Z, Halsey K, Choi JW, Tran TML, et al. Performance of radiologists in differentiating COVID-19 from viral pneumonia on chest CT. Radiology. 2020 Mar 10;200823.
17. Xia W, Shao J, Guo Y, Peng X, Li Z, Hu D. Clinical and CT features in pediatric patients with COVID-19 infection: Different points from adults. Pediatr Pulmonol. 2020 May 1;55(5):1169-74.
18. Pan F, Ye T, Sun P, Gui S, Liang B, Li L, et al. Time Course of Lung Changes on Chest CT During Recovery From 2019 Novel Coronavirus (COVID-19) Pneumonia. Radiology. 2020 Feb 13;200370.
19. Ai T, Yang Z, Hou H, Zhan C, Chen C, LV W, et al. Correlation of Chest CT and RT-PCR Testing in Coronavirus Disease 2019 (COVID-19) in China: A Report of 1014 Cases. Radiology. 2020 Feb 26;200642.
20. Xie X, Zhong Z, Zhao W, Zheng C, Wang F, Liu J. Chest CT for Typical 2019-nCoV Pneumonia: Relationship to Negative RT-PCR Testing.
21. Fang Y, Zhang H, Xie J, Lin M, Ying L, Pang P, et al. Sensitivity of Chest CT for COVID-19: Comparison to RT-PCR. Radiology. 2020 Feb 19;200432.
22. Reittner P, Müller NL, Heyneman L, Johkoh T, Park JS, Lee KS, et al. *Mycoplasma pneumoniae* Pneumonia. Am J Roentgenol. 2000 Jan 23;174(1):37-41.
23. Okada F, Ando Y, Wakisaka M, Matsumoto S, Mori H. Chlamydia pneumoniae Pneumonia and Mycoplasma pneumoniae Pneumonia. J Comput Assist Tomogr. 2005 Sep 1;29(5):626-32.
24. Shoji H, Fonseca EKUN, Teles GB da S, Passos RBD, Yanata E, Silva MMA, et al. Structured thoracic computed tomography report for COVID-19 pandemic. Einstein (São Paulo). 2020;18.
25. Mizumoto K, Kagaya K, Zarebski A, Chowell G. Estimating the asymptomatic proportion of coronavirus disease 2019 (COVID-19) cases on board the Diamond Princess cruise ship, Yokohama, Japan, 2020. Eurosurveillance. 2020 Mar 12;25(10):2000180.
26. Inui S, Fujikawa A, Jitsu M, Kunishima N, Watanabe S, Suzuki Y, et al. Chest CT Findings in Cases from the Cruise Ship "Diamond Princess" with Coronavirus Disease 2019 (COVID-19). Radiol Cardiothorac Imaging. 2020 Apr 1;2(2):e200110.
27. Orsi MA, Oliva AG, Cellina M. Radiology Department Preparedness for COVID-19: Facing an Unexpected Outbreak of the Disease. Radiology. 2020 Mar 31;201214.
28. Nishiura H, Kobayashi T, Miyama T, Suzuki A, Jung S, Hayashi K, et al. Estimation of the asymptomatic ratio of novel coronavirus (COVID-19). Int J Infect Dis. 2020 May;94:154-5.

# COVID-19 E ENDOSCOPIA DIGESTIVA: INDICAÇÕES, RISCOS E LEGISLAÇÃO

**CAPÍTULO 23**

José Olympio Meirelles dos Santos
Ciro Garcia Montes
Tomazo Franzini
Júlia Guimarães Fernandes Costa

## INTRODUÇÃO

A infecção pelo vírus SARS-CoV-2 causa a COVID-19 (do inglês, *Coronavirus Disease* 2019). É considerada uma doença altamente infecciosa e possui taxa de letalidade de 1-3%.[1] Os pacientes que apresentam maior risco de resultados adversos são os idosos e aqueles com doenças crônicas graves e/ou imunossupressão. Embora a febre e os sintomas respiratórios sejam as características clínicas mais comuns, a maioria dos pacientes terá anorexia, e 1/3 ou mais apresentará diarreia. Depois de surgir na China, em dezembro de 2019, o surto espalhou-se por todo o mundo, o que levou a Organização Mundial da Saúde (OMS) a declarar, em 11 de março de 2020, a situação de pandemia da COVID-19. Em decorrência do aumento crescente do número de casos no Brasil, em 20 de abril de 2020, o Ministério da Saúde (MS) passou a considerar o estado de transmissão comunitária em todo o território nacional.

Diante da emergência desta pandemia, são necessárias respostas rápidas por parte das Sociedades e Instituições Médicas em lançar posicionamentos, recomendações e manuais específicos nas diversas especialidades, dentre elas a endoscopia digestiva. A orientação de rotinas de fluxos de atendimento e segurança são fundamentais para a manutenção do diagnóstico e terapêutica endoscópicos das diversas condições que acometem o trato gastrointestinal (TGI), além de prevenir que se torne mais uma fonte de problemas, conflitos e propagação do vírus frente à enorme demanda que se impõe neste momento.

O vírus SARS-CoV-2 é transmitido por meio de gotículas respiratórias (expelidas durante a fala, tosse ou espirro) e pelo contato direto ou indireto com indivíduos infectados, por meio das mãos, objetos ou superfícies contaminadas. Além disso, tem-se estudado a transmissão do vírus por meio de aerossóis (partículas menores e mais leves que as gotículas) gerados durante a manipulação direta da via aerodigestiva, como nos exames endoscópicos ou em outros procedimentos geradores de aerossóis (AGPs). Não há consenso nem estudos científicos suficientes que comprovem que os exames endoscópicos do TGI sejam AGPs. Porém, mesmo com esta baixa comprovação, em decorrência da sua proximidade com a via aérea e contato com secreções contaminadas (nasofaringe e orofaringe), é adequado considerá-los ao menos como potenciais geradores de aerossóis.[2,3]

O SARS-CoV-2 foi detectado em amostras de fezes, levantando também a possibilidade de transmissão fecal-oral. A identificação por imunofluorescência de receptores ACE2 (enzima conversora de angiotensina tipo 2) em todo TGI, e a testagem positiva por RT-PCR em amostras de fezes são fatores que corroboram com essa via de contaminação. Contudo, a presença de vírus vivo e potencialmente infectante ainda necessita de mais estudos.[4,5]

Todos os procedimentos endoscópicos, incluindo a endoscopia digestiva alta (EDA), a colonoscopia, a enteroscopia, a ecoendoscopia e a colangiopancreatografia endoscópica retrógrada (CPRE) devem ser vistos como potenciais geradores de aerossóis e de alto risco de contaminação, assim como os testes respiratórios, a pHmetria e a manometria esofágica.[6]

O objetivo deste capítulo é fornecer orientação prática para os endoscopistas a fim de que haja uma condução segura dos procedimentos endoscópicos durante esta pandemia pela COVID-19. Além disso, servir como material de referência para futuros surtos infecciosos graves que possam vir a ocorrer no Brasil. Deste modo, o capítulo baseia-se nas lições aprendidas com o surto da SARS a partir de 2002, que se disseminou a partir da China, teve pouco mais de 8 mil casos confirmados e causou 774 mortes ao redor do mundo, e em dados publicados na literatura até o momento sobre a infecção pelo SARS-CoV-2.[3,5-8]

Alguns processos apropriados, como a estratificação de risco dos casos com suspeita da doença, a classificação endoscópica dos procedimentos urgentes, e a disponibilidade e o uso de equipamentos de proteção individual (EPIs), devem ser implementados para impedir maior disseminação da COVID-19 e aumentar a segurança dos profissionais de saúde e dos pacientes. Realizaremos abaixo considerações e recomendações durante toda a assistência prestada pelo serviço de endoscopia, desde o agendamento, chegada ao setor, triagem, espera, preparo, realização do procedimento, recuperação, até a liberação do paciente. O enfoque deste texto independe dos fatores de risco ou doença de base. Estas medidas devem ser discutidas, alinhadas e implementadas em conjunto com a Seção de Epidemiologia Hospitalar (SEH), Centro de Controle de Infecção Hospitalar (CCIH) e o setor de Gerenciamento de Risco. Vale ressaltar a importância de sempre ter em mente a experiência e o conhecimento das peculiaridades de cada instituição, que possuem os referidos órgãos.

## INDICAÇÕES PARA ENDOSCOPIA DIGESTIVA E ESTRATÉGIAS DE TRIAGEM DOS PACIENTES

As indicações e contraindicações para a realização da endoscopia digestiva permanecem as mesmas, independentemente da pandemia pela COVID-19. A questão principal é a disponibilidade de recursos em tempos de crise e como aperfeiçoá-los para o bem maior. A seleção dos pacientes pode ser adequadamente ponderada, se o ambiente macro em que a unidade de endoscopia está inserida for mais bem compreendido.

Em fase extremamente ativa de uma pandemia, com surtos sustentados na comunidade,[9,10] os exames endoscópicos eletivos devem ser adiados e os recursos canalizados para a endoscopia digestiva de urgência e terapêutica, que salvam vidas. Esta medida ajuda a liberar mão de obra para outras áreas médicas e, além disso, minimiza a circulação de pacientes e acompanhantes, diminuindo o risco de transmissão da infecção para terceiros, bem como para profissionais de saúde e, em certos casos, disponibiliza leitos adicionais e espaço físico para o combate ao vírus.[8]

Com o declínio dos níveis pandêmicos, e se os recursos permitirem, é possível voltar a realizar procedimentos endoscópicos de rotina, que não podem ser adiados por muito tempo em pacientes sem a COVID-19.[11] Entretanto, é necessário enfatizar que, embora uma abordagem de adiar todos os procedimentos não urgentes durante a pandemia possa ter amplo consenso, um procedimento não urgente adiado pode, ao longo do tempo, requerer intervenção de urgência em decorrência da progressão da doença. Tal fato é particularmente relevante caso a pandemia não seja controlada e perdure por mais tempo. Dois exemplos desses cenários seriam a vigilância de varizes de esôfago e pacientes com pesquisa de sangue oculto positivo.

No caso de pacientes diagnosticados ou com suspeita de COVID-19, estes não devem ser submetidos a procedimentos endoscópicos não urgentes. Tais procedimentos devem ser adiados até a completa recuperação, a fim de garantir a segurança dos profissionais de saúde e do próprio paciente. Apenas os procedimentos endoscópicos que tenham impacto imediato em seu prognóstico devem ser realizados, tópico que será amplamente abordado na seção referente à triagem.[6]

## ESTRATIFICAÇÃO DE RISCO PARA INFECÇÃO PELO SARS-CoV-2

Embora haja o racional de que em um estágio de transmissão comunitária todos devam ser considerados como pacientes de alto risco, a maioria das sociedades (ESGE, ASGE, SOBED) acredita na importância da utilização de estratégias para refinar essa estratificação, com a aplicação de questionários, somados à aferição da temperatura corporal (ASGE). A Sociedade Brasileira de Endoscopia Digestiva (SOBED) acrescenta, ainda, a recomendação de que seja realizado contato com o paciente 14 dias após a realização do exame para avaliar seu *status*.[12]

O objetivo da triagem e da estratificação de risco antes de agendar um paciente para um procedimento eletivo consiste em identificar casos que possam estar potencialmente infectados, ou que estejam em risco e, então, reagendar sua endoscopia para data posterior, quando ficar mais claro que não há infecção. A estratificação é baseada, principalmente, em questões de triagem com foco nos fatores de risco epidemiológicos e clínicos do paciente, como febre, sintomas respiratórios, viagens, ocupação, histórico de contatos e agrupamento.

Os protocolos de questionários variam bastante entre os centros. Um modelo que acreditamos ser bem compreensível seria a pesquisa de: febre, histórico de viagens nos últimos 14 dias antes da endoscopia (principalmente em lugares com alta incidência de transmissão da COVID-19), exposição ocupacional (incluindo profissionais de saúde ou equipe de laboratório que manipula amostras da COVID-19), histórico de contatos nos últimos 14 dias e contaminação em agrupamento (*clustering*). No caso da presença de um desses 5 fatores, o paciente deve ser considerado suspeito e a testagem para COVID-19 com RT-PCR deve ser realizada antes do procedimento endoscópico. Caso RT-PCR seja positivo ou inconclusivo, o procedimento é considerado de alto risco, permitindo apenas endoscopias de urgência. Em caso de ausência de fatores de risco para exposição deve-se questionar a respeito da presença de sintomatologia atual (p. ex., tosse, dispneia) e, em caso positivo, o procedimento é considerado de risco intermediário, com realização apenas de exames de urgência. Pacientes de baixo risco são aqueles sem fatores de risco e sem sintomas, ou com pelo menos um fator de risco positivo, mas com RT-PCR negativo (Fig. 23-1).[13]

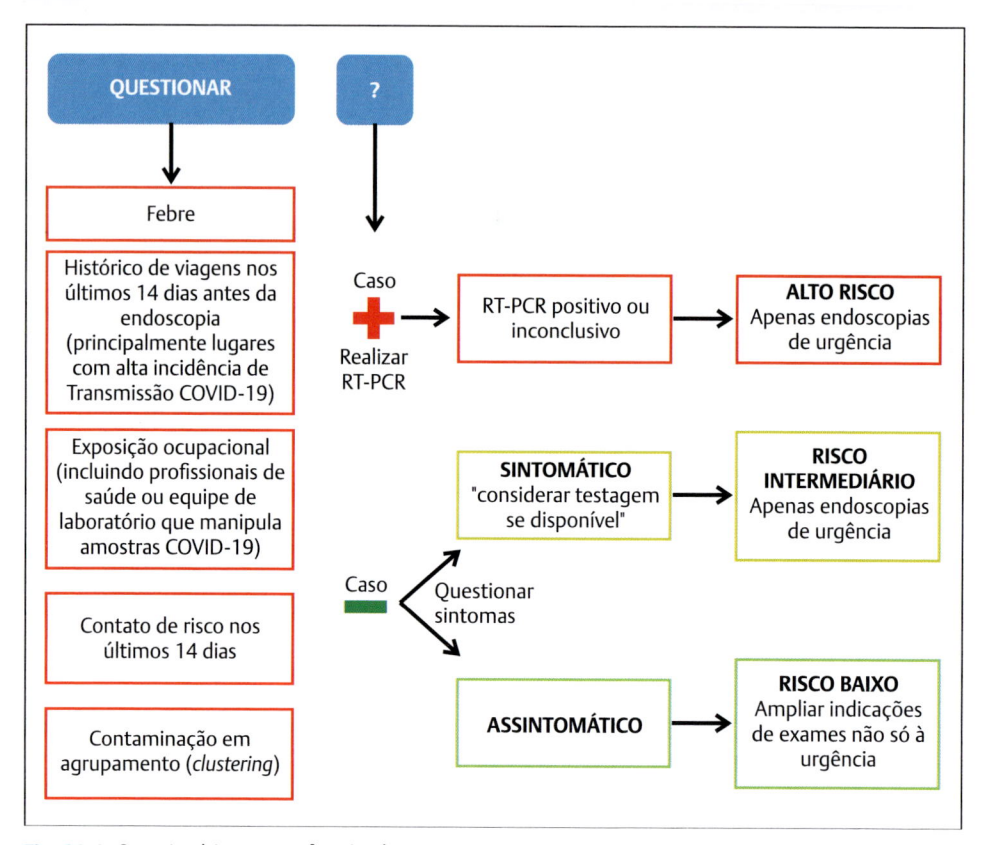

**Fig. 23-1.** Questionário e estratificação de risco.

Em locais em que os testes não são amplamente disponíveis para serem realizados previamente ao exame, o manejo ideal consiste em priorizar aqueles procedimentos em que o adiamento ocasione ônus ao paciente, definidos como procedimentos "sensíveis ao tempo". A diretriz da AGA de procedimentos do TGI durante a pandemia da COVID-19 traz um algoritmo bastante informativo (Fig. 23-2).[6]

O Quadro 23-1, assim como o fluxograma da AGA (Fig. 23-2), ajuda a estratificar a urgência clínica dos procedimentos endoscópicos.

# COVID-19 E ENDOSCOPIA DIGESTIVA: INDICAÇÕES, RISCOS E LEGISLAÇÃO

```
                    ┌─────────────────────────┐
                    │  Devo realizar o        │
                    │  procedimento endoscópico? │
                    └─────────────────────────┘
                                │
                                ▼
                    ┌─────────────────────────┐
   Questionar       │ Adiar o procedimento trará │   Questionar
                    │ ônus ao paciente?       │
                    │ ("sensíveis ao tempo")  │
                    │ *considerar estoques de EPI │
                    └─────────────────────────┘
```

**Ramo esquerdo (Questionar):**
- Ameaça de vida ou disfunção orgânica permanente?
- Risco de metástase ou progressão de estágio de uma condição específica?
- Risco de rápida progressão da doença ou dos sintomas?

**Ramo direito (Questionar):**
- Importantes desfechos negativos em curto-prazo?
- Adiar o procedimento por 8 semanas pode causar dano ao paciente?

**SIM** | **INCERTO** | **NÃO**

Considerar:
- Telemedicina
- Decisões compartilhadas por equipe multidisciplinar

**Procedimentos "sensíveis ao tempo"**
Definir necessidade de realização em < 24 h ou se podem ser postergados por 8 semanas

**Procedimentos "não sensíveis ao tempo"**
Adiar procedimento por 8 semanas, considerar reavaliação no período

**Ex: < 24 horas**
- Hemorragia digestiva alta
- Colangite
- Impactação de corpo estranho
- Alguns pacientes internados

**Ex: até 8 semanas**
- Hemorragia digestiva baixa
- Mucosectornias de cólon
- Avaliação de atividade de doença inflamatória intestinal

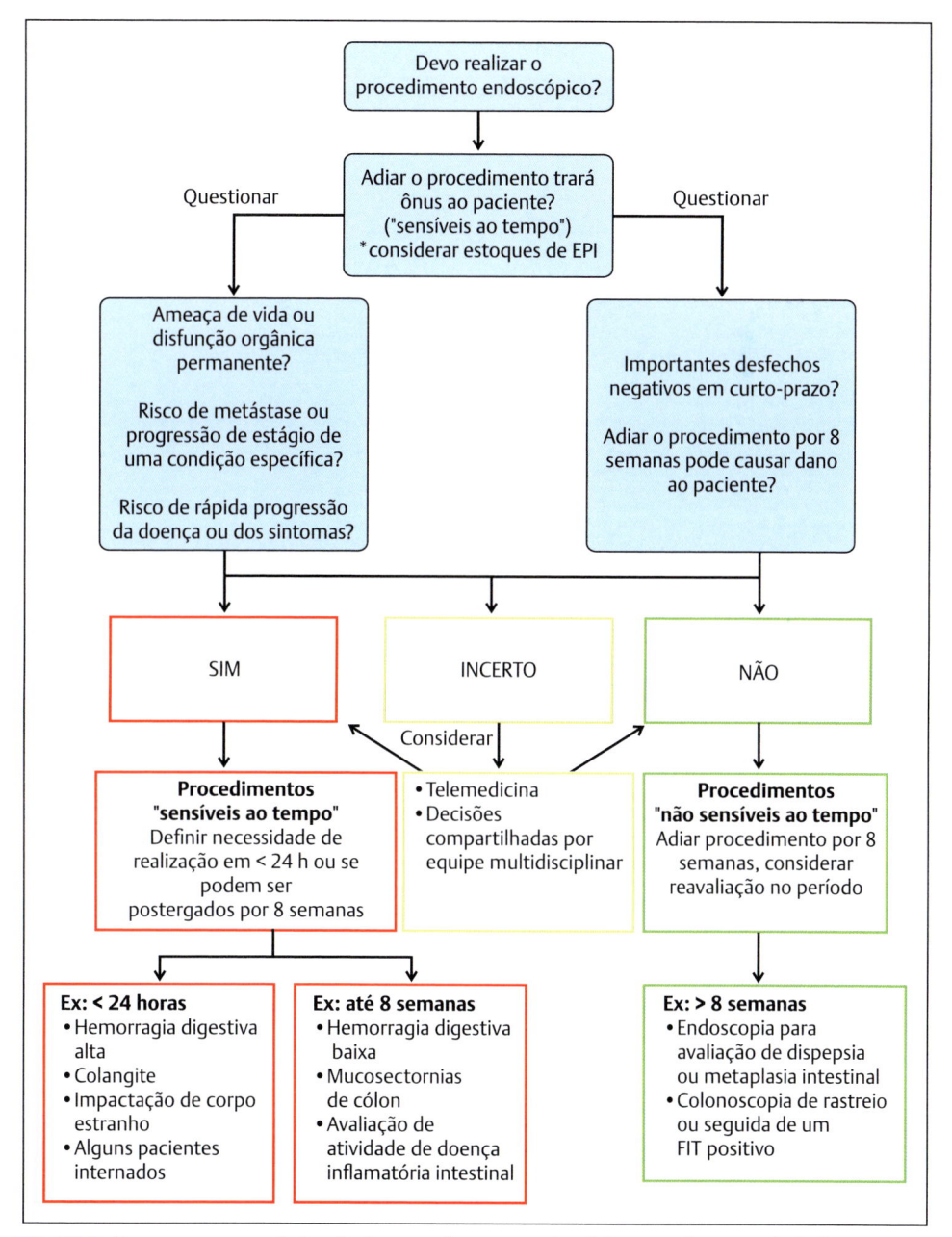

**Ex: > 8 semanas**
- Endoscopia para avaliação de dispepsia ou metaplasia intestinal
- Colonoscopia de rastreio ou seguida de um FIT positivo

**Fig. 23-2.** Fluxograma para priorização de procedimentos endoscópicos com base em desfechos no paciente. (Adaptada de AGA, 2020).[6]

**Quadro 23-1.** Estratificação dos Pacientes com o Objetivo de Selecionar as Indicações Clínicas mais Urgentes

| Procedimentos eletivos<br>Adiar | Não urgente/não eletivo<br>Discutir caso a caso | Urgente<br>Realizar |
| --- | --- | --- |
| Todas as endoscopias diagnósticas<br>Rastreamento ou vigilância de doença do TGI em paciente assintomático | Anemia grave por deficiência de ferro e suspeita de causa GI (nova endoscopia pode mudar a conduta)<br>Suspeita clínica de câncer (p. ex., sintomas de alarme – como perda de peso, disfagia, sangramento GI não agudo, vômitos, anorexia) que não possa ser esclarecida por exames de imagem não invasivos | Hemorragia digestiva com exteriorização<br>Disfagia com impactação alimentar |
| Colonoscopia de rastreamento ou vigilância<br>Avaliação de sintomas não urgentes, por exemplo, EDA para paciente sem sintomas de alarme como dor abdominal difusa, náusea, refluxo | Necessidade de nutrição enteral: passagem de sonda nasoenteral ou realização de gastrostomia<br>Ressecção endoscópica de lesões selecionadas do TGI (polipectomia, mucosectomia, ESD)<br>Em programa de erradicação de varizes esofágicas<br>Em programa de dilatação esofágica | Corpo estranho<br>Ingestão cáustica |
| Ecoendoscopia para situações benignas | Remoção de próteses biliares nos casos em que esperar pode levar a complicações para o paciente | Obstrução da via biliar com colangite |
| Tratamento endoscópico para doenças benignas do TGI, por exemplo, bariátrica etc. | Qualquer sintoma GI importante que venha a ajudar no diagnóstico/conduta da doença suspeita em que o paciente e o médico acreditam que não seja possível aguardar 3 meses para avaliação | Paliação de obstrução GI se sintomas necessitarem de tratamento urgente |
| | Ecoendoscopia para estadiamento de doença maligna<br>Drenagem de coleções pancreáticas infectadas<br>Enteroscopia – hemorragia dependente de transfusão/suspeita de neoplasia no intestino delgado na radiologia/cápsula endoscópica | Tratamento endoscópico de complicações urgentes pós-operatórias, como perfurações. Por exemplo, terapia endoscópica a vácuo (EVAC) |

Quando os testes para COVID-19 são amplamente disponíveis, uma estratégia de triagem com base em testagem pré-procedimento é sugerida. O teste deve ser realizado o mais brevemente possível à admissão hospitalar, visto que os casos de hemorragia digestiva alta (HDA) idealmente devem ter uma EDA realizada em até 24 horas. Já nos casos de hemorragia digestiva baixa, os desfechos parecem não ser diferentes em caso de exames realizados nas primeiras 24 ou 72 horas.[14-17]

> **TRIAGEM – RESUMO**
>
> - Transmissão comunitária e casos em ascensão = todos são de alto risco
> - Triagem pode ser refinada com pesquisa de sintomas + aferição de temperatura + contato pós-procedimento
> - Estratégia de testagem (RT-PCR) pré-exame é o ideal
> - Estratificar o procedimento em sensível ao tempo ou não, definir necessidade de realizar nas primeiras 24 horas ou 8 semanas
> - Utilizar-se de recursos de telemedicina e decisões multidisciplinares em casos desafiadores

## REALIZAÇÃO DO EXAME ENDOSCÓPICO BASEADO EM RECURSOS E OTIMIZAÇÃO DE INSUMOS

Se os recursos permitirem, nos pacientes COVID-19 negativos, os procedimentos endoscópicos rotineiros diagnósticos e terapêuticos ainda podem ser realizados como de costume e em tempo hábil nos centros de endoscopia.

Para os pacientes com a infecção confirmada ou suspeita, devem ser realizados apenas procedimentos endoscópicos de urgência com impacto imediato no manejo do paciente, como a hemostasia endoscópica na HDA ou a CPRE para descompressão biliar na colangite grave. Quando a endoscopia digestiva de urgência é realizada em pacientes infectados pelo vírus SARS-CoV-2, a extensão do procedimento e o tempo do mesmo devem ser limitados o suficiente para o tratamento do problema agudo, com adiamento de biópsias ou terapêuticas mais extensas até a recuperação do paciente, a fim de reduzir o risco de exposição aos profissionais envolvidos. Um exemplo, seria realizar a hemostasia endoscópica na HDA por úlcera sem adicionar biópsias para histologia ou teste de urease; outro exemplo, seria a colocação de uma prótese plástica para descomprimir a via biliar, em razão de um cálculo grande, e adiar a litotripsia mecânica e/ou colangioscopia com litotripsia a *laser*.[10]

## ORGANIZAÇÃO DO ATENDIMENTO

Os pacientes devem ser contatados previamente ao procedimento e orientados a remarcarem o exame caso apresentem sintomas de infecção respiratória e o exame seja de caráter eletivo. Também se deve orientar que venham com o mínimo de acompanhantes possível, evitando-se a aglomeração nas salas de espera. Locais com espera ao ar livre devem ser encorajados, assim como se deve esperar no carro como modo de diminuir o fluxo de pessoas. Adequações no agendamento, permitindo um espaçamento maior entre pacientes é uma medida que pode diminuir a quantidade de pessoas nas salas de espera.

Os pacientes admitidos no serviço de endoscopia devem assinar um termo de consentimento, preferencialmente contendo informações de que está ciente que o exame será realizado durante a pandemia da COVID-19 (Anexo 1).[12]

Após a triagem e definição pela realização do exame, todos os pacientes devem ser orientados a realizar as medidas de higiene de mãos e uso de máscaras cirúrgicas, antes mesmo de adentrarem nas dependências da unidade de endoscopia. A distância de pelo menos 1,5 metro deve ser respeitada, tanto em relação aos demais pacientes quanto aos profissionais que prestem assistência até o momento do exame (Quadro 23-2).[18]

**Quadro 23-2.** Precauções e Proteções no Setor da Endoscopia

| Para os pacientes admitidos no serviço de endoscopia | Ambulatoriais | Usar máscara de proteção |
|---|---|---|
| | Internados | Seguir as recomendações da SEH/CCIH da instituição |
| Para os profissionais que trabalham no setor de endoscopia | Recepção e triagem | Uso de máscara cirúrgica e limpeza correta e regular das mãos<br>Métodos de barreira mecânica (vidros, acrílico) |
| | Limpeza da sala | Máscara, gorro, avental, luvas de limpeza, proteção ocular, botas impermeáveis de cano longo |
| | Circulação nos corredores | Seguir as recomendações da SEH/CCIH da instituição |

## ORGANIZAÇÃO E PREPARO DA SALA DE PROCEDIMENTO

- Montagem da sala, conforme protocolo de precaução de contato e aerossóis.
- Higienizar as mãos imediatamente antes de iniciar o preparo da sala.
- Sinalização da porta da sala quanto à precaução recomendada para COVID-19.
- Priorizar o uso de equipamentos e materiais acessórios descartáveis.
- Apenas levar para sala equipamentos e mobiliários necessários.
- Proteger o carrinho do endoscópio com plástico descartável ou capa higienizável própria para reduzir a contaminação.
- A recomendação é para a utilização de salas com pressão negativa nos exames, principalmente em pacientes suspeitos ou confirmados para COVID-19 (as endoscopias são potenciais geradoras de aerossóis e, somado a isto, há chance de contaminação de superfícies). Nos locais em que não existe recurso disponível, a Anvisa coloca como opções a utilização de filtro HEPA (do inglês, *High Efficiency Particulate Arrestance*) ou, ainda, quarto com portas fechadas e com janelas abertas, restringindo-se o número de profissionais que prestam assistência a esses pacientes.
- Disponibilizar um profissional de apoio na área externa da sala para o atendimento, assegurando a adesão às técnicas de precaução (paramentação e desparamentação).

## EQUIPE QUE PARTICIPA DO EXAME ENDOSCÓPICO

- Priorizar profissionais para atendimento dos exames endoscópicos que não sejam de grupo de risco (> 60 anos, diabetes, hipertensão, doenças cardiovasculares e comorbidades).
- A equipe deve ser composta pelo mínimo de pessoas possível, de modo a reduzir a exposição. Sugere-se a realização do exame por um médico endoscopista experiente e um assistente; idealmente, também, um profissional da enfermagem com prática no exame.[13]
- Assegurar que os profissionais que participarão desses atendimentos tenham o treinamento adequado sobre as técnicas de precaução padrão, por contato e por aerossóis.[8]
- Não utilizar adornos (aderir às recomendações da NR32). São exemplos de adornos: alianças, anéis, pulseiras, relógio, colares, brincos, *piercings* expostos, toucas de tecido, crachás pendurados por cordão e etc.
- Considerar colocação de botas que cobrem a parte inferior da calça e do sapato fechado durante a CPRE.
- Pacientes que necessitem de intubação traqueal para o procedimento, somente o anestesista e seu assistente devem permanecer na sala durante o procedimento de intubação e extubação. Todos os outros profissionais devem ficar fora da sala neste momento.

- O envolvimento de pessoas em treinamento aumenta potencialmente o tempo de exposição. Devemos preservar recursos críticos e minimizar o risco de exposição, limitando o número de pessoas em treinamento durante os procedimentos. Os residentes podem ser um suporte médico essencial em momentos de crises e contribuir na força de trabalho do controle da COVID-19.

## DURANTE O EXAME: PARAMENTAÇÃO E CUIDADOS NO MANEJO DO ENDOSCÓPIO E ACESSÓRIOS

Toda a equipe da endoscopia deve estar treinada adequadamente nas etapas de paramentação e desparamentação (Fig. 23-3). É importante respeitar a sequência dos processos, e a higiene das mãos deve ser praticada entre cada uma das etapas quando o EPI usado for removido. Atenção especial deve ser dada à desparamentação, momento de maior potencial de contaminação.

Em pacientes de baixo risco ou negativos para a COVID-19, a paramentação com avental descartável, touca descartável, máscara cirúrgica, óculos ou protetor facial e um par de luvas parece ser suficiente (paramentação nível 2). Já em uma agenda de exames eletivos em que os pacientes não sejam suspeitos para a COVID-19, é possível que apenas a troca das luvas seja uma alternativa viável à troca completa dos EPIs.[10] Se o EPI possuir sujidades macroscópicas, ou ao realizar endoscopia em pacientes com doenças transmissíveis conhecidas como *Staphylococcus aureus* resistente à meticilina ou *Enterococcus* resistente à vancomicina, o avental deve ser trocado. A real magnitude do risco de procedimentos endoscópicos causarem a transmissão do vírus SARS-CoV-2 não é clara, entretanto, Repici *et al.* demonstraram, em estudo retrospectivo realizado de 27 de janeiro a 13 de março de 2020, de seu centro em Milão (epicentro italiano da pandemia), onde de 802 pacientes elegíveis que realizaram procedimentos endoscópicos, somente 8 (1%) desenvolveram sintomas respiratórios com febre e um deles (0,12%) apresentou exame RT-PCR positivo no *swab* nasal.[20]

A paramentação de nível 3 de biossegurança é considerada adequada para proteção durante exames em pacientes suspeitos ou confirmados para COVID-19, dentre os itens, toucas ou gorros descartáveis; óculos ou protetor facial *(face shield)*; máscaras respiratórias com eficácia mínima na filtração de 95% de partículas de até 0,3 µ (tipo N95, N99, N100, PFF2 ou PFF3); avental impermeável; luvas, de preferência, de punho longo (dois pares); sapatos fechados e impermeáveis laváveis. Em recente estudo no Hospital das Clínicas da Universidade de São Paulo, Franzini *et al.* demonstraram a importância da paramentação e, principalmente, da desparamentação de forma assistida, supervisionada ou em pares, onde as rotinas, além de sinalizadas em avisos, são também reforçadas por comandos verbais por um profissional de enfermagem ou colega, de forma a garantir que o passo a passo seja corretamente seguido, o que pode levar à redução da transmissão viral (Quadro 23-3).[21]

Utilizar técnica da dupla gaze, onde o endoscopista segura uma gaze junto ao canal de trabalho e o auxiliar remove o acessório limpando toda a extensão do "corpo" do mesmo com outra gaze, mantendo pouca distância da mão do endoscopista. O cuidado extra deve ser tomado ao final para evitar efeito "chicote" do acessório com potencial de respingar secreções no ambiente.

Ao término do exame, o endoscopista deve colocar o aparelho em bandeja apropriada e identificada como contaminado. O técnico com luvas novas e EPIs obrigatórios desconecta o aparelho da processadora, desliga os botões da mesma (conforme rotina do serviço) e leva a bandeja para a área de desinfecção.[10]

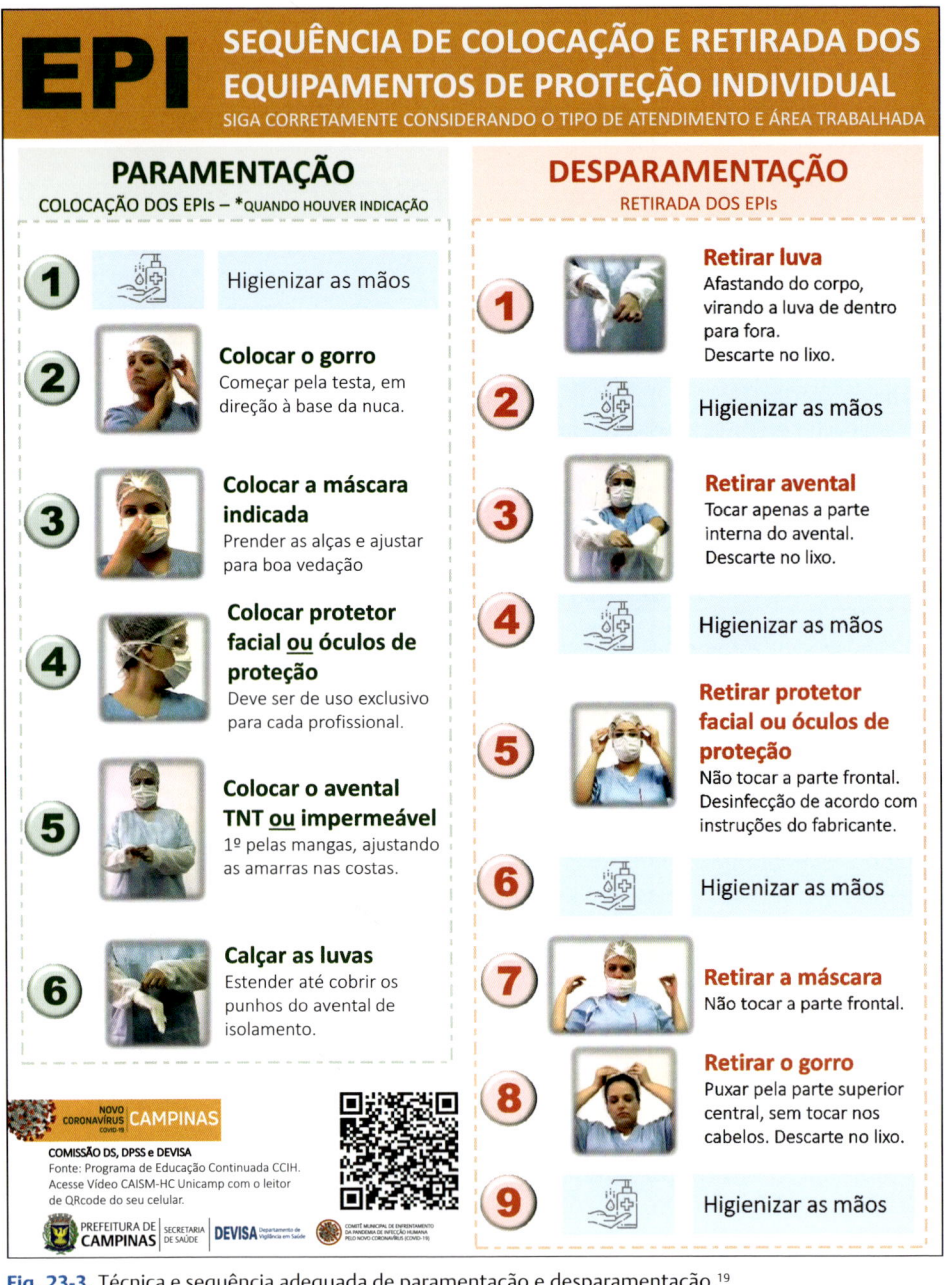

Fig. 23-3. Técnica e sequência adequada de paramentação e desparamentação.[19]

**Quadro 23-3.** Níveis de Paramentação. Observe que para os Procedimentos Endoscópicos Nível 3, Recomendamos 2 Pares de Luvas

| Nível 1 | Nível 2 | Nível 3 |
| --- | --- | --- |
| **Precaução de contato** | **Precauções para gotículas** | **Precauções para aerossóis** |
| Toucas ou gorros descartáveis<br>Máscaras cirúrgicas<br>Um par de luva<br>Avental descartável | Toucas ou gorros descartáveis<br>Máscaras cirúrgicas<br>Um par de luva<br>Avental descartável<br>Óculos ou protetor facial (*face shield*)<br>Sapatos fechados e impermeáveis | Toucas ou gorros descartáveis<br>**Máscaras respiratórias como N95/PFF2 ou PFF3**<br>**Dois pares de luvas, de preferência de punho longo**<br>**Avental impermeável**<br>Óculos ou protetor facial (*face shield*)<br>Sapatos fechados e impermeáveis |

# SEGUEM ABAIXO ALGUNS PONTOS DE DIVERGÊNCIA EM RELAÇÃO A ITENS DESTE ARSENAL

## Máscaras

As máscaras cirúrgicas são menos eficazes no bloqueio de aerossóis. Desta forma, sugere-se que a proteção respiratória seja realizada pelo uso de máscaras N95/PFF2, capazes de filtrar pelo menos 95% dos aerossóis (< 5 µm) e partículas do tamanho de gotículas (5 a 50 µm). Esta recomendação aparece nas diretrizes, com recomendação forte e moderada força de evidência para procedimentos endoscópicos altos e baixa força de evidência para procedimentos endoscópicos baixos.

Outras opções de elevado custo, porém reutilizáveis, são os respiradores purificadores de ar (PAPRs). Para casos confirmados ou suspeitos que necessitem de endoscopia de urgência, o uso de PAPR fornece uma barreira de segurança adicional e deve ser fortemente considerado. Reconhece-se que o uso deste dispositivo pode afetar o desempenho do endoscopista, e a falta de familiaridade com o mesmo pode colocar o endoscopista em risco de infecção.[6]

Em sua nota técnica, a Anvisa coloca que, para a realização de procedimentos endoscópicos, na indisponibilidade de máscara N95/PFF2, como alternativa, é recomendada a utilização de máscara cirúrgica, mantendo-se os demais EPIs. Em caso de necessidade de reutilização das máscaras N95/PFF2, o número de reutilizações deve considerar as rotinas orientadas pelos SEH/CCIHs do serviço de saúde e constar no protocolo de reutilização.[18]

## Luvas

Casanova *et al.* (2008) realizaram um estudo randomizado de proteção à contaminação por um bacteriófago via gotículas, em que ambos os grupos vestiam o mesmo EPI, tendo como diferença entre os grupos apenas o fato de calçarem um ou dois pares de luvas. A estratégia de luva dupla foi associada à menor contaminação do que a estratégia de luva única (RR = 0,36; IC95% = 0,16 a 0,78).[22]

A Anvisa, em suas recomendações, aponta que a adoção da estratégia de dupla luva com objetivo de reduzir o risco de contaminação no processo de desparamentação não está indicada, pois pode passar falsa sensação de proteção, já que é sabido o potencial de contaminação através de microporos da superfície da luva, além de, tecnicamente, poder dificultar o processo de remoção. Adicionalmente, reforça o fato de considerarem que a medida mais eficaz para prevenir contaminação do profissional no processo de desparamentação é a higienização obrigatória das mãos.[18]

Tendo como base essas duas visões, parece racional que o passo mais importante na decisão da utilização de uma ou duas luvas seja o uso adequado dos EPIs, conforme disponibilidade e utilização do protocolo que sua equipe de assistência tenha realizado treinamento.

## REQUISITOS APÓS ENDOSCOPIA

### Monitoramento Pós-Procedimento do Paciente

Após a endoscopia, deve-se seguir o protocolo de pós-monitoramento padrão. Para pacientes positivos para COVID-19 que foram sedados para exame, deve-se considerar o uso de agentes de reversão (antagonistas), para aperfeiçoar o processo de recuperação e da oxigenação espontânea, de modo a permitir o retorno do uso da máscara cirúrgica.

### Desinfecção

A descontaminação dentro da sala é essencial para reduzir o risco de transmissão do fômite após cada procedimento, especialmente para objetos e superfícies em frequente contato com pacientes e endoscopistas, como, por exemplo, cateteres injetores e pinças de biópsia. No final de cada agenda de exames eletivos, ou se houver contaminação grave após um procedimento de urgência, como HDA com sangramento abundante, é necessário processo de limpeza profunda seguido de desinfecção. Durante as fases extremamente ativas da pandemia, a realização da limpeza entre os procedimentos é considerada importante.

Deve-se tomar cuidado para evitar a contaminação cruzada de equipamentos desinfetados por endoscópios sujos durante o processo de transporte para desinfecção após um procedimento, com maior atenção à identificação de áreas limpas e sujas. Os endoscópios e acessórios devem ser reprocessados de acordo com as diretrizes existentes.

A utilização de soluções já padronizadas parecem ser efetivas em inativar o vírus SARS-CoV-2, conforme revisão realizada por Kampf *et al.* (2020),[23] não sendo necessária, desta forma, mudança no procedimento padrão.

Se a sala tiver sido usada para realização de procedimento em um paciente positivo para COVID-19, a limpeza terminal da mesma deve ser realizada com EPI completo, de acordo com o procedimento padrão de limpeza terminal dos serviços em ambiente hospitalar. A Anvisa dispõe, em seu último manual, não ser necessário tempo de espera para reutilizar a sala após a limpeza.[18]

Embora a maioria das diretrizes sobre o surto de COVID-19 tenha enfatizado as medidas de EPIs, o adequado reprocessamento e desinfecção dos equipamentos é de suma importância contra a transmissão de infecções por endoscopia.

## RETOMADA DA ROTINA PÓS-PANDEMIA

Essa é uma grande questão que surgirá quando a tempestade começar a diminuir e começarmos a vislumbrar um novo horizonte. Nos últimos meses houve poucas certezas e muitas dúvidas, entretanto, independentemente de qualquer outra coisa, uma prioridade deve estar à frente de todos os outros aspectos: a segurança dos pacientes e da equipe. Faz-se necessário que todos estejam atentos e sigam as normativas sanitárias locais para cada momento, mantendo em mente a importância do controle da infecção, minimizando novos surtos locais.

## Desafios

Ponto importante de atenção é o conhecimento dos desafios que se encontrarão pela frente em um processo de retomada da rotina, de forma que um planejamento estratégico seja realizado, evitando a quebra da continuidade do atendimento pela falta dos seguintes pontos fundamentais:

- *Pacientes:* é normal esperar que uma quantidade significativa de nossos pacientes tenha medo de retornar a realizar exames eletivos. O contato médico pessoal de forma remota pode ser utilizado para enfatizar a importância da medicina preventiva, assim como reafirmar o comprometimento com as medidas sanitárias vigentes e explicar a existência de estudos que apontam para baixa taxa de transmissão da infecção por meio do exame endoscópico.
- *Equipe:* é preciso ter em mente que as pessoas que compõem a equipe, sejam médicos endoscopistas, anestesistas, enfermeiros, técnicos em enfermagem, recepcionistas, funcionários administrativos e de limpeza, todos em determinado momento, se não foram infectados ainda, o serão, a não ser que se mantenham em isolamento até que uma vacina seja lançada. Portanto, o dimensionamento de pessoal deve ser realizado com a suposição da eventual falta de algum dos membros por, ao menos, duas semanas.
- *EPI:* um provisionamento mínimo com base no volume mensal deve ser realizado. Em razão da alta demanda, os EPIs sumiram do mercado ou foram inflacionados, portanto, uma análise de custo e viabilidade financeira nos procedimentos endoscópicos também deve ser realizada. Não há dúvidas que, em um primeiro momento, a margem de lucro será acometida. Estratégias conjuntas entre operadoras e prestadores deverão ser desenvolvidas para minimizar este impacto.
- *Logística:* com nova rotina de segurança e controle de infecção, mesmo após o pico, medidas de distanciamento ainda serão mantidas. Um novo padrão de ocupação de espaço físico e do tempo deve ser dimensionado, assim como no agendamento e na liberação do paciente.

## REINÍCIO DA ROTINA, RECONVOCAÇÃO E TRIAGEM

Sugerimos que a retomada da rotina seja realizada de forma gradual, inicialmente com, no máximo, 50% do volume habitual, aumentando gradualmente a cada duas semanas ou conforme necessidade. Após alguns meses parados ou fazendo somente urgências, emergências e casos priorizados, é provável que a maioria dos serviços de endoscopia tenha longas listas de cancelamento. Com um número de horários inicialmente restritos, uma avaliação da prioridade das indicações deve ser realizada para determinar uma nova ordem dos agendamentos. A triagem ainda deve ser baseada na medida da temperatura corporal e história clínica (febre, tosse, dispneia, dor muscular, fraqueza, coriza, anosmia, diarreia e cefaleia incomum). Se positiva, o exame endoscópico deve ser adiado por pelo menos mais duas semanas. A solicitação de exames laboratoriais prévios para a detecção viral ao exame ainda é tema discutível por diversos fatores, e entre eles destacamos o tempo para o resultado, o custo do exame e qual seria a fonte pagadora, além do elevado índice de falso-negativo, a depender do método utilizado. Portanto, até o momento, ainda não há um exame de rastreamento ideal a ser realizado antes de um procedimento endoscópico que reúna características necessárias como: rápido, barato, de alta sensibilidade, especificidade e amplamente acessível.

## NOVO PARADIGMA ORGANIZACIONAL

Muitas medidas implementadas no pico pandêmico devem ser mantidas na fase inicial da retomada da rotina, até a certeza de uma remissão sustentada locorregional. Entretanto, algumas mudanças podem ter vindo para ficar e somente o tempo nos dirá. Dentre os itens de nosso novo paradigma, destacamos:

- Remanejamento do tempo entre exames endoscópicos e espaço físico nos setores.
- Treinamento contínuo da equipe em medidas de controle de infecção.
- Orientação e informação continuada aos pacientes.
- Não permitir o acesso de pessoas com síndrome gripal no setor.
- Utilizar medidas de restrição de atendimento pessoal, fazendo consultas e triagem pré-procedimento por meio de telemedicina.
- Uso de máscaras por pacientes e equipe (conforme setor de atendimento).
- Pacientes devem vir somente com um acompanhante e sem crianças.
- Salas de espera com redução de assentos, espaçados e talvez individualizados.
- Revistas não devem ser disponibilizadas (oferecer leituras em QR *code* para celulares).
- Utilizar espera no carro como maneira de diminuir o fluxo na recepção.
- Canetas e outros itens de uso comum devem ser desinfetados após o uso, assim como as estações de trabalho e computadores em trocas de turno.
- *Home office* deve ser estimulado para as áreas possíveis (administrativos internos, telemedicina).
- EPIs devem ser utilizados conforme fase, risco e *status* infeccioso.

## CONCLUSÃO

Medidas eficazes no controle e prevenção de infecções são essenciais para evitar a transmissão iatrogênica de doenças. Um fluxo de trabalho claro deve ser estabelecido para a triagem, estratificação de risco e para condução de procedimentos com o uso adequado de EPIs. Essas salvaguardas são necessárias para proteger os profissionais de saúde e os pacientes. Entretanto, é necessário enfatizar que uma doença como a COVID-19, por mais agressiva e infecciosa que possa ser, não faz com que as demais condições que acometem o TGI deixem de existir ou interrompam sua evolução. A endoscopia digestiva é de fundamental importância para o diagnóstico e a terapêutica destas condições, e o risco-benefício para a realização do procedimento endoscópico deve sempre ser avaliado em consonância com a fase da pandemia.

### RESUMO – NA PRÁTICA

- O exame começa com orientações por contato telefônico
- A sala de espera tem que estar preparada – no mínimo 1,5 metro de distância
- Planejar o local do exame e separar tempo adequado para paramentação e desparamentação
- Reduzir a equipe
- Desinfecção conforme normas habituais

## REFERÊNCIAS BIBLIOGRÁFICAS

1. Wu Z, McGoogan JM. Characteristics of and Important Lessons from the Coronavirus Disease 2019 (COVID-19) Outbreak in China: Summary of a Report of 72314 Cases from the Chinese Center for Disease Control and Prevention. JAMA. 2020 Feb 24.
2. Wu F, Zhao S, Yu B, et al. A new coronavirus associated with human respiratory disease in China. Nature. 2020 Feb;579:265-9.
3. Wu YC, Chen CS, Chan YJ. The outbreak of COVID-19: an overview. J Chin Med Assoc. 2020;83:217-20.
4. Wang W, Xu Y, Gao R, et al. Detection of SARS-CoV-2 in different types of clinical specimens. JAMA. 2020 Mar 11.
5. Xiao F, Tang M, Zheng X, et al. Evidence for gastrointestinal infection of SARS-CoV-2. Gastroenterology. 2020 Mar 3.
6. Sultan S, Lim K J, Altayar O, et al. AGA Institute Rapid Recommendations For Gastrointestinal Procedures During The COVID-19 Pandemic. Gastroenterology. 2020.
7. Shaw K. The 2003 SARS outbreak and its impact on infection control practices. Public Health. 2006;120:8-14.
8. Ang TL, Li JW, Vu CK, et al. Chapter of Gastroenterologists professional guidance on risk mitigation for gastrointestinal endoscopy during COVID-19 pandemic in Singapore. Singapore Med J. 2020
9. WHO – Rational use of personal protective equipment for coronavirus disease 2019 (COVID-19). Disponível em https://apps.who.int/iris/bitstream/handle/10665/331215/WHO-2019-nCov-IPCPPE_eng.pdf .
10. Ang TL, Li JW, Vu CK, et al. Chapter of Gastroenterologists professional guidance on risk mitigation for gastrointestinal endoscopy during COVID-19 pandemic in Singapore. Singapore Med J. 2020,1-16 Apr 3.
11. Chiu PWY, Ng SC, Inoue H, et al Practice of endoscopy during COVID-19 pandemic: position statements of the Asian Pacific Society for Digestive Endoscopy (APSDE-COVID statements) Gut. 2020;69:991-996.
12. Atualização recomendações SOBED para endoscopia segura durante a pandemia por coronavirus documento # 003/2020 – 21/03/2020. Disponível em: https://www.sobed.org.br/fileadmin/user_upload/sobed/2020/03/21/RECOMENDACOES_SOBED_ENDOSCOPIA_SEGURA__003_1_.pdf .
13. Sinonquel P, Roelandt P, Demedts I, van Gerven L, Vandenbriele C, Wilmer A, Van Wijngaerden E, Bisschops R. COVID-19 and gastrointestinal endoscopy: what should be taken into account? Dig Endosc. 2020 Apr.
14. Tsay C, Shung D, Frumento KS and Laine L. Early colonoscopy does not improve outcomes of patients with lower gastrointestinal bleeding: systematic review of randomized trials. Clinical Gastroenterology and Hepatology. [published online ahead of print, 2019 Dec 13]. Clin Gastroenterol Hepatol. 2019;S1542-3565(19)31436-3.
15. Sengupta N, Tapper EB, Feuerstein JD. Early versus delayed colonoscopy in hospitalized patients with lower gastrointestinal bleeding. J Clin Gastroenterol. 51(4):352-359.
16. Barkun AN, Almadi M, Kuipers E, et al. Management of nonvariceal upper gastrointestinal bleeding: guideline recommendations from the international consensus group. 2019. Ann Intern Med. 171:805-822.
17. Laine L, Jensen D. Management of patients with ulcer bleeding. Am J Gastroenterol. 2012;107(3):345-360.
18. Nota técnica ANVISA no. 04/2020 atualizada em 08/05/2020. Disponível em:http://portal.anvisa.gov.br/documents/33852/271858/Nota+T%C3%A9cnica+n+04- 2020+GVIMS-GGTES-ANVISA/ab598660-3de4-4f14-8e6f-b9341c196b28.
19. Normas Gerais para assistência do paciente suspeito ou confirmado Covid-19. 25 Março 2020 Seção de Epidemiologia Hospitalar – SEH – Hospital de Clínicas. Disponível em: https://intranet.hc.unicamp.br

20. Repici A, Aragona G, Cengia G, et al. Low risk of covid-19 transmission in GI endoscopy.Gut Published Online First: 22 April 2020.
21. Franzini TAP, Kotinda APST, Moura DTH, McCarty TR, Guimaraes T, Moura MLN, et al. Approach to Endoscopic Procedures: A Routine Protocol from a Quaternary University Referral Center Exclusively for Coronavirus Disease 2019 Patients. Clinics. 2020;75:e1989.
22. Casanova L, Alfano-Sobsey E, Rutala WA, Weber DJ, Sobsey M. Virus transfer from personal protective equipment to healthcare employees' skin and clothing. Emerg Infect Dis. 2008 Aug;14(8):1291-3.
23. Kampf G, Todt D, Pfaender S, Steinmann E. Persistence of coronaviruses on inanimate surfaces and their inactivation with biocidal agents. Vol. 104, Journal of Hospital Infection. W.B. Saunders Ltd; 2020. p. 246-51.

## Anexo I • Sugestão TCLE

### CONSENTIMENTO INFORMADO PARA EXAMES E PROCEDIMENTOS ENDOSCÓPICOS DURANTE A PANDEMIA POR CORONAVÍRUS

Nome do paciente: _____    Número do prontuário: _____

Data do exame: _____    Médico solicitante: _____

Clínica/Hospital: _____    Médico responsável: _____

Contato do paciente: _____    Contato da testemunha: _____

1. Compreendi que serei submetido a um PROCEDIMENTO ENDOSCÓPICO durante uma pandemia por coronavírus.
2. Declaro que não apresentei, nos últimos 14 dias, quadro de febre (temperatura > 37,5 graus Celsius), falta de ar, cansaço, tosse ou coriza.
3. Declaro que não tive contato com qualquer pessoa que tenha apresentado esses sintomas nos últimos 14 dias.
4. Declaro que se apresentar febre (> 37,5 graus Celsius), falta de ar, cansaço, tosse ou coriza, nos próximos 14 dias, entrarei em contato com este Serviço de Endoscopia.

Compreendi e consenti que minha temperatura corporal poderá ser aferida antes de entrar no Serviço de Endoscopia.

Declaro que me foram fornecidas todas as informações em linguagem clara e que todas as dúvidas em relação ao procedimento, seus benefícios, assim como os riscos foram sanadas, e me responsabilizo pelas informações acima prestadas.

_____, _____ / _____ / _____

| _____ | _____ |
|:---:|:---:|
| Nome legível | Assinatura |
| _____ | _____ |
| Nome legível | Assinatura |
| _____ | _____ |
| Nome legível | Assinatura (testemunha) |

Em caso de paciente hospitalizado em outra unidade hospitalar encaminhado para **PROCEDIMENTO ENDOSCÓPICO**: Declaro que me responsabilizarei pela transmissão correta destas informações ao paciente acima referido e que possuo condições de dar prosseguimento ao tratamento clínico pós-procedimento endoscópico.

| _____ | _____ | _____ |
|:---:|:---:|:---:|
| Nome legível e CRM | Assinatura e carimbo | Contato |

# MANEJO CLÍNICO PRÉ-HOSPITALAR DE PACIENTES COM COVID-19

Aristides Medeiros Leite
Gustavo Soares Fernandes

## INTRODUÇÃO

A COVID-19 pode acometer, prioritariamente, o trato respiratório inferior com quadro pneumônico agudo e com potencial para evoluir com gravidade de modo imprevisível. Possui alta transmissibilidade entre indivíduos e sua disseminação tem ocorrido de forma acelerada entre os países. É conhecida como SARS-CoV-2 – Síndrome Respiratória Aguda Grave do novo coronavírus.[1]

A despeito de ser uma doença recente, nos primeiros 6 meses de 2020 já tinha ultrapassado mais de 7,3 milhões de casos notificados, superando 416 mil mortes, com todos os seus números crescentes a cada dia, desde o início da sua descoberta na China.[2]

Sua evolução clínica é bastante heterogênea, variando desde indivíduos assintomáticos, sintomatologias inespecíficas semelhantes a resfriados, até sinais/sintomas de pneumonia, que, quando se comporta com severidade, caracteriza uma Síndrome Respiratória Aguda Grave (SARS), podendo ocorrer associado a sepse, miocardites ou episódios de tromboembolismos, com risco potencialmente elevado de morbimortalidade.[2]

Dados epidemiológicos na China mostraram que a população mais prevalentemente afetada foram indivíduos de 30 a 79 anos, e que os profissionais de saúde que estão envolvidos diretamente no enfrentamento da COVID-19 apresentaram os maiores índices de testagem positiva, configurando grupos com grande risco de contágio.[2]

A transmissão pode ocorrer nas três apresentações de categorias clínicas, sejam elas entre indivíduos sintomáticos, pré-sintomáticos e mesmo assintomáticos. A transmissibilidade é prevalente no contato com uma pessoa sintomática por meio de gotículas oriundas das vias respiratórias, bem como no contato com utensílios ou superfícies contaminadas com o coronavírus.[3-6]

A transmissão por intermédio de pacientes pré-sintomáticos também é um fato preocupante na disseminação da doença. Autores estimam que devam ocorrer de 1 a 3 dias entre o contágio e o aparecimento dos sintomas.[3,7]

Evidências apontaram, também, possibilidade de propagação por intermédio de pessoas assintomáticas que testaram positivo. De forma geral, pelo fato de serem assintomáticas, não há uma prevalência segura nesse tipo de transmissão. Em estudos em navios onde todos estavam de quarentena e foram testados, houve transmissibilidade. Há relatos sobre o período de transmissão ser de até 3 semanas, o que reforçou a importância do rastreamento próximo do contato com testes de detecção de ácido nucleico do coronavírus.[8-11]

Apesar da imprecisão nos dados científicos, autores estimam que cerca de 40 a 45% dos contágios do SARS-CoV-2 possam ser por meio desse grupo de assintomáticos, e até por mais de 14 dias. Apesar dos custos, seria essencial efetuar testagem diagnóstica nos indivíduos assintomáticos. Estudos em 4.160 moradores de São Francisco – USA, mostraram que 1,18% tiveram teste positivo, e, destes, 52% eram assintomáticos.[12] Já em Los Angeles, 24,2% dos moradores de rua que foram submetidos a exames em abril de 2020 tiveram testes positivos para SARS-CoV-2, com 63,8% assintomáticos para a COVID-19.[13]

Assim, o atendimento extra-hospitalar deve seguir um fluxo adequado de modo a não sobrecarregar o sistema de saúde com casos leves, bem como garantir atendimento àqueles com quadros clínicos mais significativos e instáveis. Além disso, considerar o fato de que pacientes de baixo risco com quadro suspeito possuem risco de contágio em ambiente de saúde e, caso sejam portadores do vírus, irão expor os profissionais de saúde e contactantes a risco. Nessa ótica, o atendimento extra-hospitalar com adequada orientação é fundamental para o início da terapia adequada, garantindo um atendimento mais seguro e com a melhor qualidade possível.

## CLASSIFICAÇÕES
### Classificação de Acordo a Intensidade do Quadro Clínico

1. *Doença leve:* pacientes que apresentam sinais/sintomas, sem evidência de hipóxia ou pneumonia, dentre eles febre, tosse, coriza, fadiga, anorexia e mialgia, além de anosmia, ageusia, cefaleia, dor de garganta, congestão nasal e diarreia, não apresentando dispneia ou exame de imagem anormal. A sintomatologia pode ser mais atípica nos idosos.
2. *Doença moderada:* pacientes com sinais clínicos de infecções do trato respiratório inferior, que são traduzidos por febre, tosse, dispneia e taquipneia, mas sem sinais de pneumonia grave, incluindo níveis de saturação de oxigênio no sangue ($SpO_2$) $\geq$ 93% no ar ambiente e TC de tórax com menos de 50% de infiltrado pulmonar.
3. *Doença grave:* pacientes com sinais clínicos de pneumonia, além de frequência respiratória > 30 respirações/minuto, dispneia grave e $SpO_2 \leq 93\%$ no ar ambiente, relação $PaO_2/FiO_2 < 300$, e infiltrado pulmonar > 50%.
4. *Doença crítica:* presença de falência respiratória severa, choque séptico e/ou disfunção de múltiplos órgãos.[14,15]

Cerca de 80% dos pacientes apresentarão a forma leve da doença, sem a necessidade de cuidados hospitalares. Entretanto, é importante o conhecimento e a identificação dos fatores de risco que aumentam as chances de complicações.[16]

### Classificação de acordo com os Fatores de Risco
1. Fatores de alto risco:
   - Idosos acima de 65 anos.
   - Imunocomprometidos.
   - Doença pulmonar obstrutiva crônica ou asma.
   - Doença cardiovascular (incluindo hipertensão arterial sistêmica).
   - Obesidade mórbida (IMC > 40 kg/m²).
   - Diabetes melito; doença renal crônica (principalmente em terapia dialítica).
   - Doenças cerebrovasculares.

- Hepatopatias crônicas.
- Tabagismo.
2. Fatores de moderado risco:
    - Idade entre 20-64 anos sem condições de alto risco listadas acima.
    - Idade < 20 anos com outras condições médicas diferentes das citadas.
3. Fatores de baixo risco:
    - Idade < 20 anos sem comorbidades preexistentes.

## ISOLAMENTO SOCIAL

Pacientes portadores de síndrome gripal, mesmo sem o diagnóstico definitivo de COVID-19, que não possuam indicação de internação hospitalar, devem permanecer em isolamento social domiciliar por pelo menos 14 dias. Caso seja necessário deslocamento, deve ser realizado com uso de máscaras. Recomenda-se, inicialmente, o uso de sintomáticos, sem terapia medicamentosa específica, além de reforçar, também, cuidados com a transmissão, como lavar adequadamente as mãos com sabão e uso de álcool gel ou álcool a 70%.

## ACOMPANHAMENTO CLÍNICO/TERAPÊUTICO

Pacientes que possuam síndrome gripal com ou sem o diagnóstico confirmado de COVID-19 e que possuam ao menos a forma moderada da doença devem procurar auxílio médico (Quadro 24-1).

Os sintomas inicialmente leves podem progredir para fases mais graves da doença, ou evoluir para melhora espontânea. É importante que o serviço ambulatorial possua contato direto com algum centro de emergência para eventuais encaminhamentos, caso sejam identificados fatores de mais alto risco com necessidade de avaliação complementar e possibilidade de internação hospitalar. Neste cenário, exames complementares podem ser úteis para uma avaliação mais precisa e precoce, tanto no diagnóstico quanto no prognóstico, apesar de possuírem maior significado o estado geral e os sinais vitais. Os exames no auxílio do manejo e na confirmação diagnóstica dependem da disponibilidade de cada localidade.

Portanto, uma vez inicialmente avaliado, o paciente pode ser encaminhado para isolamento domiciliar com orientação para o monitoramento rigoroso dos sinais/sintomas, ou, a depender do agravamento do quadro, ser encaminhado para o serviço hospitalar capacitado no acompanhamento terapêutico.

Quadro 24-1. Condições Diversas que Indicam Necessidade de Atendimento Ambulatorial

| Condição | Apresentação clínica |
| --- | --- |
| 1 | Dispneia leve com saturação periférica de oxigênio entre 91-94% |
| 2 | Dispneia leve em paciente de alto risco |
| 3 | Dispneia moderada em qualquer paciente |
| 4 | Hipotensão, quedas, confusão mental ou alterações instáveis que necessitem de pronta avaliação médica |

## MANEJO NO PRONTO ATENDIMENTO

Dentre os pacientes com quadro suspeito ou confirmado de COVID-19, cerca de 20% evoluem com dispneia, que reflete, ao menos, o quadro moderado da doença.[17] Esse sintoma é importante e define aqueles que necessitam procurar auxílio médico em pronto atendimento.[18]

Sinais de alarme, como frequência respiratória > 30 irpm, desconforto respiratório grave ou saturação periférica de oxigênio < 90% sugerem risco de deterioração clínica rápida.[3]

O serviço deve possuir triagem com fluxos separados entre pacientes com quadro suspeito e outras patologias. O objetivo inicial é identificar aqueles pacientes com sinais e sintomas mais graves que teriam indicação de internação hospitalar. Deve-se avaliar o grau de fragilidade e comorbidades existentes,[19] bem como delimitar sintomas apresentados com suas datas de início, sabendo que o período de incubação pode ser de até 14 dias com média de 4-5 dias, e a média de evolução para Síndrome Respiratória Aguda Grave é de 2,5 dias do início dos sintomas.[20] Estudos em Wuhan mostraram que o tempo médio do aparecimento dos sintomas até a admissão hospitalar foi de 7 dias.[21]

É importante destacar que condições como exacerbação de quadro de asma ou doença pulmonar obstrutiva crônica, insuficiência cardíaca descompensada, faringite estreptocócica ou diversos estados de *influenza* fazem diagnóstico diferencial com a COVID-19, podendo cursar com sintomatologias semelhantes, com necessidade de exclusão do pronto atendimento por possuírem protocolos de tratamentos específicos.

Após avaliação inicial, necessária se faz a coleta de exames laboratoriais complementares (Quadro 24-2), podendo ocorrer leucopenia, linfopenia, plaquetopenia, hipoalbuminemia, aumento de troponina, elevação dos níveis do D-Dímero, ureia, creatinina e de transaminases.

Caso ocorra o início de terapia que prolongue o QT, o ECG deve ser inicialmente realizado e repetido posteriormente.[22] Para confirmação do diagnóstico de COVID-19 é importante a solicitação do teste molecular (RT-PCR-SARS-CoV-2), que possui alta especificidade (em torno de 95%) e moderada sensibilidade (em torno de 70%).[23] É importante atentar para o momento ideal para sua solicitação (Fig. 24-1). Pode ser detectado no trato respiratório superior a partir de 1-2 dias do início dos sintomas, persistindo até 7-12 dias, em casos moderados, e até 2 semanas em casos graves.[24] Para excluir o diagnóstico em pacientes suspeitos, recomendam-se ao menos dois testes negativos, até o 11º dia de sintomas sem sinais típicos na tomografia do tórax.[25]

Quadro 24-2. Exames que Devem Ser Solicitados na Chegada e no Acompanhamento em Pronto Atendimento

| Exames solicitados no pronto atendimento | | |
| --- | --- | --- |
| Hemograma | ECG | Bilirrubinas |
| Ionograma (K, Na, Mg) | Troponina | Imunoglobulinas Específica IgM e IgG |
| CPK | Coagulograma | RT-PCR-SARS-CoV-2 |
| PCR, VHS, DHL/IL-6 | Ferritina | Procalcitonina |
| Ureia e creatinina | TGO e TGP | Radiografia de tórax |
| Culturas (sangue e escarro) | Gasometria arterial | Tomografia de tórax |

K: potássio; Na: sódio; Mg: magnésio; CPK: creatinofosfoquinase; PCR: proteína C reativa; VHS: velocidade de hemossedimentação; DHL: desidrogenase láctica; IL-6: interleucina-6; ECG: eletrocardiograma; TGO: transaminase glutâmico-oxalacética; TGP: transaminase glutâmico-pirúvica.

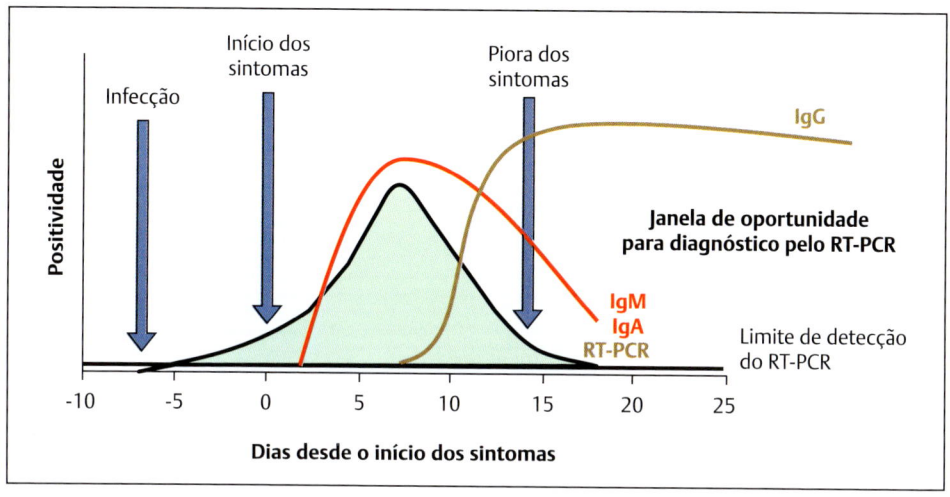

**Fig. 24-1.** Momentos para melhor coleta de exames diagnósticos na COVID-19. (Adaptada de Dias VMCH, et al. J Infect Control. 2020 Abr-June;9(2):56-75.)[24]

Uma radiografia simples de tórax deve ser solicitada a todos os pacientes com suspeita de pneumonia, podendo haver infiltrado unilateral em 25% dos casos e bilateral em 75% deles.[26] Em casos duvidosos, TC de tórax deve ser realizada, porém, seus achados não confirmam o diagnóstico de COVID-19.[27]

Dentre os fatores mais relacionados com a necessidade de internação hospitalar, podemos destacar idade superior a 75 anos, insuficiência cardíaca, sexo masculino, doença renal crônica e obesidade.[28] Algumas das indicações para internação hospitalar de pacientes com quadro clínico de moderado a grave de COVID-19 estão relatadas resumidamente no Quadro 24-3.

Fluxograma com recomendações para avaliação em pronto atendimento de pacientes com quadro suspeito de COVID-19 em maiores de 12 anos está apresentado na Figura 24-2.[29] Aqueles que apresentarem quaisquer dos parâmetros apresentados no Quadro 24-3

**Quadro 24-3.** Indicações de Internação Hospitalar no Quadro Moderado-Grave

| Indicação de internação hospitalar |
|---|
| Desconforto respiratório, verificado por:<br>• Esforço ventilatório (uso de musculatura acessória, tiragens intercostais e/ou batimentos das asas do nariz)<br>• Taquipneia<br>• Dessaturação oximétrica (SpO$_2$ < 93% em ar ambiente) |
| **Considerar internação hospitalar** |
| • Pacientes > 60 anos e mais de duas comorbidades com piora dos sintomas a partir do final da primeira semana do quadro, ou TC de tórax com mais de 30% de comprometimento pulmonar<br>• Idosos > 70 anos com apresentação atípica e TC de tórax alterada<br>• Imunodeprimidos com sintomas respiratórios e TC de tórax sugestiva de COVID-19 na admissão com extenso comprometimento do parênquima pulmonar |

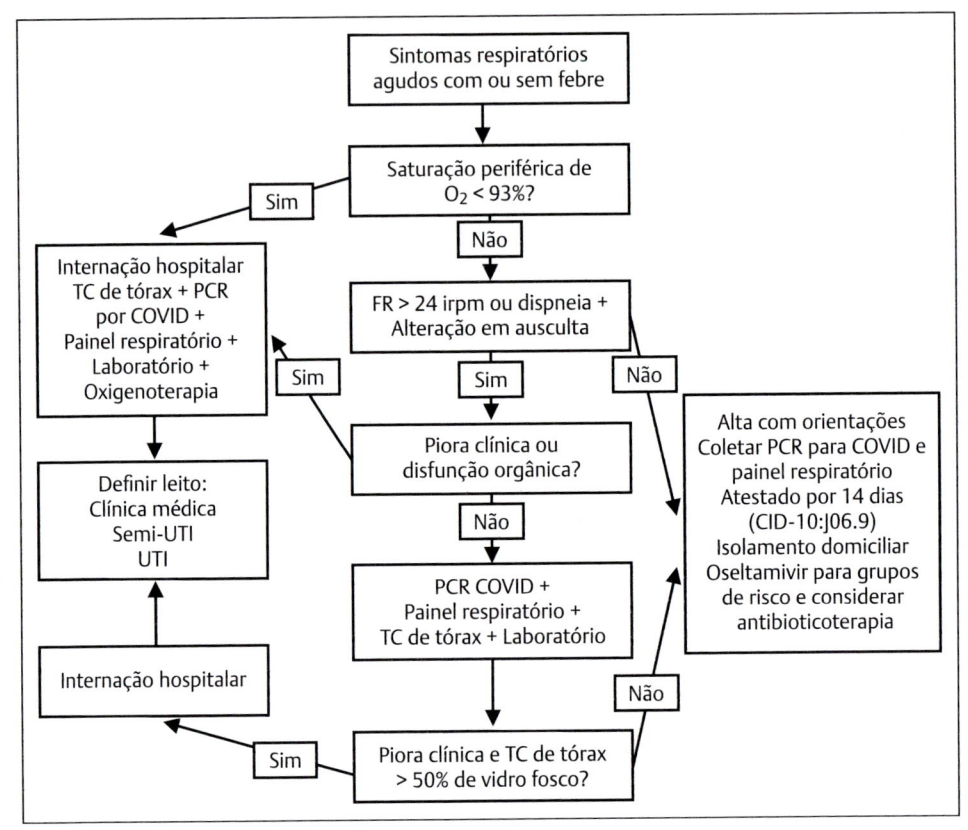

**Fig. 24-2.** Fluxograma de atendimento em pronto-atendimento para casos suspeitos de COVID-19. (Adaptada de Manejo Novo Coronavírus (COVID-19), Sociedade Beneficente Israelita Brasileira.)[29]

devem ser internados, preferencialmente em UTI, devendo realizar TC de tórax, RT-PCR para SARS-CoV-2, exames laboratoriais e considerar oxigenoterapia.

Pacientes avaliados e que não preencham critérios para internação hospitalar podem receber alta, com orientações de retorno precoce, se necessário, para reavaliação em ambiente hospitalar se houver piora dos sintomas.

Recomenda-se término do isolamento respiratório após 14 dias do início dos sintomas, caso haja ao menos 72 horas sem aparecimento de febre (sem uso de antitérmicos) e melhora do quadro respiratório.[24] Grupos de risco com síndrome gripal podem receber oseltamivir, considerando uso de antibioticoterapia se exame de imagem for compatível com pneumonia.

Assim, pacientes que apresentarem dessaturação de oxigênio em ar ambiente devem ser internados, com solicitação de exames complementares e oxigenoterapia. Aqueles com saturação normal, mas que apresentem taquipneia (FR > 24 irpm) ou dispneia devem ficar em observação. Caso haja piora clínica ou disfunção orgânica, realizar internação hospitalar. No paciente que evoluir com melhora clínica e exames complementares normais, avaliar possibilidade de alta médica com orientações (Fig. 24-2).

## CONCLUSÃO

O atendimento pré-hospitalar de pacientes com síndrome gripal é fundamental para o correto direcionamento dos pacientes. Quadros leves podem aguardar o término do período de isolamento social com monitoramento de sinais e sintomas. Pacientes com quadro moderado a severo da doença (dispneia como sintoma chave) devem procurar serviço médico com o objetivo de avaliar os sinais e sintomas apresentados e identificar condições de alto risco de deterioração clínica com indicação de internação hospitalar.

## REFERÊNCIAS BIBLIOGRÁFICAS

1. COVID-19 Map [Internet]. Johns Hopkins Coronavirus Resource Center. 2020 [acesso em 14 jun 2020]. Disponível em: https://coronavirus.jhu.edu/map.html
2. BMJ Best - Practice. Coronavirus Disease 2019 (Covid-19), The Right Clinical Information, rigth where it´s needed. Updated Jun 11, 2020.
3. Organization W. Clinical management of COVID-19: interim guidance, 27 May 2020 [Internet]. Apps.who.int. 2020 [acesso em 18 jun 2020]. Disponível em: https://apps.who.int/iris/handle/10665/332196
4. Zhang W, Cheng W, Luo L, Ma Y, Xu C, Qin P et al. Secondary transmission of coronavirus disease from presymptomatic persons, China. Emerg Infect Dis 2020;26(8).
5. Rothe C, Schunk M, Sothmann P, Bretzel G, Froeschl G, Wallrauch C et al. Transmission of 2019-nCoV Infection from an Asymptomatic Contact in Germany. N Engl J Med. 2020;382(10):970-971.
6. Kupferschmidt K. Study claiming new coronavirus can be transmitted by people without symptoms was flawed. Science. 2020.
7. Tong Z, Tang A, Li K, Li P, Wang H, Yi J et al. Potential Presymptomatic Transmission of SARS-CoV-2, Zhejiang Province, China, 2020. Emerg Infect Dis. 2020;26(5):1052-1054.
8. Organization W. Advice on the use of masks in the context of COVID-19: interim guidance, 6 April 2020 [Internet]. Apps.who.int. 2020 [acesso em 18 junho 2020]. Disponível em: https://apps.who.int/iris/handle/10665/331693
9. Hu Z, Song C, Xu C, Jin G, Chen Y, Xu X et al. Clinical characteristics of 24 asymptomatic infections with COVID-19 screened among close contacts in Nanjing, China. Science China Life Sciences. 2020;63(5):706-711.
10. Luo S, Liu W, Liu Z, Zheng X, Hong C, Liu Z et al. A confirmed asymptomatic carrier of 2019 novel coronavirus. Chin Med J. 2020;133(9):1123-1125.
11. Lu S, Lin J, Zhang Z, Xiao L, Jiang Z, Chen J et al. Alert for non-respiratory symptoms of Coronavirus Disease 2019 (COVID-19) patients in epidemic period: A case report of familial cluster with three asymptomatic COVID-19 patients. J Med Virol. 2020.
12. Oran D, Topol E. Prevalence of Asymptomatic SARS-CoV-2 Infection. Annals of Internal Medicine. 2020.
13. Chou E. Dozens positive for coronavirus at LA's Skid Row homeless shelter, after all residents tested. Los Angeles Daily News. 21 April 2020. Updated 22 April 2020. [acesso em 19 jyn 2020]. Disponível em: < https://www.dailynews.com/2020/04/21/dozens-positive-for-coronavirus-at-las-skid-row-homeless-shelter-after-all-residents-tested/>
14. Souza, AAC, et al. Manejo clínico de pacientes internados por síndrome respiratória aguda grave covid-19. Instituto de infectologia Emilio Ribas. Iier, 2ª versão.pdf.
15. BMJ talk medicine. Covid-19 update: CKD, interstitial lung disease, testing for healthcare workers. [acesso em 19 jun 2020]. Disponível em :<https: //soundcloud.com/bmjpodcasts/covid-19-update-ckd-interstitial-lung-disease-testing-for-healthcare-workers?in=bmjpodcasts/sets/bmjs-coronavirus-covid-19>
16. Coronavirus Disease 2019 (COVID-19) [Internet]. Centers for Disease Control and Prevention. 2020 [acesso em 17 junho 2020]. Disponível em: https://www.cdc.gov/coronavirus/2019-ncov/need-extra-precautions/groups-at-higher-risk.html

17. Epidemiology Working Group for NCIP Epidemic Response, Chinese Center for Disease Control and Prevention. Zhonghua Liu Xing Bing Xue Za Zhi. 2020;41(2):145-151.
18. Food and Drougs Administration (FDA) [Internet]. Fda.gov. 2020 [accesso em 17 junho 2020]. Disponível em: https://www.fda.gov/media/137564/download
19. Overview | COVID-19 rapid guideline: critical care in adults | Guidance | NICE [Internet]. Nice.org.uk. 2020 [acesso em 18 junho 2020]. Disponível em: https://www.nice.org.uk/guidance/ng159
20. Yang X, Yu Y, Xu J, Shu H, Xia J, Liu H et al. Clinical course and outcomes of critically ill patients with SARS-CoV-2 pneumonia in Wuhan, China: a single-centered, retrospective, observational study. Lancet. 2020;8(5):475-481.
21. Chen N, Zhou M, Dong X, Qu J, Gong F, Han Y et al. Epidemiological and clinical characteristics of 99 cases of 2019 novel coronavirus pneumonia in Wuhan, China: a descriptive study. Lancet. 2020;395(10223):507-513.
22. Gollob M. COVID-19, Clinical Trials and QT-Prolonging Prophylactic Therapy in Healthy Subjects: First, Do No Harm. J Am Coll Cardiol. 2020.
23. J W, PF W, JE B. Interpreting a covid-19 Test Result [Internet]. PubMed. 2020 [acesso em 18 Junho 2020]. Disponível em: https://pubmed.ncbi.nlm.nih.gov/32398230/
24. Dias, VMCH et al. J. Infect. Control, 2020 Abr-Jun;9(2):56-75.
25. Ruan Z, Gong P, Han W, Huang M, Han M. A case of 2019 novel coronavirus infected pneumonia with twice negative 2019-nCoV nucleic acid testing within 8 days. Chin Med J. 2020;Publish Ahead of Print.
26. Huang C, Wang Y, Li X, Ren L, Zhao J, Hu Y et al. Clinical features of patients infected with 2019 novel coronavirus in Wuhan, China. Lancet. 2020;395(10223):497-506.
27. British Society of Thoracic Imaging. Thoracic imaging in COVID-19 infection: guidance for the reporting radiologist - version 2. 2020. [acesso em 19 jun 2020]. Disponivel em :<https://www.bsti.org.uk/media/resources/files/BSTI_COVID-19_Radiology_Guidance_version_2_16.03.20.pdf.
28. Petrilli C, Jones S, Yang J, Rajagopalan H, O'Donnell L, Chernyak Y et al. Factors associated with hospital admission and critical illness among 5279 people with coronavirus disease 2019 in New York City: prospective cohort study. BMJ. 2020, May 22;369
29. Manejo Novo Coronavírus (COVID-19), Sociedade Beneficente Israelita Brasileira. [acesso em 19 jun 2020]. Disponível em : https://medicalsuite.einstein.br/pratica-medica/Documentos%20Doencas%20Epidemicas/Manejo-de-casos-suspeitos-de-sindrome-respiratoria-pelo-COVID-19.pdf>

# MANEJO CLÍNICO DO PACIENTE INTERNADO COM COVID-19

CAPÍTULO 25

Luciano Cesar Pontes Azevedo
Marcella Rezende Hachul

## INTRODUÇÃO

No início de dezembro de 2019, os primeiros casos de uma pneumonia de origem desconhecida foram identificados na cidade de Wuhan, província de Hubei, China. Estudos demonstraram que se tratava de um novo coronavírus, posteriormente denominado como SARS-CoV-2.[1-3] A pneumonia causada por SARS-CoV-2 (*Severe acute respiratory syndrome coronavirus* 2) foi denominada COVID-19. É uma nova doença infecciosa do trato respiratório identificada como pandemia pela Organização Mundial da Saúde.[4,5] O espectro clínico da doença pode variar desde pacientes assintomáticos ou oligossintomáticos até quadros de insuficiência respiratória aguda grave, com necessidade de internação em Unidade de Terapia Intensiva (UTI) e evolução para Síndrome do Desconforto Respiratório Agudo (SDRA).

O objetivo deste capítulo é trazer para o cotidiano do médico, de forma clara e objetiva, a abordagem do paciente hospitalizado infectado pelo SARS-CoV-2, procurando, desta forma, facilitar o entendimento da evolução da doença e tornar o atendimento mais eficaz ao profissional e mais benéfico ao paciente.

## MANIFESTAÇÕES CLÍNICAS

As manifestações clínicas da COVID-19 em sua totalidade ainda não são conhecidas, notadamente em virtude do pouco tempo transcorrido desde o início dos casos até a data atual. Contudo, sabe-se que a doença possui uma sintomatologia variada, podendo apresentar-se desde formas assintomáticas a quadros leves, com sintomas de resfriado comum (febre, cefaleia, odinofagia, mialgia, fadiga, tosse, podendo esta ser produtiva, purulenta ou mesmo na forma de hemoptise), bem como sintomas gastrointestinais (náuseas e diarreia) que precedem sintomas respiratórios. Em cerca de 80% dos casos o quadro clínico da COVID-19 pode ser tratado ambulatorialmente, sem necessidade de internação hospitalar e com evolução clínica benigna. Tais quadros leves devem receber orientações quanto à prevenção da transmissão, controle da infecção e informações quanto aos sinais de alerta para possíveis complicações, além de orientação de repouso e uso de analgésicos e antitérmicos.[4]

Em cerca de 15 a 20% dos casos, o comprometimento respiratório por COVID-19 pode levar à necessidade de internação hospitalar para monitoramento pulmonar estrito da pneumonia viral. Do total de pacientes, cerca de 5% pode precisar de internação em UTI por pneumonia extensa, SDRA e disfunção de múltiplos órgãos.[4,5]

## SUPORTE AO PACIENTE INTERNADO COM COVID-19

Na imensa maioria dos casos, a necessidade de internação hospitalar em regime não intensivo de pacientes com COVID-19 é devida à sintomatologia respiratória com sinais de dessaturação e dispneia. Assim, tais pacientes devem ser monitorados estritamente com verificações frequentes de oximetria de pulso, frequência respiratória e sinais clínicos de dispneia. A saturação periférica de oxigênio em pacientes com COVID-19 internados fora da UTI deve ser mantida por volta de 94-96%, e a frequência respiratória ideal abaixo de 24 respirações por minuto.[4,5] Para tal, pode haver necessidade de oxigenoterapia suplementar como veremos a seguir.

## Oxigenoterapia Suplementar

Dentre os pacientes com COVID-19, aproximadamente 15% desenvolvem quadros mais graves e necessitam de suporte para manter oxigenação adequada, sendo que 5% necessitarão de tratamento em UTI e ventilação mecânica.

Sendo assim, é necessário elaborar uma estratégia para ofertar oxigênio suplementar de forma adequada e, ainda, sem colocar a equipe multiprofissional em maior risco de contaminação pela dispersão de aerossóis.[6]

É necessário iniciar a suplementação de $O_2$ nos pacientes que se encontram com $SatO_2$ < 94%. A estratégia inicial de oferta de oxigênio suplementar é por cateter nasal, com fluxo limitado até cerca de 6 L/min, pois fluxos maiores que estes se associam a ressecamento importante das mucosas, desconforto do paciente e sem benefício adicional significativo em termos de aporte de oxigênio. A estimativa de fração inspiratória de oxigênio com o cateter nasal é difícil, pois depende da frequência respiratória desenvolvida. Contudo, estima-se, grosseiramente, que cada litro/minuto oferecido adicionalmente no cateter nasal aumenta a fração de oxigênio em cerca de 4%. Desta forma, cateteres nasais poderão chegar, teoricamente, até frações de oxigênio de cerca de 45%. Além do cateter nasal, recomenda-se dar prioridade a máscaras com reservatório não reinalante e cateter nasal de alto fluxo, utilizando os menores fluxos possíveis, podendo, inclusive, ser utilizada máscara cirúrgica sobre o dispositivo para evitar a possível disseminação de aerossóis. Métodos como máscara de Venturi, tipo "tenda" facial ou nebulizador, devem ser desencorajados em razão de seu potencial de aerossolização.[6] Contudo, entendemos que em cenários de pandemia e escassez de recursos, estes dispositivos podem ser utilizados se não houver outra opção, havendo necessidade de proteção completa e adequada da equipe multiprofissional no cuidado destes pacientes.

## Ventilação Não Invasiva (VNI), CPAP e Cateter Nasal de Alto Fluxo (CNAF)

Todos estes dispositivos têm como função precípua proporcionar aporte de oxigênio e redução do trabalho respiratório em pacientes com COVID-19, a fim de evitar o risco de intubação orotraqueal. Muito tem sido discutido sobre a utilização rotineira destas estratégias e seu possível risco de aerossolização e consequente contaminação da equipe.[6] Desta forma, em recomendações de diversas sociedades, tanto o CPAP (*continuous positive airway pressure*) quanto a VNI e o CNAF foram sugeridos como não utilização de rotina, em razão de sua aerossolização e eliminação de gotículas.[6,7] A VNI foi inicialmente preconizada como possível de ser empregada em condições especiais, em quarto individual com pressão negativa e equipe devidamente paramentada. O CPAP vem sendo amplamente utilizado em serviços internacionais, quando utilizado com capacete (*helmet*) e encorajado quando desta forma, por reduzir a utilização de recursos invasivos. Sabe-se, porém, que num cenário de recursos limitados e pouca disponibilidade de dispositivos invasivos, como ventiladores, a utilização destas estratégias pode ser salvadora, e deve-se considerar seu uso com proteção adequada do time.

A ventilação não invasiva, do ponto de vista prático, é frequentemente utilizada para correção da hipoxemia, redução do trabalho respiratório, melhora do conforto respiratório e redução de infecções associadas à ventilação invasiva. Suas principais indicações são insuficiência respiratória aguda, por edema agudo pulmonar e doença pulmonar obstrutiva crônica exacerbada. Contudo, pode ser usada no contexto de COVID-19, desde que em ambiente ideal, com equipe paramentada e com monitoramento estrito, a fim de evitar risco de intubação tardia com deterioração clínica acentuada. É possível, assim, realizar um "teste de VNI" naqueles pacientes com COVID-19 e frequência respiratória > 24 irpm ou hipoxêmicos.[7] O teste deve ser realizado com parâmetros de: $FiO_2 \leq 50\%$, delta de pressão inspiratória máximo de 10 $cmH_2O$ e pressão expiratória $\leq 10$ $cmH_2O$. Um período curto de observação da resposta (máximo de 2 horas) deve ser tentado, e manutenção ou piora do quadro clínico nesse contexto pode ser interpretado como falha da VNI, com necessidade de intubação. Para garantir uma VNI segura, deve-se utilizar apenas máscara acoplada a um circuito específico e conectado ao ventilador mecânico, e filtro de barreira (HEPA) na saída exalatória do ventilador.

O cateter nasal de alto fluxo é outro dispositivo que tem sido bastante discutido no contexto da COVID-19. Quando comparado ao cateter simples, é capaz de oferecer fração inspirada de oxigênio maior e mais estável, diminuir espaço morto, diminuir trabalho inspiratório, aumentar o *clearance* mucociliar e gerar pressão positiva ao final da expiração (PEEP). Seu uso em SDRA ainda está sob investigação, porém, alguns estudos já sugeriram seu uso clínico em pacientes com insuficiência respiratória. O cateter é capaz de fornecer oxigênio em altos fluxos (até 60 L/min), umidificado e aquecido, o que melhora o conforto do paciente e reduz o ressecamento das vias aéreas. Como impressão pessoal, os pacientes com COVID-19 tendem a tolerar melhor o CNAF do que a VNI. O CNAF pode ser utilizado quando em quarto individual com pressão negativa e tomadas as devidas precauções. Alguns estudos associam o CNAF à redução do risco de intubação na insuficiência respiratória hipoxêmica, além de, possivelmente, à menor chance de aerossolização quando comparada à VNI, sendo mais vantajoso no contexto da COVID-19.

## Posição Prona em Ventilação Espontânea

Os benefícios da posição prona em ventilação mecânica são claros, estando a mesma indicada para SDRA moderada a grave não responsiva a ajustes ventilatórios iniciais.[8] Contudo, a epidemia de COVID-19 chamou a atenção para a possibilidade de posição prona em respiração espontânea.[9,10] Possíveis mecanismos de melhora clínica com posição prona incluem homogeneização da ventilação, correção dos distúrbios ventilação-perfusão e, consequentemente, com melhora da hipoxemia. A prona pode ocasionar melhora da frequência ventilatória e saturação quando pacientes com FR > 24 e hipoxemia, mesmo com a suplementação adequada de $O_2$ e sem sinais de insuficiência respiratória realizam, voluntariamente, a posição prona pelo máximo de tempo tolerável. Em geral, a tolerabilidade não ultrapassa 2-3 horas e sugere-se a repetição do posicionamento 2 a 3 vezes ao dia. Entretanto, o impacto na mortalidade e a redução da necessidade de ventilação mecânica ainda não estão bem estabelecidos e, por isso, não deve ser empregado de rotina, mas considerada em serviços com poucos recursos disponíveis.

É importante ressaltar que o monitoramento do paciente em posição prona deve ser rigoroso, evitando deterioração clínica ou atraso na intubação quando esta se faz necessária.

## Intubação Orotraqueal (IOT)

As indicações clássicas de intubação orotraqueal devem servir de base para o procedimento, também, nos pacientes com COVID-19. Assim, hipoxemia mantida, mesmo com suplementação com cateter/máscara de $O_2$ ou falência de VNI/CNAF com trabalho ventilatório elevado ou apresentando sinais de insuficiência respiratória, deve-se proceder a intubação e então iniciada a ventilação mecânica.[4,6]

Neste cenário, são necessárias medidas para prevenção ainda maiores em razão do grande potencial de aerossolização e contaminação dos profissionais, devendo-se contar com uma equipe bem preparada e paramentada (máscaras N95/PFF2, luvas, proteção ocular e avental impermeável ou capote), papéis bem estabelecidos (contando com o mínimo de pessoas possível), comunicação em alça fechada e intubação a ser realizada por um médico experiente, evitando atrasos. Todo o material necessário deverá ser organizado fora da área de risco, os filtros (HEPA ou HME F) virais/bacterianos conectados ao circuito e na BVM (bolsa-valva-máscara) e utilizados sistemas fechados de aspiração. Recomenda-se o uso de videolaringoscópio, quando disponível, por facilitar o procedimento, pelo afastamento do doente durante o procedimento que ele proporciona, diminuindo o risco de contaminação, além de possuir lâminas descartáveis.

A IOT deve ser realizada por meio de sequência rápida de intubação, a fim de minimizar o risco de contaminação. A ventilação só deve ser iniciada após o *cuff* ser devidamente insuflado. Após a intubação orotraqueal é necessário confirmar a localização do tubo com a capnografia, evitando o uso do estetoscópio. Para uma leitura mais detalhada sobre o procedimento de intubação e ventilação mecânica, os leitores são referidos aos capítulos específicos deste livro.

## Suporte Hemodinâmico

A disfunção cardiovascular é uma importante causa de morte nos pacientes com COVID-19, sendo sua prevalência muito variável nestes enfermos. Apesar de não existirem estudos suficientemente direcionados para os fatores de risco de choque circulatório, idade avançada, comorbidades (principalmente diabetes, hipertensão arterial, doenças cardiovasculares), linfopenia, elevação do D-Dímero e lesão cardíaca devem ser considerados.

Esses pacientes devem ter sua avaliação da perfusão frequentemente realizada, visto que a identificação precoce da disfunção hemodinâmica pode se associar a melhor prognóstico. Recentemente foram elaborados *guidelines* de monitoramento e tratamento de pacientes com COVID-19 baseados nos *guidelines* de sepse da Campanha Sobrevivendo à Sepse (CSS).[7] A CSS recomenda a avaliação da perfusão/fluxo destes pacientes por meio de métodos dinâmicos como tempo de enchimento capilar (normal ≤ 3 s), lactatemia, gradiente venoarterial de $PCO_2$, saturação venosa central de oxigênio ($ScvO_2$). Para pacientes que evoluem com hipotensão, seu alvo terapêutico de normalização pressórico deve ser pressão arterial média (PAM) entre 60-65 mmHg.[7] Para tal, deve-se iniciar a reposição volêmica, preferencialmente, com solução cristaloide (Ringer Lactato). Em pacientes que não respondem a estratégias de ressuscitação com fluidos, a droga vasoativa de escolha deve ser a noradrenalina. Doses crescentes de noradrenalina, notadamente acima de 0,5 mcg/kg/min, podem justificar a associação de uma segunda droga vasoativa, adrenalina ou vasopressina. Pacientes que estejam evoluindo com disfunção miocárdica podem receber inotrópicos (dobutamina). Após estabilização, é necessário buscar um balanço hídrico equilibrado (zero) ou negativo, podendo ser utilizados diuréticos ou ultrafiltração nos casos de oligúria persistente.[7]

## Tratamento Anti-Infeccioso

A despeito de a pneumonia na COVID-19 ser de etiologia viral, um número elevado de pacientes tem recebido antimicrobianos nas casuísticas publicadas até o momento.[3] Segundo as orientações da AMIB, deve-se iniciar, empiricamente, antibioticoterapia nos quadros de pneumonia, levando em conta os fatores de risco individuais que mais se associam para as infecções respiratórias por bactérias multirresistentes, como: isolamento prévio destes, principalmente no trato respiratório (em *swab* de monitoramento de rotina ou de outros focos infecciosos) e/ou hospitalização recente e exposição à antibioticoterapia parenteral, hemodiálise nos últimos 90 dias e ser um paciente oriundo de casa de repouso ou *homecare*.[4]

Nos pacientes que evoluem com pneumonia e que não apresentam fatores de risco para bactérias multirresistentes, a antibioticoterapia empírica deverá ser realizada por 5 a 7 dias, sendo suspensa após 48-72 horas afebril e sem sinais de instabilidade clínica associada à pneumonia. A escolha deverá contar com um betalactâmico associado a um macrolídeo ou da combinação de um betalactâmico a uma fluoroquinolona respiratória por via endovenosa. Dentre os antibióticos que podem ser utilizados encontram-se ceftriaxona, ceftarolina, azitromicina, claritromicina, levofloxacina, moxifloxacina.[4]

Nos casos de pneumonia grave, onde existem fatores de risco para multirresistência, pode-se utilizar piperacilina-tazobactam, cefepime, meropenem ou imipenem. Cobertura para *S. aureus* com vancomicina ou linezolida deve ser baseada no perfil bacteriano local.

Na síndrome respiratória aguda grave é necessária cobertura empírica para *influenza* com oseltamivir (75 mg VO a cada 12 horas durante 5 dias), sendo o melhor momento para iniciar até 2 dias do início dos sintomas ou hospitalização. Contudo, existe benefício ao iniciá-lo em até 4 a 5 dias.[4]

## Tratamento Farmacológico Específico

Desde o início da pandemia, muitos estudos têm buscado identificar uma estratégia terapêutica específica que seja capaz de combater a doença, reduzindo seu período de sintomas ou mesmo inibindo seus desfechos mais graves.[11,12] Contudo, até o momento (junho de 2020) não há medicamento específico para o tratamento da COVID-19. Algumas estratégias têm sido aventadas e, efetivamente, até utilizadas nestes pacientes, sem, contudo, ter um embasamento científico adequado do ponto de vista de medicina baseada em evidências.

### Cloroquina, Hidroxicloroquina e Azitromicina

Tanto a cloroquina quanto a hidroxicloroquina (metabólito que possui menor toxicidade) são agentes antimaláricos que provocam efeitos imunomodulatórios, utilizados no tratamento de doenças autoimunes, como o lúpus eritematoso sistêmico. Os dois medicamentos têm efeito *in vitro* antiviral bem demonstrado contra uma variedade de vírus, porém, estudos prévios em dengue, zika e *chikungunya* não demonstraram efeitos benéficos. Na COVID-19, estudos pequenos sugeriram que tais medicamentos poderiam aumentar o clareamento viral, porém, tais benefícios não foram claramente comprovados em estudos maiores. Alguns estudos com falhas metodológicas importantes sugeriram que sua associação ao macrolídeo azitromicina poderia potencializar seu efeito imunomodulatório, visto que este antimicrobiano também apresenta esta atividade. Contudo, efeitos benéficos não foram comprovados nem para os antimaláricos isolados nem associados à azitromicina.[11,12] Adicionalmente, tais medicamentos podem causar efeitos colaterais significativos como alterações neurológicas, gastrointestinais e, principalmente, arritmias cardíacas como síndrome do QT longo e arritmias ventriculares. O risco de arritmia pode ser potencializado quando da associação à azitromicina. No momento, não há indicação de se utilizar cloroquina, hidroxicloroquina ou azitromicina em nenhum cenário de pacientes com COVID-19.

## Remdesivir

O remdesivir é um análogo da adenosina que se incorpora nas cadeias virais de RNA resultando no término prematuro de sua cópia. Esse antiviral demonstrou eficácia com inibição de SARS-CoV-2, MERS-CoV e SARS-CoV em estudos *in vitro* e em animais. Um estudo prospectivo randomizado de grande porte publicado em seus resultados preliminares sugeriu que o remdesivir pode reduzir o tempo para cura clínica de pacientes hospitalizados com COVID-19 e com tendência (não significante) a reduzir a mortalidade destes pacientes.[13] Contudo, tal medicamento ainda não está disponível para uso na assistência no Brasil. No futuro, se tal benefício for confirmado, pode vir a ser uma opção terapêutica para COVID-19.

## Lopinavir-Ritonavir

A combinação lopinavir/ritonavir é utilizada há algum tempo para tratar pacientes com HIV. Estudos prévios demonstraram atividade antiviral contra SARS, e alguns pequenos estudos clínicos neste cenário demonstraram tempo mais rápido para cura clínica nos pacientes que receberam esta combinação.[11] Contudo, os estudos em COVID-19 não conseguiram demonstrar benefício claro destes medicamentos, inclusive em ensaios prospectivos randomizados.[12] Assim, seu papel no tratamento de COVID-19 parece ser bem limitado, na atual circunstância.

## Anticoagulação

Na COVID-19 ocorre um intenso processo inflamatório associado a um estado de hipercoagulabilidade e isquemia ocasionados por hipóxia. Essa resposta inflamatória exacerbada gera aumento de citocinas inflamatórias (como interleucinas 1 e 6, fator de necrose tumoral e interferon alfa), o que ocasiona uma "tempestade de citocinas" além de uma lesão endotelial, gerando estado pró-trombótico, resultando em uma coagulopatia com tendência a fenômenos trombóticos venosos e arteriais. Neste sentido, parece indicado utilizar anticoagulação profilática em todos os pacientes internados com COVID-19, na forma de heparina não fracionada ou heparina de baixo peso molecular. Adicionalmente, pacientes internados com COVID-19 devem ter elevado índice de suspeição clínica para complicações trombóticas, com utilização de Doppler venoso de membros inferiores ou tomografia computadorizada de tórax para identificar rapidamente estas complicações.[14] Pacientes com complicações tromboembólicas devem receber terapia anticoagulante plena, seguindo os parâmetros habituais. É importante ressaltar que o uso de anticoagulantes, principalmente nos pacientes mais graves, pode levar a complicações hemorrágicas severas, portanto, deve-se sempre levar em conta o risco e o benefício, além da individualização do tratamento.

## Corticosteroides

Como mencionado anteriormente, tais pacientes podem evoluir com tempestade de citocinas e ativação macrofágica, gerando um componente inflamatório importante que pode ser modulado pelos corticosteroides.[11,12] Estudos prévios em outras síndromes virais agudas semelhantes sugerem que o uso de corticosteroides pode aumentar o tempo de liberação viral, o que poderia aumentar o intervalo de contágio da doença. Assim, não existe indicação para o uso destes medicamentos fora do contexto de pesquisa clínica. As diretrizes da *Surviving Sepsis Campaign*, por exemplo, sugerem que os corticosteroides devem ser evitados em COVID-19, a menos que indicados por outros motivos como doença pulmonar crônica, insuficiência suprarrenal ou choque séptico refratário.

## Tocilizumabe (Antirreceptor de IL-6)

De forma similar ao corticosteroide, medicamentos que bloqueiem citocinas inflamatórias, como a interleucina-6 (IL-6), têm sido discutidos como possivelmente benéficos no contexto de COVID-19. Um exemplo é o tocilizumabe, um anticorpo monoclonal antirreceptor de IL-6 usado em doenças reumatológicas.[11] Estudos em COVID-19 com séries de casos demonstraram que esta droga pode reduzir a resposta inflamatória associada à doença. Contudo, um efeito colateral claramente descrito é o de imunossupressão, aumentando o risco de infecções oportunistas. Assim, não há evidências suficientes que embasem seu uso de rotina.

## Plasma de Convalescentes e Imunoglobulina Hiperimune

Estudos realizados no contexto de vírus respiratórios semelhantes sugeriram efeitos benéficos de tratamentos com imunoglobulina ou plasma de convalescentes, que têm por objetivo estimular a resposta imune do hospedeiro por meio da transferência de anticorpos em altos títulos.[12] Na COVID-19, séries de casos com ambas as terapias demonstram redução da resposta inflamatória dos pacientes. Contudo, faltam estudos bem desenhados que demonstrem benefícios claros destas medicações. Como principais efeitos colaterais, é possível que estejam também associadas a aumento do risco de infecções, porém, o possível mecanismo precisa ser mais bem identificado.

## CONCLUSÕES

Em virtude de ser uma doença nova, com pouco entendimento fisiopatológico e terapêutico, não existem intervenções que claramente tenham sido associadas à redução da mortalidade ou da duração dos sintomas em pacientes com COVID-19. Assim, a melhor terapêutica permanece sendo o suporte e o monitoramento adequado para prevenção de complicações. Desta forma, poderemos reduzir a morbimortalidade desta condição tão frequente nos dias atuais.

## REFERÊNCIAS BIBLIOGRÁFICAS

1. Zhu N, Zhang D, Wang W, et al. A novel coronavirus from patients with pneumonia in China, 2019. N Engl J Med. 2020.
2. Huang C, Wang Y, Li X, et al. Clinical features of patients infected with 2019 novel coronavirus in Wuhan, China. Lancet. 2020;395:497-506.
3. Chen N, Zhou M, Dong X, et al. Epidemiological and clinical characteristics of 99 cases of 2019 novel coronavirus pneumonia in Wuhan, China: a descriptive study. Lancet. 2020;395:507-13.

4. Associação de Medicina Intensiva Brasileira. Recomendações da Associação de Medicina Intensiva Brasileira para a abordagem do COVID-19 em medicina intensiva.
5. Ministério da Saúde, Brasil. Secretaria de Atenção Especializada à Saúde. Departamento de Atenção Hospitalar, Domiciliar e de Urgência. Protocolo de tratamento do novo Coronavírus (2019-nCov). Brasília: Ministério da Saúde; 2020.
6. Mendes JJ, Mergulhão P, Froes et al. Recomendações da Sociedade Portuguesa de Cuidados Intensivos e Grupo de Infeção e Sépsis para a abordagem do COVID-19 em medicina intensiva. RBTI 2020;32(1):2-10.
7. Alhazzani W, Møller MH, Arabi YM, et al. Surviving Sepsis Campaign: guidelines on the management of critically ill adults with coronavirus disease 2019 (COVID-19). Intensive Care Med. 2020;1-34.
8. Guerin C, Reignier J, Richar JC. et al. Prone positioning in severe acute respiratory distress syndrome. N Engl J Med. 2013;368(23):2159-68.
9. Sartini C, Tresoldi M, Scarpellini P, et al. Respiratory Parameters in Patients with COVID-19 after Using Noninvasive Ventilation in the Prone Position Outside the Intensive Care Unit. JAMA. 2020:e207861.
10. Elharrar X, Trigui Y, Dols AM, et al. Use of Prone Positioning in Nonintubated Patients with COVID-19 and Hypoxemic Acute Respiratory Failure. JAMA. 2020:e208255.
11. Falavigna M, Colpani V, Stein C, et al. Diretrizes para o Tratamento Farmacológico da COVID-19. Consenso da Associação de Medicina Intensiva Brasileira, da Sociedade Brasileira de Infectologia e da Sociedade Brasileira de Pneumologia e Tisiologia. RBTI 2020; epub ahead of print.
12. Sanders JM, Monogue ML, Jodlowski TZ, Cutrell JB. Pharmacologic treatments for coronavirus disease 2019 (COVID-19): A review. JAMA. 2020 Apr 13.
13. Beigel JH, Tomashek KM, Dodd LE, et al. Remdesivir for the Treatment of Covid-19 - Preliminary Report. N Engl J Med. 2020 May 22.
14. Levi M, Thachil J, Iba T et al. Coagulation abnormalities and thrombosis in patients with COVID-19. Lancet Haematol. 2020 May 11:S2352-3026(20)30145-9.

# COVID-19 E CUIDADOS INTENSIVOS (CTI)

Ciro Leite Mendes
Luciana Holmes
Paulo César Gottardo

## INTRODUÇÃO

A infecção pelo vírus SARS-CoV-2 e sua disseminação descontrolada têm afetado de forma muito prejudicial os sistemas de saúde de grande parte dos países acometidos pela pandemia. Os setores de atendimento aos pacientes críticos são particularmente prejudicados em decorrência da demanda exorbitante provocada pela alta transmissibilidade e da frequência com que essa doença evolui para formas mais graves. Além disso, agregam-se ao problema a complexidade das apresentações clínicas, a exigência desses pacientes por atendimento especializado, o número relativamente pequeno de profissionais habilitados a tratá-los (tornado ainda menor pela alta taxa de contágio entre as equipes de saúde), falta de infraestrutura, de equipamentos (inclusive os de proteção individual, como máscaras N95, aventais etc.) e, no caso específico de países como o Brasil, sistemas já previamente deficitários de saúde pública.

Frente a esse cenário, torna-se fundamental que organizações de saúde e hospitais formem equipes de gerenciamento de crise para alocar recursos, designar unidades e equipes exclusivas para o cuidado aos pacientes críticos com COVID-19, juntamente com escalas de ampliação e sobreaviso para formação de times de vias aéreas, transporte e cobertura aos profissionais que venham a se tornar suspeitos ou desenvolvam a doença. Além disso, é imprescindível estabelecer protocolos de prevenção de contágio, dimensionamento, racionalização e treinamento para o uso de equipamentos de proteção individual (EPIs), fluxos de transporte inter e intra-hospitalar, assim como estratégias bem definidas para testar os profissionais de saúde de forma sistemática e periódica.[1]

Por outro lado, apesar da pesquisa em ritmo frenético que vem sendo feita e publicada desde o surgimento dessa pandemia, nenhuma droga mostrou-se comprovadamente eficaz para mudar o curso da doença, nem diminuir o tempo de internação ou a mortalidade. Dessa forma, o destino dos pacientes críticos vítimas da COVID-19 é definido pelos cuidados a eles oferecidos nas UTIs. Em consequência, todos os esforços têm que ser direcionados para garantir que uma assistência adequada continue a ser ofertada nas unidades de terapia intensiva, o que depende, acima de tudo, que os sistemas de saúde operem o mais eficientemente possível e assegurem a infraestrutura e os recursos humanos especializados necessários.

## APRESENTAÇÃO

Os casos graves de COVID-19 geralmente se manifestam, em média, uma semana após o início dos sintomas, sendo a dispneia o sintoma mais comum de gravidade, acompanhada, com frequência, por hipoxemia.[2,3] Uma das características mais marcantes da doença é a rápida evolução para Síndrome do Desconforto Respiratório Agudo (SDRA) e insuficiência respiratória, uma vez iniciada a dispneia. Em alguns pacientes podem ocorrer hipoxemia e insuficiência respiratória sem dispneia.[4] Além disso, eventualmente, podem surgir disfunções de diversos órgãos e sistemas, como alterações neurológicas centrais e periféricas, lesões renal, hepática e cardíaca, fenômenos tromboembólicos, rabdomiólise, distúrbios de coagulação e choque circulatório. Alguns pacientes podem apresentar-se com alterações compatíveis com liberação acentuada de citocinas, como febre alta, linfopenia, hiperferritinemia e elevação de outros marcadores de inflamação.[5]

Em adultos, a doença é definida como grave quando houver dispneia, frequência respiratória maior ou igual a 30 ipm, saturação de oxigênio no sangue arterial menor ou igual a 93%, relação $PaO_2/FiO_2$ inferior a 300 mmHg ou infiltrados acometendo mais de 50% dos campos pulmonares 24 a 48 horas após o início dos sintomas. Os pacientes críticos correspondem a 5% daqueles acometidos pela doença, enquanto os gravemente enfermos chegam a 14% dos pacientes com COVID-19.[6]

A análise de uma série de 179 pacientes de Wuhan,[7] China, hospitalizados por COVID-19, evidenciou que a maioria era de homens (54,2%) com uma idade média de 57,6 anos. Vinte e um deles (11,7%) pioraram em um curto período de tempo e morreram de falência de múltiplos órgãos, principalmente insuficiências respiratória e cardíaca. A duração média da internação até a morte foi de 13,7 dias.

Outro estudo, também de Wuhan, em que os autores compararam as características de 113 pacientes que morreram com 161 que se recuperaram, mostrou que os não sobreviventes eram homens em média 17 anos mais velhos e tinham mais comorbidades, como hipertensão arterial sistêmica (HAS), diabetes melito (DM), doença cardiovascular ou doença pulmonar obstrutiva crônica (DPOC).[8] Esses dados são compatíveis com os achados de outras séries publicadas posteriormente, e que demonstraram maior risco de morte relacionado com a idade avançada, doenças cardiovasculares, DM, doenças respiratórias crônicas, HAS e câncer.[6,9] Além desses, obesidade e tabagismo parecem ser também relacionados com pior desfecho.[2,10] Apesar disso, pessoas saudáveis de qualquer idade podem evoluir para a forma crítica da doença.[11]

A incidência de doença crítica com indicação de UTI varia de acordo com a série e o país. Na Itália, por exemplo, até 12% dos pacientes acometidos por COVID-19 terminaram por ser internados em UTI.[12,13] Esse percentual depende da população envolvida e da gravidade da doença, bem como da estrutura do sistema de saúde e da disponibilidade de leitos de UTI.

A mortalidade dos pacientes internados em UTI é alta, mas varia segundo a série analisada. Na China, um grande estudo evidenciou mortalidade de 49% entre os pacientes gravemente enfermos.[6] Naqueles submetidos à ventilação pulmonar artificial, nesse mesmo país, outro pequeno estudo registrou mortalidade de 97%,[14] assim como em Nova Iorque, em que houve registro de 88% de mortalidade nesse mesmo contexto.[15] Nessa mesma grande série chinesa,[6] a morte desses pacientes decorreu de insuficiência respiratória em 53% das vezes, resultou de choque circulatório (presumivelmente por miocardite fulminante) em 7%, enquanto 33% morreram de ambas as condições e 7% faleceram de causas não esclarecidas.

## INDICAÇÃO DE INTERNAÇÃO E AVALIAÇÃO INICIAL NA UTI

De uma maneira geral, as indicações de internação em UTI para pacientes acometidos por COVID-19 não diferem das que são usadas em outros cenários, e deve refletir a prática usual, em que o julgamento do intensivista é primordial na decisão, assim como a interação com o paciente, seu(s) médico(s) assistente(s) e os familiares (Quadro 26-1).[1]

Os pacientes internados em ambiente hospitalar devem ser sistematicamente avaliados quanto à sua gravidade e progressão. Escores como o NEWS ou sua versão mais atualizada, o NEWS2,[16] que são pontuações de alerta precoce originalmente desenvolvidas para melhorar a detecção e resposta à deterioração clínica de pacientes com doença aguda foram também adaptados para nortear o monitoramento e alerta aos pacientes com COVID-19 (Quadro 26-2).[17] Um escore acima de 7 exige avaliação de emergência por equipe clínica ou de terapia intensiva e a transferência para setor com nível mais especializado de atendimento (geralmente a UTI).

**Quadro 26-1.** Critérios de Indicação para Internação de Pacientes com COVID-19 em UTI (1 ou mais dos Achados)

- Insuficiência respiratória aguda com necessidade de suporte de ventilação mecânica
- Insuficiência respiratória aguda com necessidade de aporte de $O_2$ quando:
  - $FiO_2 > 50\%$ para manter $SaO_2 > 94\%$
  - $PaCO_2 \geq 55$ mmHg e pH $\leq 7,3$
- Sepse/choque séptico e infecção pulmonar pela COVID-19
- Instabilidade hemodinâmica ou choque: hipotensão arterial (PAS < 90 mmHg ou PAM < 65 mmHg) ou sinais de má perfusão orgânica ou periférica (alteração da consciência, oligúria, hiperlactatemia persistente, entre outros)
- NEWS modificado $\geq 7$ ou $> 5$, conforme avaliação médica
- Necessidade de vasopressores
- Disfunção ou falência orgânica em qualquer outro sistema além do pulmonar
- qSOFA $\geq 2$ ou qSOFA $> 1$ com $SaO_2 < 92\%$
- Ausência de quaisquer desses fatores: sempre discutir o caso, individualmente, com coordenação médica da UTI

**Quadro 26-2.** Sistema de Avaliação do *National Early Warning Escore* (NEWS) para COVID-19

| | 3 | 2 | 1 | 0 | 1 | 2 | 3 |
|---|---|---|---|---|---|---|---|
| **Idade** | | | | < 65 anos | | | ≥ 65 anos |
| **FR (irpm)** | ≤ 8 | | 9-11 | 12-20 | | 21, 24 | ≥ 25 |
| **$SaO_2$** | ≤ 91 | 92-93 | 94-95 | ≥ 96 | | | |
| **Ar/$O_2$** | | Uso de $O_2$ | | Ar ambiente | | | |
| **FC (bpm)** | ≤ 40 | | 41-50 | 51-90 | 91-110 | 111-130 | ≥ 131 |
| **PAS (mmHg)** | < 90 | 91-100 | 101-110 | 111-219 | | | ≥ 220 |
| **Consciência** | | | | Alerta | | | CVUP |
| **Temperatura (°C)** | < 35 | | 35,1-36 | 36,1-38 | 38,1-39 | ≥ 39,1 | |

CVUP – V: paciente responde a chamados verbais; P: paciente responde a estímulos dolorosos, U: paciente completamente inconsciente; C: novo quadro confusional.

Outro escore potencialmente útil, desenvolvido para prever mortalidade em pacientes com pneumonias virais, é o MuLBSTA *Escore* (Quadro 26-3),[18] apesar de ainda não ter sido validado para pacientes vítimas de COVID-19. Uma contagem acima de 12 pontos identifica os pacientes com maior risco de morte com sensibilidade de 0,776 e especificidade de 0,778.[18]

Uma vez admitido na UTI, o paciente deve ter seus sinais vitais checados e especial atenção deve ser dada à detecção de indícios de comprometimento respiratório (frequência respiratória acima de 22 irpm e/ou hipoxemia, representada por $SatO_2$ arterial inferior a 92%), que devem ser interpretados como sinais de alerta pela equipe.

À admissão, também se recomenda o cálculo do escore de gravidade simplificado para identificar os pacientes mais inclinados a evoluir para formas mais graves ou mesmo óbito.[19] Quanto maior a pontuação do escore, maior o risco de morte. Assim, um valor de 1 ponto nesse escore corresponde a uma mortalidade associada de 5,7%; 2 pontos representam um risco de óbito de 19%; e 3 pontos preveem chance de morte de 40%. Concomitantemente, deve ser realizada a coleta de exames, que envolve aqueles necessários à estratificação de risco, e também os específicos às diferentes comorbidades existentes ou que se desenvolvam (Quadro 26-4).

**Quadro 26-3.** Escore de Gravidade MuLBSTA: Calcular na Admissão do Paciente[18]

| Achado | Pontuação |
|---|---|
| Infiltrado | 5 pontos |
| Linfócitos < 0,8 × 19/L | 4 pontos |
| Infecção bacteriana concomitante | 4 pontos |
| Tabagismo em atividade (agudo) | 3 pontos |
| Tabagista | 2 pontos |
| HAS | 2 pontos |
| Idade > 60 anos | 2 pontos |

**Quadro 26-4.** Exames Laboratoriais a Serem Solicitados na Admissão à UTI

| | | |
|---|---|---|
| Hemograma | Ferritina | DHL |
| Proteína C Reativa | Creatinofosquinase (CPK) | ALT e AST |
| D-Dímero | Troponina | CKMB |
| Sódio | Potássio | Magnésio |
| Cálcio | Proteínas totais e frações | Gasometria arterial |
| Sorologias* | Hemoculturas (2 amostras) | Outras culturas? |
| Gama-GT | Fosfatase alcalina | Coagulograma (com fibrinogênio) |
| Creatinina | Ureia | Bilirrubina total e frações |

Em casos graves, solicitar também triglicerídeos séricos para avaliar possibilidade de linfo-histiocitose hemofagocítica secundária.

* Sorologias virais (atentar para possibilidade de falso-positivos para dengue) e, se possível, dosagem de anti-HIV (maior gravidade associada), além de sorologias para hepatite (maior gravidade em pacientes com disfunção hepática, que pode ser deteriorada pela própria COVID-19 ou drogas associadas).

Eletrocardiograma e tomografia de tórax (TC) devem ser solicitados para todos os pacientes antes mesmo da admissão na UTI, a fim de evitar riscos de contágio por novo transporte. Adicionalmente, sempre que disponível, deve ser realizado o exame ultrassonográfico do coração pelo médico da UTI (considerar exame por ecocardiografista, caso necessário). O ultrassom pulmonar e diafragmático deve ser feito em todos os pacientes admitidos na UTI, tão logo possível, para avaliar a evolução da aeração pulmonar e rastrear possíveis problemas associados.

Casos graves de COVID-19 podem cursar com liberação excessiva e descontrolada de citocinas associada à imunossupressão, e evoluir com quadro de *linfo-histiocitose hematofagocítica secundária*, o que determina maior gravidade e aumento da chance de morte. Portanto, para o rastreio desses quadros, devem-se solicitar os exames necessários ao cálculo do HScore:[20] uma pontuação acima de 169 tem sensibilidade de 93% e uma especificidade de 86% para diagnóstico da condição (Quadro 26-5). Os exames referentes ao escore devem ser repetidos em casos de deterioração clínica.[20] Além disso, os pacientes que cursam com rabdomiólise apresentaram piores desfechos, e isso exige a dosagem sérica de creatinofosfoquinase (CPK) em todos os pacientes, à admissão e caso apresentem deterioração, posteriormente.[21,22] Os casos mais graves e aqueles que necessitem de internação em UTI exigem outros exames laboratoriais associados a maior risco de mortalidade: troponina, mioglobina, proteína C reativa e, se possível, interleucina-6.[23,24]

A rotina laboratorial deve ser individualizada. Contudo, alguns exames devem ser realizados diariamente até a estabilização do quadro, como hemograma, CPK e painel metabólico (de acordo com as alterações clínicas associadas, deve-se manter avaliação diária da função renal e hepática). Além disso, enquanto na UTI e até que o paciente não se torne estável, os exames referentes ao cálculo do SOFA (Quadro 26-6) devem ser solicitados diariamente (bilirrubina total e frações, creatinina e gasometria arterial).[25] Adicionalmente, nos pacientes que utilizem medicações que aumentem o risco de prolongamento do intervalo QT (como a hidroxicloroquina, por exemplo) deve ser realizado eletrocardiograma diário para avaliação do intervalo QT corrigido.

Como já sublinhado anteriormente, a TC deve ser realizada, de preferência, antes da admissão na UTI, para evitar novo transporte e consequente risco de contágio da equipe. Também é importante calcular e registrar o escore tomográfico (Quadro 26-7).[26]

Apesar de ser o exame padrão-ouro de imagem nesse contexto, é recomendável prescindir da TC, sempre que possível, em decorrência do risco, relacionado ao transporte, à segurança do paciente (geralmente muito grave) e de contágio da equipe de saúde. Além disso, a ultrassonografia pulmonar e diafragmática (US) tem-se mostrado um substituto extremamente eficiente, tanto para o diagnóstico de complicações quanto para o monitoramento desses pacientes (Quadros 26-8 e 26-9).[27] A avaliação diária dos escores de aeração e reaeração pulmonar fornecem informações valiosas relacionadas com a evolução da doença e resposta às medidas terapêuticas, inclusive em pacientes submetidos à posição prona.[28,29] A US também deverá ser usada como método de imagem preferencial para monitoração do processo de descontinuação da ventilação pulmonar artificial e da extubação, tendo como meta a manutenção de um escore inferior a 17 (preferencialmente, menor que 14). Outros parâmetros a serem utilizados são a variação do espessamento diafragmático, que deverá ser superior a 30%, associado a uma amplitude diafragmática superior a 1,1 cm. A presença de uma lâmina de derrame pleural maior que 5 cm deverá indicar a drenagem do líquido previamente à extubação. Além disso, recomenda-se, quando possível, perseguir a negativação do balanço hídrico durante 24 a 48 horas, de tal

**Quadro 26-5.** Variáveis para Cálculo do HScore para Rastreamento de Linfo-Histiocitose Hemofagocítica Secundária

| Parâmetro | Valores | Número de pontos |
|---|---|---|
| Temperatura | < 38,4 ºC | 0 |
| | 38,4-39,4 ºC | 33 |
| | > 39,4 ºC | 49 |
| Visceromegalia | Ausente | 0 |
| | Hepatomegalia ou esplenomegalia | 23 |
| | Hepatomegalia e esplenomegalia | 38 |
| Citopenias<br>Hb < 9,2 g/dL<br>Leu < 5.000/mm³<br>PLT < 110.000/mm³ | 1 linhagem | 0 |
| | 2 linhagens | 24 |
| | 3 linhagens | 34 |
| Triglicerídeos (mmol/L) | < 1,5 | 0 |
| | 1,5-4 | 44 |
| | > 4 | 64 |
| Fibrinogênio (d/dL) | > 2,5 | 0 |
| | ≤ 2,5 | 30 |
| Ferritina (ng/mL) | < 2.000 | 0 |
| | 2.000-6.000 | 35 |
| | > 6.000 | 50 |
| ALT *(Aspartato Aminotranferase Sérica)* | < 30 IU/L | 0 |
| | ≥ 30 IU/L | 19 |
| Aspirado de medula óssea: hematofagocitose | Não | 0 |
| | Sim | 35 |
| Imunossupressão conhecida | Não | 0 |
| | Sim | 18 |

Adaptado de Fardet L, *et al.* 2014.[20]

**Quadro 26-6.** Variáveis para Cálculo do Escore SOFA

| | Pontuação | | | | |
|---|---|---|---|---|---|
| | 0 | 2 | 2 | 3 | 4 |
| Respiratória ($PaO_2/FiO_2$) | > 400 | 301-400 | 201-300 | 101-200 | < 100 |
| Hematológica (Plaquetas) ($\times 10^3/mm^3$) | > 150 | 101-150 | 51-100 | 21-50 | ≤ 20 |
| Hepática (Bilirrubina mg/dL) | < 1,2 | 1,2-1,9 | 2-5,9 | 6-11,9 | ≥ 12 |
| Cardiovascular (dose das drogas em mcg/kg/min) | Sem hipotensão | PAM < 70 mmHg | Dopamina < 5 ou Dobutamina (qualquer dose) | Dopamina > 5; ou Epinefrina ≤ 0,1; ou Norepinefrina ≤ 0,1 | Dopamina > 15; ou Epinefrina > 0,1; ou Norepinefrina > 0,1 |
| Neurológica (Escala de Coma de Glasgow) | 15 | 13-14 | 10-12 | 6-9 | < 6 |
| Renal (Creatinina mg/dL ou débito urinário) | < 1,2 | 1,2-1,9 | 2-3,4 | 3,5-4,9 < 500 mL/dia | > 5 < 200 mL/dia |

Adaptado de Vincent JL, et al. 1996.[25]

**Quadro 26-7.** Correlação entre os Estágios da Doença e Achados à TC

| Estágio | Descrição de achado tomográfico |
|---|---|
| 1. Estágio ultraprecoce | • Associado à ausência de alterações clínicas ou laboratoriais<br>• Imagem em "vidro fosco" (única ou difusa), com linfonodomegalias cercadas de opacidades circulares<br>• Consolidações com broncogramas aéreos podem estar presentes |
| 2. Estágio precoce | • 1 a 3 dias de evolução dos sintomas<br>• Exsudato intra-alveolar e edema intersticial (resultantes da dilatação e hiperemia da membrana alveolocapilar) |
| 3. Estágio de rápida progressão | • 3 a 7 dias do início dos sintomas<br>• Rápida progressão das alterações, com aumento do edema intersticial, consolidações e broncogramas aéreos |
| 4. Estágio de consolidação das lesões | • Resultante da deposição de fibrina (lúmen alveolar e interstício) |
| 5. Consolidação em evolução | • Espessamento septal interlobular e densidades em faixas difusas |

Adaptada de Pan F, et al. 2020.[26]

**Quadro 26-8.** Achados Característicos da US em Pacientes com COVID-19

- Linha pleural irregular e espessada
- Linhas B com padrão de localização variável (focal, múltiplas ou confluentes)
- Consolidação com padrão variável (múltiplas e pequenas, envolvendo um ou mais lobos pulmonares, ocasionalmente com broncogramas aéreos)
- Aparecimento de linhas A durante processo de melhora
- Derrame pleural tem-se mostrado incomum nesses pacientes

Adaptada de Peng Q-Y, Wang X-T, Zhang L-N. 2020.[27]

**Quadro 26-9.** Comparação entre os Achados Tomográficos e Ultrassonográficos na COVID-19[27]

| TC | US |
| --- | --- |
| Pleura espessada | Linha pleural espessada |
| Imagem em "vidro fosco" | Linhas B (multifocais, múltiplas ou confluentes) |
| Imagem de infiltração | Linhas B confluentes |
| Consolidação subpleural | Microconsolidação |
| Consolidação translobar | Consolidações translobares e não translobares |
| Derrame pleural é raro | Derrame pleural é raro |
| Mais de dois lobos afetados | Distribuição multilobar das anormalidades |
| Imagens de TC negativas ou atípicas no estágio super-precoce. Depois, imagens em "vidro fosco" ou dispersas com a progressão da doença e, posteriormente, consolidações pulmonares | As linhas B focais são a principal característica no estágio inicial e na infecção leve; a síndrome intersticial alveolar é a principal característica no estágio progressivo e em pacientes críticos; linhas A podem ser encontradas na convalescença; espessamento da linha pleural com linhas B distribuídas de forma heterogênea pode ser observado em pacientes com fibrose pulmonar |

forma que proporcione o desaparecimento das linhas B na região anterior do tórax, antes de se iniciar o processo de extubação. O ecocardiograma transtorácico deve ser realizado de modo rotineiro, sobretudo em casos de alteração hemodinâmica e respiratória, à busca de sinais de sobrecarga de câmaras direitas e com meta de obtenção de um débito cardíaco adequado ao quadro do paciente.

## CURSO DA DOENÇA E COMPLICAÇÕES NA UTI

A evolução na UTI, de boa parte desses pacientes, é arrastada, com um tempo médio de permanência sob ventilação artificial em torno de 2 semanas ou mais.[12] Apesar da apresentação dominante responsável pela internação nas UTI ser a SDRA, uma proporção expressiva dos pacientes desenvolve complicações em outros órgãos e sistemas, como lesão renal aguda (LRA) em 29% (metade delas com necessidade de terapia renal substitutiva), disfunção hepática (29%) e lesão cardíaca (23%).[30]

# INSUFICIÊNCIA RESPIRATÓRIA E SÍNDROME DO DESCONFORTO RESPIRATÓRIO AGUDO (SDRA)

Como já ressaltado, a principal disfunção responsável por internações de pacientes com COVID-19 nas UTI é a respiratória. Inicialmente, deve-se administrar oxigenoterapia suplementar para manter uma $SatO_2$ arterial maior que 94%.[31] Apesar da falta de evidências científicas referentes à ventilação pulmonar artificial no contexto da COVID-19, as diretrizes da *Surviving Sepsis Campaign* recomendam que sejam usadas estratégias semelhantes àquelas usadas para SDRA de outras etiologias, ou seja, baixos volumes correntes (Vt) (4-8 mL/kg de peso corporal predito), pressões de platô (Pplat) menores que 30 $cmH_2O$, pressões expiratórias finais positivas (PEEP) mais elevadas e posicionamento em prona, caso necessário.[32]

No entanto, o que se tem percebido é que os fenótipos da manifestação respiratória da COVID-19 não são homogêneos. Em uma série de 25 pacientes com SDRA associada à COVID-19, 64% foram considerados altamente recrutáveis e apenas 36% como pouco recrutáveis no dia da intubação, com base na razão R/I [relação entre a complacência estática ($C_{RS}$) do pulmão recrutado e a $C_{RS}$ do pulmão não recrutado].[33] Gattinoni *et al.*,[34] em uma série de 150 pacientes, detectaram que 50% deles apresentavam-se hipoxêmicos com complacências do sistema respiratório praticamente normais, uma combinação raramente encontrada entre pacientes com SDRA convencional. Esses mesmos autores especulam que as apresentações dependem da interação entre três fatores: 1) a gravidade da infecção, a resposta do hospedeiro, sua reserva fisiológica e a presença de comorbidades; 2) a capacidade de resposta ventilatória do paciente à hipoxemia; 3) o tempo decorrido entre o início da doença e o atendimento hospitalar.

Essa interação determinaria a configuração de um espectro de apresentações dispostas entre dois fenótipos principais: o tipo L (do inglês, *Low*), caracterizado por baixa elastância (alta complacência), baixa relação ventilação-perfusão, baixo peso pulmonar e baixa capacidade de recrutamento; e o tipo H (do inglês, *High*), distinto por alta elastância, alto *shunt* direita/esquerda, alto peso pulmonar e alta recrutabilidade. Os pacientes com o fenótipo tipo L, em virtude da alta complacência, compensariam a hipoxemia (justificada pela incapacidade de ajustar o tônus vascular às condições de hipóxia por meio de vasoconstricção) com aumento do volume-minuto. Esses pacientes se caracterizam por presença de lesões em vidro fosco periféricas, pulmões aerados e de baixo peso. Além disso, esses indivíduos não referem dispneia porque conseguem mobilizar a quantidade de ar de que necessitam. No entanto, esses pacientes são mais suscetíveis à lesão pulmonar autoinfligida (LPAI) em decorrência das altas pressões transpulmonares que geram nesse esforço.

**Os pacientes com o tipo L** podem melhorar ou evoluir com dano pulmonar adicional. Nesse último caso, a LPAI, juntamente ao dano viral, determinam formação de edema, diminuição da aeração, aparecimento de dispneia e conversão ao tipo H, que é um fenótipo mais assemelhado à SDRA convencional, apresentando-se com hipoxemia, infiltrados bilaterais, diminuição da complacência do sistema respiratório, aumento do peso pulmonar e potencial de recrutamento. Essa distinção é importante porque determina a estratégia de ventilação a ser adotada, que é diferente para cada uma dessas apresentações.

Assim é que, os pacientes do tipo L, principalmente se não estiverem dispneicos, respondem bem ao aumento da fração inspiratória de oxigênio ($FiO_2$) e rapidamente melhoram da hipoxemia. Naqueles com dispneia, é importante estimar o esforço inspiratório (por meio da pressão esofágica ou quaisquer dos seus sucedâneos), que, se excessivo, pode determinar LPAI. Nos locais onde houver condições (quartos individuais com isolamento respiratório) podem-se tentar estratégias com ventilação não invasiva (VNI) ou oxigênio nasal de alto fluxo (ONAF), apesar de essas opções não serem unânimes, pois podem estar associadas a altas taxas de falência, além de aumentarem o risco de contágio da equipe de saúde. Além disso, tendo em vista o risco de LPAI, a opção por intubar precocemente esses pacientes parece ser a mais segura. Obviamente, deve pesar nessa decisão, além do quadro clínico, a disponibilidade de recursos, como quartos com isolamento respiratório, equipamentos para fornecer VNI e ONAF e ventiladores pulmonares convencionais na UTI.

Uma vez decidida a intubação, é consenso, em todas as diretrizes, que o operador mais qualificado disponível deva realizar o procedimento. Também se recomenda, imediatamente após a intubação, manter a pressão do manguito do tubo endotraqueal em torno de 25 a 30 mmHg, para tentar garantir uma vedação eficaz e escape de aerossóis. Além disso, os pacientes devem ser profundamente sedados e volumes correntes maiores do que 6 mL/kg (até 9 mL/kg) podem ser tolerados, principalmente na vigência de hipercapnia, já que a complacência pulmonar alta nessas circunstâncias diminui o risco de lesão pulmonar induzida por ventilação (VILI). A PEEP deve ser reduzida para 8 a 10 cmH$_2$O, uma vez que a capacidade de recrutamento nesses pacientes é baixa e o risco de distúrbio hemodinâmico aumenta.[34]

**Os pacientes acometidos do tipo H** devem ser conduzidos da mesma forma que aqueles com SDRA convencional grave, ou seja, PEEP mais elevadas, desde que o estado hemodinâmico permita manobras de recrutamento alveolar, quando indicadas, incluindo posicionamento em pronação e, eventualmente, suporte extracorpóreo, nos centros onde houver disponibilidade.[34]

**A manobra de pronação** merece considerações mais detalhadas. A experiência com essa pandemia nos tem ensinado, como já ressaltado anteriormente nesse texto, que a doença pulmonar desses pacientes não só tem apresentações distintas como também mutáveis com o passar do tempo. Assim é que a maioria das SDRAs associadas à COVID-19 exibe C$_{RS}$ relativamente preservada e podem ser consideradas potencialmente recrutáveis. Além disso, mesmo entre os pacientes considerados, inicialmente, pouco recrutáveis, alguns se tornam altamente recrutáveis 5 dias depois.[33]

As indicações para posição prona nos pacientes com COVID-19 também não diferem do convencional, ou seja, relação PaO$_2$/FiO$_2$ menor que 150 mmHg com FiO$_2$ maior ou igual a 0,6, apesar da PEEP apropriada.

A experiência também tem mostrado que os pulmões dos pacientes com o fenótipo tipo L, apesar de serem conceitualmente considerados como pouco recrutáveis, respondem bem à manobra de pronação.[34] Além disso, alguns achados sugerem que pronar os pacientes, inclusive aqueles em respiração espontânea,[35] não só melhora a oxigenação como também aumenta a recrutabilidade.[36] Outro aspecto a ser sublinhado é o fato de parte desses pacientes também se beneficiar de períodos mais prolongados (além de 16 horas) sob pronação.[37]

Outro importante tópico a ser considerado diz respeito **à descontinuação da ventilação pulmonar artificial e à extubação**, menos pelos critérios utilizados para a tomada de decisão de quando extubar (idênticos àqueles usados nos demais pacientes intubados sem COVID-19) do que pelas precauções contra contágio da equipe assistencial, já que boa parte desses pacientes ainda é portadora de vírus viáveis por ocasião da extubação, que é um procedimento potencialmente gerador de aerossóis.

O teste do vazamento do manguito do tubo endotraqueal só deve ser realizado mediante suspeita de forte risco de edema das vias aéreas (p. ex., balanço hídrico muito positivo) e em quarto com isolamento respiratório (pressão negativa). A opção é administrar corticoide rotineiramente (p. ex., metilprednisolona - 20 mg 4/4 horas, por quatro doses) antes da extubação.[38]

**No momento da extubação**, recomenda-se disponibilizar operador experiente em intubação e procurar reduzir o número de profissionais envolvidos (de preferência, dois indivíduos). Sugere-se cobrir a cabeça do paciente com invólucro plástico ou usar cápsulas de acrílico para diminuir a exposição da equipe. Há quem utilize agentes antitussígenos (como lidocaína IV) pouco antes de intubar e extubar, mas não existem evidências sólidas que atestem essa prática.[38]

Apesar da falta de evidências, acredita-se que as indicações de traqueostomia nos pacientes vítimas de COVID-19 não diferem substancialmente daquelas usadas nos demais enfermos críticos. Apesar disso, a maioria dos intensivistas parece concordar que a indicação de traqueostomia deva ser adiada em decorrência do tempo prolongado de evolução dessa doença, bem como do risco de contágio para a equipe envolvida com esse procedimento, por seu potencial de gerar aerossóis.

## LESÃO CARDÍACA

A lesão cardíaca aguda, definida como elevação significativa das troponinas cardíacas, é a anormalidade cardíaca mais comumente relatada nos pacientes com COVID-19 e ocorre em aproximadamente 8 a 12% desses indivíduos. A lesão miocárdica direta causada por lesão dos miócitos pelos próprios vírus e o efeito da inflamação sistêmica parecem ser os mecanismos mais comuns responsáveis pela lesão cardíaca. Além disso, a COVID-19 pode descompensar doença cardiovascular preexistente, por diversos mecanismos, como o aumento da demanda cardiometabólica associada à infecção sistêmica, que juntamente à hipóxia causada pelo acometimento respiratório pode prejudicar a relação entre demanda e oferta de oxigênio ao miocárdio e levar à lesão miocárdica aguda. Além disso, a inflamação sistêmica e a natureza pró-trombótica da doença podem precipitar ruptura da placa aterosclerótica e infarto agudo do miocárdio. Adicionalmente, drogas e distúrbios eletrolíticos diversos podem predispor a arritmias cardíacas.[39]

## TROMBOEMBOLISMO VENOSO

Evidências se acumulam de que a COVID-19 é associada a dano endotelial difuso (tanto por invasão direta dos vírus às células endoteliais como pela resposta inflamatória exacerbada frequentemente associada à doença) e um estado de hipercoagulabilidade que predisporia os pacientes acometidos por essa doença a risco aumentado de fenômenos tromboembólicos, notadamente tromboembolismo venoso (TV), manifestado por trombose venosa central e embolia pulmonar, com incidências que variam de 25 a 58%.[40-43] Além da incidência de TV, estudos de autópsia publicados e comunicações verbais relatam achados de trombose microvascular e embolia pulmonar na autópsia desses pacientes.[44] Essa trombose microvascular é identificada em meio a alterações inflamatórias marcantes, incluindo infiltrados de células mononucleares, células infectadas por vírus e dano alveolar difuso.[45,46]

Em decorrência desses achados, parece prudente recomendar uso de profilaxia antitrombótica para todos os pacientes críticos, desde que não haja contraindicação. Ao mesmo tempo, surgem relatos anedóticos de uso de doses mais altas de heparina de baixo peso molecular para profilaxia de TV e mesmo de anticoagulação plena nos pacientes com dosagens de D-Dímero elevadas, apesar da completa falta de evidências para tais indicações. É importante lembrar que os pacientes com COVID-19 têm predisposição aumentada para desenvolver fenômenos hemorrágicos e o uso liberal de anticoagulantes, sem uma avaliação criteriosa, pode ser deletério. Dessa forma, a recomendação mais apropriada é individualizar o tratamento e indicar a anticoagulação plena nas situações em que é tradicionalmente utilizada, como por exemplo, na TV documentada ou presumida e quando ocorre formação de coágulos em dispositivos intravasculares.[47]

## CHOQUE CIRCULATÓRIO

A incidência de choque circulatório varia nas diversas séries, mas admite-se que acometa 25 a 30% dos pacientes de UTI.[2,30] A análise de uma série de pacientes chineses, de dois centros hospitalares, sugere que choque foi a causa de morte em 40% dos pacientes, provavelmente em decorrência de miocardite.[14]

Não existem evidências diretas para nortear o tratamento do choque circulatório associado à COVID-19 e as recomendações existentes são derivadas do conhecimento relacionado com o tratamento dos choques em outras condições.

De maneira geral, recomenda-se ressuscitação precoce com oferta criteriosa e conservadora de fluidos (preferencialmente salina), noradrenalina como droga vasoativa de primeira escolha e associação à vasopressina ou adrenalina, caso necessário, para atingir uma PAM de 60 a 65 mmHg. Nos casos com disfunção cardíaca, recomenda-se associar dobutamina ou aumentar a dose de noradrenalina.[32]

## LESÃO RENAL AGUDA

A incidência de LRA entre pacientes infectados (incluindo aqueles com e sem doença crítica) foi de aproximadamente 5% em uma série prospectiva de 701 pacientes chineses com COVID-19. Uma parte deles (13%) tinha doença renal preexistente, 44% apresentavam proteinúria e 27% apresentavam hematúria. A presença de LRA, hematúria ou proteinúria e doença renal preexistente foi associada, independentemente, a maior risco de morte.[48]

A volemia dos pacientes vítimas de COVID-19 com suspeita de LRA deve ser sistematicamente avaliada e, naqueles com hipovolemia, oferta de fluidos deve ser feita de forma criteriosa, para evitar sobrecarga hídrica e agravamento da insuficiência respiratória.

As indicações de terapia de substituição renal no paciente com COVID-19 não diferem daquelas usadas nos demais pacientes críticos e a terapia de substituição renal contínua (TRC) permanece como a primeira opção. Entretanto, algumas adaptações na logística e na metodologia do tratamento dialítico podem ser necessárias, como agrupar os pacientes com necessidade de diálise em um mesmo setor da UTI, com o intuito de aprimorar a utilização de recursos, particularmente os humanos; adaptar duração das sessões e tipos de soluções dialíticas conforme disponibilidade de equipamentos e insumos no serviço. Eventualmente, quando a indisponibilidade de recursos for extrema, pode-se optar por diálise peritoneal, tendo em mente as limitações e complicações desse método.[49]

## OUTROS TRATAMENTOS

Como já ressaltado anteriormente e até o momento em que se escreve este texto, não há evidências sólidas que apontem benefício com quaisquer dos tratamentos farmacológicos atualmente disponíveis. Três associações científicas brasileiras (Associação de Medicina Intensiva Brasileira, Sociedade Brasileira de Infectologia e Sociedade Brasileira de Pneumologia e Tisiologia) emitiram diretrizes conjuntas para o tratamento farmacológico dos pacientes com COVID-19.[50] O resumo das recomendações pode ser apreciado no Quadro 26-10.

**Quadro 26-10.** Resumo das Recomendações (AMIB, SBI e SBPT)[50]

| Intervenção | Benefício[1] | Risco[2] | Custo[3] | Acesso[4] | Evidência[5] | Recomendação |
|---|---|---|---|---|---|---|
| **Tratamento farmacológico da COVID-19** | | | | | | |
| Hidroxicloroquina (ou Cloroquina) | o | ++ | $ | ✓✓ | ++oo baixa | ↓ Contra o uso de rotina (fraca) |
| Hidroxicloroquina (ou Cloroquina) + Azitromicina | o | ++ | $ | ✓✓ | +ooo muito baixa | ↓ Contra o uso de rotina (fraca) |
| Lopinavir/Ritonavir | o | + | $ | ✓ | ++oo baixa | ↓ Contra o uso de rotina (fraca) |
| Oseltamivir | o | o | $ | ✓✓ | +ooo muito baixa | ↓↓ Contra o uso (forte) |
| Tocilizumabe | o | + | $$$ | ✓ | +ooo muito baixa | ↓ Contra o uso de rotina (fraca) |
| Glicocorticosteroides | o | ++ | $ | ✓✓ | +ooo muito baixa | ↓ Contra o uso de rotina (fraca) |
| Heparina em doses de anticoagulação | o | ++ | $$[6] | ✓✓ | +ooo muito baixa | ↓ Contra o uso de rotina (fraca) |
| **Condições associadas à COVID-19** | | | | | | |
| Oseltamivir (suspeita de *influenza* em quadros graves ou fatores de risco) | + | o | $ | ✓✓ | +ooo muito baixa | ↑ A favor do uso (fraca) |
| Heparina em doses de profilaxia (hospitalizados) | + | o | $ | ✓✓ | +ooo muito baixa | ↑↑ A favor do uso (forte) |
| Antibacterianos (profilático) | o | o | $ | ✓✓ | +ooo muito baixa | ↓ Contra o uso (fraca) |
| Antibacterianos (suspeita de infecção bacteriana) | ++ | o | $ | ✓✓ | Não avaliada | ↑↑ A favor do uso |

Diretrizes para o Tratamento Farmacológico da COVID-19: AMIB, SBI e SBPT.[50]
Elaboração: 18 de maio de 2020.
[1] Benefício clínico – o: pequeno ou negligenciável; +: moderado; ++: importante.
[2] Risco – o: pequeno ou negligenciável; +: moderado; ++: importante+
[3] Custos diretos – $: custos baixos; $$: custos moderados; $$$: custos elevados. Avaliação qualitativa, considerando sistema público e saúde suplementar, com base em preços aferidos pelo Painel de Preços do Ministério da Economia, Banco de Preços em Saúde, tabela CMED e preços habituais praticados em mercado.
[4] Acesso - ✗: indisponível; ✓: disponibilidade limitada no contexto brasileiro, seja do insumo, seja de profissionais com experiência no seu uso; ✓✓: boa disponibilidade no contexto brasileiro.
[5] Evidência avaliada de acordo com o GRADE. Níveis de confiança na evidência: ++++ alto; +++o moderado; ++oo baixo; +ooo muito baixo.
[6] Para custos, considerada anticoagulação terapêutica com heparina de baixo peso molecular, implicando em maiores custos.

## CONCLUSÃO

A COVID-19 é uma doença viral que se manifesta de forma grave em 20% dos pacientes e determina internação em UTI em 5% deles. Em decorrência da grande transmissibilidade do vírus SARS-CoV-2, o número de pacientes críticos frequentemente tem excedido os recursos de tratamento intensivo em boa parte dos países acometidos pela pandemia.

Essas circunstâncias têm consequências muito sombrias, já que o único tratamento comprovadamente eficaz a interferir no curso dos pacientes críticos acometidos por essa doença é a assistência adequada nas unidades de terapia intensiva, da qual muitos serão privados.

De maneira geral, a condução desses pacientes na UTI, salvo pelas medidas de prevenção de contágio e algumas poucas especificidades relacionadas com as estratégias de ventilação pulmonar artificial, não difere significativamente da que é utilizada para as demais condições responsáveis pela necessidade de cuidados intensivos. Ou seja, o que muda o desfecho desses pacientes é a qualidade da assistência nas UTIs, ameaçada, por seu turno, pela alta demanda e pelo esgotamento de recursos determinados pela pandemia.

No Brasil, o cenário é extremamente preocupante. No momento em que se escreve este texto, em um único dia, foram registrados 1.179 óbitos, sem que tenhamos ainda atingido o pico de infectados previsto. Diversas capitais já se encontram com seus sistemas de saúde colapsados, sem leitos de UTI disponíveis para atender a todos os pacientes críticos gerados pela doença. Tendo em vista tal cenário, acredita-se que a taxa de letalidade associada à COVID-19 seja ainda maior do que a que se esperava.

## REFERÊNCIAS BIBLIOGRÁFICAS

1. The Australian and New Zealand Intensive Care Society (ANZICS) COVID-19 Guidelines Version 1; 2020.
2. Wang D, Hu B, Hu C, Zhu F, Liu X, Zhang J, et al. Clinical Characteristics of 138 hospitalized patients with 2019 novel coronavirus-infected pneumonia in Wuhan, China. JAMA. 2020;323(11):1061-9.
3. Zhou F, Yu T, Du R, Fan G, Liu Y, Liu Z, et al. Clinical course and risk factors for mortality of adult inpatients with COVID-19 in Wuhan, China: a retrospective cohort study. Lancet. 2020;395(10229):1054-62.
4. Xie J, Tong Z, Guan X, Du B, Qiu H, Slutsky AS. Critical care crisis and some recommendations during the COVID-19 epidemic in China. Intensive Care Med. 2020;46(5):837-40.
5. Mehta P, McAuley DF, Brown M, Sanchez E, Tattersall RS, Manson JJ. COVID-19: consider cytokine storm syndromes and immunosuppression. Lancet. 2020;395(10229):1033-4.
6. Wu Z, McGoogan JM. Characteristics of and important lessons from the coronavirus disease 2019 (COVID-19) outbreak in China: summary of a report of 72 314 cases from the chinese center for disease control and prevention. JAMA. 2020.
7. Du RH, Liang LR, Yang CQ, Wang W, Cao TZ, Li M, et al. Predictors of mortality for patients with COVID-19 pneumonia caused by SARS-CoV-2: a prospective cohort study. Eur Respir J. 2020;55(5).
8. Chen T, Wu D, Chen H, Yan W, Yang D, Chen G, et al. Clinical characteristics of 113 deceased patients with coronavirus disease 2019: retrospective study. BMJ. 2020;368:m1091.
9. Yang J, Zheng Y, Gou X, Pu K, Chen Z, Guo Q, et al. Prevalence of comorbidities and its effects in coronavirus disease 2019 patients: A systematic review and meta-analysis. Int J Infect Dis. 2020;94:91-5.
10. Huang R, Zhu L, Xue L, Liu L, Yan X, Wang J, et al. Clinical findings of patients with coronavirus disease 2019 in Jiangsu province, China: A retrospective, multi-center study. PLoS Negl Trop Dis. 2020;14(5):e0008280.
11. Berlin DA, Gulick RM, Martinez FJ. Severe Covid-19. New England Journal of Medicine. 2020.

12. Grasselli G, Pesenti A, Cecconi M. Critical care utilization for the COVID-19 outbreak in Lombardy, Italy: early experience and forecast during an emergency response. JAMA. 2020.
13. Remuzzi A, Remuzzi G. COVID-19 and Italy: what next? Lancet. 2020;395(10231):1225-8.
14. Ruan Q, Yang K, Wang W, Jiang L, Song J. Clinical predictors of mortality due to COVID-19 based on an analysis of data of 150 patients from Wuhan, China. Intensive Care Med. 2020;46(5):846-8.
15. Richardson S, Hirsch JS, Narasimhan M, Crawford JM, McGinn T, Davidson KW, et al. Presenting characteristics, comorbidities, and outcomes among 5700 patients hospitalized with COVID-19 in the New York City Area. JAMA. 2020.
16. National Early Warning Score (NEWS) 2: Standardising the assessment of acute-illness severity in the NHS2017 16/05/2020.
17. Cao B, Wang Y, Wen D, Liu W, Wang J, Fan G, et al. A trial of lopinavir-ritonavir in adults hospitalized with severe Covid-19. N Engl J Med. 2020;382(19):1787-99.
18. Guo L, Wei D, Zhang X, Wu Y, Li Q, Zhou M, et al. Clinical features predicting mortality risk in patients with viral pneumonia: The MuLBSTA Score. Front Microbiol. 2019;10:2752.
19. Shi Y, Yu X, Zhao H, Wang H, Zhao R, Sheng J. Host susceptibility to severe COVID-19 and establishment of a host risk score: findings of 487 cases outside Wuhan. Crit Care. 2020;24(1):108.
20. Fardet L, Galicier L, Lambotte O, Marzac C, Aumont C, Chahwan D, et al. Development and validation of the HScore, a score for the diagnosis of reactive hemophagocytic syndrome. Arthritis Rheumatol. 2014;66(9):2613-20.
21. Jin M, Tong Q. Rhabdomyolysis as potential late complication associated with COVID-19. Emerg Infect Dis. 2020;26(7).
22. Suwanwongse K, Shabarek N. Rhabdomyolysis as a presentation of 2019 novel coronavirus disease. Cureus. 2020;12(4):e7561.
23. Wong CK, Lam CWK, Wu AKL, Ip WK, Lee NLS, Chan IHS, et al. Plasma inflammatory cytokines and chemokines in severe acute respiratory syndrome. Clin Exp Immunol. 2004;136(1):95-103.
24. Guan WJ, Ni ZY, Hu Y, Liang WH, Ou CQ, He JX, et al. Clinical characteristics of coronavirus disease 2019 in China. N Engl J Med. 2020;382(18):1708-20.
25. Vincent JL, Moreno R, Takala J, Willatts S, De Mendonça A, Bruining H, et al. The SOFA (Sepsis-related Organ Failure Assessment) score to describe organ dysfunction/failure. On behalf of the Working Group on Sepsis-Related Problems of the European Society of Intensive Care Medicine. Intensive Care Med. 1996;22(7):707-10.
26. Pan F, Ye T, Sun P, Gui S, Liang B, Li L, et al. Time course of lung changes on chest CT during recovery from 2019 novel coronavirus (COVID-19) pneumonia. Radiology. 2020:200370.
27. Peng Q-Y, Wang X-T, Zhang L-N, Chinese Critical Care Ultrasound Study G. Findings of lung ultrasonography of novel corona virus pneumonia during the 2019–2020 epidemic. Intensive Care Medicine. 2020;46(5):849-50.
28. Soummer A, Perbet S, Brisson H, Arbelot C, Constantin JM, Lu Q, et al. Ultrasound assessment of lung aeration loss during a successful weaning trial predicts postextubation distress*. Crit Care Med. 2012;40(7):2064-72.
29. Vetrugno L, Bove T, Orso D, Barbariol F, Bassi F, Boero E, et al. Our Italian experience using lung ultrasound for identification, grading and serial follow-up of severity of lung involvement for management of patients with COVID-19. Echocardiography. 2020;37(4):625-7.
30. Yang X, Yu Y, Xu J, Shu H, Xia J, Liu H, et al. Clinical course and outcomes of critically ill patients with SARS-CoV-2 pneumonia in Wuhan, China: a single-centered, retrospective, observational study. Lancet Respir Med. 2020;8(5):475-81.
31. World Health Organization. Clinical management of severe acute respiratory infection (SARI) when COVID-19 disease is suspected: interim guidance. 2020 19/05/2020:[1-19 pp.].
32. Alhazzani W, Møller MH, Arabi YM, Loeb M, Gong MN, Fan E, et al. Surviving Sepsis Campaign: guidelines on the management of critically ill adults with Coronavirus Disease 2019 (COVID-19). Intensive Care Med. 2020;46(5):854-87.

33. Beloncle FM, Pavlovsky B, Desprez C, Fage N, Olivier PY, Asfar P, et al. Recruitability and effect of PEEP in SARS-Cov-2-associated acute respiratory distress syndrome. Ann Intensive Care. 2020;10(1):55.
34. Gattinoni L, Chiumello D, Caironi P, Busana M, Romitti F, Brazzi L, et al. COVID-19 pneumonia: different respiratory treatments for different phenotypes? Intensive Care Med. 2020:1-4.
35. Elharrar X, Trigui Y, Dols A-M, Touchon F, Martinez S, Prud'homme E, et al. Use of prone positioning in nonintubated patients with COVID-19 and hypoxemic acute respiratory failure. JAMA. 2020.
36. Pan C, Chen L, Lu C, Zhang W, Xia JA, Sklar MC, et al. Lung recruitability in COVID-19-associated acute respiratory distress syndrome: a single-center observational study. Am J Respir Crit Care Med. 2020;201(10):1294-7.
37. Carsetti A, Damia Paciarini A, Marini B, Pantanetti S, Adrario E, Donati A. Prolonged prone position ventilation for SARS-CoV-2 patients is feasible and effective. Crit Care. 2020;24(1):225.
38. Anesi GL. Coronavirus disease 2019 (COVID-19): Critical care and airway management issues2020 19/05/2020.
39. Bansal M. Cardiovascular disease and COVID-19. Diabetes Metab Syndr. 2020;14(3):247-50.
40. Connors JM, Levy JH. Thromboinflammation and the hypercoagulability of COVID-19. J Thromb Haemost. 2020.
41. Klok FA, Kruip M, van der Meer NJM, Arbous MS, Gommers D, Kant KM, et al. Incidence of thrombotic complications in critically ill ICU patients with COVID-19. Thromb Res. 2020.
42. Middeldorp S, Coppens M, van Haaps TF, Foppen M, Vlaar AP, Müller MCA, et al. Incidence of venous thromboembolism in hospitalized patients with COVID-19. J Thromb Haemost. 2020.
43. Zuckier LS, Moadel RM, Haramati LB, Freeman LM. Diagnostic evaluation of pulmonary embolism during the COVID-19 pandemic. J Nucl Med. 2020;61(5):630-1.
44. Wichmann D, Sperhake JP, Lütgehetmann M, Steurer S, Edler C, Heinemann A, et al. Autopsy findings and venous thromboembolism in patients with COVID-19: a prospective cohort study. Ann Intern Med. 2020.
45. Fox SE, Akmatbekov A, Harbert JL, Li G, Brown JQ, Heide RSV. Pulmonary and cardiac pathology in Covid-19: the first autopsy series from New Orleans. Lancet Respir Med. 2020May 27;8(7):681-6.
46. Xu Z, Shi L, Wang Y, Zhang J, Huang L, Zhang C, et al. Pathological findings of COVID-19 associated with acute respiratory distress syndrome. Lancet Respir Med. 2020;8(4):420-2.
47. Barnes GD, Burnett A, Allen A, Blumenstein M, Clark NP, Cuker A, et al. Thromboembolism and anticoagulant therapy during the COVID-19 pandemic: interim clinical guidance from the anticoagulation forum. J Thromb Thrombolysis. 2020 July;50(1):72-81.
48. Cheng Y, Luo R, Wang K, Zhang M, Wang Z, Dong L, et al. Kidney disease is associated with in-hospital death of patients with COVID-19. Kidney Int. 2020;97(5):829-38.
49. Palevsky PM, Radhakrishnan J, Townsend RR. Coronavirus disease 2019 (COVID-19): Issues related to kidney disease and hypertension. 2020 17/05/2020.
50. Falavigna M et al. Diretrizes para o tratamento farmacológico da COVID-19. Consenso da Associação de Medicina Intensiva Brasileira, da Sociedade Brasileira de Infectologia e da Sociedade Brasileira de Pneumologia e Tisiologia. Rev Bras Ter Intensiva [online]. 2020;32(2):166-96. [citado 2020-08-12]. Disponível em: <http://www.scielo.br/scielo.php?script=sci_arttext&pid=S0103-507X2020000200166&lng=pt&nrm=iso>. Epub 13-Jul-2020. ISSN 1982-4335.

# COVID-19 – SOB A ÓTICA DA HISTOPATOLOGIA E DE PERSPECTIVAS FISIOPATOGÊNICAS (UMA REVISÃO BIBLIOGRÁFICA)

Maria Salete Trigueiro de Araújo

## GENERALIDADES

Coronavírus são partículas biológicas com estrutura de natureza RNA e alto potencial de infectividade, apontadas como causadores de infecções respiratórias em uma variedade de animais, incluindo aves e mamíferos. Têm sido identificados, na prática laboratorial, a partir de secreções respiratórias altas e baixas, colhidas de pacientes por *swabs*, utilizando-se a técnica do PCR (transcriptase reversa seguida de reação em cadeia da polimerase) ou, mais precisamente, PCR em Tempo Real (RT-qPCR) – metodologia que permite realizar a quantificação do vírus durante o processo de amplificação do DNA.[1]

O surto epidêmico de Wuhan pelo novo coronavírus – o SARS-CoV-2, foi declarado uma emergência de saúde pública, com repercussão internacional, em janeiro de 2020. Ao final desse mesmo mês, diversos países já notificavam o contágio pela importação de casos, incluindo Estados Unidos, Canadá e Austrália. No Brasil, em 7 de fevereiro, foram noticiados os primeiros 9 casos em investigação, mas ainda sem registros de confirmação definitiva da doença. Em 11 de março de 2020, a Organização Mundial da Saúde declarou esse surto viral como pandemia.[2,3]

Sob o ponto de vista de filogenia e taxonomia, o Grupo de Estudos *Coronaviridae* (CSG), do Comitê Internacional de Taxonomia dos Vírus, reconheceu o SARS-CoV-2 como um betacoronavírus, da família *Coronaviridae* e espécie Coronavírus. Sete subtipos virais foram descritos como agentes patogênicos na espécie humana, quatro dos quais, em geral, associados a síndromes gripais, semelhantes a um resfriado comum – 229E, OC43, NL63 e HKU1. Os outros três subtipos virais foram responsabilizados por catastróficas epidemias, que culminaram com grandes surtos de pneumonia, inclusive fatais, no século 21:[3,4]

- *SARS-CoV:* agente originário de Hong Kong (2002) associado à síndrome respiratória aguda (SARS – *severe acute respiratory syndrome-related coronavirus*) com taxa de letalidade em torno de 10%.
- *MERS-CoV:* com berço na Arábia Saudita (2012) implicado na MERS ou síndrome respiratória do Oriente Médio, com altas taxas de letalidade (cerca de 30%).
- *SARS-CoV-2:* agente etiológico da COVID-19, anteriormente referido como 2019-nCoV, iniciada em Wuhan, cidade na província de Hubei (China), em dezembro de 2019, com expansão mundial e causador de lesões leves no trato respiratório inferior ou danos severos pneumônicos, com cerca de 5% de mortalidade (dependendo do país acometido) e ações patogênicas semelhantes àquelas produzidas pelo MERS-CoV.

## ESTRUTURA MOLECULAR VIRAL

Na emergência do surto atual pelo novo coronavírus, a comunidade médica mundial precipitou-se em realizar inúmeras comunicações, sobretudo relato de casos, com o intuito de fornecer dados que pudessem substanciar o conhecimento da epidemiologia, características clínicas, biologia e patogênese do SARS-CoV-2.

Uma das preocupações iniciais voltou-se para a investigação da estrutura molecular viral. O sequenciamento do genoma completo e a análise filogênica indicaram que o coronavírus implicado na COVID-19 é um betacoronavírus, altamente homólogo ao coronavírus encontrado em morcegos, de mesma ancestralidade, mas de clado diferente. Apresentou significante semelhança com o SARS-CoV da epidemia de Hong Kong, em especial na estrutura da região do gene de ligação ao receptor, tendo sido demonstrado que o vírus usa o mesmo receptor – a enzima de conversão da angiotensina 2 (ACE2), para sua entrada nas células.[4]

Noticiou-se, no Brasil, que dois dias após a confirmação do primeiro caso de COVID-19, pesquisadores do Instituto Adolfo Lutz e da USP – Universidade de São Paulo (São Paulo – SP) e da Universidade de Oxford (Reino Unido) publicaram, pela primeira vez, na América Latina, o sequenciamento completo do genoma do vírus,[5] que havia recebido a denominação de coronavírus 2 da síndrome respiratória aguda grave, ou SARS-CoV-2, pelo CSG.[4]

Esse evento científico foi celebrado por sua importância para o entendimento da difusão do contágio viral entre as populações mundiais, ainda servindo de base para a futura produção de vacinas e de testes diagnósticos para confirmação da doença. A sequência genômica brasileira mostrou semelhanças com amostras sequenciadas na Alemanha e potencial baixo de mutações (em média uma por mês), sendo diferente do genoma identificado na recente epidemia chinesa.[5]

Análises em microscopia eletrônica revelaram o SARS-CoV-2 como partículas esféricas, com algum pleomorfismo e diâmetro de 60 a 140 nm, recobertas por estruturas em forma de espículas, definidas com dimensões de 9 a 12 nm ou 180K Da, conferindo ao *virion* a aparência de coroa solar.[6,7] O vírus possui um nucleocapsídeo de genoma RNA, com 29.700 nucleotídeos ligados à proteína N. O capsídeo contém uma dupla camada lipídica que inclui 3 proteínas distintas:

- Glicoproteína *SpikeS*, de superfície.
- Envelope proteico E.
- Proteína de membrana M.

A glicoproteína S interage com o receptor da ACE2 para mediar a entrada nas células. O genoma do SARS-CoV também contém o maior e mais complexo grupo de proteínas não estruturais específicas, dentre todos os coronavírus humanos conhecidos – o ORFs. Nesse grupo encontram-se ORF1ab, ORF3a, OF3b, ORF6, ORF7a, ORF8, ORF7b e ORF10 – proteínas codificadoras de um conjunto de funções, provavelmente capazes de modular a replicação, a apoptose e os resultados patogênicos, embora a ação específica de cada uma delas ainda não esteja claramente estabelecida.[6,7]

## ASPECTOS ANATOMOPATOLÓGICOS DAS LESÕES PULMONARES

Além das pesquisas para a identificação estrutural do vírus, desde a instalação da pandemia pelo SARS-CoV-2, numerosas publicações médicas têm fornecido dados morfológicos das lesões encontradas nos pulmões e em outros órgãos, objetivando compor um quadro anatomopatológico que pudesse contribuir com o entendimento da patogênese.

Esse trabalho tem sido realizado com base em coleta de tecidos humanos por meio de autópsias sistemáticas ou minimamente invasivas, estas em face de se estar tratando de uma entidade nosológica com alto potencial de contágio.[8-12]

Os pulmões de pacientes falecidos em decorrência da COVID-19 representaram, dentre os órgãos analisados, aqueles com as mais relevantes alterações macroscópicas, destacando-se:[9]

- Edema.
- Consolidação do parênquima.
- Aumento de peso.
- Líquido na superfície de corte.
- Sinais de infecção purulenta associada.
- Pleurisia decorrente da inflamação pleural.

Esses aspectos macroscópicos foram respaldados em numerosas publicações, notadamente aquelas referentes às autópsias de pacientes de Chongqing (China), nas quais constavam lesões histopatológicas de maior significância clínica. Em adição, havia relatos das alterações em coração, rim, baço, medula óssea, fígado, pâncreas, estômago, intestino, tireoide e pele. A técnica imunoistoquímica avaliou a natureza da infiltração por células imunes, bem como a expressão das proteínas antigênicas contra SARS-CoV-2, em correlação positiva com o RT-qPCR e com a microscopia eletrônica.[8]

Na avaliação das lesões pulmonares, estes autores e outros foram praticamente unânimes quanto ao quadro histopatológico dos pacientes infectados pelo vírus, que representou um rico espectro, principalmente, inflamatório:[8-11,13]

- Danos na estrutura alveolar.
- Descamação do epitélio alveolar.
- Proliferação significativa de pneumócitos tipo II.
- Moderado afluxo de células gigantes multinucleadas, sinciciais.
- Formação de membrana hialina, subepitelial.
- Afluxo de células imunes, em especial macrófagos e linfócitos (T CD4 positivos), em paredes alveolares.
- Exsudação granulocítica, serosa e fibrinosa em cavidades alveolares.
- Dilatação e congestão venulocapilar, em septos.
- Trombos hialinos em alguns microvasos.
- Hemorragia discreta no tecido pulmonar.
- Fibrose intersticial.
- Descamação parcial do epitélio brônquico.

Esses achados histopatológicos, embora representassem as lesões mais significantemente encontradas nesses estudos de autópsias, foram considerados como inespecíficos, contudo correlacionados com o quadro clínico de angústia respiratória grave.

As lesões pulmonares também foram sistematizadas em fases sequenciais, com conotação didática:[9]

- Fase grave da doença aguda: dano alveolar difuso.
- Fase exsudativa: formação de membrana hialina, descamação de pneumócitos, exsudato celular ou proteinoide, hemorragia alveolar e necrose fibrinoide em pequenos vasos.
- Fase de organização: proliferação fibroblástica intersticial e intra-alveolar, infiltração linfocítica, hiperplasia de pneumócitos tipo II e deposição de fibrina.
- Fase fibrótica (não reportada).

A comprovação do vírus intracelular, justificando seu efeito citopático, em casos de MERS-CoV, da mesma forma que na COVID-19, foi inconstantemente demonstrada, quando do uso da coloração de rotina – a hematoxilina-eosina. Entretanto, à imunoistoquímica e/ou à microscopia eletrônica, esse agente biológico tem sido demonstrado em pneumócitos e em células epiteliais sinciciais, coincidente com positividade sanguínea para testes moleculares de sequenciamento genômico. Alterações *post-mortem* também forneceram elementos críticos para se acreditar que as referidas células foram importantes alvos de agressão viral, sugerindo-se que o efeito citopático direto contribuiu para o quadro respiratório dos pacientes.[8,9,13]

## ASPECTOS ANATOMOPATOLÓGICOS DE LESÕES SISTÊMICAS

Atualmente ainda há um número relativamente pequeno de pacientes submetidos a autópsias sistemáticas ou autópsias microinvasivas, quando comparado à elevada taxa de mortalidade associada à COVID-19. O segundo método que foi avaliado como mais viável, fácil e seguro, realizado com auxílio da ultrassonografia para guiar biópsias por agulha, exige pequenos recursos técnicos. As amostras teciduais resultantes são eficazes no sentido de poderem proporcionar condições de diagnóstico histopatológico, por excelência. No mais, os resultados das análises poderão gerar um excelente banco de dados morfológicos, que contribuirão para o diagnóstico e o entendimento dos mecanismos fisiopatológicos da COVID-19.

O consenso atual é de que o SARS-CoV-2 tem sua ação patogênica predominantemente sediada no pulmão, embora a infecção tenha sido relatada em outros sítios teciduais, produzindo danos sistêmicos. Vários autores têm divulgado alterações em múltiplos órgãos de pacientes autopsiados por essa doença, inclusive comprovada por variados métodos, sendo elas microscopia eletrônica, imunoistoquímica e RT-qPCR.[8,9,11,13-15] Houve, igualmente, relato de disseminação sistêmica viral – fecal e urinária –, em caso de MERS-CoV.[13]

Um estudo de revisão e correlação clinicopatológica de pacientes com manifestações digestivas diversas (anorexia, vômito, diarreia, dor abdominal, sangramento gastrointestinal) registradas a partir de prontuários clínicos, chamou atenção pelo fato de que a doença teve início sem o peculiar quadro respiratório. Esse trabalho registrou a excreção viral em amostras de fezes e a coexpressão positiva para ACE2 e SARS-CoV-2, principalmente no citoplasma e bordadura em escova do epitélio da mucosa gástrica e intestinal, enquanto no epitélio escamoso do esôfago, a imunomarcação resultou inconstante.[15]

Os exames histopatológicos, em correlação com o quadro clínico, revelaram alterações de todo trato digestório, em graus variados:

- Lesões epiteliais regressivas – degeneração e necrose, comprometendo o epitélio da mucosa do esôfago, estômago, duodeno e reto.
- Ulceração e sinais de sangramento das mucosas.
- Infiltrado linfocítico transepitelial, no epitélio escamocelular do esôfago.
- Abundante infiltração linfoplasmocitária e edema em lâmina própria.

Ainda no que concerne à participação do coronavírus, seja SARS-CoV-2 ou MERS-CoV, como patrocinador de doença pulmonar e sistêmica, amostras teciduais de pacientes necropsiados, representativas de coração, rins, baço, medula óssea, fígado, pâncreas, estômago, intestino, tireoide, pele e pulmão, foram analisadas por vários métodos.[8-10,13,16,17] Em parte desses trabalhos, os autores chamaram atenção para o quadro pulmonar, caracterizado pelo dano alveolar difuso, agudo, com inflamação exsudativa alveolar e intersticial, hiperplasia epitelial, extensa formação de membrana hialina e colapsos do parênquima com fibrose. Partículas virais detectadas ao exame ultraestrutural foram concordantes com a expressão imunoistoquímica presente para SARS-CoV-2 e com testes positivos de RT-qPCR. Nesses pacientes também ocorreram alterações histológicas de graus variáveis, nos demais órgãos analisados:

- *Coração:* hipertrofia e degeneração parcial de miofibrilas, necrose, congestão intersticial leve; reação inflamatória, principalmente, por macrófagos, pequeno número de linfócitos T e linfócitos B, respectivamente CD8, CD4 e CD20 positivos, além de neutrófilos.
- *Baço:* redução do número de linfócitos; degeneração celular e necrose parenquimatosas; trombos hialinos em pequenos vasos.
- *Medula óssea:* hipoplasia das células das três linhagens, em graus variados.
- *Fígado:* necrose de hepatócitos e rolhões bilirrubínicos em lume de pequenos ductos biliares.
- *Rim:* hipertrofia de células endoteliais do tufo glomerular, material proteico nos espaços subcapsulares, coágulos fibrinoides em capilares, edema de células epiteliais tubulares, derrame intratubular de material proteico.
- *Pâncreas:* sem anormalidades patentes no componente exócrino, mas com necrose coagulativa em pequeno número de ilhotas de Langerhans.
- *Mucosa gástrica e intestinal:* sinais de degeneração e necrose epiteliais; reação inflamatória linfoplasmocitária, estromal; hemorragia, congestão e dilatação de vasos sanguíneos da camada submucosa.
- *Pele:* leve dermatite perivascular, linfocitária.

Dentre as alterações supramencionadas, destacou-se a presença de microtrombos vasculares em baço e rins, favorecendo a possibilidade de um processo de coagulação intravascular disseminada associada ao SARS-CoV-2. Entretanto, contrariando a expectativa de que todas essas lesões pudessem ser decorrentes de uma resposta direta à infecção viral, a pesquisa do vírus resultou negativa nesses órgãos, na ocorrência, contudo, de positividade no tecido pulmonar. Sugeriu-se, assim, que as lesões sistêmicas pudessem representar sinais de doenças crônicas, subjacentes.

Por outro lado, Gu J e Korteweg C,[18] em estudo de revisão da literatura especializada, descreveram vários tipos de órgãos/células infectados no curso da doença. Os pacientes tinham testes para confirmação do diagnóstico, por diversos meios, como hibridização *in situ*, imunoistoquímica com anticorpos direcionados contra antígenos virais, RT-qPCR, exame por microscópica eletrônica e/ou cultura viral. Ressaltaram o encontro das conhecidas lesões pulmonares e no intestino. Neste último, destacaram alterações da mucosa, notadamente depleção do tecido linfoide associado à mucosa (MALT), que embora tenham sido consideradas histologicamente inespecíficas, mostraram positividade do teste de hibridização *in situ* para o vírus, em parte dos casos. A patologia dos órgãos, embora incompletamente descrita, destacou:

- *Coração:* edema e atrofia de fibras miocárdicas.
- *Baço e linfonodos:* depleção linfoide e desarranjo arquitetural.
- *Fígado:* necrose e apoptose celulares.
- *Rins:* necrose tubular aguda e outras alterações inespecíficas, acompanhadas de hibridização *in situ* positiva em células epiteliais tubulares.
- *Medula óssea:* em alguns casos, hemofagocitose, reativa.
- *Músculos esqueléticos:* atrofia, necrose miofibrilar, com sinais de regeneração.

- *Glândula tireoide:* destruição de células epiteliais foliculares, imagens de apoptose.
- *Glândula suprarrenal:* necrose e infiltração de monócitos e linfócitos.
- *Testículos:* destruição de células germinativas e células espermatogenéticas apoptóticas.

A agressão viral sobre o sistema imune tem sido vista como provável mecanismo central de patogênese da síndrome respiratória aguda grave. Estudo de autópsias, com a utilização de técnicas histológicas de rotina e de recursos da patologia moderna, demonstraram modificações do número e da distribuição de diversos tipos de células imunes no baço de pacientes falecidos por SARS. Observou-se, nessas análises, um desarranjo da arquitetura parenquimatosa esplênica, relacionado, principalmente, com atrofia da polpa branca, dentre outras alterações:[8,16,17]

- Redução de linfócitos T CD3(+), CD4(+) e CD8(+).
- Redução de linfócitos B (CD20+), com proliferações focais, configurando manguitos periarteriolares.
- Atrofia ou desaparecimento dos folículos.
- Macrófagos CD68(+) sem alterações significativas, mas com focos de proliferação e atividade de hemossiderofagia.
- Aumento relativo da polpa vermelha, em graus variados, com infiltração por neutrófilos, necrose e apoptose linfocíticas.

Mesmo que o RT-qPCR para detecção do vírus no tecido esplênico não tenha tido resultado positivo em todos os casos, sugeriu-se que o colapso do sistema imune esplênico com depleção e destruição celular decorreu de efeito citopático viral direto ou de mecanismos celulares de autoimunidade. Além do mais, as alterações imunes relatadas parecem estar relacionadas com os desfechos desfavoráveis da doença, além de representarem um dos mecanismos patogênicos de relevância.

A disseminação viral extrapulmonar nas coronaviroses tem sido notificada, a exemplo de relato de altas concentrações de RNA do MERS-CoV em secreções broncoalveolares de um paciente portador de mieloma múltiplo, ao mesmo tempo, com demonstração do vírus, em amostras de urina e fezes, ainda que em concentrações mais baixas. Esse paciente evoluiu com falência renal precoce no curso da doença viral. Em modelos laboratoriais, células renais foram altamente permissivas à replicação viral. No caso do paciente, em foco, restaram questões sobre se o óbito estaria relacionado com a etiologia viral específica ou se teria sido desencadeado pelo tratamento com drogas nefrotóxicas, antineoplásicas, em face de o mesmo ser portador de neoplasia do sistema linfoide.[14]

Um grupo de médicos do Hospital das Clínicas e de outras instituições de ensino de São Paulo decidiu divulgar, em meio de comunicação acessível à população, resultados preliminares de seus estudos sobre a COVID-19, objetivando fornecer dados precoces, considerados por eles como seguros, que pudessem contribuir com os protocolos de tratamento dos pacientes internados.

Utilizando a metodologia de autópsias minimamente invasivas, o objetivo consistiu em realizar 20 procedimentos guiados por aparelho de ultrassonografia portátil, com biópsias de agulha, para coletas de amostras teciduais em vários órgãos. Os resultados preliminares dessas autópsias estão sendo, paulatinamente, correlacionados com exames de imagem (tomografias) e os dados clínicos desses pacientes, contemporâneos ao estado grave da doença.[19] Os quatro primeiros casos analisados foram de dois homens e uma mulher, com idade acima de 60 anos, além de um jovem, todos com histórico de doenças crônicas preexistentes. Em comum, a evolução muito rápida da doença. Os resultados das análises histológicas indicaram alterações pulmonares semelhantes às descritas por grupos de pesquisadores da China, como apresentadas precedentemente nesta pesquisa bibliográfica. Nesse trabalho paulista, em prospecção, os autores propuseram correlações clinicopatológicas:

- As células epiteliais que revestem os alvéolos pulmonares foram o principal alvo da agressão viral.
- O dano alveolar difuso, em uma área muito expressiva do pulmão, foi responsável pelo comprometimento da troca gasosa, reduzindo a oxigenação dos tecidos, levando à insuficiência respiratória.
- O desfecho letal foi atribuído à lesão preponderante e irreversível, SARS-CoV-2-induzida, sobre a rede alveolar.

Nesse trabalho,[19] as lesões em diversos órgãos foram atribuídas ora ao grave estado de septicemia, ora relacionadas com doenças crônicas preexistentes dos pacientes (glomerulopatia, cardiopatia, hipertensão, sinais de isquemia, esteatose hepática, diabetes e obesidade), pelo que os enquadrou em grupo de risco. Similarmente, outros autores responsabilizaram as comorbidades como causa de lesões em órgãos extrapulmonares, em estudos de autópsia por infecção pelo MERS-CoV e também pelo SARS-CoV-2.[13,14,20,21] No que diz respeito às pneumonias secundárias, os autores paulistas consideraram que fizeram parte da história natural da infecção pelo SARS-CoV-2, que desencadearia um terreno pulmonar propício às colonizações bacterianas. Dentro dessa perspectiva, advertiram que devam ser rapidamente identificadas e tratadas com antibióticos, uma vez que a sobreposição da pneumonia viral com a bacteriana causaria sérios danos tanto locais, no pulmão, como sistêmicos, estes decorrentes de septicemia.[19]

## MECANISMOS FISIOPATOGÊNICOS

A patogênese da SARS é altamente complexa e inclui múltiplos fatores que culminam com graves lesões pulmonares e disseminação do vírus para vários outros órgãos. O coronavírus tem como alvo principal as células epiteliais do trato respiratório, provocando danos alveolares extensos e severos, mas, no processo evolutivo da doença, tem-se constatado alterações em células da mucosa do trato digestório, células epiteliais tubulares dos rins, neurônios cerebrais e células imunes, chamando-se atenção, ainda, para o fato de que certos órgãos podem sofrer ações lesivas virais, indiretas.[8-11,15-17]

Estudos têm contribuído para a compreensão dos principais mecanismos patogênicos associados à etiologia, destacando-se como mais importantes:

- Regulação da enzima conversora de angiotensina-2 (ACE2) e da dipeptidil peptidase 4 (DPP4).[13,22-29]
- Coagulopatia.[30,31]
- Hemoglobinopatia.[32-34]
- Desregulação de citocinas e quimiocinas.[35-39]
- Deficiência na resposta imune inata e autoimunidade.[35,36,39,40]
- Efeitos citopáticos virais diretos.[13,27,41,42]
- Infecção direta de células imunes.[13,27,37]
- Fatores inerentes ao hospedeiro e fatores genéticos.[19-21,43-45]

## REGULAÇÃO DA ACE2 E DPP4

Um estudo de metanálise com autópsias por COVID-19 sugeriu que, na fase de agravamento da doença, a ACE2 poderia ter desempenhado um papel crucial como fator facilitador da entrada do vírus nas células hospedeiras. Propôs, esse trabalho, a possibilidade do gene angiotensina-2 expressar o RNA mensageiro, que codifica a produção da ACE2. Essa metalopeptidase mostrou alta expressão no tecido pulmonar dos pacientes, quando comparada a controles, sugerindo maior chance de desenvolver a forma mais grave da doença. A imunomarcação elevada de ACE2 ainda foi associada à maior expressão de algumas enzimas capazes de modificar o funcionamento de proteínas conhecidas como as histonas, situadas no núcleo das células e ligadas ao DNA. Essas proteínas normalmente auxiliam na regulação e modificação do programa epigenético. Nas doenças crônicas, esse mesmo programa torná-las-ia mais ativas, aumentando a expressão de ACE2, concorrendo para o agravamento da infecção das células pulmonares pelo SARS-CoV-2.[22]

A síndrome respiratória aguda grave do coronavírus (SARS-CoV), surgida em 2002, como importante causa de infecção do trato respiratório inferior, foi investigada em modelos *in vitro*, utilizando-se material coletado das vias áreas inferiores humanas. Essa pesquisa evidenciou receptor para ACE2 no SARS-CoV, em células epiteliais ciliadas de regiões nasais ou traqueobrônquicas, sugerindo que esse agente etiológico pudesse infectar os referidos condutos aéreos proximais.[23]

Essa via fisiopatogênica, também utilizada pelo SARS-CoV-2, dependeria da ligação da enzima com a proteína *Spike* viral. A ACE2 já foi isolada de células-alvo, permissivas ao coronavírus, em diversos sítios (superfície luminal do epitélio respiratório, enterócitos, células endoteliais, linfócitos circulantes e órgãos linfoides).[24-26] As pesquisas de Ren X *et al.* e He L *et al.* demonstraram a presença da proteína S do SARS-CoV e seu RNA em células ACE2 positivas, e não em células ACE2 negativas, implicando na suscetibilidade das células positivas à infecção pelo vírus.[26,27]

O estudo das interações entre células hospedeiras e o SARS-CoV, em modelos de diferenciação e polaridade epiteliais das vias aéreas humanas, revelaram que esse agente infecta células bastante diferenciadas, a partir da sua da superfície apical. Tal dado também se aplicou à entrada do subtipo NL63 no epitélio respiratório humano, onde a expressão de ACE2 pareceu ser necessária e suficiente para a infecção viral. Tal expressão epitelial mostrou-se dinâmica e associada à diferenciação celular – evidência que pode ser reveladora da vulnerabilidade celular à infecção. A imunomarcação apical de ACE2 no epitélio indicou que este receptor do coronavírus seria acessível para aplicação tópica de antagonistas ou inibidores do mesmo. Entretanto, até o momento, os fatores que regulam a expressão ACE2 não foram completamente identificados. Estudos futuros sobre a ação da ACE2 e da expressão genética associada à diferenciação celular poderão revelar reguladores dessa expressão enzimática e subsequente suscetibilidade do SARS-CoV e NL63.[28]

Com papel fisiopatológico semelhante à ACE2, a DPP4 atua como receptor funcional para penetração viral nas células do trato respiratório inferior e de vários outros tecidos. Ensaios demonstraram a expressão positiva do anticorpo anti-DPP4 nas células epiteliais, alveolares, indicando serem estas células-alvo indubitáveis da agressão viral. Por outro lado, tecidos extrapulmonares tiveram imunomarcação negativa, sugerindo que a patogênese da SARS teria o pulmão como sítio, se não exclusivo, pelo menos principal da doença. Reações imunoistoquímicas também mostraram expressão para DPP4 em infecções respiratórias de epidemia pregressa, com o subtipo viral *human coronavirus-Erasmus Medical Center* ou hCoV-EMC.[13] A enzima ligou-se ao domínio S1 da proteína E do envelope viral e anticorpos contra DPP4 pareceram inibir a infecção em células epiteliais de respiratórias humanas.[29]

Em estudo *post-mortem* em paciente com infecção por MERS-CoV foi notificado o dano alveolar difuso por esse agente viral em pneumócitos tipo II e em células sinciciais, o que também indicou a ação viral por excelência no trato respiratório.[13] O antígeno DPP4 foi evidenciado nas referidas células, bem como em leucócitos mononucleares e no endotélio vascular. Contudo, coexpressão dessa enzima e do MERS-CoV só foi revelada nas células pulmonares. Alterações extrapulmonares foram, nesse estudo, atribuídas às comorbidades.

## COAGULOPATIA

A experiência clínica mundial, desde dezembro de 2019, marcada pelo início da pandemia pela COVID-19, mostrou que, nas formas graves da SARS, os pacientes apresentavam um quadro compatível com resposta inflamatória sistêmica com ativação da cascata de coagulação e surgimento de fenômenos microvasculares trombóticos.

Pesquisadores de Wuhan publicaram um estudo coorte, retrospectivo, envolvendo 191 pacientes hospitalizados, com infecção por SARS-CoV-2, confirmada laboratorialmente, destacando o relevante papel do D-Dímero como marcador de geração de trombina. Níveis elevados dessa substância (maior que 1 μg/mL) foram associados à cerca de 20 vezes mais chance de mortalidade. Assim, para pacientes internados em UTI, mesmo com suspeita de COVID-19, recomendaram, como fundamental estratégia terapêutica, a instituição de droga anticoagulante profilática.[30]

Dentro desse mesmo contexto clinicopatológico, efetuaram-se análises de lesões purpúricas cutâneas e de tecido pulmonar obtidos de pacientes com falência respiratória grave. O exame histopatológico das amostras pulmonares, por técnicas de rotina, revelou pneumonite intersticial, lesão difusa alveolar com membrana hialina subepitelial e com deposição de fibrina luminar em capilares septais, na ausência de inclusões virais em pneumócitos. Na pele, constataram-se lesões microvasculopáticas trombóticas. O exame imunoistoquímico evidenciou marcação positiva para SARS-CoV-2 nos espécimes teciduais, com coexpressão de fatores do complemento na microvasculatura do pulmão e da pele:

- C5b-9 – *membrane attak complex* (MAC).
- C4d.
- Manose ligada à lectina (MBL) – associada à serina-protease (MASP)-2.

Essas alterações apontaram para a ocorrência de uma verdadeira catástrofe microvascular sistêmica, mediada por ativação sustentada da via do complemento e associada a um status pró-coagulante, na COVID-19 severa.[31]

## HEMOGLOBINOPATIA

O valor da hemoglobina (Hb) circulante tem sido visto como um fator preditivo na progressão clínica para o pior prognóstico na COVID-19, de acordo com uma pesquisa eletrônica em banco de dados do Medline, entre final de 2019 e março de 2020. Apesar da heterogeneidade observada entre os dados do estudo, os resultados dessa metanálise mostraram importante redução nos valores da Hb em pacientes com COVID-19, em sua forma severa, quando comparados com aqueles portadores da forma leve. Tais resultados permitiram algumas considerações clínicas. A *priori*, a avaliação inicial e o monitoramento dos valores da Hb foram aconselhados para pacientes com a infecção por SARS-CoV-2, visto que a diminuição progressiva da sua concentração poderia refletir um prognóstico sombrio. Esta premissa também levou ao direcionamento de ações médicas no sentido de incluir transfusões sanguíneas dentro do protocolo de tratamento, com o objetivo de prevenir a evolução da COVID-19 para formas graves com óbito.[32]

Utilizando um modelo Hb homólogo à Hb humana, pela tecnologia de acoplamento molecular, foi realizado um trabalho que procurou identificar o papel biológico do SARS-CoV-2 no que concerne à sua estrutura proteica e afinidade com a Hb (*School of Computer Science* e na *Engineering, Sichuan University of Science & Engineering, Zigong-China*).[33] Os autores atribuíram ao vírus a capacidade de codificar proteínas não estruturais que pudessem atuar nas cadeias globínicas beta-1 da Hb, dissociando o íon ferro da estrutura porfirínica.

Os resultados mostraram que a ORF8 e a glicoproteína da superfície viral poderiam ligar-se à porfirina, ao mesmo tempo em que as proteínas ORF1ab, ORF10 e ORF3a coordenariam o ataque ao grupo heme na cadeia beta-1 de Hb, para dissociar o ferro da porfirina. Fisiologicamente, sabe-se que o oxigênio se liga ao ferro da Hb para ser transportado para todas as células do organismo. Nos alvéolos, o ferro, na sua forma divalente, libera o $CO_2$ (desoxiHb) e captura o $O_2$, reassumindo a forma trivalente (oxiHb). Pela ação viral, associada ao referido sequestro do ferro, reduzir-se-ia a capacidade de transporte do $O_2$, causando um processo isquêmico, com inflamação e necrose teciduais, inabilitando a rede alveolar para a hematose e gerando, no pulmão, áreas de consolidação do parênquima, o que corresponderia às imagens radiológicas em vidro despolido. Dentro dessa perspectiva, os autores consideraram que a lesão do parênquima pulmonar seria consequência da hipóxia com necrose alveolar isquêmica e não do efeito citopático direto do vírus sobre os pneumócitos.

De acordo com a análise de validação desses achados, a cloroquina poderia impedir as proteínas ORF1ab, ORF3a e ORF10 de atacar o grupo heme, como também inibir a ligação de ORF8 com glicoproteínas da superfície do vírus e, até certo ponto, aliviar os sintomas da dificuldade respiratória. Além do mais, o uso do Favipiravir poderia inibir a proteína do envelope e a proteína ORF7a de ligar-se à porfirina, impedindo a entrada do vírus nas células hospedeiras e a captura de porfirinas livres.[33]

Esse trabalho, que apresentou hipóteses sobre um papel para as proteínas do SARS-CoV-2 no ataque direto à Hb, no sangue dos pacientes, foi veementemente criticado por Read RJ.[34] A divulgação precoce dos resultados, sem o aval dos revisores científicos, ressaltando a significância biológica e médica dos mecanismos que regem a interação vírus/Hb, gerou grande interesse da comunidade científica e até da população leiga, que teve acesso a essa comunicação. As hipóteses propostas, nessa metanálise, basearam-se em metodologias computacionais e de modelagem molecular, entretanto, sem apresentar qualquer resultado experimental que pudesse assegurar a veracidade das conclusões. Do ponto de vista de normas estatísticas internacionais, esses resultados computacionais não tiveram significância nem ofereceram suporte às hipóteses propostas. Além do mais, tais experimentos careceram de controles negativos e positivos para avaliar a interação biológica pressuposta. Segundo Reed RJ,[34] os autores também fizeram afirmações sobre o comportamento biológico do SARS-CoV-2 e do seu mecanismo patogênico de ação, a partir da informação de que seus resultados poderiam apoiar o efeito terapêutico de drogas que, na verdade, estavam apenas entrando em protocolos dos casos graves da COVID-19.

## DESREGULAÇÃO DE CITOCINAS E QUIMIOCINAS

Elevadas taxas séricas de vários tipos de quimiocinas foram detectadas em pacientes com SARS. Experimentos *in vitro* demonstraram que a infecção viral em macrófagos, células dendríticas e células epiteliais alveolares induziu a expressão genética de algumas quimiocinas: proteína inflamatória macrofágica-1α; IP-10; interleucina-8; e proteína-1 de quimiotaxia para monócitos.[35,36] A expressão do gene IP-10, confirmada por ensaios imunoistoquímicos, pareceu ser significativamente aumentada no tecido pulmonar e no tecido linfoide, na mesma condição de doença. Esse evento biológico foi considerado como um preditor de prognóstico sombrio.[37] Uma forte indução de citocinas pró-inflamatórias e quimiocinas foi encontrada em células que expressaram tanto a ACE2 como o anticorpo para SARS-CoV, o que pode implicar que a regulação dessas moléculas, em células infectadas pelo vírus, contribuiria para lesões pulmonares agudas.[38] Resultados de experimentos *in vitro* com modelagem molecular, envolvendo a ação viral em células epiteliais alveolares, levaria, teoricamente, à ideia de que poderia ocorrer indução da secreção de quimiocinas *in vivo*, mediando a migração de monócitos e neutrófilos para o local da infecção.[39] A infecção em células dendríticas e em macrófagos resultaria na produção de quimiocinas adicionais, aumentando ainda mais a migração de vários tipos de células imunes, incluindo linfócitos T ativados. Ademais, esse evento estaria, possivelmente, implicado na gravidade da lesão severa nos pulmões de pacientes com SARS.[37]

## DEFICIÊNCIA DA RESPOSTA IMUNE INATA E AUTOIMUNIDADE

A replicação dos agentes etiológicos das coronaviroses ocorre, progressivamente, no trato respiratório superior, nos 10 dias iniciais da doença. Nesse período de crescimento viral é possível que o processo infeccioso possa causar deficiências na resposta imune, que representa a primeira linha de defesa inata contra a agressão, sendo constituída por células inflamatórias (linfócitos, macrófagos e células dendríticas) e fatores solúveis, notadamente os interferons e a MBL.[35,36,39] Células infectadas estimulam células íntegras adjacentes a sintetizarem moléculas, como os interferons, capazes de limitar a ação e a disseminação viral.

Além do mais, mecanismos autoimunes promoveram ação citotóxica em células epiteliais pulmonares e em células endoteliais, produzindo lesões alveolares e vasculites sistêmicas, por meio da produção de autoanticorpos contra o SARS-CoV, que atua nos epítopos celulares do pulmão e da microvasculatura. Anticorpos IgG, que deveriam agir contra o domínio 2 da proteína viral, já foram identificados em reação cruzada no epitélio alveolar. Atribuiu-se também, à autoimunidade, a produção de autoantígenos causada por lesão órgão induzida associada à citocina.[40]

## EFEITOS CITOPÁTICOS VIRAIS DIRETOS

Os efeitos citopáticos diretos do SARS-CoV têm contribuído para a indução de lesões pulmonares severas, em particular durante os primeiros 10 dias da doença, quando a replicação do viral é patente. A presença de células multinucleadas nos pulmões infectados é considerada como resultado dessa ação.[13] A análise dos potenciais mecanismos apoptóticos relacionados com a SARS indicou que a apoptose induzida pelo SARS-CoV, em cultura celular, ocorreu de forma dependente da replicação do vírus. Foram detectadas a desregulação do Bcl-2, a ativação da caspase 3, bem como a regulação do gene Bax, sugerindo o envolvimento da família caspase, pela via mitocondrial. Embora haja uma correlação positiva entre apoptose e a replicação do vírus, esta última não é significativamente bloqueada pelo tratamento com o inibidor de caspase z-DEVD-FMK. Esses dados preliminares forneceram informações importantes sobre a patogênese e potenciais alvos antivirais do SARS-CoV.[41]

É ainda possível que proteínas E do envelope do SARS-CoV possam estar implicadas na apoptose de linfócitos T, por meio da inibição de moléculas antiapoptóticas como o Bcl-xL.[42] *In vitro*, há evidências de apoptose em células ACE positivas de glândula tireoide, linhagem espermatogênica, pneumócitos, monócitos, macrófagos, linfócitos e hepatócitos, associadas a níveis elevados de citocinas pró-inflamatórias (MCP-1, TGF-β1, TNF-α, IL-1β e IL-6). Este processo foi responsabilizado como potencializador da morte celular, em múltiplos órgãos.[27]

## INFECÇÃO DIRETA DE CÉLULAS IMUNES

Estudos *in vitro* têm comprovado a ocorrência de infecção pelo SARS-CoV-2 em diversas células (monócitos e linfócitos T sanguíneos, macrófagos teciduais e células dendríticas), em tempos diferentes da doença e com variáveis graus de intensidade de replicação viral. Alterações similares também foram destacadas tanto em linfócitos T quanto em macrófagos/monócitos, em linfonodos, pulmões e baço nas autópsias por SARS. Tais achados justificariam a destruição linfática do baço e do tecido linfoide na maioria dos pacientes acometidos pelo vírus, que também poderiam estar relacionados com apoptose e autofagia das células precursoras da medula óssea, induzindo severa linfocitopenia. As células imunes infectadas causariam disseminação generalizada em vários órgãos. Como os monócitos e as células T envolvidas constituem parte do sistema imunológico inato, a destruição dessas células resultaria em comprometimento negativo da resposta imune, considerando-se, ainda, que a linfocitopenia – linfócitos T CD4(+) e CD8(+), foi correlacionada com a gravidade da doença e o desfecho adverso.[13,27,37]

## FATORES INERENTES AO HOSPEDEIRO E FATORES GENÉTICOS

Alguns fatores inerentes ao próprio indivíduo têm sido apontados como causa de prognóstico sombrio da SARS e aumento significativo da mortalidade, destacando-se, dentre esses, comorbidades como: diabetes melito, cardiopatias, doenças pulmonares e hepatite crônica. Em uma análise de 1.755 pacientes, a taxa de letalidade em portadores de condições mórbidas alcançou 46%, contra 10% para aqueles indivíduos sem doenças de base. As comorbidades foram responsabilizadas pela indução de deficiência do sistema cardiopulmonar e/ou do sistema imunológico, propiciando uma evolução negativa do SARS-CoV.[19-21]

Há indícios de que fatores genéticos também possam desempenhar um papel na patogênese da SARS. O haplotipo HLA-B*4601 foi associado à gravidade da infecção pelo SARS, em tailandeses. Em um grupo de pacientes originários da China, demonstrou-se uma forte relação entre os alelos HLA-B*0703 e HLA-DRB1*0301, bem como maior suscetibilidade à infecção por SARS.[43] Já indivíduos homozigóticos L-SIGN pareceram ter risco significativamente menor de infecção por SARS.[44] Além disso, genótipos associados a níveis séricos baixos ou deficientes de MBL têm sido mais frequentemente detectados em pacientes com SARS do que em casos de controle.[45]

## CONCLUSÕES

Finalmente, na COVID-19, ainda existem inúmeras janelas clínicas, epidemiológicas, imunológicas, fisiopatológicas, moleculares e virológicas a serem abertas, de modo a proporcionar mais clareza na prevenção da doença, no diagnóstico e no manejo de estratégias terapêuticas dos pacientes infectados. Do ponto de vista da patologia, a presente revisão bibliográfica permite concluir que:

- As técnicas da patologia moderna têm fornecido dados morfológicos e moleculares de capital importância, que poderão contribuir para elaboração de prováveis mecanismos fisiopatogênicos originados do contágio viral até a fase evolutiva grave da doença.
- Está bem estabelecido o quadro histopatológico das lesões pulmonares.
- O sistema respiratório é, consensualmente, apontado como sede preponderante do efeito citopático viral.
- O sistema imunológico representa importante alvo da patogênese, em face da excessiva produção de quimiocinas e citocinas, deficiente resposta do interferon e reação imunocelular comprometida pela infecção ou por apoptose e autofagia das células precursoras da medula óssea, induzindo severa linfocitopenia.
- Distúrbios dos mecanismos da coagulação, representados por deposição de alguns fatores do complemento e elevadas taxas séricas do D-Dímero, podem desempenhar importante papel em fenômenos trombogênicos na microvasculatura do pulmão e outros órgãos.
- A atividade do SARS-CoV-2, na codificação de proteínas não estruturais, capazes de alterar as cadeias globínicas beta-1 da Hb, com prejuízo final na hematose por isquemia e necrose teciduais, poderia representar uma das vias fisiopatogênicas que, entretanto, como tantas outras, ainda carece de evidências experimentais rigorosas, a fim de serem aplicadas no diagnóstico, acompanhamento do paciente infectado e protocolo terapêutico da doença.

## REFERÊNCIAS BIBLIOGRÁFICAS

1. Wang Y, Kang H, Liu X, Tong Z. Combination of RT-qPCR testing and clinical features for diagnosis of COVID-19 facilitates management of SARS-CoV-2 outbreak. J Med Virol. 2020;92:538-9.
2. World Health Organization. Coronavirus disease (COVID-2019). 2020 [acesso em 19 mai 2020]. Disponível em: <https://www.who.int/emergencies/diseases/novel-coronavirus-2019/situation-reports/>.
3. Lana RM, Coelho FC, Gomes MFC, Cruz OG, Bastos LS, Villela DAM, et al. Emergência do novo coronavírus (SARS-CoV-2) e o papel de uma vigilância nacional em saúde oportuna e efetiva. Cad. Saúde Pública. 2020;36(3):1-5.
4. Gorbalenya AE, Baker SC, Baric RS, Groot RJ, Drosten C, Gulyaeva AA, et al. The species severe acute respiratory syndrome-related coronavirus: classifying 2019-nCoV and naming it SARS-CoV-2. Nat Microbiol. 2020;5(4):536-44.
5. Toledo K. Cientistas brasileiros sequenciam genoma do coronavírus em 48 horas. 2020. [acesso em 20 mai 2020]. Disponível em: <https://pfarma.com.br/noticia-setor-farmaceutico/estudo-e-pesquisa/5172-brasil-genoma-coronavirus.html>.
6. Zhu N, Zhang D, Wang W, Li X, Yang B, Song J, et al. A Novel Coronavirus from patients with pneumonia in China, 2019. N Engl J Med. 2020;382:727-33.
7. Yount B, Roberts RS, Sims AC, Deming D, Frieman MB, Sparks J, et al. Severe acute respiratory syndrome coronavirus group-specific open reading frames encode nonessential functions for replication in cell cultures and mice. J Virol. 2005;79(23):14909-22.
8. Yao XH, Li TY, He ZC, Ping YF, Liu HW, Yu SC, et al. A Pathological Report of Three COVID-19 Cases by Minimally Invasive Autopsies. J of Chinese Pathol. 2020;49(5):411-7.
9. Yoshikawa A, Bychkov A. Lung nontumor Infections Coronavirus disease 2019 (COVID-19). [acesso em 20 mai 2020]. Disponível em: <http://www.pathologyoutlines.com/topic/lungnontumorcovid.html>.

10. Wang HJ, Du SH,Yue X, Chen CX. Review and Prospect of Pathological Features of Corona Virus Disease. J Forens Med. 2020;36:16.
11. Xu Z, ShiL, Wang Y, Zhang J, Huang L, Zhang C, et al. Pathological findings of COVID-19 associated with acute respiratory distress syndrome. Lancet Respir Med. 2020;8(4):420-2.
12. Zhang H, Zhou P, Wei Y, Yue H, Wang Y, Hu M, et al. Histopathologic changes and SARS-CoV-2 immunostaining in the lung of a patient with COVID-19. Annals of Internal Medicine. 2020;172(9):631.
13. Ng DL, Hosani FA, Keating MK, Gerber SI, Jones TL, Metcalfe MG, et al. Clinicopathologic, immunohistochemical, and ultrastructural findings of a fatal case of middle east respiratory syndrome coronavirus infection in the United Arab Emirates, April 2014. Am J Pathol. 2016;186(3):652-8.
14. Drosten C, Seilmaier M, Corman VM, Hartmann W, Scheible G, Sack S, et al. Clinical features and virological analysis of a case of Middle East respiratory syndrome coronavirus infection. Lancet Infect Dis. 2013;13:745-5.
15. Tian Y, Rong L, Nian W, He Y. Review article: gastrointestinal features in COVID-19 and the possibility of faecal transmission. Aliment Pharmacol Ther. 2020;51:843-51.
16. Xu X, Chang XN, Pan HX, Su H, Huang B, Yang M, et al. Pathological changes of the spleen in ten patients with new coronavirus infection by minimally invasive autopsies. Chin J Pathol. 2020;49:4-27.
17. Zhan J, Deng R, Tang J, Zhang B, Tang Y, Wang JK, et al. The spleen as a target in severe acute respiratory syndrome. The FASEB Journal. 2006. [acesso em 20 mai 2020]. Disponível em: <https://doi.org/10.1096/fj.06-6324com.>.
18. Gu J, Korteweg C. Pathology and pathogenesis of severe acute respiratory syndrome. Am J Pathol. 2007;170(4):1136-47.
19. Estadão. Autópsia nos casos graves por COVID-19 ajuda nos casos graves da doença. Agência FAPESP.2020. [acesso em 20 mai 2020]. Disponível em: <https://saude.estadao.com.br/noticias/geral,autopsia-em-mortos-por-covid-19-ajuda-no-tratamento-de-casos-graves-da-doenca,70003260763>.
20. Zhou F, Yu T, Du R, Fan G, Liu Y, Liu Z, et al. Clinical course and risk factors for mortality of adult in patients with COVID-19 in Wuhan, China: a retrospective cohort study. The Lancet. 2020;395:1054-62.
21. Pinto BGG, Oliveira AER, Singh Y, Jimenez L, Gonçalves ANA, Ogava RLT, et al. ACE2 Expression is increased in the lungs of patients with comorbidities associated with severe COVID-19. [acesso em 20 mai 2020]. Disponível em: <https://www.medrxiv.org/content/10.1101/2020.03.21.20040261v1>. Accessed in may 20, 2020.
22. Leung GM, Hedley AJ, Ho LM, Chau P, Wong IO, Thach TQ, et al. The epidemiology of severe acute respiratory syndrome in the 2003 Hong Kong epidemic: an analysis of all 1755 patients. Ann Intern Med. 2004;141:662-73.
23. Sims AC, Baric RS, Yount B, Burkett SE, Collins PL, Pickles RJ. Severe acute respiratory syndrome coronavirus infection of human ciliated airway epithelia: role of ciliated cells in viral spread in the conducting airways of the lungs. J Virol. 2005;79:15511-24.
24. Li W, Moore MJ, Vasilieva N, Sui J, Wong SK, Berne MA, et al. Angiotensin-converting enzyme 2 is a functional receptor for the SARS coronavirus. Nature. 2003;426:450-3.
25. Wan Y, Shang J, Graham R, Baric RS, Lia F. Receptor Recognition by the Novel Coronavirus from Wuhan: an Analysis Based on Decade-Long Structural Studies of SARS Coronavirus. J Virol. 2020;94(7):1-9.
26. Ren X, Glende J, Al-Falah M, Vries V, Schwegmann-Wessels C, Qu X, et al. Analysis of ACE2 in polarized epithelial cells: surface expression and function as receptor for severe acute respiratory syndrome-associated coronavirus. J Gen Virol. 2006;87:1691-5.
27. He L, Ding Y, Zhang Q, Che X, He Y, Shen H, et al. Expression of elevated levels of pro-inflammatory cytokines in SARS-CoV-infected ACE2(+) cells in SARS patients: relation to the acute lung injury and pathogenesis of SARS. J Pathol. 2006;210:288-97.

28. Jia HP, Look DC, Shi L, Hickey M, Pewe L, Netland J, et al. Receptor expression and severe acute respiratory syndrome coronavirus infection depend on differentiation of human airway epithelia. J Virol. 2005;79(23):14614-21.
29. Raj VS, Mou H, Smits SL, Dekkers DHW, Müller MA, Dijkman R, et al. Dipeptidyl peptidase 4 is a functional receptor for the emerging human coronavirus. Nature. 2013;495(7440):251-4.
30. Zhou F, Yu T, Du R, Fan G, Liu Y, Liu Z, et al. Clinical course and risk factors for mortality of adult in patients with COVID-19 in Wuhan, China: a retrospective cohort study. The Lancet. 2020;395:1054-62.
31. Magro C, Berlin D, Nuovo G, Salvatore S, Harp J, Baxter-Stoltzfus A, et al. Complement associated microvascular injury and thrombosis in the pathogenesis of severe COVID-19 infection: a report of five cases. Transl Res. 2020 Apr 15;S1931-5244(20)30070-0.
32. Lippi G, Mattiuzzi C. Hemoglobin value may be decreased in patients with severe coronavirus disease 2019. Hematol Transfus Cell Ther. Apr-June 2020;42(2):116-7.
33. Wenzhong L, Hualan L. COVID-19: Attacks the 1-beta chain of hemoglobin and captures the porphyrin to inhibit human heme metabolism. ChemRxiv. 2020 Preprint.
34. Read RJ. Department of Haematology, University of Cambridge, Cambridge Institute for Medical Research, The Keith Peters Building, Hills Road, Cambridge CB2 0XY, UK. Abstract The preprint from Liu & Li.
35. Law HK, Cheung CY, Ng HY, Sia SF, Chan YO, Luk W, et al. Chemokine up-regulation in SARS-coronavirus-infected, monocyte-derived human dendritic cells. Blood. 2005;106:2366-74.
36. Cheung CY, Poon LL, Ng IH, Luk W, Sia SF, Wu MH, et al. Cytokine responses in severe acute respiratory syndrome coronavirus-infected macrophages in vitro: possible relevance to pathogenesis. J Virol. 2005;79:7819-26.
37. Tang NL, Chan PK, Wong CK, To KF, Wu AK, Sung YM, et al. Early enhanced expression of interferon-inducible protein-10 (CXCL-10) and other chemokines predicts adverse outcome in severe acute respiratory syndrome. Clin Chem. 2005;51:2333-40.
38. Ye J, Zhang B, Xu J, Chang Q, McNutt MA, Korteweg C, et al. Molecular pathology in the lungs of severe acute respiratory syndrome patients. Am J Pathol. 2007;170:538-45.
39. Yen YT, Liao F, Hsiao CH, Kao CL, Chen YC, Wu-Hsieh BA. Modeling the early events of severe acute respiratory syndrome coronavirus infection in vitro. J Virol. 2006;80:2684-93.
40. Yang YH, Huang YH, Chuang YH, Peng CM, Wang LC, Lin YT, et al. Autoantibodies against human epithelial cells and endothelial cells after severe acute respiratory syndrome (SARS)-associated coronavirus infection. J Med Virol. 2005;77(1):1-7.
41. Ren L, Yang R, Guo L, Qu J. Apoptosis Induced by the SARS-Associated Coronavirus in Vero Cells Is Replication-Dependent and Involves Caspase. DNA and Cell Biology 2005;24(8):496-502.
42. Yang Y, Xiong Z, Zhang S, Yan Y, Nguyen J, Ng B, et al. Bcl-xL inhibits T-cell apoptosis induced by expression of SARS coronavirus E protein in the absence of growth factors. Biochem J. 2005;392:135-43.
43. Ng MH, Lau KM, Li L, Cheng SH, Chan WY, Hui PK, et al. Association of human-leukocyte-antigen class I (B*0703) and class II (DRB1*0301) genotypes with susceptibility and resistance to the development of severe acute respiratory syndrome. J Infect Dis. 2004;190:515-8.
44. Chan VS, Chan KY, Chen Y, Poon LL, Cheung AN, Zheng B, et al. Homozygous L-SIGN (CLEC4M) plays a protective role in SARS coronavirus infection. Nat Genet. 2006;38:38-46.
45. Ip WK, Chan KH, Law HK, Tso GH, Kong EK, Wong WH, et al. Mannose-binding lectin in severe acute respiratory syndrome coronavirus infection. J Infect Dis. 2005;191:1697-704.

# Temas Especiais

# IMPACTOS JURÍDICOS DA COVID-19 PARA A REALIDADE MÉDICA – UMA REFLEXÃO SOBRE RESPONSABILIDADE E ALOCAÇÃO DE RECURSOS

CAPÍTULO 28

Rodrigo Nóbrega Farias
Igor de Lucena Mascarenhas

## INTRODUÇÃO

A pandemia e o crescimento de casos de contaminação em razão do coronavírus no Brasil têm levado a grandes questionamentos acerca dos limites do exercício da atividade médica, em um cenário onde estão profissionalmente obrigados a agir de forma técnica e célere, ao mesmo tempo em que se encontram expostos e suscetíveis à contaminação.

Com efeito, com a imprevisibilidade dessa crise aliada ao pouco planejamento das ações de saúde em nosso país, observou-se que os estabelecimentos de saúde não estavam preparados para prover, em quantidade suficiente, os profissionais com os Equipamentos de Proteção Individual (EPIs) necessários para reduzir o risco de transmissão do vírus.

É importante destacar que se convive em um cenário de escassez de recursos para a saúde pública, o que aprofunda ainda mais o debate sobre as decisões administrativas a serem tomadas neste momento, aliada à necessidade intransigente da priorização dos gastos na saúde.

Por outro lado, no cotidiano da crise sanitária brasileira, registra-se um número crescente de médicos e outros profissionais da saúde infectados com a COVID-19, além de inúmeros afastados de imediato de suas funções diante da falta dos EPI's, configurando enorme prejuízo no combate a este novo vírus.

Mas, além disso, é imperioso o debate sobre qual o limite de exigência, do ponto de vista ético-profissional, do médico neste momento de crise pandêmica, onde se exige sua atuação, com eficiência, em uma situação emergencial, mas não se garantem condições mínimas de proteção.

Desta forma, o presente trabalho, sem a pretensão de exaurir a matéria, visa a apresentar reflexões jurídicas sobre o impacto da pandemia no trabalho médico. Sob essa perspectiva, dividiremos a abordagem em três aspectos fundamentais para debate: alocação de recursos escassos, responsabilidade civil médica e fornecimento de EPIs.

## A NECESSIDADE DE UM DEBATE SOBRE A ESCASSEZ DE RECURSOS PÚBLICOS NA SAÚDE

O debate sobre consequências jurídicas da pandemia impõe aproximar a discussão entre Direito e Economia e a necessidade da análise econômica do direito. Desenvolvida a partir de textos dos professores Ronald Coase e Richard Posner, da Universidade de Chicago, e Guido Calabresi, da Universidade de Yale, a análise econômica do direito pressupõe a submissão das normas a uma perspectiva econômica, analisando-se o comportamento dos indivíduos perante o direito e ponderando as vantagens de determinadas regras para a maximização da riqueza.

A análise econômica traz para o direito uma lógica consequencialista preocupada com as relações entre custo e benefício das regras jurídicas. A eficiência no manejo dos recursos sociais limitados é uma preocupação da ciência econômica. Esta pode contribuir para o planejamento dos gastos públicos, permitindo maior priorização dos gastos sociais escassos, principalmente nesse momento de crise sanitária.

Em decorrência das pretensões relacionadas com a concretização dos direitos tidos como fundamentais possuírem, como característica comum, a necessidade de disponibilização de meios materiais – financeiros e orçamentários – para tornar possível sua efetivação, criou-se uma dependência associada à atuação estatal para a concretização dessa gama de direitos, atrelada à necessidade de formulação de políticas públicas para se tornarem exigíveis, bem como da alocação de recursos públicos.

Desse modo, a partir da concepção desse rol de direitos como dependentes de uma atuação ativa estatal, no sentido de que, além de elaborar políticas públicas, também se deve disponibilizar meios materiais efetivos para a garantia de direitos à população, sendo que esse é um dos grandes desafios da administração pública nesse momento.

A inexistência, todavia, de suportes financeiros suficientes para a satisfação das necessidades sociais acarreta escolhas alocativas a serem realizadas pelos gestores. Amaral entende que "nada que custe dinheiro pode ser absoluto", completando que sempre será necessária a adoção de um critério de escolha, pois:[1]

> ...não é viável atender todos os pleitos em razão da finitude de meios e recursos, de modo que a adoção de escolhas estratégicas terá, como consequência, o emprego de recursos em um determinado setor, deixando de atender a outros.[2]

Os autores utilizam os critérios da essencialidade e da excepcionalidade, enfatizando que, "quanto mais essencial for a prestação pública, ligando ao conceito de dignidade da pessoa humana, mais excepcional será a razão para a mesma não ser atendida".[2] No campo da saúde, objeto desta tese, Amaral e Melo destacam que "a escassez, em maior ou menor grau, não é um acidente ou um defeito, mas uma característica implacável".[2]

Este é o entendimento do professor Torres buscando estabelecer critérios e prioridades, não laborando com a conjuntura de direitos plenos e infinitos:[3]

> o acesso universal e igualitário às ações e serviços de saúde, assegurados no artigo 196 da Constituição, transformado em gratuito pela legislação infraconstitucional, é utópico e gera expectativas inalcançáveis para os cidadãos.[3]

A crise pandêmica por que estamos passando necessita de estabelecimento de critérios objetivos e de prioridades para uma ação estatal eficaz, devendo, para tanto, ser priorizados os gastos com a saúde pública, de acordo com as necessidades sociais mais urgentes. Para Barcellos, "se os meios financeiros não são ilimitados, os recursos disponíveis deverão ser aplicados prioritariamente no atendimento dos fins considerados essenciais pela Constituição, até que eles sejam realizados".[4]

## RESPONSABILIDADE CIVIL DOS PROFISSIONAIS DE MEDICINA NA PANDEMIA

A responsabilidade dos médicos deriva do descumprimento da *lex artis*, ou seja, da inobservância do conjunto de regras que regem a profissão médica.[5] "A culpa, na doutrina clássica, representa o desvio de um modelo ideal de conduta, representado, às vezes, pela boa-fé, outras pela diligência do *bonus pater familiae*".[6] Sob tal perspectiva, a responsabilidade médica indica que a culpa geraria justamente o dever de indenizar, independentemente de sua gradação, em culpa levíssima, leve ou grave.[7] Tratando-se de vida e saúde, não há espaço para não responsabilização em razão da gradação da culpa.[6]

A culpa levíssima é aquela em que a inobservância do dever apenas um diligentíssimo sujeito de direito observaria. A culpa leve decorre da inobservância de um dever que o homem médio observaria, ao passo que a culpa grave se aproxima do dolo, na medida em que, apesar de não desejar o resultado lesivo, a falta de zelo e cuidado são próximas ao querer lesar.[8]

A importância de graduar a culpa é relevante para estabelecer o *quantum* indenizatório, na medida em que a indenização deve obedecer à função pedagógica, punitiva e reparatória.[9] A função reparatória se guia pelo dano causado, mas as funções pedagógica e, sobretudo, punitiva estão fundadas justamente no grau de reprovabilidade da conduta. A indenização deve representar uma advertência ao lesante e à sociedade de que não aceita o comportamento assumido, ou o evento lesivo advindo da conduta, conforme destaca Bittar.[10]

O problema gerado pela atual pandemia é que os médicos estão atuando em situações limítrofes de exaustão física e mental, além da falta de recursos técnicos para o exercício adequado.[11] Ademais, estamos aprendendo com a COVID-19 durante o seu próprio combate. Ou seja, eventuais imperícias, imprudências e negligências têm que ser sopesadas com o atual estágio científico e a urgência/emergência apresentadas.[12] Um dos reflexos pode ser interpretado a partir do uso *off-label* em que o medicamento é utilizado para prescrição diversa da prevista em bula, como diz De Sá e Ferreira.[12]

Repisa-se, ainda, que muitos profissionais especialistas estão atuando fora de suas especialidades com o objetivo de composição de escala e garantir acesso mínimo à saúde.

Sobre o exercício profissional e a especialidade, é necessário reforçar que a especialidade não diminui o "não especialista", mas apenas enriquece a capacidade do profissional especialista.[13] Desta forma, a princípio, todo médico pode atuar em qualquer área, nos termos do art. 17 da Lei 3268/57.[1]

Assim, a partir do momento que o estudante conclui o curso de Medicina, ele é considerado MÉDICO, fazendo jus a todos os direitos e deveres inerentes ao cargo e podendo exercer a medicina em qualquer uma das suas especialidades. Todavia, os profissionais tendem a se especializar, de modo que ainda que estejam habilitados para o exercício de toda e qualquer especialidade médica, é pouquíssimo provável que domine, com profundidade, as particularidades de cada um dos sub-ramos médicos.

Os médicos, no atual quadro de pandemia, podem querer evitar o exercício profissional ou gerar a adoção de uma medicina defensiva em detrimento da saúde pública com o fito de evitar processos.[14] Vasconcelos destaca que a medicina defensiva se revela a partir de uma visão do paciente como potencial litigante, de modo que a conduta médica deixa de ser pautada no princípio da autonomia e beneficência e passa a ser conduzida pelo temor do processo.[14]

De acordo com D'Ávila,[15] o processo é o que causa mais medo ao profissional de medicina, independentemente da justa causa/verossimilhança ou não da denúncia, pois a simples existência do processo gera um abalo à reputação médica.

O exercício médico contemporâneo, dada a conjuntura particular, não está pautado em uma Medicina do "dever-ser", uma medicina ideal e colorida. A situação enfrentada nos hospitais é cinzenta, não pautada em um "dever-ser", mas em um "ser" e o atual estado é bem distante desse desenho romantizado.

Dadas as particularidades enfrentadas pelos profissionais, não se pode utilizar a régua da responsabilidade civil tradicional. Os graus de culpa, diferentemente do modelo clássico, devem ser a baliza conduta da responsabilidade em pandemia.

Tempos extraordinários exigem modelos de responsabilidade extraordinários para proteção dos profissionais. Neste sentido, Nova York, por exemplo, editou uma norma de imunidade para responsabilidade civil e criminal dos profissionais que estão atuando na linha de frente.[16]

Rosenvald destaca que o Instituto Brasileiro de Responsabilidade Civil apresentou uma sugestão legislativa de isenção de responsabilidade dos profissionais de saúde por simples negligência:[17]

> *Art. X Dadas as circunstâncias urgentes e dramáticas em que médicos, profissionais de saúde e outros provedores do setor médico precisam prestar serviços, o Estado deve garantir que a partir de 20 de março de 2020 até o final da declaração de emergência esses profissionais não sejam responsabilizados por eventos adversos relacionados à COVID-19, exceto em casos de grave negligência.*
>
> *§ 1º O mesmo se aplica a outros profissionais e titulares de cargos públicos que tiveram que tomar decisões rápidas e difíceis diretamente relacionadas com a crise da COVID-19.*
>
> *§ 2º Essas isenções não se aplicam ao Estado, que permanece responsável de acordo com o regime específico de responsabilidade existente.*

Apesar da boa intenção da sugestão legislativa, entendemos como incompleta, na medida em que deveria abarcar todas as modalidades de culpa (imperícia, imprudência e negligência) e não apenas a negligência.

Posteriormente à formulação da sugestão legislativa pelo IBERC, a matéria foi tratada pela Medida Provisória nº 966 de 13 de maio de 2020, publicada no DOU em 14 de maio de 2020, em que estabelece que os agentes públicos, e tão somente restrito a estes, não poderão ser responsabilizados por erros decorrentes de ações relacionadas com o enfrentamento da emergência de saúde pública decorrente da pandemia da COVID-19 e combate aos efeitos econômicos e sociais decorrentes da pandemia da COVID-19, salvo se a ação ou omissão for decorrente de dolo ou erro grosseiro, o que indica, em certa medida, a responsabilização apenas em casos de dolo e culpa grave.

Como forma de caracterizar a culpa grave, o julgador deve sopesar os seguintes itens:

I - os obstáculos e as dificuldades reais do agente público;
II - a complexidade da matéria e das atribuições exercidas pelo agente público;
III - a circunstância de incompletude de informações na situação de urgência ou emergência;
IV - as circunstâncias práticas que houverem imposto, limitado ou condicionado a ação ou a omissão do agente público; e
V - o contexto de incerteza acerca das medidas mais adequadas para enfrentamento da pandemia da COVID-19 e das suas consequências, inclusive as econômicas.

O problema da MP 966/2020 é que é restrita aos agentes públicos, mantendo os profissionais privados sujeito à penalização tradicional. Considerando que os efeitos da COVID-19 ultrapassam a barreira da dicotomia público-privado, não se pode proteger apenas uma parcela dos profissionais. Ademais, o próprio serviço de saúde é concebido a partir do trabalho de cooperação entre Estado e particulares, de modo que os particulares também prestam serviços de relevância pública.

Como bem destaca Neves,[18] em situações de pandemia, percebe-se que deve haver um sentimento de pertencimento e proteção social, de modo que se observa uma indissociabilidade do direito à saúde de seus aspectos coletivos.

A falta de previsibilidade *ex ante* da isenção de responsabilidade profissional para hipóteses de culpa leve ou levíssima, pode gerar condutas de medicina defensiva que atentem contra o interesse social, ao passo que a maior flexibilização da responsabilidade serve como mitigação de risco para os profissionais que estão atuando no combate da pandemia, evitando que a espada de Damôcles paire sobre as cabeças dos profissionais e servindo como incentivo para atuação profissional.[19]

## DA FALTA DE EQUIPAMENTOS INDIVIDUAIS DE PROTEÇÃO

A COVID-19 destacou ainda mais a dicotomia do sistema de saúde brasileiro, que, conforme ressalta Buarque,[20] oscila entre um país de primeiro mundo e país de terceiro mundo no que se refere à saúde. O Brasil apresenta níveis de vacinação de países europeus, ao passo que a mortalidade infantil se aproxima do padrão observado em países em subdesenvolvimento.

Essa lógica dual está pautada em uma análise de seletividade das mazelas que atingem nosso país. Doenças que não são discriminatórias, ou seja, que atingem todas as camadas sociais, são tratadas com bastante efetividade pública, ao passo que questões de direito sociais, que podem ser restritas à determinada parcela social, são tratadas com indiferença e omissão.[1]

O Conselho Federal de Medicina já destacou que os instrumentos de combate à COVID-19 se traduzem em 7 aspectos, conforme se extrai do Parecer CFM 04/2020:[21]

1. Médicos, médicos intensivistas, enfermeiros, fisioterapeutas e a equipe de saúde geral em número suficiente e com preparo adequado;
2. Obrigatoriedade de equipamentos de proteção individual em número suficiente;

3. Leitos hospitalares em número suficiente;
4. Leitos de unidades de terapia intensiva em número adequado, com instalações de boa qualidade e com equipamentos, medicamentos e materiais de consumo suficientes;
5. Encaminhamento precoce para cuidados intensivos, quando indicado;
6. Equipamentos de ventilação mecânica de boa qualidade e em número suficiente;
7. Preparo adequado dos profissionais de saúde para estratégias de ventilação mecânica adequadas a pacientes com COVID.

Ocorre que a COVID-19 é uma doença que, apesar de apresentar consequências mais nefastas para determinados grupos, atinge toda a coletividade. A globalização representa a quebra de barreiras de consumo. O mercado, outrora local, transformou-se em um mercado global de oferta e demanda. Desta forma, cada país do globo passou a demandar uma crescente quantidade de profissionais, equipamentos, EPIs e respiradores, gerando uma crise de assistência sanitária generalizada.[22]

Sob esse enfoque, inclusive a partir da concorrência interna gerada por União, Estados, Distrito Federal e Municípios, observa-se uma desassistência em determinados locais para garantia do direito à saúde.

O presente item enfocará justamente na falta de EPI para garantia da saúde.

A proteção ao trabalho encontra fundamento no texto constitucional através da dignidade da pessoa humana, valorização do trabalho, direito à saúde e, de forma mais expressa, na segurança do trabalho:

*Art. 1º A República Federativa do Brasil, formada pela união indissolúvel dos Estados e Municípios e do Distrito Federal, constitui-se em Estado Democrático de Direito e tem como fundamentos:*
*III -* **a dignidade da pessoa humana;**
*IV -* **os valores sociais do trabalho** *e da livre iniciativa;*
*Art. 6º São direitos sociais a educação,* **a saúde,** *a alimentação, o trabalho, a moradia, o transporte, o lazer,* **a segurança,** *a previdência social, a proteção à maternidade e à infância, a assistência aos desamparados, na forma desta Constituição.*
*Art. 7º São direitos dos trabalhadores urbanos e rurais, além de outros que visem à melhoria de sua condição social:*
*XXII -* **redução dos riscos inerentes ao trabalho, por meio de normas de saúde, higiene e segurança;** *(sem grifos no original).*

De acordo com França,[23] há um dever de cuidado por parte das Unidades de Saúde, de modo que elas possuem a obrigação de supervisão de material e equipamentos dispensados, além de garantir a proteção física e moral aos pacientes e profissionais envolvidos. O próprio Código de Ética Médica estabelece como pressuposto para o exercício profissional a existência de condições dignas e salubres para o desempenho da Medicina em diversas seções:

*PRINCÍPIOS FUNDAMENTAIS*
*III - Para exercer a medicina com honra e dignidade, o médico necessita ter boas condições de trabalho e ser remunerado de forma justa.*
*XIII - O médico comunicará às autoridades competentes quaisquer formas de deterioração do ecossistema, prejudiciais à saúde e à vida.*
*XV - O médico será solidário com os movimentos de defesa da dignidade profissional, seja por remuneração digna e justa, seja por condições de trabalho compatíveis com o exercício ético-profissional da medicina e seu aprimoramento técnico-científico.*
*DIREITOS DOS MÉDICOS*
*III - Apontar falhas em normas, contratos e práticas internas das instituições em que trabalhe quando as julgar indignas do exercício da profissão ou prejudiciais a si mesmo, ao paciente ou a terceiros, devendo comunicá-las ao Conselho Regional de Medicina de sua jurisdição e à Comissão de Ética da instituição, quando houver.*
*IV - Recusar-se a exercer sua profissão em instituição pública ou privada onde as condições de trabalho não sejam dignas ou possam prejudicar a própria saúde ou a do paciente, bem como a dos demais profissionais. Nesse caso, comunicará com justificativa e maior brevidade sua decisão ao diretor técnico, ao Conselho Regional de Medicina de sua jurisdição e à Comissão de Ética da instituição, quando houver.*
*V - Suspender suas atividades, individualmente ou coletivamente, quando a instituição pública ou privada para a qual trabalhe não oferecer condições adequadas para o exercício profissional ou não o remunerar digna e justamente, ressalvadas as situações de urgência e emergência, devendo comunicar imediatamente sua decisão ao Conselho Regional de Medicina.*
*RESPONSABILIDADE PROFISSIONAL*
*É vedado ao médico:*
*Art. 19. Deixar de assegurar, quando investido em cargo ou função de direção, os direitos dos médicos e as demais condições adequadas para o desempenho ético-profissional da medicina.*
*Art. 21. Deixar de colaborar com as autoridades sanitárias ou infringir a legislação pertinente.*

Todas as normas apontadas defendem a saúde e boas condições de trabalho como princípios fundamentais que são concretizados pelos direitos médicos e permitem a penalização dos profissionais que deixem de observar tais direitos. É princípio fundamental do médico defender um meio ambiente sadio, de modo que Dantas e Coltri defendem que o exercício médico não é um mero emprego, mas, sobretudo, um múnus público, uma missão com diversas responsabilidades.[24]

Registre-se que a crescente demanda e escassez dos EPIs levou a ANVISA – Agência Nacional de Vigilância Sanitária – a publicar a NOTA TÉCNICA GVIMS/GGTES/ANVISA Nº 04/2020, que orienta os profissionais da área da saúde a utilizarem máscaras N95 ou equivalentes por período superior ao indicado pelos fabricantes, não englobando as vencidas ou que não preservarem sua integridade.

O Conselho Federal de Medicina e a Associação Médica do Brasil criaram mecanismos de denúncia e cobrança para exercício da Medicina de forma segura.[25,26] De acordo com a AMB, a partir de dados atualizados em 06 de maio de 2020, o Brasil vivia a seguinte crise assistencial (Fig. 28-1).

O Conselho Federal de Enfermagem, Conselho Federal de Medicina e a Associação Médica Brasileira já denunciaram que a falta de fornecimento de EPIs é uma grave agressão à dignidade profissional e à própria regra de um ambiente sadio de trabalho. Apesar de o trabalho dos profissionais de saúde ser interpretado como um múnus público, os médicos não podem se sacrificar em prol da coletividade. Os médicos e profissionais de saúde em geral colocam, diuturnamente, suas vidas em risco para prestar um serviço à coletividade. Ocorre que, sob o pretexto de prestar um serviço público, não podem ter os riscos, que já são inerentes à atividade, agravados por uma omissão pública.

É neste contexto de insegurança para o exercício profissional que fazemos a defesa acerca da possibilidade de recusa de atendimento médico pela ausência de equipamentos de proteção individual, e as consequências decorrentes desta recusa.

Como bem destacam Dantas, Clemente e Nogaroli,[27] trata-se de uma "guerra sem munição". Não há paridade de armas no combate à COVID-19 se os profissionais não possuem materiais mínimos para a sua proteção. A falta de equipamentos, além de um desrespeito para com os profissionais, pode suscitar, inclusive, uma resistência no exercício profissional, posto que não se pode exigir esforços hercúleos no desempenho profissional.

Não se pode cogitar violações éticas, cíveis e criminais em face de profissionais que se recusam a prestar atendimento em tais situações, na medida em que o risco pessoal para salvar terceiros é uma exceção para configuração da omissão de socorro. O período de guerra sanitária não permite a criação de mito de heróis e mártires. O profissional de Medicina deve exercer sua função no limite de suas competências e sem que haja riscos pessoais agravados. Desta forma, precisamos de médicos com EPI e não de profissionais contaminados ou mortos.

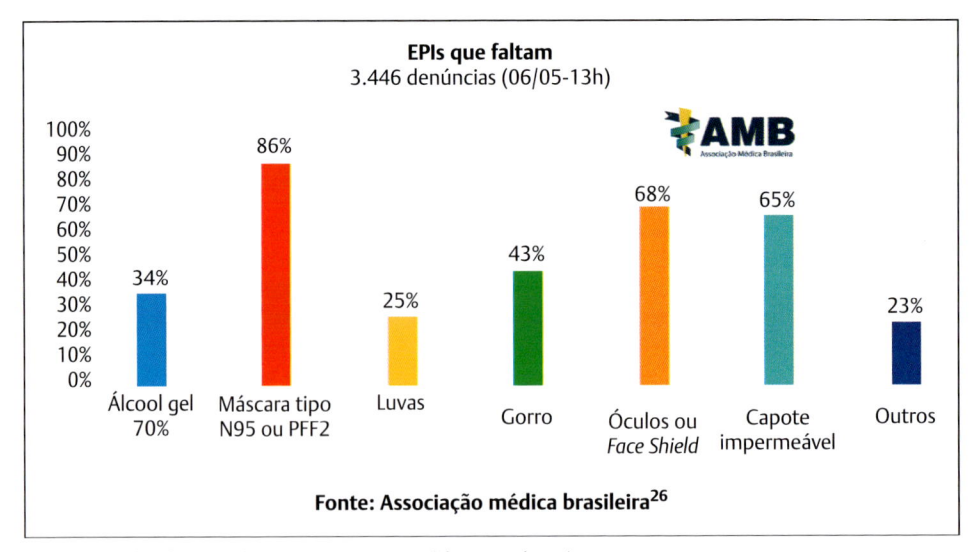

**Fig. 28-1.** Falta de EPI's. (Fonte: Associação Médica Brasileira.)[26]

O risco pessoal é inseparável da atividade médica, de modo que o problema relativo à COVID-19 repousa no agravamento do risco de forma desnecessária em razão da falta de EPIs. Tais condutas representam uma violação aos deveres de proteção.

O fato de existir uma demanda sem precedentes e a impossibilidade da indústria nacional satisfazer a essa necessidade indica que os contratantes devem atuar de forma proativa para buscar os equipamentos em outros mercados, como o chinês por exemplo.[22]

A crise sanitária e o crescente contágio de profissionais de saúde,[28] inclusive com a identificação de falta de profissionais em alguns locais, exigem cuidados com os profissionais então existentes no combate, na medida em que a falta de EPI pode gerar a baixa momentânea ou definitiva dos profissionais e, consequentemente, ter efeitos mais nefastos para a saúde pública.[29]

A proteção aos profissionais é dever do contratante, seja Estado ou particular, de ordem ética e legal. O profissional não deve ser compelido a promover a "escolha de Sofia" entre proteger sua integridade pessoal e prestar atendimento médico. De escolhas trágicas já bastam as escolhas médicas para alocação de recursos escassos e decidir quais pacientes terão acesso aos meios de cura e cuidado.

Porém, o médico, sabendo dos riscos inerentes à sua profissão, e da necessidade de garantia de exercício da mesma em condições dignas e seguras, deve informar, com a maior brevidade possível, ao diretor técnico da instituição ou ao próprio CRM, das condições inseguras a que estiver exposto, conforme determina o Capítulo II do Código de Ética Médica.

Registre-se, ainda, que essa recusa não é ilimitada. Nos casos de urgência ou emergência, ausência de outro médico ou risco de dano iminente à saúde do paciente a assistência não pode ser recusada e é imperiosa a assistência.

Portanto, salvo em situações de risco iminente de morte, não comete ilícito ético o médico que se recusa a prestar atendimento caso não lhes sejam disponibilizados equipamentos de segurança compatíveis com o grau de risco ao qual está exposto.

A construção de condições para o exercício seguro da Medicina é imperiosa. Em um momento de pandemia, não é prudente e adequada a situação de "nós" contra "eles". Médicos, gestores e pacientes devem caminhar juntos, em um espírito constitucional de cooperação e solidariedade.

## CONCLUSÃO

A pandemia mudou a forma dos médicos encararem a realidade profissional. A insegurança no exercício laboral foi potencializada em razão da ausência de recursos humanos e materiais, ritmo de trabalho estafante e insuficiência de EPIs.

Partindo-se dessas premissas, devemos considerar, de forma sintética, que:

1. Os médicos não podem ser penalizados pela ausência de recursos ou por terem que fazer decisões alocativas trágicas. A alocação de recursos em tempo de pandemia é inerente ao trabalho de gestão, de modo que as diretrizes e protocolos devem ser fixadas pelo Comitê de Ética ou por um Comitê Gestor de Crise, não devendo esse ônus recair sobre o médico, posto que sua decisão terá viés subjetivo.
2. A conjuntura do exercício profissional exige maior proteção aos médicos. Não se podem utilizar regras de responsabilidade tradicional para tempos extraordinários. Condutas que possam ser enquadradas como culpa leve ou levíssima, ante o contexto fático em que está inserido o profissional, e o elevado grau de incerteza dos protocolos específicos de tratamento, exigem apenas que o profissional atue com a prudência e observância da *lex artis* sem enquadramento em culpa grave. Desta forma, a tradicional

responsabilidade importará em uma possível prática de medicina defensiva, de modo que se mostra importantíssima a isenção de culpa nas hipóteses mais brandas de gradação, seja para proteger os profissionais, seja para proteger o interesse social.
3. A falta de EPI representa uma crise de abastecimento, porém, os profissionais não podem ser compelidos a atuarem sem proteção, na medida em que o Juramento Hipocrático e o dever público de atuação não se sobrepõem ao dever de proteger sua própria integridade física e vida. Ademais, o médico que atua sem proteção será transformado em vetor de contaminação para todos aqueles que estão trabalhando ou usufruindo dos serviços de saúde, ou seja, o médico torna-se um risco sanitário.

## REFERÊNCIAS BIBLIOGRÁFICAS

1. Amaral G. Direito, escassez e escolha: em busca de critérios jurídicos para lidar com a escassez de recursos e decisões trágicas. Rio de Janeiro: Renovar, 2001. p. 78.
2. Amaral G, Melo D. Há direitos acima dos orçamentos? In: Sarlet IW, Timm LB (Orgs.). Direitos fundamentais: orçamento e "reserva do possível". 2. ed. Porto Alegre: Livraria do Advogado, 2013. p. 79-99.
3. Torres RL. A cidadania multidimensional na era dos direitos. In: Torres RL (Org.). Teoria dos direitos fundamentais. Rio de Janeiro, 2001. p. 287.
4. Barcellos AP. A eficácia jurídica dos princípios fundamentais: o princípio da dignidade da pessoa humana. 3. ed. Rio de Janeiro: Renovar, 2011p. 242.
5. Barros Júnior EA. Código de ética: comentado e interpretado. Timburi: Editora Cia do Ebook, 2019. p. 93.
6. Kfouri Neto M. A responsabilidade civil do médico. Rev dos Tribunais. 1990;694(1):57-76.
7. Rosenvald N, Braga Netto FP. Responsabilidade civil na área médica. Actualidad Jurídica Iberoamericana. 2018 Fev;(8):373-420.
8. Bandeira PG. A evolução do conceito de culpa e o art. 944 do Código Civil. Revista da Escola da Magistratura do Rio de Janeiro. 2008;(1):227-49.
9. Kfouri Neto M. Responsaibilidade Civil do Médico. 8. ed. São Paulo: Revista dos Tribunais, 2013. p. 96.
10. Bittar CA. Reparação civil por danos morais. São Paulo: Saraiva; 2017.
11. Souza C. "É ruim andar pelo hospital e ver colegas chorando", conta infectologista [publicação na web]; 2020. [acesso em 10 mai 2020]. Disponível em: https://noticias.uol.com.br/saude/ultimas-noticias/redacao/2020/05/09/longe-da familia-e-pressao-a-rotina-de-medicos-de-sp-em-meio-a-covid-19.htm.
12. Sá MFF, Ferreira PHM. A prescrição *off label* de medicamentos: análise do entendimento do Superior Tribunal de Justiça por ocasião do julgamento dos recursos especiais nº 1.721. 705/SP e nº 1.729. 566/SP. Rev. Brasileira de Direito Civil-RBDCivil. 2019; 21(03):147.
13. Conselho Federal de Medicina. Resolução nº 1.627/2001. [página na internet] [acesso em 7 de maio de 2020]. Disponível em: http://www.portalmedico.org.br/resolucoes/CFM/2001/1627_2001.htm.
14. Vasconcelos C. Responsabilidade médica e judicialização na relação médico-paciente. Rev. Bioética. 2012;20(3):389-96.
15. D'avila RL. Erro profissional do medico ou resultado adverso? In: Teixeira ACB, Dadalto L (Orgs.). Dos hospitais aos tribunais. Belo Horizonte: Del Rey, 2013. p. 440.
16. Klitzman R. Doctors Need Room to Make the Wrenching Decisions: they face New York is granting health care providers civil and criminal immunity during the coronavirus emergency. So should other states. [acesso em 10 mai 2020]. Disponível em: www.nytimes.com/2020/04/04/opinion/coronavirus-doctors-lawsuits-prosecution.html.
17. Rosenvald N. Por uma isenção de responsabilidade dos profissionais de saúde por simples negligência em tempos de pandemia. [acesso em 10 mai 2020]. Disponível em: https://www.facebook.com/permalink.php?story_fbid=2601422990175378&id=1407260712924951&_tn_=K-R.

18. Neves ALB. A Recusa ao Exame Diagnóstico da COVID -19. In: Bahia SJC. Direitos e Deveres Fundamentais em tempos de Coronavirus. São Paulo: IASP, 2020. p. 47.
19. Mascarenhas IL, Godinho AM. A utópica aplicação da teoria da perda de uma chance no âmbito do direito médico: uma análise da jurisprudência do TJRS, TJPR e TJPE. Rev Direito e Liberdade. 2016;18(3):159-92.
20. Buarque C. A lógica da vergonha. [acesso em 19 mai 2020]. Disponível em: https://www1.folha.uol.com.br/fsp/opiniao/fz2212199909.htm?aff_source=56d95533a8284936a374e3a6da3d7996.
21. Conselho Federal de Medicina [página na internet]. Parecer CFM nº 04/2020. [acesso em 05 de maio de 2020]. Disponível em: https://sistemas.cfm.org.br/normas/visualizar/pareceres/BR/2020/4.
22. Bocchini B. Coronavírus: pesquisa mostra que 50% dos médicos acusam falta de EPI. [publicação na web]. [acesso em 8 mai 2020]. Disponível em: https://agenciabrasil.ebc.com.br/geral/noticia/2020-04/coronavirus-pesquisa-mostra-que-50-dos-medicos-acusam-falta-de-epi.
23. França GV. Direito médico. 15. ed. Rio de Janeiro: Forense; 2019. p. 305-6.
24. Dantas E, Coltri M. Comentários ao Código de Ética Médica. 3. ed. Salvador: Juspodivm; 2020.
25. Conselho Federal de Medicina [página na internet]. Combate à COVID-19 - Formulário para fiscalização de unidades de saúde. [acesso em 07 de mai de 2020]. Disponível em: https://sistemas.cfm.org.br/fiscalizacaocovid/
26. Associação Médica Brasileira [página na internet]. EPI. [acesso em 07 de mai de 2020]. Disponível em: https://amb.org.br/epi/
27. Dantas E, Clemente G, Nogaroli R. Ausência ou inadequação de equipamentos de proteção (EPIs) em tempos de pandemia: responsabilidade do estado e reflexos jurídicos pela recusa no atendimento a pacientes. In: Monteiro Filho CER, Rosenvald N, Densa R. Coronavírus e responsabilidade civil: impactos contratuais e extracontratuais. Indaiatuba: Foco, 2020.
28. Mascarenhas IL, Godinho AM. Saúde pública e autonomia universitária: a necessidade de aumento de mão-de-obra e as decisões judiciais sobre abreviação da conclusão de curso dos estudantes da saúde. In: Farias RN, Mascarenhas IL. (Orgs.). Saúde, Pandemia e Judicialização. Curitiba: Juruá Editora, 2020. No prelo.
29. Azevedo R. Com falta de médicos, Hospital referência de coronavírus do AM colapsou. [publicação na web]. [acesso em 9 mai 2020]. Disponível em: https://noticias.uol.com.br/colunas/reinaldo-azevedo/2020/04/10/com-falta-de-medicos-hospital-referencia-de-coronavirus-do-am-colapsou.htm.

# GESTÃO ESTRATÉGICA DE SAÚDE EM TEMPOS DE PANDEMIA

CAPÍTULO 29

Ana Maria Malik
Ana Regina Cruz Vlainich
Artur Carlos das Neves
Paulo Marcos Senra Souza

## INTRODUÇÃO

A pandemia veio desafiar os serviços de saúde mundialmente. Ela vem causando desde danos humanitários, com perdas preferenciais de idosos, até o risco econômico, tanto pela doença como pelo remédio amargo da quarentena, único antídoto eficaz conhecido até maio de 2020.

Há medo e perda de confiança nas ações dos Estados e de seus sistemas de saúde, sejam eles tão estáveis como os países europeus, sejam nações subdesenvolvidas com sistemas de informação deficientes, desafiando a Organização Mundial da Saúde (OMS) e seu poder real de coordenação de ações.

É um desafio abordar a questão da estratégica durante a pandemia, quando ainda não se tem informação de números de contaminados pelo vírus, nem de óbitos por esta causa, nem de eficácia de tratamentos ou de eficiência de soluções assistenciais. Mesmo assim, decisões não podem ser adiadas perante um inimigo comum do mundo, que o vem afetando desde o final de 2019.

Para iniciar o texto, é necessário abordar o tema SAÚDE, entendendo sua definição como produto de um momento na história. Se, em sentido estrito, pode ser compreendida como ausência de doença, em pandemias estaríamos todos saudáveis enquanto não tivéssemos a virose, o que mostra quão falhas são definições, pois casos assintomáticos ou sintomáticos como disseminadores do vírus tornaram-se grande provocação para seu controle.

Reiterando as contrariedades que o coronavírus trouxe em países como os EUA, onde a saúde não é entendida como dever do Estado, percebeu-se que sem seu envolvimento a economia corre o risco de se romper. No Brasil, a Constituição de 1988 define saúde como um direito do cidadão. No entanto, por uma série de razões, o SUS já não estava sendo suficiente para fornecer saúde com equidade para toda sua população. Muitos dos seus recursos tiveram que ser desviados para a pandemia, o que terminou por evidenciar falta de planejamento e de governança no âmbito do sistema.

## ENTENDENDO A ORIGEM DO PROBLEMA
Para entender a situação atual é necessário conhecer o processo histórico, analisando a evolução dos fatos políticos, econômicos e sociais.

### Brasil Colônia e Império (1500 a 1889)
A colonização portuguesa trouxe diversas enfermidades da Europa. Os nativos não tinham imunidade e epidemias dizimaram milhões, extinguindo, inclusive, algumas etnias, sem qualquer preocupação governamental. A infraestrutura era precária, até porque, mundialmente, não havia conhecimento dos princípios de saúde pública.

Uma das primeiras medidas de saúde pública tomadas com a chegada da família real portuguesa, em 1808, foi a criação dos cursos universitários de Medicina, Cirurgia e Química. Os médicos estrangeiros, que vinham da Corte, passaram a ser substituídos por médicos formados com conhecimento de nossos problemas e doenças.

Durante décadas, as Santas Casas de Misericórdia, mantidas por filantropia, foram a única opção para quem não podia pagar por cuidados particulares. Após a independência, em 1822, o Imperador fundou órgãos para fiscalização da higiene pública. Nosso ineditismo e protagonismo perante o mundo foi marcado pela aplicação da vacina contra a varíola em todas as crianças, seguida pela fundação do importante **Instituto Vacínico** do Império, com foco em tuberculose, febre amarela e malária.

### Brasil República (1889 – Atual)
A República encontra um país ainda sofrendo com epidemias e a falta de infraestrutura. Foi o foco de atuação de sanitaristas que desenvolveram trabalho reconhecido mundialmente, como Oswaldo Cruz e Carlos Chagas. O governo, seguindo suas orientações, tomou atitudes impopulares, como destruir casas ou tornar a vacinação obrigatória e enfrentou a **revolta da vacina de 1904**. Os primeiros hospitais públicos foram criados no início do século XX, impulsionados por epidemias, como a gripe espanhola. Durante o período getulista houve mais centralização do sistema de saúde.

Até 1930, a assistência médico-hospitalar no país era realizada pelas Santas Casas e Benemerências, ligadas a entidades religiosas, beneficentes e sociedades, que administravam hospitais ligados a comunidades e instituições militares. Posteriormente, surgiram as Associações Auxiliadoras das Classes Laboriosas, primeiras entidades privadas de atendimento aos associados, onde o empregador pagava o tratamento médico, descontando-o mensalmente do salário dos empregados.

O Estado começa a assumir parte da responsabilidade pelo custeio da assistência médica, até então resultado de acordos entre trabalhadores e empregadores.

Até o final de 1950, durante a **República Populista (1945-64)**, a recém-instituída previdência social assume parte do atendimento médico dos trabalhadores ligados aos Institutos de Aposentadorias e Pensões (IAPs). Nessa época, havia relativamente poucos aposentados, o que permitiu aplicar até 25% da arrecadação de todos os IAPs em saúde. Todavia, à medida que o número de aposentados crescia, a parcela de recursos destinada à atenção médico-hospitalar e ambulatorial foi reduzida.

Cria-se, em 1953, o Ministério da Saúde e as Conferências Nacionais, com o objetivo de definir políticas públicas de saúde e levar o atendimento às zonas rurais. As primeiras conferências de saúde no Brasil, levando políticas de saúde a serem discutidas pela população.

Na década de 1950-60 houve crescimento acelerado de industrialização e intensa urbanização. Esses processos exigiram aumento nos serviços públicos de saúde nas cidades.

A economia cresceu sem que o Estado destinasse à saúde os recursos necessários; a insuficiente oferta e qualidade dos serviços públicos abriu espaço para a iniciativa privada e o aparecimento dos primeiros planos de saúde.

Durante o período **Militar (1964-85)**, na tentativa de unificar as decisões nacionais, em 1967, o governo criou o INPS (Instituto Nacional de Previdência Social), que uniu todos os IAPs das mais diversas categorias profissionais, aumentando e padronizando os serviços de saúde oferecidos. Por meio de desconto mensal no salário e da contribuição do empregador, todo trabalhador com vínculo formal de emprego passou a ter acesso a atendimento médico público e à aposentadoria.

O Brasil experimenta, na década de 1970, grande crescimento econômico (aproximados 10% ao ano), conhecido como "milagre brasileiro". O número de contribuintes e recursos aumentou, mas o sistema previdenciário foi lento em ampliar a capacidade de atendimento aos segurados. O INPS optou por estimular a criação e a contratação de hospitais particulares a atender diretamente os segurados.

Houve, também, aumento de planos de saúde e clínicas. Nessa época, apenas 1% do orçamento da União era destinado à saúde, o que era insuficiente, resultando na intensificação de doenças como dengue, meningite e malária, decorrentes também da destruição do meio ambiente. Cria-se o CONASP (Conselho Consultivo de Administração da Saúde Previdenciária) em 1982, buscando modernizar a gestão da saúde no âmbito da Previdência Social.

## Nova República (1985 – Atual)

Na década de 1980, a crise social e econômica se intensifica, evidenciando as deficiências do sistema previdenciário. A política pública/previdenciária de saúde continua centrada no atendimento imediatista e na medicina curativa, em detrimento da preventiva, mantendo a separação entre o Ministério da Saúde e o Ministério da Previdência (alcunhado de Ministério da Doença). Os custos do Estado com saúde continuam crescendo, mas em razão da contratação de atendimentos na iniciativa privada e não em aumentos na infraestrutura estatal.

Com a Constituição de 1988, a saúde passou a ser um direito de todos e um dever do Estado, criando o alicerce do sistema nacional atual.

## Marcos Legais no Setor Público

A constituição de 1988 define a saúde como direito de todos e dever do Estado, instituindo o poder público como órgão regulador, fiscalizador e de controle, organizando o sistema em rede regionalizada e hierarquizada, autorizando a atuação da iniciativa privada, com as leis 8080 e 8142, ambas de 1990.

## Marcos Legais e Eventos do Setor Privado

Durante anos o setor privado ficou sujeito a leis e regras estáveis, principalmente a definição legal de proibição de entrada de capital estrangeiro em empresas de saúde.

Importante mudança foi instituída pela Lei 9656/98, que regulamentou os planos de saúde, e que criou uma exceção à regra geral constitucional de vedação de capital estrangeiro, liberando participação nessas empresas. Complementar a esta lei, cria-se, em 2000, a agência nacional de saúde suplementar – ANS. Em 2015 a lei passa a permitir a participação de empresas de capital estrangeiro nos serviços de saúde.

## PANORAMA ATUAL

Os princípios do SUS (Sistema Único de Saúde) são: universalização, equidade, integralidade, regionalização e hierarquização, descentralização e comando único em cada nível de governo, e participação popular; engloba, também, vigilância sanitária e epidemiológica, programas de vacinação, pesquisas, além de políticas relacionadas com a utilização de insumos estratégicos como medicamentos, sangue e trabalho. A assistência pode ser realizada pelo setor público, diretamente, ou por meio de terceirizações a organizações sociais, e pelo setor privado. Em ambos há hospitais, unidades de atenção básica e serviços de diagnóstico. Estes serviços podem ser contratados pelo Estado ou conveniados, preferencialmente com os privados sem finalidade lucrativa.

Quanto ao orçamento e sua destinação, há opiniões conflitantes, se é insuficiente ou mal utilizado. Isto decorre fruto de dados pouco confiáveis, incompletos ou contaminados por ideologias ou mudança de metodologias, que passaram pelos órgãos públicos geradores de dados. Convivem serviços de excelência, como o atendimento à AIDS, com filas de espera para cirurgias simples.

Em 1996 foi criado um fundo a ser destinado à saúde, a Contribuição Provisória sobre Movimentação Financeira (CPMF), mas seu uso foi desvirtuado e teve outra destinação. Em 2000, o Projeto de Emenda Constitucional 29 estabelecia um mínimo de gastos em saúde por parte dos diferentes níveis de governo; foi regulamentado em 2011 e vem sendo parcialmente cumprido. No entanto, a emenda 95 de 2016 congela orçamentos para o setor social.

O incentivo à participação das comunidades, o "controle social", deveria atuar na formulação e no controle da execução das ações. Os usuários participariam da gestão do SUS por meio das Conferências da Saúde, que ocorrem – idealmente – a cada quatro anos, em todos os níveis federativos, mas, em decorrência do variável nível de participação e comportamento democrático do brasileiro, não deu o resultado esperado.

O SUS se tornou um modelo para outros países. Entretanto, a falta de investimentos, um modelo de governança confuso e pouco transparente para os cidadãos, levaram a uma situação de desatendimento, "hospitalocêntrico", caraterizado, principalmente, por um sistema orientado pela oferta e não pela necessidade de saúde.[1]

Se há 200 anos o Brasil era considerado exemplo de modernidade, tanto em industrialização (lembrando que o "Takaoka" foi, por muitos anos, sinônimo de respirador, criado por cientista brasileiro), como em ciência médica e controle de epidemias, em 2020 a pandemia da COVID-19 mostrou deficiência em ciência e em fabricação de produtos de saúde, desde simples máscaras, mostrando inadequação da política setorial.

Estas enfermidades abaixo merecem um planejamento estratégico robusto:[2]

1. Enfermidades crônicas, em especial hipertensão, diabetes, obesidade e câncer.
2. Doenças infectocontagiosas evitáveis, seja por vacinação, como febre amarela, sarampo e tuberculose, como as causadas por vetores, dengue, zika, *chikungunya*, de controle mais difícil, pois envolvem controles ambientais.
3. Acidentes e causas externas, muito importantes entre adultos jovens e em áreas urbanas.
4. Epidemias virais, como a atual pandemia da COVID-19.

## ESTRATÉGIA APLICADA AO SISTEMA DA SAÚDE

Peter Druker entendia ser prudente captar o futuro que já está aqui, mas que ainda não foi plenamente compreendido, em vez de fazer previsões. Num olhar estratégico contemporâneo, o agente central é o cliente; no caso da saúde, o cliente/cidadão/paciente e, no momento da atual pandemia, a população. Entender o cliente como início e fim da cadeia de valor é o futuro que já está aqui, reproduzindo Peter Druker.[3]

Num diagnóstico global, os sistemas de saúde do mundo mostram oportunidades de melhoria para todos os nós da cadeia de valor. No caso brasileiro, a falta de priorização do atendimento às necessidades dos usuários resulta em serviços fragmentados, o que afeta os pacientes e os custos do sistema.[4] Ao se analisar o sistema de saúde estadunidense, sugere-se que a cadeia de valor da saúde seja direcionada pelos consumidores. Essa recomendação baseia-se no aspecto positivo do conceito "consumismo em saúde", onde, equivocadamente, os recursos da assistência à saúde foram alocados, preferencialmente, por decisões individuais e não coletivas, lógica do sistema dos EUA, de intenso individualismo e baixo grau de solidariedade. No Brasil, por determinação constitucional, a solidariedade e o coletivo devem ser a base.

Não é fácil entender as necessidades do consumidor de saúde atual em tempos normais.

Os gestores da saúde no século XXI precisam entender o novo perfil do cliente, como protagonista, e implantar as mudanças necessárias, entre elas, a informação é propriedade do cliente, de fácil acesso, oportuna e fidedigna. Por exemplo, o índice de infecção

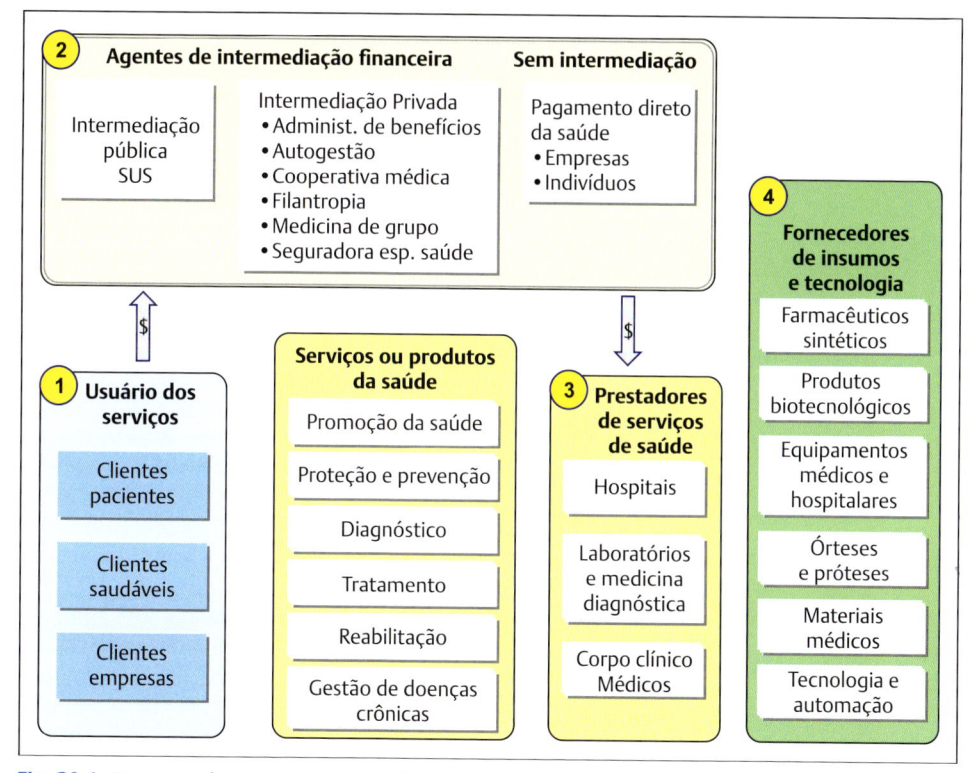

**Fig. 29-1.** Diagrama demonstrando os usuários dos serviços (1) como centro de sua relação entre os demais blocos aglomeradores de partes interessadas na cadeia de valor da saúde, agentes de intermediação financeira (2), prestadores de serviços de saúde (3) e fornecedores de insumos e tecnologias (4) (Fonte: Os autores.)

hospitalar poderia estar na entrada dos hospitais e visível nos *sites*. O cliente tem o direito de conhecer o serviço antes de adquiri-lo, ou até de coparticipar das decisões tipo custo *versus* qualidade, tornando transparente a negociação com os prestadores de serviço, no setor público e no privado, conforme a Figura 29-1.

A percepção do cliente como centro e proprietário das informações da cadeia de valor que o atende se potencializa com os avanços da tecnologia de informação e de armazenamento de dados.[5] Há diversas perspectivas inovadoras, como prontuário eletrônico conjugado com bancos de dados centralizados, utilizando Inteligência Artificial (IA), tornando disponível comparar prestadores de serviços, fornecedores, distribuidores de produtos e tecnologias etc. A consciência dos cidadãos/beneficiários quanto à sua condição de pagadores finais, com acesso a diversas informações de desempenho e qualidade, poderá se tornar, de fato, agente de mudança no sistema de saúde, mesmo não sendo especialistas.

Passos tradicionalmente aplicados na construção de um plano bem estruturado, diagnóstico, formulação da estratégia, mapas e metas, implantação, monitoramento e reformulação. Neste plano, o cidadão tem que estar em todos os passos. É necessária a análise das opções a ele ofertadas de prestação de serviços.

1. *Setor público:* caracterizado por um "sistema de pagador centralizado e único", os prestadores dos serviços de saúde podem ser públicos ou privados. A gestão de filas, racionamento, orçamento e controles de acesso acabam por desenvolver grandes estruturas burocráticas ou levam à interferência do judiciário. O sistema de vigilância sanitária também regula esta parte do setor (utilizado por pelo menos 75% da população).
2. *Medicina privada:* os agentes de intermediação e demais agentes provedores de soluções (regulamentador, financiador, terceiro pagador, prestador, indústria e distribuidores de equipamentos e medicamentos) são regulados pelas agências (ANS e ANVISA) e financiados pelos clientes-usuários ou empresas. O cidadão é sempre a fonte do recurso financeiro consumido. Apesar da necessidade de obter resultados financeiros nesta área, observam-se ineficiências tanto pela limitação do acesso como pela burocracia de controle e gestão. Por vezes, os prestadores prescrevem insumos ou procedimentos em excesso tendo em vista modelos de financiamento que incentivam esta condição.

Frente à atmosfera de desconfiança percebida em alguns segmentos da sociedade, podemos inferir que o modelo de governança vigente na cadeia de valor da saúde tem sido incapaz de harmonizar os interesses dos diversos públicos, sendo imprescindível que esse invista em melhorias desses relacionamentos. Pois, se estes desgastes gerados pela desconfiança entre os agentes já incomodavam, não se esperava a enorme complexidade que teria em tempos de pandemia, onde instituições privadas preferem a doação de equipamentos e valores, dada a dificuldade em chegar a bom termo em negociações com os entes públicos, sobre leitos e atendimentos. Deve ser estabelecido um círculo virtuoso, com ganho em escala, logística para resultados financeiros positivos. A desarmonia vem de mecanismos de conformidade mal desenhados, como modelos de auditoria ineficazes, frequentemente baseados em relações "do mais forte", desestimulando agentes que atuam corretamente.

Para isso fica a lição de que, após a pandemia, um corajoso e verdadeiro "diagnóstico da situação atual do sistema da saúde" com uma eficaz negociação com todos os agentes são fundamentais para se atingir uma "formulação de uma visão a longo prazo" para que esta situação, ruim para o país como um todo, não se repita, sendo necessário planejar, com visões não sequenciais nem estanques, mas que se realimentam:

1. A elaboração de cenários alternativos, mapas e metas desdobradas.
2. A implantação da estratégia de forma compartilhada e colaborativa pelos agentes da cadeia de valor.
3. O monitoramento dos principais indicadores e retroalimentação do processo.

## ESTRATÉGIA PARA CRISES DE RESPOSTA RÁPIDA – "FAZEJAMENTO"

Neste contexto, uma vez que já havia estudos mostrando que uma nova pandemia seria esperada, poderia ter havido mais preparação para esta situação. Este novo tempo mostra a necessidade de investimentos em conscientização sanitária (*health literacy*). Com isso, a ação do Estado pode ser aperfeiçoada, atuando nos determinantes da doença e não nas suas consequências.

Em casos de epidemias o tempo urge, tornando necessária a utilização mais eficiente possível dos recursos disponíveis, incentivando a participação dos diversos atores segundo suas habilidades e possibilidades. Para isso, o planejar e o executar devem ocorrer de forma concomitante, desafiando as posturas mais tradicionais, conceito de "fazejamento".[6] O entendimento de planejamento atual deriva do conceito de planejamento estratégico situacional, que defende a necessidade de integrar as diferentes fases/etapas, chamando-as momento do planejamento.[7]

Durante a pandemia, o desejo do indivíduo, como centro deste sistema, é não ter sintomas; se tiver, conseguir ser atendido para receber desde orientação até leito de UTI, se necessário; para quem já era portador de condições crônicas, como câncer, hipertensão, diabetes, manter o acompanhamento.

Ainda dentro da característica desafiadora da COVID-19, em uma primeira onda, os serviços privados foram muito acionados, justificando o medo verificado em pesquisas, em que o motivo mais importante para se ter seguros-saúde seria cobrir os custos, principalmente hospitalares em internações. Em um segundo momento, a população afetada está sendo a "SUS dependente", e nesta o receio vem da falta de um leito de UTI caso tenha complicação. Mas estes não são, ou não deveriam ser estanques. Existe uma zona de sobreposição de recursos e infraestrutura entre os setores público e privado que podem ser compartilhados por critérios regidos pela boa governança, de existir a possibilidade de conjugação, colaboração e sinergia de competências e recursos entre ambos, para servir ao atendimento do cidadão. Isso pode ser feito de modo traumático, à força, por leis e decisões judiciais, como estamos vendo em alguns estados, que demonstra a falta de planejamento, ou por negociação harmônica.

O planejamento estratégico traz intrínseco os médio e longo prazos, mas a adversidade da pandemia exige o "fazejamento", o imediatismo e a urgência de solução para a coletividade, assumindo a preocupação com o curtíssimo prazo. Outro complicador, que deveria ser facilitador, tem sido manter decisões em processo altamente técnico em interseção com o político, este entendido desde o envolvimento da população até como dependência de instâncias e decisões governamentais. Contudo, em momentos de pandemia, cabe a todos a implantação das ações previstas, avaliando, retroalimentando, influenciando e melhorando a qualidade das decisões e alocação de recursos emergenciais, mas deixando uma parte da equipe fora do foco emergencial, trabalhando com os temas a médio e longo prazos. Nestes momentos de crise pandêmica, ficou evidente a consequência e o desconforto gerados por perpetuação de práticas, tratamentos, modos de acesso ao sistema de saúde, canais de comunicação superadas, ineficientes e de baixo valor agregado, potencializadas hoje pelas redes sociais e por interferências políticas. Esta tensão criativa deve encontrar receptividade nos gestores, ou ela se dissipará, levando os indivíduos, provavelmente, à frustração e atitudes individuais.

Elementos a serem considerados para um "fazejamento" adequado:

1. *Capital humano:* talentos e pessoas são fatores críticos e, para isso, é necessário encontrar gestores e profissionais de saúde em quantidade e com qualificação adequada, requerendo dos profissionais um perfil inovador, resistente a críticas, próximos do cotidiano.
2. *Educação sanitária:* o papel singular do cidadão em momentos de pandemia deve ser claramente endereçado, com ações de conscientização sobre higiene e assepsia. Porém, não adianta insistir em lavar as mãos se grande parte da população não dispõe de água encanada ou esgoto, necessárias estruturas imediatas de fornecimento de água, caixas d'água, cisternas e produtos de limpeza.
3. *Austeridade:* os recursos já eram escassos, portanto, mecanismos de rapidez e uso eficiente dos recursos disponíveis, dentro de regras de *compliance,* são necessários.
4. *Conectividade e integração*: as tecnologias de informação e comunicação são vetores de viabilização de informação com agilidade que falta aos serviços públicos. No dizer de Cristensen, a postura disruptiva na cadeia de valor da saúde será acelerada pela inovação em procedimentos e processos conjugados com tecnologias sofisticadas, orientadas ao consumidor.[8] Esta integração conjuga diversos atores, como: todos os profissionais da saúde e empresas voluntárias ou contratadas, para saúde populacional, consciência sanitária, educação, cidadania e *virtual care,* neste novo momento da saúde e componentes do modelo empírico do "fazejamento".
5. *Responsabilidade cidadã e social*: o desafio da COVID-19 envolve a fragilidade do meio ambiente, que "respirou" aliviado com poucos dias de paralisação, devendo as empresas, após a pandemia, desenvolver maior compromisso com a segurança do consumidor, colaboradores, meio ambiente e envolvimento do cidadão.
6. *Produção científica e tecnológica com rapidez e confiabilidade*: a dependência mundial de insumos importados se mostrou um dos pontos de maior fragilidade na gestão da crise.[9] Necessária unificação de empresas e equipes de pesquisa com financiamento e foco nas necessidades da pandemia.
7. *Capacidade de resposta aos momentos de crise*: é urgente o desenho de uma estrutura de gestão de crise, com definições prévias de planos de ação, funções, capacidades, responsabilidades e coordenação entre os órgãos de controle sanitário e instituições privadas, nacionais ou internacionais, se necessário, para resposta confiável à incerteza.

A distância entre planejar e executar em momentos de pandemia deve ser a menor possível. O conceito de "fazejamento" adotado tem **características circulares**, não há precedência lógica entre os elementos contidos no diagnóstico, na formulação da visão, na implantação ou no controle. Aculturar e dar poder aos profissionais da saúde, habituando-os a contínuo aperfeiçoamento instrumentalizado no planejar e executar, amplia consideravelmente a capacidade da equipe em diagnosticar e formular proposição. Demonstrar ideias é tarefa complexa e sua concretização é permanentemente ameaçada e estimulada pela evolução do quadro de "guerra" e das demais prioridades. A característica da circularidade faz com que os atores aprendam com seus equívocos e acertos e se tornem protagonistas na condução do enfrentamento da crise.

## PAPEL DA GOVERNANÇA NA ESTRATÉGIA

A gestão estratégica depende totalmente de uma abordagem de Governança Corporativa (GC), que possui ferramentas eficazes para problemas complexos.

**Governança Corporativa é "o sistema pelo qual as empresas e demais organizações são dirigidas, monitoradas e incentivadas, envolvendo os relacionamentos entre sócios, conselho de administração, diretoria, órgãos de fiscalização e controle e demais partes interessadas**."[10]

No segmento da saúde, esta definição pode ter dois sentidos: trata-se das questões de Estado/Governo e das políticas que promovem cooperação e sinergia entre os diversos atores do sistema, que vivem conflitos históricos e de baixa sinergia.

A governança na saúde exerce, então, seu papel principal de solução de temas complexos que envolvem a cadeia de valor, caraterizada pela multiplicidade de agentes econômicos, tanto de natureza pública quanto privada, organizações de distintas naturezas e composições societárias, com modelos de governança variados, com percepções de realidade e interesses distintos, muitas vezes conflitantes, com incríveis fragilidades corporativas, com baixa capacidade de criar simbiose.

Usando os conceitos, pilares e princípios da GC, a ideia é reestabelecer elos de integração sustentável a médio e longo prazos, com cooperação dos agentes (hospitais, consultórios, clínicas, laboratórios, planos de saúde, profissionais de saúde) e clientes, pois a arquitetura política, social e econômica do mundo reconfigurar-se-á, e isso exige participação ativa e imediata das estruturas de governança, como conselhos das empresas e comunitários.

Exemplificando, durante a pandemia, agências reguladoras e conselhos de classe incentivaram, quase proibindo, atendimentos de rotina, o que sobrecarregou a emergência, além de prejudicar tratamentos de quadros que, desatendidos, podem ter consequências a longo prazo para o sistema.

Também caracterizando a necessidade de atuação conjunta, a situação de hospitais com leitos regulares e de UTI vazios, comprometendo sua situação financeira, simultaneamente com o setor público obrigado a improvisar serviços menos apropriados e utilizando recursos escassos para criar estruturas provisórias. Não há como resolver esta equação sem o uso da governança.

A consistência e a constância de propósitos, priorizações, em todas as fases da estratégia elevam o grau de confiança no processo. É mais fácil a decisão fluir se e quando os agentes estiverem confortáveis e bem informados sobre a abordagem e as práticas envolvidas. Os órgãos de governança das empresas que atuam na cadeia de valor da saúde devem adotar o protagonismo, interagindo com todos os agentes da cadeia e evitando o conforto e a reclusão propiciados pelos relatórios. Acionistas, conselhos e todos os demais interessados devem estar conectados ao processo de mudança, atentos às necessidades de formalizar as reformas em curso, sejam elas revisão de acordos, estatutos, políticas e manuais.

Aspectos importantes para traduzir a objetividade do poder da governança:

1. *Dirigir:* pensar estrategicamente pressupõe responder: onde estamos, para onde desejamos ir e como e quando chegaremos. Disso depende a definição de prioridades e, consequentemente, de recursos humanos e financeiros.
2. *Monitorar:* refere-se a medir o resultado, identificar e debruçar-se sobre fatores chaves que necessitam ser quantificados. Ficou claro, nesta pandemia, a ausência de indicadores que possuam sensibilidade para serem os radares indicativos de que a direção

escolhida está em curso positivo e que será cumprida. Indicadores de saúde a pacientes de diferentes gravidades e complexidades.
3. *Incentivar:* o sistema é essencialmente constituído por pessoas que devem ser motivadas e orientadas. O desânimo e o cansaço podem gerar conflitos, especialmente em saúde. Incentivar leva ao reconhecimento pessoal e, consequentemente, das equipes.

De forma geral, o debate da GC chega ao segmento da saúde com certo atraso, mas adquire maior intensidade com o aumento do engajamento de investidores institucionais e estrangeiros a partir de 2015, levando à disseminação das melhores práticas de governança corporativa.[10] A consciência de que uma governança frágil pode desqualificar governo, políticos, instituições e empresários tem motivado os agentes da saúde a implementar as mudanças necessárias.

## Governança e Gestão de Riscos – Conformidade (*Compliance*) do Sistema

Planejamentos estratégicos que prevejam, previnam e determinem atuar em situações de risco são a essência da conformidade de qualquer negócio. Não é a primeira pandemia nem será a última. Foi possível observar que países acostumados à gestão de crises nacionais se comportaram melhor perante as orientações do Estado. No Brasil, a incongruência das ações durante a pandemia deixa inseguro o cidadão comum. Como entender por que sua UBS está, há anos, sem pintura, com pias e sanitários quebrados, porque não reativam nem reformam seu hospital regional que está com inúmeros leitos desativados por problemas estruturais e, subitamente, leitos são construídos rapidamente e consegue-se comprar equipamentos de alto custo como respiradores. Isso sem comentar as orientações incoerentes sobre uso de máscaras, procura de UBS para atendimentos de rotina, respeito ao isolamento, uso de álcool e outros assuntos.

Outro ponto que requer atenção na conformidade é o risco de fraudes ou corrupção durante situações de urgência. Se na rotina normal da saúde o Instituto de Estudos de Saúde Suplementar (IESS) apontou que fraudes e procedimentos desnecessários representam 19% das despesas assistenciais das operadoras de saúde suplementar, em tempos de pandemia o cidadão pode desconfiar, com o auxílio da imprensa, que interessa a governantes a manutenção do estado de calamidade sanitária para realização de ações sem fiscalização. Programas de *compliance* bem estabelecidos trazem responsabilização a todos os entes envolvidos.

Por fim, a judicialização é um caminho possível ao cidadão, mas perigoso em termos de alocação de recursos a populações. Porém, perante a falta de leitos em situação de gravidade, é compreensível que este seja um caminho a seguir. Só transparência no desenho da estratégia mostrará aos cidadãos a real intenção do Estado, aliada à atuação eficaz para a utilização adequada desses leitos.

## CONCLUSÕES
### Estratégias Emergenciais
Dentro do conceito do "fazejamento", devem-se aperfeiçoar os modelos de governança e competências decisórias, de forma a criar centros de competências macrorregionais com flexibilidade e eficiência. Na situação atual da pandemia, maio de 2020, com isolamento social, sem medicamentos eficazes no tratamento nem vacinas nem testagem

populacional, as conclusões ou sinalizadores de monitoramento para estratégias urgentíssimas, tentando diminuir as perdas de vidas e conseguir a volta às atividades o mais breve possível, devem ser:

1. Manter o isolamento, principalmente dos cidadãos de grupos mais vulneráveis.
2. Desenhar estratégia nacional e tentar conseguir aumento na disponibilidade de leitos de UTI, dotados de equipes competentes para este atendimento e de equipamentos estratégicos como respiradores, com distribuição solidária entre unidades federadas.
3. Ampliar o número de leitos, sejam privados ou públicos, disponíveis ao cidadão, mediante negociação. Treinamento de recursos humanos capacitados em UTI e gestores em crises.
4. Aumentar o número de testes realizados na população.
5. Priorizar a alocação de recursos para outras emergências que possam surgir na evolução da pandemia.

## Estratégias para Depois da Pandemia

Faz-se mister ter também uma estratégia a médio e longo prazos, com a resolução da mútua exclusão entre os subsetores público e privado para que o SUS seja realmente único. Diante do financiamento insuficiente é necessário prever como obter mais recursos para a saúde no Brasil, já que ficou claro, com a pandemia, que saúde e desenvolvimento caminham juntos. Dada a dimensão do sistema de saúde de um país continental como o Brasil, para qualquer uma das ações a seguir, é imprescindível a aplicação de inteligência artificial. Apesar da complexidade de construção futura com o cidadão sendo protagonista, identificam-se algumas prioridades:

1. Ao se fazer o **diagnóstico da capacidade instalada do sistema da saúde**, público e privado, com a identificação dos vazios assistenciais, será possível estabelecer o dimensionamento adequado de dois modelos que poderão atuar em sinergia. Esta iniciativa auxiliará nas questões de equidade no acesso e de gestão do risco da convivência da abundância com a escassez.
   É necessário adotar o conceito de macrorregiões, estabelecendo centros de maior complexidade para atendimento compartilhado com os municípios que a compõem, como referência para a aplicação dos conceitos de Atenção Primária e Médico de Família descentralizados em redes integradas de promoção de saúde e compartilhamento de recursos.
2. A organização e o planejamento de uma "Nova Saúde Populacional" resultante de pós-pandemia serão orientados pela incorporação dessas maravilhosas **tecnologias de informação,** que avançaram em 3 meses mais que nos últimos 20 anos. A educação sanitária e o desenvolvimento de uma abordagem centrada no cidadão serão parte significativa dos vetores de medicina preventiva, "aculturamento, autocuidado e consciência sanitária", onde a tendência de posicionar o cliente no centro da cadeia de valor reforça o cenário das novas demandas da cidadania.
3. A **retenção do aprendizado** obtido durante o impacto dos processos pandêmicos deve ser prioridade. Ferramentas de captura, armazenamento, tratamento e reutilização do conhecimento obtido devem ser de domínio público, levando a gestão da saúde a assumir seu protagonismo em implantá-los. O aprendizado incorpora o entendimento dos modelos e princípios de saúde populacional dos países que apresentam melhores indicadores comparativos no tratamento das pandemias, a identificação e avaliação

de planos de contingência desses países e as razões objetivas que os levam a se diferenciarem no enfrentamento de crises.
4. **Dotação orçamentária**. O aumento dos investimentos em saúde deve ser realizado concomitantemente ao aumento dos direitos de cidadania. Mantido o estado de desigualdade de atendimento entre o público e o privado, os gestores da saúde serão expostos a um julgamento social. Os agentes públicos e privados da saúde necessitam de ferramentas que lhes permitam escolher e priorizar investimentos em infraestrutura de saúde.
5. A gestão da pandemia mostrou a importância da competência de um **parque tecnológico industrial** dotado de meios para desenvolver e produzir produtos estratégicos, como: princípios ativos, vacinas, testes de diagnóstico e produtos biológicos. O baixo grau de investimentos em inovação em insumos estratégicos leva à dependência de fornecedores de tecnologias que poderiam ser dominadas internamente.

Harmonizar e tornar eficiente uma cadeia de valor tão sofisticada quanto a da saúde não é tarefa simples, ainda com o agravante do momento pandêmico, que veio desafiar os sistemas de saúde mundiais, muitas vezes recheados de inconsistências, logísticas mal desenhadas, usados politicamente, desinteressados no aumento de conhecimento popular sobre atendimento, sobre autocuidado em saúde. Pandemias provocam profundas transformações econômicas e sociais. A lição é incorporar ao planejamento os ensinamentos de outros lugares, sistemas e países, adaptando-os a despeito das diferenças regionais, políticas ou climáticas, chegando a desenhar estratégias quando da ocorrência de qualquer outra crise de saúde que se apresente, que deve ser iniciada imediatamente, pois, como lembrou certa vez Charles Kettering,[11] 'todos deveríamos estar preocupados com o futuro, pois passaremos o resto de nossas vidas nele".

## REFERÊNCIAS BIBLIOGRÁFICAS
1. Vecina Neto G, Malik AM. Gestão em saúde. 2. ed. Rio de Janeiro: Guanabara Koogan; 2016.
2. Porter ME, Teisberg EO. Repensando a saúde. Supervisão e revisão técnica: Senra PMS. Porto Alegre: Bookman; 2007.
3. Goldsmith M, Hesselbein F. A nova organização do Futuro (Visões e Insights dos maiores Líderes do Pensamento estratégico). Rio de Janeiro: Campus-Elsevier; 2010.
4. Herzlinger R. Valor para o paciente o remédio para o sistema de saúde. Porto Alegre: Bookman; 2011.
5. Porter ME. What is value in health care? N Engl J Med. 2010; 363(26):2477-81.
6. Castor BVJ, Suga N. Planejamento e ação planejada: o difícil binômio. Revista de Administração Pública (Rio de Janeiro). 1988;22(1):102-22.
7. Matus C. El plan como apuesta. Revista PES. 1993;2:9-59.
8. Cristensen CM. et al. Inovação na gestão da saúde: a receita para reduzir custos e aumentar qualidade. In: Souza PMS. Supervisão e revisão técnica. Porto Alegre: Bookman; 2009.
9. Darlene M, Karina P. Como a inovação está revolucionando a indústria da saúde. Época negócios. [acesso em 17 jan 2020]. Disponível em: <https://epocanegocios.globo.com/Tecnologia/noticia/2019/04/como-inovacao-esta-revolucionando-industria-da-saude.html>.
10. Código das melhores práticas de governança corporativa. 5. ed. Instituto Brasileiro de Governança Corporativa. São Paulo, SP: IBGC, 2015. 108p.
11. Kettering CF. In: John Bartlett. Familiar quotations. Boston: Little Brown & Co., 1968

# ÍNDICE REMISSIVO

Entradas acompanhadas por um *f* ou *q* em itálico
indicam figuras e quadros, respectivamente.

## A
Academia Americana de Oftalmologia, 157
Academia Americana de
  Otorrinolaringologia, 14, 16
ACE2, 3
Achados oculares
  relacionados com a infecção causada pelo
    COVID-19, 150
Aleitamento materno
  cuidados pós-natais
    e coronavírus, 189
Alterações
  bioquímicas
    na COVID-19, 256
  hematológicas
    na COVID-19, 255
Amamentação
  e maternidade
    e COVID-19, 185
Anticoagulação
  no paciente com COVID-19, 312
Acroisquemia
  aguda, 100*f*
Amsler
  tela de, 156
Anosmia, 15, 25
Anticoagulação, 79
  terapêutica, 79
Arritmias
  documentadas em pacientes com COVID-19, 114
    achados atuais, 114
Aspirina, 81
Associação Brasileira de Otorrinolaringologia, 16
Autoimunidade, 341
Azitromicina, 311

## B
Betametasona pré-natal
  no tratamento da gestante com COVID-19, 193
β-coronavírus
  partícula de
    e seus componentes, 2*f*

## C
Câncer
  colorretal, 214
    avaliação molecular
      diagnóstica, 214
    tratamento, 214
      cirúrgico, 214
      radioterapia de curta duração, 214
  de bexiga, 215
    tratamentos com menor toxicidade, 215
  de estômago, 214
    avaliação molecular
      recomendável, 214
    imunoterapia, 215
    indicação de quimioterapia, 214
  de mama, 213
    testes diagnósticos, 213
    tratamento neoadjuvante, 213
  de ovário, 215
    testagem de mutações, 215
  de pâncreas, 214
    radioterapia de consolidação, 214
    tratamento
      cirúrgico, 214
  de próstata, 215
    métodos diagnósticos, 215
    prostatectomia radical, 215
    uso de antiandrogênicos orais, 215

de pulmão, 214
    técnicas ablativas, 214
    tratamento com perfil de segurança, 214
Cardiomiopatia
    por estresse, 110
Choque circulatório
    no paciente com COVID-19, 326
Cirurgias otológicas
    particularidades das, 18
Citocinas
    desregulação de, 341
Cloroquina, 35, 65, 311
    anti-inflamatório, 35
    estudos e benefícios, 35
        ensaios, 35
    hidroxicloroquina, 36
        associada à azitromicina, 36
        no tratamento da gestante com COVID-19, 193
        pacientes tratados com
            risco de toxicidade retiniana em, 157
Coagulopatia
    na infecção por COVID-19, 339
Conjuntivite
    viral, 155
Coração
    e SARS-CoV-2, 112
        biomarcadores cardíacos, 112
        fases, 112
Córneas
    doação de
        para transplante, 158
Corticosteroides, 36
    no tratamento da COVID-19, 36
    outras indicações clínicas, 36
COVID-19
    achados oculares
        na infecção, 149, 150
            o papel do oftalmologista frente à
                pandemia, 149
            diagnósticos diferenciais, 155
            doação de córneas para transplantes, 158
            exame clínico oftalmológico, 153
            risco de toxicidade retiniana em pacientes
                tratados com cloroquina
                e hidroxicloroquina, 157
            tratamento e prevenção, 155
    comprometimento
        e manifestações neurológicas da, 135, 138
            neuropatologia, 137
            sistema nervoso
                e Coronavírus, 136
    diagnóstico laboratorial, 255
        alterações bioquímicas, 256

alterações hematológicas, 255
etiológico, 258
imunológico, 261
molecular, 260
e cuidados intensivos, 315
    achados característicos, 322q
    apresentação, 316326
    choque circulatório,
    curso da doença
        e complicações na UTI, 322
    indicação de internação
        e avaliação inicial na UTI, 317
            critérios para, 317q
            escore de gravidade, 318q
    insuficiência respiratória
        e síndrome do desconforto respiratório
            agudo, 323
    lesão cardíaca, 325
    lesão renal
        aguda, 326
    tromboembolismo venoso, 325
    outros tratamentos, 326
e doença cardiovascular, 107
    arritmias, 114
    coração como alvo, 112
    em portadores de doença
        cardiovascular, 111
    infarto agudo do miocárdio, 115
    injúria miocárdica, 113
    insuficiência cardíaca, 114
    mecanismos da agressão, 107
    trombose, 114
e endoscopia digestiva
    indicações, riscos e legislação, 281
        estratégias de triagem, 282
        estratificação de risco para infecção, 283
        realização do exame
            baseado em recursos, 287
            durante o exame, 289
            equipe, 288
            organização do atendimento, 287
            organização e preparo da sala de
                procedimento, 288
            pontos de divergência
                luvas, 291
                máscara, 291
        novo paradigma organizacional, 294
        reinício da rotina, reconvocação
            e triagem, 293
        requisitos após endoscopia, 292
        retomada da rotina pós-pandemia, 292
e idosos, 169
    diagnóstico e exames complementares, 171

quadro clínico, 170
  sintomas comuns, 170
  saúde mental, 173
    em tempos de pandemia, 173
  tratamento, 171
em gastroenterologia, 43
  fisiopatogênese
    e manifestações clínicas, 43, 46
      considerações iniciais, 43
      mecanismos de desenvolvimento, 44
  manejo clínico dos pacientes
    portadores de doença inflamatória
      intestinal, 50
em nefrologia, 121
  apresentação clínica e prognóstico, 127
  doença renal crônica, 121
  lesão renal aguda, 124
  manejo clínico, 129
  retomada dos transplantes renais, 130
  testes específicos para detecção da
    COVID-19, 128
  transplante renal, 126
em odontologia
  manifestações clínicas
    e diretrizes no manejo dos riscos
      operacionais, 227
      acolhimento durante a pandemia, 228
        da acolhida ao paciente, 228
        da chegada ao consultório, 229
        da paramentação ao manuseio
          dos materiais de trabalho, 230
        do atendimento, 233
      manifestações bucais, 234
      orientações para os cuidados bucais
        rotineiros, 239
      relato de caso clínico, 237
em otorrinolaringologia, 11
  considerações cirúrgicas gerais, 12
  considerações faringolaríngeas, 13
  considerações nasossinusais, 14
  considerações otológicas, 16
  considerações sobre atividade
    ambulatorial, 12
em pediatria, 177
  classificação, 179
  critérios indicativos de gravidade, 180
  epidemiologia, 177
  exames laboratoriais e radiológicos, 180
  por que os quadros na criança são mais
    leves, 181
  quadro clínico, 178
  tratamento, 181

e o fígado, 220
impactos jurídicos da
  para a realidade médica
    uma reflexão sobre responsabilidade
      e alocação de recursos, 349
        debate sobre a escassez de recursos, 349
        falta de equipamentos individuais de
          proteção, 353
        responsabilidade civil dos profissionais
          de medicina
          na pandemia, 351
manifestações possíveis
  em dermatologia, 83
    aspectos fisiopatológicos, 83
    lesões cutâneas
      manejo das, 94
    manifestações clínicas, 88
    manifestações cutâneas, 94
      em profissionais da saúde, 94
manifestações pulmonares, 23
  diagnóstico, 26
  epidemiologia, 23
  quadro clínico, 23
  sintomas, 25q
  tratamento, 33
    outras medidas de, 39
manifestações vasculares
  associadas à, 75
    diagnóstico, 78
    incidência, 75
    outras manifestações, 81
    patogênese, 76
    tratamento, 79
      anticoagulação, 79
        antiagregantes plaquetários, 81
o fígado na, 59
  alterações histológicas hepáticas
    da COVID-19, 68
  características epidemiológicas
    e distribuição geográfica
      da lesão hepática pela COVID-19, 61
  disfunção hepática
    mediada pela enzima conversora de
      angiotensina 2, 63
  disfunção por hipóxia-reperfusão, 66
  distribuição da disfunção hepática de acordo
    com a faixa etária, 62
  efeito de drogas hepatotóxicas, 64
  estudos de casos em grande escala, 60q
  hepatopatias crônicas
    e a COVID-19, 67
  mecanismos patogênicos
    da disfunção hepática pela COVID-19, 62

medidas preventivas a se considerar na era
  da infecção
   pela COVID-19, 69
opções terapêuticas para disfunção hepática
  pela COVID-19
perfil de alterações enzimáticas, 66
recomendações clínicas
  para o manejo da lesão hepática
   pela COVID-19, 69
síndrome da resposta inflamatória
  sistêmica, 65
pacientes cirúrgicos
  e os riscos da, 199
   aspectos biológicos, 200
   aspectos técnicos cirúrgicos
    nos tempos de pandemia, 201
   cirurgias eletivas × cirurgias
    de emergência, 200
sob a ótica da histopatologia
  e de perspectivas fisiopatogênicas, 331
   aspectos anatomopatológicos
    das lesões pulmonares, 332
    de lesões sistêmicas, 334
   coagulopatia, 339
   deficiência da resposta imune inata
    e autoimunidade, 341
   desregulação de citocinas e
    quimiocinas, 341
   efeitos citopáticos virais diretos, 341
   estrutura molecular viral, 332
   fatores inerentes ao hospedeiro
    e fatores genéticos, 342
   generalidades, 331
   hemoglobinopatia, 339
   infecção direta
    de células imunes, 342
   mecanismos fisiopatogênicos, 337
   regulação da ACE2 e DPP4, 338
virologia, epidemiologia e aspectos clínicos
  gerais da, 1
   apresentação clínica, 6
    período de incubação, evolução
     e espectro, 6
    sintomatologia, 7
   epidemiologia, 5
    progresso da epidemia, 5
    transmissão, 5
   fisiopatologia, 3
    desequilíbrio provocado pelo vírus, 4
    patogênese, 4
   introdução, 1
   virologia, 2

# D

Dermatologia
 manifestações possíveis em, 83
  aspectos fisiopatológicos, 83
  manifestações clínicas, 88
  manifestações cutâneas
   em profissionais da saúde, 94
  relatos de casos, 89q-91q
Diabetes melito
 e obesidade
  risco de COVID-19 para pacientes com, 161
Diagnóstico laboratorial
 na COVID-19, 255
  etiológico, 258
  imunológico, 261
   ensaios imunoenzimáticos, 263
   quimioluminescência, 263
  molecular, 260
Diagnóstico por imagem, 267
 achados, 267
 acurácia diagnóstica, 272
 diagnóstico diferencial, 274
 indicação dos exames radiológicos, 276
 laudo tomográfico estruturado, 275
Disfunção hepática
 pela COVID-19
  de acordo com a faixa etária, 62
  de acordo com o gênero, 62
  mecanismos patogênicos da, 62
  mediada pela enzima conversora de
   angiotensina, 63
  opções terapêuticas para, 69
Doença cardiovascular
 e COVID-19, 107
  arritmias, 114
  coração como alvo, 112
   fases, 112
  infarto agudo do miocárdio, 115
  injúria miocárdica, 113
  insuficiência cardíaca, 114
  portadores de, 111
  sistema cardiovascular
   mecanismos da agressão ao, 107
  trombose, 114
Doença de Kawasaki, 179
Doença inflamatória intestinal
 manejo clínico dos pacientes portadores de, 50
  principais recomendações para portadores
   de COVID-19
Doença linfoproliferativa, 211
 leucemia
  linfocítica, 211

linfoma(s)
  de Burkitt, 211
  de células T, 212
  de Hodgkin, 212
  do manto, 211
Doença renal crônica
  e COVID-19, 121
    modalidade terapêutica, 122
    orientações preventivas, 122
      educação, 122
      gerenciamento, 123
      triagem, 122
    risco de transmissão, 122
Doenças mieloproliferativas
  crônicas, 210
    recomendações, 210
    tratamento, 210
Doenças onco-hematológicas
  manejo em, 208
Drogas hepatotóxicas
  efeito de, 64

## E

Enantema
  em mucosa oral, 13
Endoscopia digestiva
  e COVID-19, 281
    indicações, riscos e legislação, 281
      anexo I, 297
      equipe, 288
      estratégias de triagem, 282
      estratificação de risco, 283, 286q
        questionário e, 284f
      novo paradigma organizacional, 294
      organização do atendimento, 287
      organização e preparo da sala de procedimento, 288
      paramentação e cuidados, 289
      realização do exame, 287
      reinício da rotina, 293
      requisitos após o exame, 292
        desinfecção, 292
        monitoramento, 292
        retomada da rotina, 292
Erupção urticariforme, 99f
Escudo facial, 12f
Estrutura molecular viral, 332
Eventos tromboembólicos, 75
Exames radiológicos
  indicação dos
    na COVID-19, 276

## F

Fígado
  na COVID-19, 59, 220
    alterações histológicas hepáticas, 68
    características epidemiológicas
      disfunção hepática
        mediada pela enzima conversora de angiotensina, 63
      disfunção por hipóxia-reperfusão, 66
      e distribuição geográfica da lesão hepática, 61
        de acordo com a faixa etária, 62
        de acordo com o gênero, 61
      efeito de drogas hepatotóxicas, 64
      hepatopatias crônicas e a COVID-19, 67
      mecanismos patogênicos, 62
      medidas preventivas a se considerar, 69
      opções terapêuticas para disfunção hepática, 69
      perfil de alterações enzimáticas, 66
      recomendações clínicas
        para o manejo da lesão hepática, 69
      síndrome da resposta inflamatória sistêmica, 65
    transplante ortotópico de, 219, 222

## G

Gestantes
  COVID-19 em, 185
    complicações, 190
    evidências, 186
    manejo do parto, 191
    risco para o feto e o nenonato, 188
      Síndrome Respiratória do Oriente Médio (MERS), 188
    terapia medicamentosa, 192
    transmissão vertical, 188
    tratamento, 191

## H

Hemoglobinopatia
  no prognóstico da COVID-19, 339
Hepatopatias
  crônicas
    e a COVID-19, 67

## I

Idoso(s)
  e COVID-19, 169
    diagnóstico, 171
    exames complementares, 171
    quadro clínico, 170
      sintomas, 170

saúde mental
  em tempos de pandemia, 173
 tratamento, 171
  cloroquina, 172
  hidroxicloroquina, 172
  manejo clínico, 172
  remdesivir, 172
Imagem
 diagnóstico por, 267
  achados, 267
   na radiografia de tórax, 268
   na tomografia computadorizada, 268
    padrões tomográficos, 268
    progressão da doença, 271
  acurácia diagnóstica, 272
   da radiografia de tórax, 272
   da tomografia computadorizada, 273
  diagnóstico diferencial
   pelos exames de, 274
  indicação dos exames, 276
  laudo tomográfico, 275
Infarto
 agudo do miocárdio, 115
  em pacientes infectados com
   coronavírus, 115
    análise multivariada, 116
    taxa de mortalidade, 115
    variáveis, 115
Injúria miocárdica
 SARS-CoV-2 e, 113
  avaliação seriada da troponina, 113
  lesão miocárdica, 113
Insuficiência cardíaca
 nos pacientes com COVID-19, 114
Insuficiência respiratória
 no paciente com COVID-19, 323
Intubação orotraqueal
 no paciente com COVID-19, 310
  indicações, 310

K
Kawasaki
 doença de, 179

L
Lâmpada de fenda
 barreira de acrílico acoplada à, 154f
Laringotraqueais
 considerações, 14
  cirurgia diagnóstica, 14
  sinais de obstrução respiratória alta, 14

Lavagem nasal
 considerações sobre, 15
Lesão cardíaca
 aguda
  no paciente com COVID-19, 325
Lesão renal
 aguda
  e COVID-19, 124, 326
   fisiopatologia, 124
   manuseio clínico, 125
   protocolos de classificação, 124
Lesões cutâneas
 manejo das, 94
 patogênese das, 96
Lesões pulmonares
 aspectos anatomopatológicos das, 332
  achados
   histopatológicos, 333
  alterações
   macroscópicas, 333
Lesões sistêmicas
 aspectos anatomopatológicos das, 334
Leucemias agudas, 209
 linfoide, 210
  classificação, 210
  incidência, 210
 mieloide, 209
  pancitopenia, 209
Lopinavir
 no tratamento da gestante com
  COVID-19, 193, 312

M
Manifestações pulmonares associadas à
 COVID-19, 23
 diagnóstico, 26
  achados característicos, 27
  métodos de imagem no, 26
 epidemiologia, 23
 quadro clínico, 24
  incubação, 24
  sintomas, 25q
 tratamento, 33
  cloroquina/hidroxicloroquina, 35
  corticosteroides, 36
  outras medidas de, 39
  oseltamivir, 35
  remdesivir, 35
Manifestações vasculares
 associadas à COVID-19
  diagnóstico, 78
  incidência, 75
  patogênese, 76

tratamento, 79
  anticoagulação, 79
    antiagregantes plaquetários, 81
    profilaxia antitrombótica, 80q
Máscara
  com transparência em boca, 17f
Maternidade e amamentação, 185
  aleitamento materno, 189
    cuidados pós-natais
    e coronavírus, 189
  complicações em grávidas, 190
  COVID-19 em gestantes, 185
  manejo do parto, 191
  recomendações gerais, 194
  risco para o feto
    e o neonato, 188
  terapia medicamentosa
    em gestantes, 192
      aspirina em baixas doses, 193
      betametasona pré-natal, 193
      hidroxicloroquina/cloroquina, 193
      lopinavir/ritonavir, 193
      remdesivir, 193
      tocolíticos, 194
  transmissão vertical, 188
  tratamento de gestantes, 191
Mieloma
  múltiplo, 208
    características, 208
    diagnóstico, 209
    estratégia terapêutica, 209
    recomendações, 209

# N
Nasossinusais
  considerações, 14
    manifestações, 14
    terapias, 14
      recuperação de pacientes, 14
Nefrologia
  COVID-19 em, 121
    apresentação clínica
      e prognóstico, 127
    doença renal crônica, 121
    lesão renal aguda, 124
      fisiopatologia, 124
      manuseio clínico, 125
      terapia renal substitutiva, 125
    manejo clínico, 129
    retomada dos transplantes renais, 130
    testes específicos
      para detecção, 128
    transplante renal, 126

# O
Obesidade
  e diabetes melito, 163
    risco de COVID-19 para pacientes com, 161
      comorbidades, 161
      definição, 161
      mecanismos específicos, 165
      principais disfunções r
        espiratórias da, 163, 164q
      tratamento, 165-166
Odontologia
  COVID-19 em, 227
    manifestações clínicas
      e diretrizes no manejo dos riscos
        operacionais, 227
        acolhimento, 228
        paramentação, 232
        manifestações bucais, 234
          sinais clínicos, 234
          sinais e sintomas, 235
            eritema multiforme, 236
            úlceras e bolhas bucais, 237, 238f
            varicela, 236
Oftalmologista
  papel do
    frente à pandemia causada pela COVID-19
      achados oculares na infecção, 149, 150
        alterações da retina, 152, 153f
        conjuntivites virais, 150
        lacrimejamento, 150
      diagnósticos diferenciais, 155
      exame clínico oftalmológico, 153
      tratamento e prevenção, 155
Organização Mundial da Saúde (OMS), 1, 44, 121, 135
Oseltamivir, 35
  antiviral, 35
Otite externa
  necrosante
    e a COVID-19, 17
Otorrinolaringologia
  COVID-19 em, 11
    considerações cirúrgicas gerais, 11
    considerações faringolaríngeas, 13
      considerações laringotraqueais, 14
      repercussões em orofaringe, 13
        quanto à avaliação ambulatorial e
          cirurgias orofaríngeas, 13
    considerações nasossinusais, 14
      corticoterapia na rinologia, 15
      diagnóstico diferencial, 15
      lavagem nasal, 15
      particularidades, 15

rinite, 15
considerações otológicas, 16
  hipoacusia
    desafios para o paciente com, 17
    e surdez súbita, 16
  otite externa necrosante, 17
  paralisia facial, 17
  particularidades das cirurgias otológicas, 18
considerações sobre atividade ambulatorial, 12
Oxigenoterapia suplementar
  no paciente com COVID-19, 308

## P

Paciente(s) cirúrgico(s)
  e os riscos da COVID-19, 199
    aspectos biológicos, 200
    aspectos técnicos cirúrgicos, 201
      área cirúrgica específica, 201
      aspectos técnicos, 202
      laparoscopia, 202
      treinamento da equipe, 201
      triagem rigorosa, 202
      uso de dispositivos de energia, 202
      uso específico do EPI, 202
    cirurgias eletivas × cirurgias
      de emergência, 200
Paciente(s) com COVID-19
  internado
    manejo clínico do, 307
      manifestações clínicas, 307
      suporte, 308
        hemodinâmico, 310
        intubação orotraqueal, 310
        oxigenoterapia suplementar, 308
        posição PRONA
          em ventilação espontânea, 309
        tratamento anti-infeccioso, 311
        tratamento farmacológico
          específico, 311
            anticoagulação, 312
            cloroquina, hidroxicloroquina
              e azitromicina, 311
            corticosteroides, 313
            lopinavir-ritonavir, 312
            plasma e imunoglobulina, 313
            remdesivir, 312
            tocilizumabe, 313
      ventilação não invasiva, 308
  manejo clínico pré-hospitalar de, 299
    acompanhamento clínico, 301
    classificações, 300
      de acordo com a intensidade
        do quadro clínico, 300
      de acordo com os fatores de risco, 300
    isolamento social, 301
    no pronto atendimento, 302
    transmissão, 299
Pacientes oncológicos
  manejo dos
    na pandemia, 205
      câncer colorretal, 214
      câncer de bexiga, 215
      câncer de estômago, 214
      câncer de mama, 213
      câncer de ovário, 215
      câncer de próstata, 215
      câncer de pulmão, 214
      em doenças onco-hematológicas, 208
        doença linfoproliferativa, 211
        doenças mieloproliferativas crônicas, 210
        leucemias agudas, 209
        mieloma múltiplo, 208
        transplante de células-tronco
          hematopoiéticas, 212
      impacto em pesquisa clínica, 215
      recomendações gerais, 206
        acompanhamento, 208$q$
        aos pacientes ambulatoriais, 207$q$
        aos pacientes internados, 207$q$
        rastreamento, 208$q$
        tratamento, 208$q$
Pandemia(s)
  gestão estratégica de saúde em tempos de, 361
    estratégia aplicada ao sistema de saúde, 364
    estratégia para crises de resposta rápida
      "fazejamento", 367
    estratégias emergenciais, 370
    estratégias para depois da pandemia, 371
    origem do problema
      entendendo a, 362
    panorama atual, 364
    papel da governança na estratégia, 369
      gestão de riscos, 370
        conformidade do sistema, 370
  manejo dos pacientes oncológicos na, 205
  saúde mental e, 245
    abordagem farmacológica
      e não farmacológica, 248
    apoio ao luto, 252
    grupos especiais, 247
    perspectivas de futuro, 252
    risco e prevenção de suicídio, 248
    transtornos mentais, 246
    tratamento do TEPT, 250
    uso de psicofármacos, 249

Pápulas acrais, 98f
Pápulas eritematoedematosas, 99f
Paralisia facial, 17
  e COVID-19, 17
Pediatria
  COVID-19 em, 177
    critérios indicativos de gravidade, 180
    epidemiologia, 177
    exames laboratoriais e radiológicos, 180
      achados hematológicos, 180
      tomografia de tórax, 180
    por que os quadros na criança são mais leves?, 181
    quadro clínico, 178
      sintomas, 178
        insuficiência respiratória, 178
      tratamento, 181
      suporte clínico, 182
Perfil
  de alterações enzimáticas, 67
Pneumonia
  na COVID-19, 38
Profilaxia
  antitrombótica, 80q

## Q
Quimiocinas
  desregulação de, 341

## R
Radiografia
  de tórax
    achados na, 268
    acurácia da, 272
Remdesivir, 35
  antiviral, 35
  benefícios clínicos, 35
  no tratamento da gestante com COVID-19, 193
  no Brasil, 35
Rinite
  considerações sobre, 15
Rinologia
  corticoterapia na, 15
Ritonavir
  no tratamento da gestante com COVID-19, 193

## S
SARS-CoV-2, 1, 3
  e a doença respiratória aguda grave, 3
  infecção por, 3
  modo de transmissão, 6
  pandemia provocada pelo, 7

Saúde mental
  e pandemias, 245
    abordagem farmacológica
      e não farmacológica, 248
    aspectos relacionados, 245
    critérios diagnósticos
      de estresse pós-traumático, 250q-251q
    grupos especiais, 247
    luto
      apoio ao, 252
    risco e prevenção de suicídio, 248
    transtornos mentais, 246
    uso de psicofármacos, 249
      antidepressivos, 249q
Síndrome
  da angústia respiratória aguda, 135
  da resposta inflamatória sistêmica, 65
  do desconforto respiratório agudo, 4, 24, 323-325
  respiratória aguda grave, 177
  Respiratória do Oriente Médio (MERS), 188
Sistema cardiovascular
  infecção pelo SARS-CoV-2 no
    consequências da, 113q
Sistema nervoso
  e coronavírus, 136
    análise observacional, 138
    análise retrospectiva, 138
    comprometimento do, 137
    grupos, 136
    mecanismos de invasão, 137
    manifestações neurológicas, 139
      aparecimento de, 139
    neurotropismo, 140
    ressonância magnética encefálica
      imagens por, 138, 142f, 144f
    revisão sistemática, 140
    tropismo pelo, 136
Surdez súbita
  na COVID-19, 16
    tratamento preconizado, 16

## T

Tela de Amsler, 156
Testes hepáticos
  alterações dos, 67
Tocilizumabe
  no paciente com COVID-19, 313
Tomografia computadorizada
  achados na, 268
    padrões tomográficos, 268
    progressão da doença, 271
  acurácia da, 273

Tonômetros
  portáteis, 153
Transplante
  de células-tronco
    hematopoiéticas, 212
      alógeno, 212
      autólogo, 212
      fatores de risco, 213
      recomendações, 213
  hepático, 219
    fígado
      e a COVID-19, 220, 222
    manejo dos pacientes
      em lista de transplante, 221
      fluxograma para assistência, 223*f*
      transplantados, 222
Transplante renal
  e COVID-19, 126
    prognóstico, 128
    retomada, 130
      estratégias, 130
      riscos, 130
    testes sorológicos, 129
Trato gastrointestinal
  mecanismos de envolvimento do, 44
    fisiopatogênese, 45

Tromboembolismo
  venoso, 78
    no paciente com COVID-19, 325
Trombose, 114
  distúrbios fibrinolíticos
    e de coagulação, 114
  quadro clínico de, 114

## U
Úlcera
  de córnea
    de exposição, 157*f*

## V
Ventilação
  espontânea
    posição prona em, 309
  não invasiva
    no paciente com COVID-19, 308
Virologia
  da COVID-19, 2

## W
Wuhan
  província de, 135, 152